从黑死病开始的瘟疫史

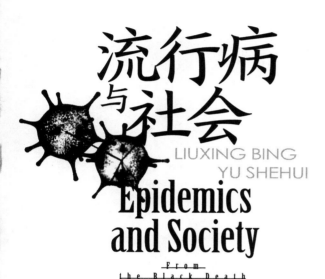

流行病与社会

LIUXING BING
YU SHEHUI

Epidemics and Society

From
the Black Death
to the Present

季珊珊　程璇———译

[美] 弗兰克·M.斯诺登———著

Frank M. Snowden

中央编译出版社
Central Compilation & Translation Press

目 录

新版序言

自初版《流行病与社会》付梓以来，"新型冠状病毒肺炎"（COVID-19，简称新冠肺炎）已经引发了一场全球性大流行。

与所有大流行一样，COVID-19 的大流行并不是意外或随机事件。人类与环境、其他物种的关系，以及人与人之间的关系存在各种薄弱环节，流行病正是透过这些薄弱环节获得了危害人类社会的机会。引发大流行的微生物都在进化过程中占据了我们所准备的生态位。COVID-19 之所以能够暴发和蔓延，正是因为它适应了我们所创造的社会。我们的世界拥有接近 80 亿人口，其中大部分居住在拥挤的城市中，还通过高速的航空旅行紧密相连，这为肺炎病毒创造了无数机会。与此同时，人口增长和疯狂的城市化导致动物的栖息地遭到入侵和破坏，人类与动物世界的关系发生了改变。尤其值得一提的是，这一改变大大增加了人类与蝙蝠的接触，而蝙蝠是无数病毒的天然传染源，这些病毒能够跨越物种障碍，蔓延到人类群体中。

病毒向人类群体的传播发生得越来越频繁，通常不会造成大范围的影响。但某些偶然条件可能有利于病毒从首个人类宿主传向其他人，正如埃博拉病毒在 2013 年 12 月所展示的那样。当时，一个几内亚孩子在他家园子附近的树洞里玩耍，那里聚集着数千只果蝠。当地森林砍伐极为猖獗，随着附近森林冠层被摧毁，栖息其间的果蝠就被驱赶至此。这名年仅四岁的男孩不幸感染了蝙蝠粪便携带的病毒。在 2014 年到 2016 年的西非疫情中，所有的埃博拉患者都通过一条连续的传播链与这名"零号病人"

或者说"指示病例"相联系。

病毒之所以能在社区迅速传播，是因为人类对新出现的病原体缺乏群体免疫力——换言之，我们缺乏抵御疾病传播的防护能力，当群体中有足够多的人获得免疫力（如接种过疫苗之后），疾病的传播链就能够被阻断。

在 COVID-19 向人类抛出的警示中，最重要的是敦促我们做好准备。诺贝尔奖得主乔舒亚·莱德伯格（Joshua Lederberg）曾做过著名的论断：在与微生物的较量中，智慧是人类拥有的唯一武器。莱德伯格的论断还需一个前提，那就是合作能力——一切建立在人类愿意合作的基础上。不幸的是，当 COVID-19 出现时，它面前的世界并没有被动员起来共同面对这个早已被预见的挑战。自第二次世界大战以来，我们生活的时代就不断遭遇层出不穷的新发疾病。研究人员在 2008 年已经确定了 1960 年至 2004年出现的 335 种人类疾病，其中大部分来源于动物——从禽流感到寨卡病毒，这个名单能够从 A 排到 Z。科学家们还提醒说，迄今为止发现的数目远低于实际存在的具有潜在危险的病原体种类的数目。特别是自 1997年 H5N1 禽流感暴发以来，公共卫生界不断发出警报。H5N1 禽流感给我们带来的启示是，未来的流行病暴发恐怕难以避免——特别是肺部病毒性疾病，我们的社会在它们面前异常脆弱。问题不在于下次流行病是否暴发，而在于它何时暴发。病毒学家布莱恩·博德（Brian Bird）认为，"我们如今生活在一个处于慢性紧急状态的时代"。此外，病毒学家们还强调，我们有充分的理由相信，不久的将来会出现一场灾难性的大流行病，堪比 1918 年的西班牙大流感。大卫·奎曼（David Quammen）综合研究了2012 年的相关科学文献，在他的著作《致命接触》中预测了"下一场人类大流行病"。

正如人们预测的那样，各种挑战已然出现，犹如一场大彩排，迫切需要我们发挥才智，组织有序的应对，并提供充足的资金。这些挑战包括2003 年至 2016 年的禽流感、严重急性呼吸综合征（SARS）、中东呼吸系统综合征（MERS）、马尔堡热和埃博拉病毒。

可惜的是，面对流行病的暴发，人类社会总是周而复始地疮好忘痛。

每一次来自微生物的挑战都会令国际社会、各国政府采取一轮狂热措施，然而很快又被抛诸脑后。2003 年的 SARS 危机和埃博拉疫情之间仅隔十年左右，就很好地说明了这种现象。SARS 刚刚过去的时候，世界卫生组织（WHO）制定了《全球流感防备计划》（2005），逐一为各国的工作制定指导方针；它还修订了《国际卫生条例》，将新发疾病的威胁纳入可通报事件；此外，它同时提升了自己的快速反应能力。同年，美国政府也公布了《流感大流行国家战略》，并专门拨付了资金。美国国防部、退伍军人管理局、50 个州，以及私营部门的一些大公司也起草了类似的计划。

但随着疫情消退和恐惧平息，政府和民众又恢复了往常的样子。经由世界卫生组织，美国疾病控制中心（CDC）及其海外姊妹机构、卫生部门、政府和私人实验室等组织的应急反应资金被大幅削减。那些负责协调国际、联邦和州一级应急反应的机构也被解散，其领导人被撤职。

在西非埃博拉紧急事件后，这种模式的重演并不出人意料。2018 年，恰恰在刚果民主共和国出现新的埃博拉疫情的那一天，美国总统特朗普解除了国家卫生安全委员会主席的职务，并将其团队解散。正如世界卫生组织总干事所指出的那样，人类世界对于流行病的态度总是在狂热和漠视的极端之间毫无过渡地轮换。人们还一厢情愿地以为，这种周期性的摇摆说明，依靠临时行动和表表决心就能取得胜利。在这种情况下，世界卫生组织就显得尤为重要，因为它是负责协调国际社会应对紧急事件的机构。世界卫生组织在 2018 年任命了一个委员会，评估全球在 SARS 以来趋于懈怠的情况下，针对下一次微生物挑战的准备情况。这个委员会于 2019 年发布报告认为，全球各国完全没有做好准备。该报告采用了一个尖锐的标题："危险中的世界"。

当 COVID-19 开始在全球蔓延时，它获得成功的部分原因正是哨兵缺席，世界陷入了沉睡。为了实现守护人类文明的目标，我们需要在全球范围内采取多方面行动：推进科学研究，建设更好的医疗保健基础设施，加强国际合作，推广健康教育，保护生物多样性，并为抗击疫情准备充足的资金。

序　言

　　《流行病与社会》起初是耶鲁大学开设的一门本科生课程。课程最初的目的是回应当时人们对新发疾病的担忧，比如严重急性呼吸综合征、禽流感和埃博拉病毒。耶鲁大学为本科生开设的既定课程并没有涉及这些疾病。为研究生院的科学家和医学院的学生开设的专业课，则是从科学和公共卫生的角度研究这些疾病，而非从社会环境，以及政治、艺术和历史变迁关系的角度来探究流行病的。更宽泛地讲，在美国大学的本科课程中，流行病的历史和影响显然是一个没有被充分研究的主题。而这门课就是我为满足这种迫切需求所做的尝试，从跨学科的角度讨论传染病如何以种种方式在塑造人类社会方面发挥巨大作用，并持续对人类的生存构成威胁。

　　我在把课程内容编撰成书的过程中，保留了这门课程的许多初衷，但我也希望让更多有相似兴趣的读者了解我的观点。换言之，本书的目标不是吸引相关领域的专家，而是鼓励普通读者，以及学生们参与讨论，只要他们对流行病的历史感兴趣，并关心我们的社会是否已准备好应对新的微生物挑战。

　　这一目标决定了本书的结构和写作方式。正如在最初的课程中，我并不预设历史或流行病学的前置知识，以便使材料易于理解。我试图就本书所讨论的问题，为所有关注它们的读者提供一个独立讨论的机会。本书可以作为大学课程的阅读材料，适合对人文和科学的交叉领域感兴趣的学生。因此，我在书中解释了相关的科学术语，在附录中为那些感兴趣，以及希望了解书中观点出处的读者列出了参考书目，并仅在需要标明直接引文来源的地方有节制地使用学术注释。我的主要目的不是对这个主题做出原创性的贡献，而是把现有知识放入更宽广的解释语境。

另外，本书也没有打算写成教科书。我无意对这一领域的材料进行全面综合，而是有选择地集中讨论一些重大问题，以及那些对社会产生最深刻和最持久影响的流行病。与教科书尤为不同的是，本书有许多章节主要基于对原始材料的爬梳，特别是在那些我觉得自己的观点与传统观点产生分歧，或者是在现有文献空白之中需要进行填补的地方。作为一名从事该领域研究的学者，我有幸看到了一些有兴趣又有想法的耶鲁大学本科生读者的评论和提问。它们使我获益良多。我希望书中这些形式多样的章节能够向读者传达我深思熟虑后得出的想法。

1

导　论

　　本书始于耶鲁大学本科生课程，课程的开设源自一系列突发的公共卫生事件——从 SARS，到禽流感，再到埃博拉——这些 21 世纪初暴发的流行病提出了一些令人担忧的问题。现代社会面对突发性传染病时暴露出令人难以置信的脆弱性。在此课程中，我要采用历史学家的视角，结合我在医学史方面的专业知识，以及我对霍乱和疟疾的研究，讨论社会面对疾病和流行病时的脆弱性问题。我的目标是和学生们一起思考，一起探索这个较为陌生的主题，它迫切需要大家的关注，而本科生教学大纲却甚少涉及。

　　根据反馈和课堂讨论情况，历经多轮反复的修订，源自课程的《流行病与社会》最终得以出版。它不是一本为医学史学者或公共卫生从业者撰写的专著。书中部分章节的内容主要基于我对原始资料的研究，但这并非刻意为之。本书的主要目标不是展示新的资料，而是将已有的材料置于相应的知识背景，从中得出一般性的结论，使得普通读者更易理解。鉴于耶鲁大学为这门课程开设了网课，不少人观看了网课，分享了他们的评论和建议，本书的内容中也结合了他们的反馈。尽管我与他们素未谋面，但我由衷地感谢他们的评论，也感谢我的学生们在课堂上提出的意见。

　　《流行病与社会》的总体基础主题包含一个思想假设，它需要在不同社会的各类疾病的长期研究中被检验。该假设即流行病不是深奥的、只限于专家的子领域，而是历史变化和发展的"宏观图景"的重要部分。换言之，对于理解社会发展而言，传染病与经济危机、战争、革命和人口变化同样重要。为检验这一假设，我不仅分析了流行病如何影响个人生活，还探讨了它们如何影响宗教、艺术、现代医学，如何影响公共卫生学的兴起，以及思想史。

我所关注的将仅限于那些曾经肆虐于欧洲和北美，或对其产生过威胁，具有重大影响的传染病案例。换言之，我的研究将不包括那些慢性疾病，诸如癌症、心脏病、糖尿病、哮喘和肥胖症等。我也不会探讨尘肺病、石棉肺、硅肺病、铅中毒等职业疾病，又或是血友病、镰状细胞贫血、囊包性纤维症等遗传疾病。同时，锥虫病、恰加斯病、几内亚线虫病等热带疾病也被排除在外，因为它们并未对西方工业国家产生太大影响。当然，所有这些其他类型的疾病都很重要，它们自身都值得被仔细研究，但是我们很难将所有疾病罗列在一起，这会破坏理论的融贯性，也违背课程的基本理念。有鉴于此，流行病将是本书的唯一关注点。

这有三方面原因。第一个原因，在历史上，将流行病作为独立的分析类别有其意义。与慢性病不同，流行病会带来特有的恐惧和焦虑。比如，罹患心脏病给人带来的可能是恐慌，甚至是致命的体验，但这种恐慌的性质截然不同于被确诊为艾滋病（获得性免疫缺陷综合征 /AIDS）、天花、脊髓灰质炎和亚洲霍乱。相应地，虽然癌症等主要慢性病对医疗保健系统、经济和数百万人的生活都有毁灭性的影响，但与某些流行性疾病不同，心脏病和癌症既不会导致寻找替罪羊、群体性歇斯底里或宗教狂热的现象，也不会那么广泛地被文学艺术作品描绘。换言之，流行性疾病并不单纯是导致发病和死亡的可被随意替换的原因。流行病在其身后投下特定的阴影。它们的独特性是值得注意的。

我关注流行病的第二个原因是历史方面的。既然这门课的目的包括探究历史，我们就必须强调，贯穿整个人类历史，直至 20 世纪，流行病具有比其他种类的疾病更强的破坏力。实际上，放眼全球，流行病正是苦难与死亡的主要原因。《流行病与社会》成书的目的之一，就是解释人类疾病史的这一特征。

第三个原因，也是最令人信服的一点，即流行病值得关注是因为它们的历史还远没有结束。SARS、埃博拉和寨卡病毒等新发流行病，无一不在提醒我们，人类具有持续的易感性。我们还生活在艾滋病的持续肆虐中，甚至是曾被认为已被根除的登革热、疟疾和结核病，也在重新威胁着我们。即使在西方工业国家，传染病依然是重大威胁，气候变化更增加了未来灾难发生的可能性。这种来自微生物的威胁是切实存在的。它有多严重？我们如何防御？什么因素会使我们（的免疫功能）更脆弱？面对这种挑战，我们准备得如何？全球化的共同体如何应对这些问题，将关乎我们社会乃至可能是整个人类物种的生死存亡。

从地理范围来看，本书的关注点主要是欧洲和北美的工业化世界，因为这样更具可操作性。系统性的、真正的全球化研究可能会需要增加几倍的篇幅，还要囊括热带病等一系列其他疾病。不过在探讨 20 世纪晚期和 21 世纪早期的流行病的时候，我们仍有许多机会在重要的地方拓宽讨论范围。例如在讨论艾滋病、消除脊髓灰质炎运动、第三次鼠疫大流行、现代霍乱或埃博拉时，不考虑它们的发源地、疫情中心和那些仍然因为感染而承受无可估量的苦难与损失的国家，这是不合常理的。我们无法逃避全球化世界的现实，在这个世界中，微生物——以及传播它们的昆虫——显然拒绝政治边界的限制，这点需要我们仔细考虑。因此，本书中还包含一些聚焦南非、西非、印度、海地和秘鲁的章节。

从时间范围来看，我的研究从大家认知中流行病的最坏范例即黑死病开始（它在 14 世纪的欧洲达到顶峰），直到最近威胁我们的埃博拉病毒为止。通过将历史与当今报纸上的事件相联系，借助历史经验看待这些事件，我希望帮助读者掌握必需的工具，以一种更为明智、更富成效的方式应对当今的公共卫生事件。

那么，我选择研究疾病的标准是什么呢？有四点最为重要。

第一，我会选择那些对社会、科学和文化领域影响最深远的流行病。因此，课程内容中包含的结核病就至关重要，而出于精简的考虑，我们则要省略伤寒。

第二，我会选择那些推动重大公共卫生政策发展的疾病。《流行病与社会》的核心关注点之一就是不仅考察流行病，而且考察不同时代的社会为了抗击、预防、治疗，甚至根除它们所采取的策略。因此我优先关注那些促使社会形成各种有组织的应对措施的疾病。这些尝试通常以失败告终，但其中的指导思想仍为抵抗微生物袭击的公共卫生措施奠定了基础。

第三，生物多样性也很重要。一些主要流行病是细菌性的，其他一些是病毒性或寄生虫性的。它们在传播方式上不尽相同，有的通过空气、性接触、污染的食物和水或粪便传播，有的通过蚊子、虱子和跳蚤等传播。针对每种传播方式，我会各举一个例子。

第四，每个世纪主要的致命疾病是重要的，虽然我们也知道流行病的社会影响并不简单地等同于它们造成的死亡。为了理解早期近代社会与死亡率的关系，我们对黑死病进行讨论无疑是必要的，正如对20—21世纪疾病的研究不得不给予艾滋病中心地位一样。

有鉴于此，我们会将重点放在鼠疫、霍乱、天花、结核病、脊髓灰质炎、斑疹伤寒、痢疾、黄热病、艾滋病和埃博拉病毒等流行病上。这个列表当然既不权威，也并非无所遗漏。例如有人也举出了很好的例子，将伤寒、流感和梅毒包括进来。我只是选择具有代表性的疾病，并不试图面面俱到。唯一需要强调的是，就讨论时期和地域范围而言，这些疾病类型已经是流行病历史学家所需考虑的最少数量，但又是单卷本所能容纳的最多数量。

《流行病与社会》是一部历史著作，而非生物学课本。不过，流行病毕竟无法脱离生物学事件。所以在分析每种疾病时，读者需要对其起源、病因学、传播方式及其在人体内的病程有一定了解。若脱离对其医学和生物学基础的了解，疾病也就难以被理解了。此外，主要流行病导致医学哲学发生重大转变的方式，亦是本书研究的重点之一。虽然我们主要关注疾病对社会、历史和文化的影响，但生物学仍将作为背景贯穿始终。

本书的目的不仅是研究一系列可怕的生物学灾害，更是着重探讨它们的长期发展。其中最重要的内容如下：

- **公共卫生策略**　这些策略包括疫苗接种、检疫隔离、卫生条例、城市卫生、疗养院，以及"灵丹妙药"，诸如奎宁、汞、青霉素和链霉素等。此外，还有一项隐瞒策略，即掩盖疫情的状况，这种策略历来都有，历史上许多政府采取过类似措施。

- **思想史**　流行病极为有力地推动了有关疾病的现代生物医学范式、细菌学说，以及热带医学等学科的发展。此外，医学观念的流行并不仅仅有科学方面的原因，还有其他的原因，例如它们促成什么样的社会，或者赋予国家和其中处于战略地位的精英什么样的权力。

- **自发的公众反应**　在某些情况下，社区间流行病的传播已经在有感染风险的人群中引发了规模颇大而耐人寻味的反应。这些反应包括污名化、寻找替罪羊、逃离、集体歇斯底里、暴乱和迸发宗教狂热。这样的事件为我们提供了一种重要的视角，通过这种视角，我们可以探讨受到影响的社会及其构建方式——人类个体间的关系、政治和宗教领袖的道德优先考虑、人类与自然环境和人造环境的关系，以及在更稳定的时代被忽视的严重下降的生活水平。

- **战争与疾病**　法国大革命和拿破仑时期兴起的大规模征兵开启了"全面战争"的时代，这一时期的武装冲突有着前所未有的规模，甚至会引发民族整体之间的冲突。如此规模的战争为斑疹伤寒、痢疾、伤寒、疟疾和梅毒等传染病的流行创造了有利条件。这些苦难的影响往往不仅限于军队，也会波及远离军事冲突的平民。反过来，疾病通常又对军事行动的进程产生关键性的影响，进而决定国际政治和政治制度的命运。

  为了阐明战争与流行病之间的关系，我研究了拿破仑时期发生在东、西半球的两例军事冲突。第一例发生在 1802 年至 1803 年，当时，拿破仑·波拿巴（Napoleon Bonaparte）派兵前往圣多明各的加勒比殖民地，试图恢复奴隶制，对此地强加法国的统治。然而，一场致命的黄热病摧毁了拿破仑的军队，导致了一连串后果，其中就包括海地独立，以及路易斯安那购地案。第二例是 1812 年的军事行动，当时法国皇帝投入有史以来最庞大的军力入侵俄国。这场爆发在东欧的巨大冲突，使我们有机会考虑痢疾和斑疹伤寒这两种典型的战争流行病的影响力。这些疾病接踵而至，不仅击溃了大军团，还在很大程度上导致了皇帝本人的失败，并改变了地缘政治的力量均衡。

评估过去的流行病与社会的相互作用，为应对公众在最近的 SARS、禽流感和埃博拉病毒的挑战中提出的问题提供了必要的背景支持。我们从过去 4 个世纪反复来袭的致命流行病中学到了什么？1969 年，美国经历了一场不成熟的乐观主义浪潮，卫生局局长相信科学与公共卫生学能击败微生物，宣布传染病时代已经终结。也是在这一蓬勃发展的狂妄时期，国际公共卫生机构宣布，至 20 世纪末，人类将有可能把所有微生物的威胁逐一消灭，从疟疾和天花开始。在这种乐观的氛围下，耶鲁和哈佛等医学院撤销了传染病系。发达国家的人们认为社会即将对各种新瘟疫免疫。

不幸的是，这一预判被证明大错特错。直到 21 世纪，天花仍然是唯一被成功地根除的传染病。在世界范围内，传染病依旧是人类最大的生命威胁，严重阻碍着经济增长和政治稳定。新发疾病诸如埃博拉病毒、拉沙热、西尼罗病毒、禽流感病毒、寨卡病毒和登革热等，带来了新的挑战，与此同时，我们熟悉的传染病诸如结核病和疟疾等也重新出现，而且往往耐药性更强，更加危险。公共卫生当局仍在重点关注诸如 1918—1919 年席卷全球的西班牙大流感这类对人类产生持续威胁的毁灭性流感大流行。

事实上，现代全球社会的许多主要特点可能会使我们在面对这些疾病的威胁时更加脆弱不堪。SARS 和埃博拉在新世纪的两次"彩排"，提醒着我们公共卫生和生物医学的防御还有很多漏洞。现代性的显著特征，诸如人口增长、气候变化、迅捷的交通方式、急速的城市化进程、不完善的城市基础、战争、持续的贫困，以及社会不平等的不断加剧，都是风险的根源。不幸的是，以上问题都不太可能在近未来得到缓解。

本书最后还要强调，流行病都不是偶然事件，它们并不是随意、毫无征兆地蹂躏了整个社会。相反，它们揭示了每个社会所独有的脆弱性，研究它们就是要探索这个社会的结构、生存环境与政治特权。据此而论，流行病一直都是种标志，医学史的任务就是解读隐藏在其中的深刻内涵。

本书会有两种不同而有所重叠的章节类型，一类讨论某主题，一类讨论某种流行病。这两种类型都是独立的，可以单独阅读，但主题章节会提供流行病发生的背景。以黑死病为例，分析当时占统治地位的医学理论，即从希波克拉底和盖伦那里继承下来的体液论，对于理解 17 世纪欧洲对黑死病的反应大有裨益。体液学说是第一个所谓的"科学医学"的例子，它是治疗疾病的主要医学范式，为我们提供了一个理解的框架，即医生、政治家和有文化的非专业人员是如何体验并解释黑死病的。

因此，在第 2 章中我们会分析医学史上两位最具影响力的名医，他们均是希腊人，分别是公元前 5 世纪的希波克拉底和公元 2 世纪的盖伦。探究他们的医学哲学，可以帮助我们理解当时遭受黑死病侵袭的人受到的思想冲击。鼠疫年代不仅是死亡和苦难的时期，也是思想迷失方向的时期。黑死病动摇了当时人们对疾病的认识基础，人们为此感到困惑和恐惧。因此，鼠疫的肆虐也就构成了一种带来思想和精神挑战的生物学事件。

在体液学说的背景下，第 3—5 章所讨论的黑死病是首个具体的流行病个例。这是因为黑死病差不多是公认的最严重的流行病，"鼠疫"几乎成为恐怖的同义词。鼠疫是迅疾而残忍的杀手，往往将患者折磨得不成人形。此外，在缺乏有效治疗的情况下，染上黑死病几乎就意味着必死，这导致当时人们担心伦敦、巴黎等主要城市会人烟绝迹。有句形容黑死病恐怖的老话，正是由此产生的：活人还不够去埋葬死者。

关于鼠疫，和本书所涵盖的其他流行病一样，我们首先从研究它对患者身体的影响开始，然后转向它对整个社会的影响。疾病的临床表现对于探究医疗危机的社会反应是至关重要的，例如在黑死病肆虐的情况下存在逃难、猎杀女巫、圣徒崇拜和暴力等社会反应。

同时，鼠疫还促成了最初的一些应对瘟疫的公共卫生策略的诞生，这些措施的严酷程度通常都与疫病的威胁程度成正比。这些策略包括建立紧急时期几乎拥有无上权力的卫生委员会；对患者进行隔离检疫和强制性囚禁；建立防疫线，通过军事和海上封锁来隔离城市乃至全国；为瘟疫患者和病危者建造传染病院。

书中还将以同样的方式探讨其他种类的疾病。我将它们置于相应的知识背景下，继而讨论它们的病因、临床表现、造成的社会和文化影响，以及用以控制它们的医疗和公共卫生措施。我的目标是帮助读者了解个人和社会对流行病的多种多样的反应，并向他们介绍流行病的医学史、社会史和思想史研究。

2

体液医学

希波克拉底与盖伦的遗产

本书的主旨之一是通过"科学医学"在不同情况下的表现来探索它的复杂含义。但我们的出发点在古典时代,这一时代诞生了理性化医学的最初表现形式,从公元前 5 世纪至 18 世纪末,它都充当了主导的医学范式——虽然并不排他。这种医学范式起源于古希腊,通常被归于所谓的"医学之父"希波克拉底(Hippocrates,公元前 460—前 377)名下。就我们所知,希波克拉底的文集约有 60 篇,几乎可以肯定是由多人撰写的,其中宣示了一种全新的医学理念。

在这些著作中,不乏经典之作,诸如《希波克拉底誓言》《神圣病论》《自然人性论》《流行病论》《论空气、水和处所》等。这些著作的首要特征是内容多样。文集中不仅囊括了格言集锦、病历、讲义和备忘录,还记录了当时所实践医学的方方面面,例如外科手术、助产术、饮食疗法、环境疗法,以及治疗学等。但是希波克拉底的所有著作都强调一个核心观点,即疾病是纯自然事件,只能通过世俗原因加以解释,也只能以理性的方式加以对待。希波克拉底信奉这样一种医学哲学——无论是宏观的宇宙还是微观的身体,都仅受自然法则支配。

希波克拉底否定了他之前的另一种疾病观,这种疾病观与他的实践并行共存并且一直延续到今天。这就是对疾病的超自然解释,神圣疾病观和恶魔疾病观是其中两种占统治地位的解释形式。

神圣疾病观

神圣疾病观主张，疾病是愤怒的神明对人类的罪和违抗行为的惩罚。接下来我们以四个不同时代的神圣解释为例来说明它对西方文化产生的巨大影响。

《圣经》

《创世记》中讲述了最初的人类亚当和夏娃的故事。他们本是不朽的存在，住在没有疾病、苦难且无须工作的伊甸园中。但当他们听从蛇的哄骗后，一切就发生了变化。亚当和夏娃违抗了神的命令，偷尝了分辨善恶树上的禁果。这种罪标志着人类从恩典和清白之中堕落。上帝愤怒于他们的违抗，就把他们永久逐出了伊甸园，并降下惩罚，使他们不得不经历疾病、辛苦劳作、分娩的疼痛直至死亡。换言之，疾病就是"罪的代价"。（图 2.1）

与《创世记》一致，《出埃及记》对流行病给出了进一步的解释。人类堕落很久之后，上帝的选民以色列人在埃及受到奴役。于是神命摩西和亚伦要求法老释放他的人民，但法老拒绝了。为此，上帝让一系列可怕的

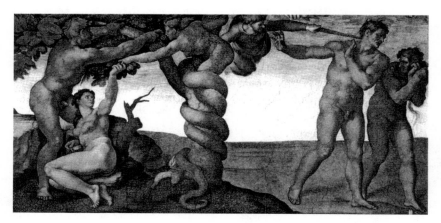

图 2.1　在《创世记》中，上帝把亚当和夏娃逐出伊甸园，下令让他们受到疾病的折磨，作为偷吃禁果的惩罚。米开朗琪罗绘，《人的堕落·逐出乐园》（1509—1510），西斯廷教堂，梵蒂冈城。

瘟疫降临埃及。换言之，瘟疫是违逆上帝意志的神圣惩罚。

另外，《诗篇》第 91 篇也体现了这一观点，即瘟疫是上帝的惩罚。此篇在历史上尤其重要，因为它在欧洲瘟疫流行时期成为基督教神职人员广泛讲读的重要瘟疫文本。同时，它对灾难做出了解释，为人们提供了希望。

> 你必不怕黑夜的惊骇，或是白日飞的箭，
>
> 也不怕黑夜行的瘟疫，或是午间灭人的毒病。
>
> 虽有千人仆倒在你旁边，万人仆倒在你右边，这灾却不得临近你。
>
> 你惟亲眼观看，见恶人遭报。
>
> 耶和华是我的避难所；你已将至高者当你的居所，
>
> 祸患必不临到你，灾害也不挨近你的帐棚。
>
> 因他要为你吩咐他的使者，在你行的一切道路上保护你。
>
> （《诗篇》第 91 篇第 5—11 节）

《诗篇》中传达的信息清楚明彻，即如果你弃绝罪并信靠主，就不必害怕瘟疫，因为瘟疫只会折磨邪恶之人。

荷马的《伊利亚特》

西方文化中对疾病的神圣解释的另一有力体现是荷马史诗《伊利亚特》的开头，它叙述了特洛伊战争的高潮阶段。这首诗始于阿喀琉斯之怒。阿喀琉斯是全希腊最伟大的战士，但希腊国王阿伽门农却抢走了他在战斗中夺得的女人。于是愤怒的阿喀琉斯撤出战斗，回到帐中生闷气。他有位朋友是阿波罗的祭司，这位朋友试图恳求阿伽门农认错并归还那个女人。但阿伽门农一口回绝了，还嘲笑和威胁这位祭司。随之而来的就是可怕的瘟疫。这首诗前面几行讲道，祭司从阿伽门农那里退却后，祈求阿波罗为自己复仇：

> 开始一次又一次地向王者
>
> 阿波罗、美发莱托的儿子祈愿：

"听我说，卫护克鲁塞和神圣的基拉的银弓之神，

强有力地统领着忒奈多斯的王者，史鸣修斯。

如果，为了欢悦你的心胸，我曾立过你的庙宇，

烧过裹着油脂的腿件，公牛和山羊的

腿骨，那就请你兑现我的祷告，我的心愿：

让达奈人赔报我的眼泪，用你的神箭！"

他如此一番祈祷，福伊波斯·阿波罗听到了他的声音。

身背弯弓和带盖的箭壶，他从俄林波斯山巅

直奔而下，怒满胸膛，气冲冲地

一路疾行，箭枝在背上铿锵作响——

他来了，像黑夜降临一般，

遥对着战船蹲下，放出一支飞箭，

银弓发出的声响使人心惊胆战。

他先射骡子和迅跑的狗，然后，

放出一支撕心裂肺的利箭，对着人群，射倒了他们；

焚尸的烈火熊熊燃烧，经久不灭。[1]

　　然后阿波罗神就降下瘟疫去折磨希腊人，因为希腊人拒绝尊重他的祭司。

至善主义者

　　第三个例子的时代更近，就是 19 世纪的神学系学生约翰·汉弗莱·诺伊斯（John Humphrey Noyes，1811—1886）。诺伊斯在 19 世纪 30 年代进入耶鲁大学神学院学习，他推断出如果疾病是罪的代价，那么从逻辑上来说应该有通过实践弥补的办法。他同一群伙伴达成共识，认为可以通过弃绝所有罪重新达到不朽和免于疾病。相应地，他们称自己为"至善主义者"，建立了一个没有罪的社群——首先是在佛蒙特州的帕特尼，然后是在纽约州的奥奈达。这种对不朽的追求在美国乌托邦社群历史中是一种突出现象。这些社群还采取不同寻常的社会实践方式，包括所谓的"群

婚制"和相互批评（这种制度要求他们彼此监视，真诚地互相指责，以防止道德滑坡）。

建立于 1848 年的奥奈达公社符合社会主义原则。但在 19 世纪 90 年代末，公社就已经衰落了，重组为一家股份制公司，至今仍在经营陶器和银器，不再提出道德纯洁的特殊要求。无论他们怎么努力追求，公社成员毕竟没有一人能永生不朽，最后一名创始成员也于 1950 年过世。这或许是因为他们降低了自己的道德标准，又或许是因为他们的理念从一开始就误入歧途了。

诺伊斯的奥奈达公社实验明确地建立在"疾病是对犯罪的神圣惩罚"这一观点的基础上。他的瘟疫观预设了一个由法则主宰的宇宙。诺伊斯逻辑自洽地认为，疾病的存在有其可理解的原因，因此也就存在一种对应的治疗方法，在他看来方法就是悔罪与行义事。

杰里·福尔韦尔现象

对疾病的神圣解释的更近案例则是杰里·福尔韦尔（Jerry Falwell，1933—2007）。这位来自弗吉尼亚州的福音派南方浸信会牧师不仅是巨型教会现象的先驱，还是"道德多数派"的创始人。福尔韦尔发表过措辞激烈的长篇演说，称赞艾滋病的暴发，认为流行病是上帝对同性恋罪行的惩罚。他还宣称，不仅是同性恋者会受到愤怒的上帝的惩罚，整个容忍同性恋者的社会也都是有罪的。正如他那著名的充满厌恶情绪的言论："艾滋病不仅是上帝对同性恋者的惩罚，也是上帝对容忍同性恋者的社会的惩罚。"[2]

恶魔疾病观

疾病的神圣解释虽然奇妙，但也遵从某种超自然的逻辑。还有另一种超自然疾病的观点，更加神妙莫测，这就是所谓的"恶魔疾病观"。该理论认为，世界中充满了强大而又邪恶的恶灵，恶灵会向人施加恶性的影响，致人患病。这些恶灵有可能是邪恶之人，如女巫、囚犯，或是脱离身体的游魂，或是超人类的存在，甚至可能是恶魔自身。流行病是恶魔的阴谋，而非自然发生的、有逻辑的事件，我们会看到这种观点在本书中时常出现。17 世纪在大西洋两岸，基于类似观点，女巫成为某些秘密罪行的替罪羊，对女巫进行追捕和惩罚的猎巫现象开始流行。17 世纪 90 年代，这种观点在马萨诸塞州的塞勒姆镇盛极一时，如同阿瑟·米勒（Arthur Miller）的戏剧《塞勒姆的女巫》所描述的那样。在 16 世纪的欧洲，马丁·路德也明确阐述了这种恶魔观："我对女巫毫无怜悯，我愿用火燃尽她们。"[3]

　　一个人如果被认为原本是无辜的，只是短暂地被恶灵附体，他就成了转变者。这时就需要通过驱魔仪式赶走恶魔进行治疗。信奉这种观点的医者会施法或念咒，他们开出的处方会是混合药剂、吟唱、神秘的仪式和咒语。在欧洲历史上，这种思路的一个例子是皇室的触摸被认为有治愈疾病的效果，例如英格兰国王查理二世在 17 世纪中期向将近 10 万人使用了触摸的治疗手段。不太著名的医者们则吟唱、推荐圣物或提供魔法符咒，以抵御恶灵。此外，他们还建议在疾病侵袭社区时逃往别处，寻求圣母玛利亚、基督教圣徒这样的强大盟友。

希波克拉底的突破

　　公元前 5 世纪，希波克拉底的突破同上面两种超自然的解释形成了鲜明对比，无论是神圣的解释，还是恶魔的解释。在伯里克利时代（公元前495—前 429），自然主义、世俗的疾病观得到蓬勃发展。例如修昔底德对伯罗奔尼撒战争的著名描述中提及的雅典瘟疫，被最新 DNA 研究揭示出由伤寒所致。修昔底德在书中已经将这场流行病解释为纯粹的自然事件，其中并没有神秘的、超自然的或神明的影响。

　　更戏剧化的例子是希波克拉底对"神圣病"的讨论。"神圣病"可能就是现代医学中的癫痫，它看上去比其他疾病更像魔鬼附体。但希波克拉底提出了完全不同的见解，他认为即便是"神圣病"也有纯粹自然的原因：

（神圣病）在我看来并没有哪里比其他疾病更神圣或更有宗教性，它也是自然原因导致的……就像其他疾病一样。最初它被看作神圣的，是因为人的无知与惊奇。现在还有人相信它的神圣，则是因为人们还没有能力了解它，治愈它的方法又过于简单……三日热、五日热和间日热，这三种疾病的起源也有不少宗教感和神圣感，然而人们却没把它们看作神圣病……

最早把这种疾病归因于神明的人，在我看来只是些变戏法的魔术师、涤罪人、江湖郎中和骗子，这些人自诩虔诚而且知识渊博。就是这些人用神圣来掩盖自己的无能……他们对病人也无法提供帮助，才造出了神圣病的说法。他们编造了一些合适的理由，并以此确立了巩固自己地位的疗法，像是使用涤罪仪式和咒语，要求病人不能洗澡，不能吃各种对身体不利的食物……不能穿黑色的衣服（黑色象征死亡），不穿或不铺羊皮，手不能压着手、脚不能压着脚等。他们说这些事都有碍治疗。对所有这些事，他们都假装掌握着更多知识，喜欢扯上神圣性，宣称神圣性优先于其他原因，以图病人侥幸康复时，他们能获得荣誉和声望；如果病人死亡，他们也能找到借口推脱责任——谁要谴责，那就去谴责众神吧。[4]

希波克拉底的观念是一个重大突破，也成为科学化医学的理论基础。在自然主义的影响下，医者不再使用咒语、符咒和献祭，还放弃了驱魔，放弃了祈求神明。20 世纪 40 年代耶鲁大学的流行病学家查尔斯-爱德华·温斯洛（Charles-Edward Winslow，1877—1957）将其誉为人类思想史上的一次重大飞跃："如果我们假设疾病是由神或恶魔引起的，科学就无法进步；如果我们假设它由体液引起，这种理论就可以被验证和进一步改进。自然因果论的观念是不可或缺的第一步。它也标志着人类在思想史的前行中跨出了无可比拟的重要一步。"[5]

温斯洛的话虽有些夸张，但清楚地表达了一种关于希波克拉底的传统观点。希波克拉底的文集并不是统一体，现存 60 多篇作品的不同作者之间意见亦有分歧。此外，学者们对温斯洛关于单一理性医学胜利的论断也是众说纷纭。希波克拉底派医生是众多相互竞争的医学从业者中的一员。各种医学流派提出不同的学说，一些医者在实践自己的手艺时没有任何医学哲学的指导。正如历史学家维维安·纳顿（Vivian Nutton）所言，在古希腊，"不仅有外科医生、接骨师、草药师、助产士、妇科医生，还有驱魔师"。[6]

因此，古希腊是不同医学思想、治疗方法相互交流的争鸣之地，患者可在众多疗法中自由选择。希波克拉底的文集并不是唯一的医学权威，它仅代表一类医学思想的立场。所以文集中不仅有如何赢得患者信任的建议，还有揭露缺乏医学理论指导的庸医的内容。不过，温斯洛虽然忽略了当时的大背景，但还是依照对古代医学的传统观点，提出了有关希波克拉底的医学科学的精辟观点。无论众多竞争对手的医学思想的本质是什么，希波克拉底医学的确对后来的医学思想产生了深远影响，这在某种程度上归功于在他死后忠实拥护他的希腊内科医生盖伦（详见下文）。

盖伦对希波克拉底学说的"致命拥护"，正如历史学家纳顿所描述的那样，歪曲了希波克拉底教义的许多方面。盖伦忽视了希波克拉底的时代背景，过分简化了希腊医生在实践中的复杂性和矛盾性，并夸大了理论在他们工作中的作用。另外，正如纳顿所说，盖伦的权威对于构建他眼中的希波克拉底思想起到了关键作用，这种希波克拉底思想在拜占庭、整个伊斯兰世界，以及后来的拉丁西方世界盛行了数世纪。

我们不禁要问，为何在公元前5世纪的希腊，医学有了如此自然主义、世俗化的突破呢？大部分原因是无法量化的，如希波克拉底及其伙伴的灵感等。个人因素和偶然因素在历史因果链中也不容忽视。但当时显然还有其他重要原因。其一是不存在制裁异端邪说的政教合一的政体。其他原因还包括希腊城邦的去中心化倾向、希腊自然哲学的遗产（尤其是亚里士多德的影响），以及希腊文化中流行的个人主义。

同样重要的是希波克拉底派医生在希腊社会中的地位，以及他们在医疗市场中的特殊位置。虽然他们以向穷人和奴隶提供治疗而闻名，但社会大众并不容易得到他们的治疗。他们的患者群体主要是古希腊和古罗马受过教育的、富有的精英阶层。"体液学说"是一种建立在患者和医生共同教育背景下的医学哲学。他们都使用同一套自然哲学的语言。医生提供的治疗方案，例如特定的食谱和休息，也是生活无忧的知识阶层可以理解和实施的。

体液医学哲学

体液医学哲学的基本假设是宇宙的宏观世界与个人身体的微观世界互相对应。两者由同样的物质构成，遵循相同的自然法则，其中一者失调会引发对应者的疾病。

根据亚里士多德和希腊自然哲学思想，宏观世界由四种元素构成，这四种元素分别是土、水、气和火，每种元素又能结合干、湿、热、冷四种基本特性中的两种。在后来几个世纪中，亚里士多德主义的哲学家们痴迷于数字四，又添加了四季说、四风说、四方位说，之后又有了四福音传道者学说。

医学上人体的微观世界反映了宏观世界的基本特征。它由四种元素的液态等价物组成，这些液态等价物即"体液"：黑胆汁（土）、黏液（水）、血液（气）和黄胆汁（火）。与四元素相似，四种体液也分别有干、湿、热、冷的性质，在人体血管内流动，每种体液都具有不同的性质和功能。

- **血液**，属性湿热，可滋养血肉，提供热量，将其他体液送至全身，由肝脏产生，在不同年龄和季节产生的量有所不同。
- **黏液**，属性湿冷，可滋养大脑，调和血液热量，还能润滑关节，使身体活动自如。
- **黄胆汁**，又叫胆汁，属性干热，在胆囊中堆积，可促进肠道运动。
- **黑胆汁**，属性干冷，可促进食欲，有利于骨和脾。

身体中不同体液的比例也决定了人类四种不同的气质，分别是抑郁质、黏液质、胆汁质和多血质。这四种气质又分别对应人生的四个阶段（童年、青年、成年、老年）和四个主要器官（脾脏、大脑、胆囊、心脏）。（图 2.2）

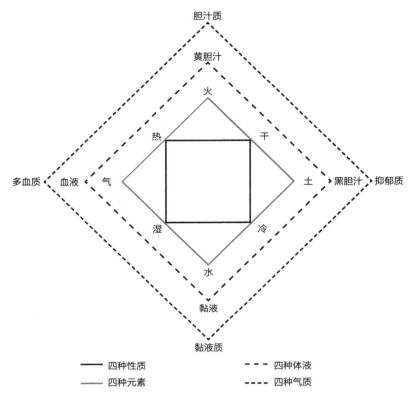

图 2.2　体液医学范式中的四种体液、元素、性质和气质。(图片由比尔·纳尔逊改绘)

这种体液医学的范式可以帮助我们理解艺术、文学，以及医学。例如在威廉·莎士比亚的戏剧中，主角在性格上体现了体液论中的气质概念。《哈姆雷特》的奥菲利亚就属于典型的干、冷属性过量的黑胆汁型抑郁质人格。相似地，《威尼斯商人》中黏液质的夏洛克就表现出衰老、阴冷、记仇、不懂宽恕等性格。相反地，《驯悍记》中的凯特则为胆汁质人格。根据希波克拉底的理论，"驯悍"在饮食上就包括少食肉，因为肉类是一种干热物质，"会产生胆汁，煽动愤怒情绪"，进一步激发她的火暴脾气。

体液论是一种公理化系统，基于演绎推理，从第一原则出发。其学说的关键在于地中海气候，正是地中海气候启发了关于四季规律的思考。

另一个关键是特定的患者群体，他们很多人都患了今天被分类为疟疾和肺炎的疾病。四体液及其特性的系统是希波克拉底医学思想的核心，被盖伦及其信奉者继承吸收。不过，希波克拉底的文集中对体液的理解也不尽相同。古希腊和古罗马的医者之中也有人相信存在不止四种体液，或是将体液视作气体而非液体。

对希波克拉底学派来说，健康的基础在于"体质健全"（eucrasia），即体液和对应性质的平衡。在某个阈值之内，体内四种体液维持平衡，虽然可能会发生一定程度的变化，这取决于不同的个体或同一个体的不同时期、年龄、生活状态或性状态。但是一旦变化超过阈值，某种体液占比过大或过小，就会扰乱整体的平衡。这种体液紊乱的情况称为"体液不调"（dyscrasia），也就是疾病产生的原因。因此，希波克拉底认为，疾病就是某种或多种体液过量或不足导致的失衡。此外，体液也可能会发生腐败，变质的体液流至机体的部分会引发病变。

在体液论的框架内，并不存在现代医学分类中的独立疾病的概念，疾病并不被分为伤寒、癌症、肺炎、流感等独立类别。古代医学一般将疾病视作有关身体内部平衡的整体现象。对希波克拉底来说，在某种意义上所有疾病都只是同一种疾病，根据体液失衡的不同性质和不同程度，它的表现形式和严重程度可能有所不同。而且，体液是不稳定的，可以转化为不同种类。这就导致疾病也不固定，一种疾病可能会演变成其他的疾病，例如流感就可能会演变成痢疾。

了解希波克拉底对疾病的理解之后，我们就要问，导致疾病的原因何在呢？虽然疾病被理解成单一的，但病因却是多重的。用现代术语来说，病因就是"外界环境的伤害"，也就是后来盖伦归类的六种"非自然因素"。第一种人体可能遭遇的非自然因素是被污染的气，用体液论的说法就是"瘴气"（miasmatic），有毒的气会引发体液失衡。第二种非自然因素就是运动，也即我们现代人所说的锻炼（或缺乏锻炼）。另外几种非自然因素分别是睡眠（或清醒）、排泄（或吸收）、饮食，以及灵魂深处的情感。

体液学说的治疗方法也基于自然。希波克拉底相信，身体本身有自然目的，正如人们常说的，身体具备"自然治愈能力"。按照这种看法，人的身体会用各种方法努力保持或恢复内部平衡，这意味着要调节体温，或清除体内过多的、"致病的"体液，例如通过打喷嚏、出汗、通便、呕吐或排尿等方式来实现。因此体液学说的治疗手段极其温和，主要是在身体抵御疾病时从旁协助。

为达此目的，医生的首要任务是通过观察患者症状来判断病情，并记录病历。接下来，为了明确体液失衡的性质，希波克拉底派医生还要通过诊脉、按胸、听诊、望舌、验尿、测皮肤温度等方式检查患者身体。其中的尿液检查格外重要，希波克拉底派医生会仔细监测患者尿液的颜色和浓度，甚至会采用鼻闻和口尝的方式，并观察尿液中有没有血或泡沫。所有这些线索都可以揭示患者体内的体液状况。医生的目标并不是针对某种单独症状进行治疗，而是整体评估病人的身体状况。而且，疗法也是根据个人体质对症下药。病人的个体差异起到决定性作用。疾病不是独立的存在，在不同的情况下和不同的人身上，疾病的表现是不一样的。

鉴于以上原因，体液医学相对来说不太关心病情的详细诊断，它更关心如何解答病人那个永恒的疑问——"医生，我的病会好吗？"希波克拉底派医生通常更重视做出预后判断。

在确定病人的病情特征和严重程度之后，医生们接下来就采用相反相克的治疗原则。如果病患体内干寒的体液过多，黑胆汁过量，那么就需要食用湿热性质的食物或草药。"热"并不是指触觉感受的热，而是辛辣食物表现出的那种热性。

当时医生最主要的治疗方法是饮食调节。每种食物都有热、冷、干、湿的特性，这些特性能够对应地平衡人体体液的缺乏或过量。当然还有其他有效的治疗措施：进行锻炼或休息，类似于现代医生推荐健康水疗中心或疗养院，还有改变环境、节制性欲、平静心情等。医生们还可能尝试草药疗法，毕竟希波克拉底派狂热地痴迷内科。例如他们通常会使用催吐药、发汗药、通便药或利尿药，促进多余的体液排出体外。又或者，因为血液也是一种体液，它在体内流动时还会携带其他体液，所以医生们也将静脉切开放血术视为一种强效疗法。静脉切开放血术作为希波克拉底派医

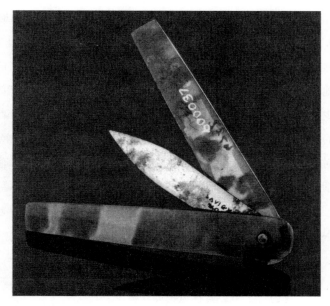

图 2.3 *爱德华·詹纳（1749—1823）的柳叶刀。这种刀片被用于放血术和早期接种疫苗。（藏于伦敦科学博物馆，CC BY4.0.）*

生的标志，流传了长达 2000 年的时间，直到 19 世纪末，还一直是医学实践的支柱。事实上，体液疗法主要在做加减法，增加体内缺少的物质，减少体内过多的物质。

　　现代读者可能会对静脉切开放血术充满怀疑，但我们也要注意，这种疗法对希波克拉底派医生具有非凡意义。这种疗法适配疾病系统，作用迅速，效果可控。当然，对经验丰富的医生来说，这种疗法的局限性也不言而喻。当患者脉搏减弱、放出的血液颜色突变，或者病人已经昏厥，医生就需要立刻停止。因此放血也有如下的一般禁忌：年老、贫血、中暑或之前已有大量失血的情况都不适用。严格操作而有节制的放血术及其工具柳叶刀，在传统医学中占有核心地位。（图 2.3）

推崇经文的盖伦

　　若希波克拉底的文集首次表述了作为"科学医学"的体液论，那么这种理论在"第二任医学之父"盖伦手中发生了深刻的变化。帕加马的盖伦（129—约210）是著名的希腊医生，主要在罗马行医。

要理解盖伦主义医学理论的诞生及延续，首先需要了解盖伦的个人品质。他在为人方面与希波克拉底截然不同。人们对历史上的希波克拉底知之甚少，实际上，盖伦口中的希波克拉底只是希波克拉底文集诸作者的形象综合。希波克拉底被塑造为一位漫步学派的伟大观察家和经验主义者。相对地，盖伦则把自己的权威建立在对希波克拉底文本的精通，以及对其哲学原理的演绎之上。他将希波克拉底学说奉为教条，并进一步巩固其理论。他还自诩为希波克拉底学派的最高祭司、官方解释者。文艺复兴时期的一首诗歌讽刺了盖伦的傲慢心态：

> 除去希波克拉底，我就将位居第一。
> 我欠他的债很多，同样他也欠我很多。
> 他遗留的事情还没完成，也很费解，
> 我留下了千卷字迹整洁的书籍。
> 一个小岛承载着他，
> 我在亚洲的夜色之地；
> 他仅写了几样东西，而我要写下无数样。
> 他给了我们积木，
> 我从中建造了一座药城，
> 阿波罗会把它保存得很好。[7]

然而，与此同时，盖伦在推动希波克拉底罗马化的过程中发挥了重要作用，在使用拉丁语的整个罗马帝国内，他的作品广为人知。

盖伦出身于显赫的家庭，从小接受良好的教育，享有充裕的私人财富。他在帕加马担任角斗士的医生时开始崭露头角，公元161年来到罗马后更是声名鹊起，被任命为皇帝的御医，这一职位可以解释他为什么会在当时和后世那么大的影响力。盖伦为人骄傲自负，自诩为医学家、哲学家、语言学家和科学家的典范，同时也是希波克拉底思想唯一当之无愧的继承者。他还贬低对手和同僚，称他们为外行，对希波克拉底的智慧一无所知，他对经验主义者和方法论学派尤为敌视。

此外，盖伦知识渊博，他这种百科全书般的学识修养，也解释了他对后世的巨大影响。他保持着旺盛的创造力，坚持笔耕不辍，直至八十多岁还雇用速记员记录口述。遗憾的是，他的作品仅有半数得以幸存，作品的损失甚至从他生前便开始了，尤其是公元 191 年，一场大火烧毁了他的私人图书馆。即便如此，幸存下来的作品也足有 12 本，且每本都是上千页的大部头。作品的高产与个人的长寿，这两个因素对盖伦思想的传播十分重要。维维安·纳顿贴切地描述了盖伦的历史地位：

> 可以说，若想描述盖伦为后世留下的财富，几乎要撰写一部盖伦死后的医学史。他的思想直到 17 世纪都是欧洲正统医学理论的基础，甚至延续到 19 世纪……它们还构成了近代伊斯兰世界主要医学传统的基础……经盖伦解释的希波克拉底和希波克拉底医学，不仅直到最近还主导着历史学家们对过去医学史的探讨，更微妙的是，还继续影响着现代人对医学的理解，以及行医的实践。[8]

尽管如此，盖伦对科学知识及其进步的观点，却会让当代读者感到陌生。对盖伦来说，希波克拉底就是医学科学的永恒源泉，他的主要信条不可修正。在盖伦的体系中，他没有考虑过采用新范式的可能性。他认为希波克拉底和他本人的著作是永远正确的，它们只能被提炼和完善，而这就是盖伦毕生工作所追求的目标。

这种僵化的学说构成了盖伦主义的本质。在盖伦手中，希波克拉底成为受人热爱、追捧，甚至崇拜的对象。讽刺的是，希波克拉底这位仅有其著作为人所知的医者，却被附会上各种伪造的美德。盖伦将希波克拉底塑造成一位集智慧、勇气、节制、同情心和诚实于一身的模范人物。希波克拉底的身上就这样汇集了虔诚信仰、英雄主义和勤勉工作的各种传说。更有神话将他的父亲描绘成医学之神阿斯克勒庇俄斯（Asclepius）的后裔，他的母亲则被说成是赫拉克勒斯（Hercules）的后裔。希波克拉底还成为将雅典从瘟疫中拯救出来的爱国者，一个智慧公正的英雄，视金钱和名利如粪土。经过这样的美化，希波克拉底跻身古代先贤的行列，堪与苏格拉底、柏拉图、亚里士多德相媲美。在这个过程中，希波克拉底的文集的最初来源——直接在病床边观察病情的实践，逐渐让位于对经文的诵读学习，即熟练掌握希波克拉底及其权威解释者盖伦的著作。如此一来，"病床边的医学"便转变成了"图书馆的医学"。医学知识的来源不再是病人的身体，而是医学作品本身的权威。

体液医学的遗产

体液学说是否有效？这一疑问难以回避。无论这种体系如何精巧，人们还是想知道："它有用吗？"若不是在治疗上取得了成功，这种医学哲学如何能流传数千年？

首先，体液学派医生不仅负责治病。盖伦认为"治疗"还包括保持健康，事实上，他在最重要的作品之一《论养生之道》中关注了保健问题。因此，一名遵循盖伦学说的体液学派医生会花费大量时间，就今天人们所说的生活方式问题为患者建言献策。在古代医学中，人们认为这么做对预防疾病有重要作用。睡眠、运动、饮食、性活动、沐浴、嗓音练习和道德及心理说教等话题在体液学派著作中得到了详细阐述。这些事情被认为影响个体的情绪，从而影响身体的整体平衡或健康。治愈疾病不是评价古希腊罗马医生的唯一标准。他们在许多活动中的作用更像是今天的培训师、心理咨询师或营养师。

其次，在治疗策略上，体液学说的确有很多可取之处。它是从超自然疾病观到自然疾病观的巨大飞跃。它的理念与自然哲学相一致，因此能得到同时代人的支持。而且希波克拉底派、盖伦派医生从医时都很谨慎，例如除了接骨、切脓肿和静脉放血，他们很少做手术。他们认为，人体内部构造已经超出治疗的界限。

同样重要的是要记住，即使在当今的内科医生诊所，大多数患者遇到的也是自限性疾病，甚至常常是心身疾病。他们最需要的是医生向他们保证一切都会好转。按照体液医学的理论，一个熟练的医生应该很擅长预断病情，也善于向病人做出保证。希波克拉底派医生会拒绝给那些他们认为无药可救的病人治疗，对于这些无力救治、最严重的病例，他们有一套转诊系统（见下文）。

但体液学说，尤其是盖伦版本的体液学说，也有不少重大缺陷。第一个缺陷就是它构建了一个封闭的体系。体液学说是基于演绎推理的理论，随着希波克拉底经验主义的消失，这种学说越来越走向个人崇拜，即对盖伦的崇拜，以及通过盖伦形成的希波克拉底崇拜。就这样，体液学说演变成了崇古倾向，知识则僵化成了一种启示真理。盖伦主义强调权威和传统，因此它很快就变成了一种局限于大学教育的精英医学。如何训练一名医生？在当时，阅读盖伦和希波克拉底的原著就是最好的答案。

神庙医学

尽管强调古希腊的世俗自然主义医学哲学突破的重要性，但我们也要看到自然主义与宗教信仰之间可能存在的紧张关系。盖伦和希波克拉底都身处信仰神明、敬拜神庙的世界，他们也都是虔诚的信徒。神在古希腊罗马社会中具有实质性的重要意义，特别是对古代医生而言，希腊的阿斯克勒庇俄斯更是意义非凡。

阿斯克勒庇俄斯是阿波罗与凡人女子所生的儿子，他是一位伟大的医者，有自己的供奉神庙和广泛的信徒。古代世界的医生自称为"阿斯克勒庇俄斯信众"（Asclepiads），将他奉为医生的保护神。在亚历山大大帝的时代，希腊各地共有三四百座供奉阿斯克勒庇俄斯的医神庙（asclepieia），其中最大、最著名的一批是坐落在雅典、科斯、埃皮达鲁斯、特里卡（今特里卡拉）和帕加马等地的神庙。

我们应当正确地理解阿斯克勒庇俄斯与古代医学的关系。实际上，他从未施过魔法。他只是一名医术高超的医生，他的治疗原则与后世信奉他的医者没有什么区别。有些人会注意到阿斯克勒庇俄斯与耶稣之间的相似，实际上，阿斯克勒庇俄斯崇拜在几个世纪中都是基督教的主要竞争对手。

对许多像古希腊罗马医生那样的游方医生而言，阿斯克勒庇俄斯是非常有用的，因为他为医生们提供了身份的象征、权威来源，以及集体归属感。希波克拉底派医生们都被视为同一"行会"的成员。在当时的环境下，游方医生被请到病人家中进行治疗时，需要一个权威来担保他们的道德操守，阿斯克勒庇俄斯就是这个担保者。阿斯克勒庇俄斯可以担保医生们的称职与诚信，也感召他们去特别关照那些付不起钱的穷人。

在某种意义上，阿斯克勒庇俄斯神庙是健康水疗中心、疗养院和医院的前身。神庙中的祭司会照料穷人和重病患者。病人进入神庙区域之前，需要经历一系列的准备活动，包括沐浴、斋戒、祈祷，以及献上祭品。之后他们会在神庙中入睡，阿斯克勒庇俄斯会在睡梦中向他们显灵，告诉他们治病的方法，这被称为"培养"（incubation）。其实所谓的阿斯克勒庇俄斯的治疗方法也没有什么特别之处，类似于其他经验丰富的医生提出的建议；"培养"并不与后续的自然疗法相冲突。阿斯克勒庇俄斯从没施展过神术、魔法，也不会使用超出普通医生知识的神奇疗法。

结　论

本章主要讨论了神圣疾病观、恶魔疾病观以及体液学说几种对疾病的解释，它们在时间上不分先后。实际上，"科学化的"医学哲学的建立并没有取代神圣、恶魔疾病观。这三种观点共存了数千年，甚至在一些伟大的思想家那里并行不悖。时至今日，这三种观点仍作为我们文化遗产的重要组成部分而存在。例如在印度次大陆，尤纳尼派（Unani）医生仍有可能将体液学说作为其行医准则。

我们之所以讨论这种在欧洲一直流行到 19 世纪的医学哲学，也因为它有助于我们做好讨论黑死病的准备。被黑死病侵袭的欧洲社会通常是从传统疾病观出发来理解这种新灾难的。如果我们不考虑当时的思想背景，不理解黑死病如何被体验、被赋予了何种意义，我们也就不可能准确地理解黑死病的历史。

3

三次鼠疫大流行

541—1950

在所有关于流行病及其对社会影响的讨论中，鼠疫都是不可回避的原点。在许多方面，鼠疫都代表了人们所能想象的最严重的灾难，这就为判断其他流行病的严重程度提供了参考标准。鼠疫之后的几个世纪里，每当我们的社会暴发某些新型的或不熟悉的疾病，大家就迫不及待地想知道它们的破坏力是否与鼠疫相同。那些极其可怕的疾病，例如 19 世纪的霍乱，20 世纪的西班牙大流感和艾滋病，都曾被认为是"鼠疫的归来"。19 世纪的头号杀手结核病也被冠以"白色鼠疫"的称号。实际上，plague（鼠疫／瘟疫）一词已然成为社会灾难的代名词，甚至一些和传染病无关的危机都被安上 plague 的名号，像是 a plague of accidents（"事故频发"）或 a plague of bank robberies（"银行抢劫泛滥"）。

鼠疫与人们对它的反应有何特征？它看上去为何如此特别，如此可怕？它最突出的特征就是具有很强的毒力（virulence）。毒力是指疾病造成人体损伤和引发病理症状的能力，也是病原体攻破人体防御，导致个体生病、痛苦，甚至死亡的能力。在这种意义上，鼠疫的毒力很强。它发作迅速，伴随着剧痛和难以忍受的症状。如果不加以治疗，鼠疫总是有极高的病死率（CFR）——可以简单理解为病原体的致死率，即患病死亡人数占患病总人数的比例。在抗生素时代到来前，鼠疫通常会导致一半以上的感染者丧生，病死率高于 50%。对其他疾病来说，这种病死率极为罕见。此外，它在人体内的发展速度也迅疾得可怕。通常第一个症状出现后，患者几天内就会死亡，有时甚至更快。

鼠疫的第二个特征是感染者的年龄和社会阶层。常见的地方病的感染者多以儿童和老人为主。这是社区传染病比如腮腺炎、麻疹、天花和脊髓灰质炎的正常表现。鼠疫却完全不同，它的感染对象主要是正值青壮年的男女。这也使得鼠疫和其他流行病相比，更像是非自然或超自然事件。鼠疫还会引起经济、人口，以及社会方面的混乱，并将其放大许多倍。换言之，鼠疫的侵袭制造了大量孤寡贫困的家庭。另外，不同于其他大多数流行病，鼠疫所到之处，不分阶层，无论贫富，所有人都有感染的可能。这种无差别侵袭给人一种感觉，即它的到来标志着最后的清算日——神谴和审判的日子。

鼠疫的另一显著特征是它造成的恐怖氛围。在遭受鼠疫侵袭的社区中，人们力图平息神明的怒火，可能走向大规模的歇斯底里、暴行和宗教复兴。他们会焦虑万分，从自己人中间寻找应为灾祸负责的罪魁祸首。对那些视鼠疫为天谴的人来说，罪人就是瘟疫的原因。所以鼠疫期间一再出现寻找替罪羊和猎巫的现象。那些相信恶魔疾病观的人则认为鼠疫是嗜杀成性的人的阴谋诡计。所以时常有治安警察追捕外国人和犹太人，搜查女巫和投毒者。

本章主要从疾病本身的角度对鼠疫进行概述，包括鼠疫时期实施的

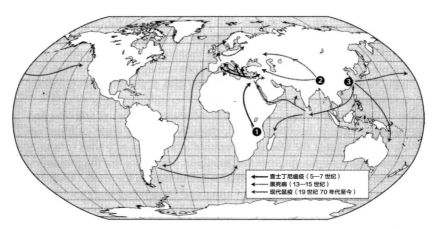

图 3.1 三次鼠疫大流行。（由比尔·纳尔逊绘制）

公共卫生政策、鼠疫的总体影响，以及跨越一千五百多年历史的三次主要的鼠疫大流行的大致过程。（图 3.1）

鼠疫与公共卫生

鼠疫的意义之一就在于它引发了极为重要的社会反应：公共卫生政策的发展。在鼠疫的刺激下，为了保护公民，遏制这种可怕疾病的传播，政府首次推行了非常极端的公共卫生政策，即强制隔离感染者。虽然麻风病人也曾被转移至麻风病院，但麻风病院不是医疗机构，麻风病对公共卫生战略的发展也影响不大。首先，抗鼠疫的公共卫生措施需要依靠军队来执行，他们会布置卫生警戒线，通过阻止人员和货物的流动对人群进行隔离。其次，抗鼠疫措施还包括建立传染病院、检疫站，以及设立卫生委员会（拥有执行法规的紧急权力）。某些地方还会摆出足枷和绞刑台等刑具，用来提醒民众这些机构的权力。

文艺复兴时期的意大利城邦作为抗鼠疫先锋，扮演着特殊的角色。它的特殊责任来自它脆弱的地理位置。意大利位于地中海商路的中心，这里是中东、北非来往人员和货物的中转地，往来船只也会带来偷渡的老鼠。佛罗伦萨，以及热那亚、那不勒斯、威尼斯等港口城市成为制定这些公共卫生政策的先锋，也是其他地区模仿的对象。

几个世纪后，出现了另一种模式。当霍乱、黄热病、艾滋病等新型致命疾病暴发时，卫生当局最先做出的反应之一，就是重新启动抗鼠疫措施。据说将军们往往会重复自己的上一场战斗，采用不恰当的老办法来对付新敌人；几个世纪以来，公共卫生部门的情况也是如此。采用老办法对当局有很大的诱惑力。抗鼠疫措施往往给人留下行事果断、办事有力的印象，也能给民众带来更多的安全感。

鼠疫的影响

作为一种疾病，鼠疫的一大特征就是对社会产生了巨大的影响。这也有力地证明了流行病不是狭窄或专门性的研究领域。正如研究战争、宗教、经济和高雅文化一样，要理解鼠疫的历史，就必须谨记鼠疫只是"宏观图景"的一部分。我们当然并不赞同"疾病决定论"，也并不支持所谓的"微生物马克思主义"。我们的论点很简单，即某些疾病确实对社会起到了革命性的作用，鼠疫就是其中之一。其他大多数疾病，即便是流感或脊髓灰质炎这样导致大规模死亡的疾病，也没有产生堪比鼠疫的影响力。因此，我们探讨鼠疫的主要任务之一就是回答这些问题：为何不同的传染病存在如此大的差异？为何有些传染病会留下深刻的文化、政治和社会烙印，有些则没有？

有些疾病会影响社会的方方面面，鼠疫就是最典型的例子之一。它改变了近代早期欧洲的人口结构。由于它周期性地反复出现，每一代人都会遭受它的伤害，因此它就对 14 至 18 世纪欧洲的人口增长形成了阻碍，也对经济生活及其发展造成了毁灭性打击。鼠疫还极大地影响了宗教和大众文化，催生了新的宗教崇拜，例如对瘟疫圣徒、耶稣受难剧的狂热虔诚。它深刻地影响了人与死亡的关系，乃至人与上帝的关系。

在欧洲，鼠疫还导致布道活动的蓬勃发展和宗教宣传册的井喷式涌现，其中大量讨论了神正论的问题，即在恶和苦难的面前维护上帝的全能全善。相对来说，人们很容易接受上帝可能会发怒，并惩罚背叛和不服从他诫命的人。但是如何解释无辜者尤其是儿童所遭受的可怕苦难和死亡呢？诚然，鼠疫确实激发了宗教虔诚，但也带来了一股反方向的强大暗流。对一些人来说，鼠疫的经历导致了可怕的想法，即上帝可能并不存在。一个全能全善的上帝不会夺走城市中半数人的生命，不会肆意处死男人、女人和儿童。这种想法与其说是无神论，不如说是一种沉默无声的绝望。如果我们站在现代立场，冒着时代错置的风险，也可以将其看作一种心理冲击的结果，或通常所说的创伤后应激反应。

鼠疫对艺术和文化也有重大影响。在文学方面，整个瘟疫文学类型就此诞生，其中涉及的著名作家包括乔万尼·薄伽丘（Giovanni Boccaccio）、丹尼尔·笛福（Daniel Defoe）、亚历山德罗·曼佐尼（Alessandro Manzoni）和阿尔贝·加缪（Albert Camus）等。鼠疫还改变了欧洲油画和雕塑的图像学，深刻地影响了欧洲建筑的发展。大批献给救世主、圣母玛利亚和瘟疫圣徒圣塞巴斯蒂安（Sebastian）、圣罗克（Roch）的教堂都在该时期营建。鼠疫纪念柱通常是为了庆祝一个城市的瘟疫结束而建造的，多见于维也纳和整个中欧地区，用来提醒民众感念上帝的怜悯。

20世纪中叶，英格玛·伯格曼（Ingmar Bergman）拍摄的电影《第七封印》（1957）就从鼠疫中汲取了灵感。在冷战的高潮时期，伯格曼对核战爆发的可能性深感忧虑。这部电影是他对世界末日的一种想象，在其中鼠疫自然而然地代表了人类的终极灾难，也成了核灾难的隐喻。

同样受到17世纪鼠疫的启发，演出耶稣受难剧的德国传统在巴伐利亚州的上阿玛高诞生。1630年，一场流行病的幸存者们在此发誓：若能幸免于难，市议会将号召全镇居民，排演一出耶稣受难剧，之后也会坚持定期演出。正是这条誓言催生了延续至今的戏剧传统，不仅有耶稣受难剧，有时还有引发争议的戏剧，涉及反犹暴力宣传。

鼠疫也在思想方面对疾病的医学范式产生了重大影响。它深入地检验了体液学说的解释框架。希波克拉底和盖伦的学说面对黑死病的传播，难以给出令人满意的解释。大量人口怎么会几乎在同一时间出现同样的体液失衡情况呢？希波克拉底学派及其追随者给出的解释，用当代术语来说，就是将流行病归咎于环境因子。正统的解释是，一定区域内的空气"腐化"，创造了一种"流行病环境"。其原理是土壤或其周边沼泽里腐烂的有机物发酵，产生了有毒气体，污染了空气，致使大量易感人群在呼吸或透过毛孔吸入有毒物质时患病。

这种观点在中世纪演化出一种牵涉占星术的变体，即鼠疫和其他流行病的暴发受到恒星、行星运行方位的影响。按照这种理论，宇宙的混乱在身体的微观世界中得到反映。即使有些人不认为彗星出现或行星并行是流行病的直接原因，但他们也相信这样的天象可以作为疾病的预兆。同样，地震、洪水、火灾等异常的气候事件，也可能预示着公共卫生危机。

16世纪的意大利医生吉罗拉莫·弗拉卡斯托罗（Girolamo Fracastoro，约1477—1553）尝试以一种完全不同的方式解释流行病的原理。他整个否定了体液的作用，反而主张流行病由有毒的化学物质引起，这种化学物质以尚不清楚的方式在人与人之间传播。17 世纪的德国耶稣会士阿塔纳修斯·基歇尔（Athanasius Kircher，1602—1680）进一步发展了这种观点。他认为，瘟疫是通过"微小动物"传播的，这些微小动物以某种方式从患者身上转移到健康人身上。因此，弗拉卡斯托罗和基歇尔成为传染概念发展史上的先驱。

传染的概念起初更多地吸引的是大众的想象力，而非征服精英和受过大学训练的医生的头脑，因为他们无法在医学经典中找到传染的理论依据。直到 19 世纪末，路易斯·巴斯德（Louis Pasteur，1822—1895）和罗伯特·科赫（Robert Koch，1843—1910）通过微生物学研究才证实了弗拉卡斯托罗和基歇尔被认为异端的病因理论，这将在第 12 章得到详细讨论。

三次鼠疫大流行史

对我们来说，区分三个密切相关的术语是至关重要的出发点。传染病通常被置于一个连续变化的谱系中，根据其严重程度（感染者的数量和影响地域的广狭）被划分为不同类型。"暴发"（outbreak）是指局部地区达到感染高峰，但感染人数比较有限；"流行"（epidemic）是指一种传染病传播到较大的范围，且感染人数比较多；"大流行"（pandemic）则是指流行病跨国传播，影响到整片大陆范围，并造成大量人员死亡。以上三种类型其实很相似，彼此间的界限并不非常明确，有时是人为强行区分的。事实上，若一种传染病在某地区的传染性强到足以使该地区几乎所有人染病，我们有时也称其为"大流行"。

按照以上划分标准，人类共经历过三次鼠疫大流行。每次大流行都表现出反复暴发的周期性特征，每个周期会持续几代人乃至几个世纪。鼠疫的暴发如此频繁，以至于为作家们提供了一种合乎逻辑、令人信服的手段，来推动故事情节发展。莎士比亚的《罗密欧与朱丽叶》就是最有名的例子，整个悲剧就在意大利城市维罗纳暴发鼠疫的背景下展开。鼠疫的暴发阻断了维罗纳和曼托瓦之间的往来，这推动故事走向悲剧性的结局。修士约翰本打算将朱丽叶的重要信件交给流亡在曼托瓦的罗密欧，却被强行扣留，"本地巡逻的人看见了，疑心我们走进了一家染着瘟疫的人家，把门封锁住了，不让我们出来，所以耽误了我的曼托瓦之行……他们害怕瘟疫传染"（第5幕，第2场，第8—12、17行）。鼠疫因此为这对恋人双双殉情的故事提供了一条完全合理的线索。正如莎士比亚的读者们熟知的那样，在近代早期的欧洲，鼠疫是一种始终存在的危险，其暴发可能毫无征兆、随时随地。

鼠疫的周期性暴发还有明显的季节特征。它通常从春天或夏天开始流行，随着寒冷天气的到来又渐渐消退。最严重的时节就是极端温暖的春天，其次是潮湿炎热的夏天。根据当代的解释，这种天气为跳蚤提供了理想的生存环境，因为携带疾病的跳蚤需要温暖潮湿的地方，以便其虫卵成熟。相对地，严寒和干燥的天气则会降低跳蚤的活性。这种解释是目前的主流观点，但我们仍会观察到，在莫斯科、冰岛和斯堪的纳维亚半岛的深冬，也有鼠疫暴发的神秘案例。这些非典型性案例构成了流行病学方面的难题。

第一次鼠疫大流行（查士丁尼瘟疫）

历史上的第一次鼠疫是所谓的查士丁尼瘟疫。它以拜占庭皇帝查士丁尼一世（Justinian I）的名字命名，在其统治下鼠疫首次暴发。按照拜占庭历史学家普罗柯比（Procopius）的说法，一些人认为鼠疫暴发的原因就是查士丁尼一世的恶行，他激怒了上帝，招来了神罚。不过，当代的遗传学家们认为这次大流行起源于一种人畜共患病，或是一种由动物传给人类的流行病，它们都来自非洲的疫情中心。公元541年，鼠疫首次作为人类疾病登上历史舞台，在尼罗河三角洲的培琉喜阿姆突然暴发。此后它反复侵袭18次，持续了两个世纪之久，直到公元755年才突然神秘消失。

这一轮鼠疫席卷了亚非欧，造成了十分可怕的大规模死亡，死难者人数难以估量。有关这次灾难的直接记载鲜少存世，不过，图尔的格列高利（Gregory of Tours）、以弗所的约翰（John of Ephesus）、比德（Bede）、

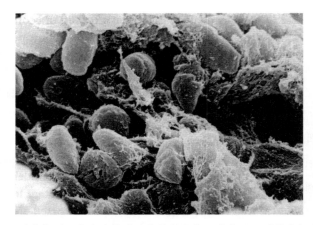

图 3.2 电子显微镜下，鼠疫病媒跳蚤的前肠部位，聚集了一群鼠疫杆菌，它们正是引起鼠疫的元凶。（落基山实验室，NIAID，NIH.）

普罗柯比等人目睹了疫情，他们留存下来的记述证实了第一次鼠疫的严重程度。普罗柯比称："这场瘟疫差点抹消了整个人类种族的存在。"[1] 按照最近的粗略估计，这场鼠疫导致的死亡人数可达 2000 万—5000 万。

判断本次瘟疫正是鼠疫有两大依据，一是高死亡率，二是腺鼠疫的典型症状，即腋窝、腹股沟，以及脖颈处出现淋巴结炎（bubo）。近年来，古病理学家一直在努力从古代晚期的墓地中掘出遗骸，从他们的牙髓中提取 DNA，以证明鼠疫杆菌确实是本次瘟疫的元凶。例如 2005 年，巴伐利亚州的科学家们就从阿施海姆的 6 世纪古墓中找到了骨骼遗物，并从中鉴定出了鼠疫杆菌，这充分说明第一次鼠疫的传统说法是正确的。（图 3.2）

第二次鼠疫大流行（黑死病）

第二次鼠疫大流行开始于 14 世纪 30 年代的中亚。1347 年，鼠疫传到西方，此后在西方肆虐了 500 年，直到 19 世纪 30 年代才绝迹。1347 年至 1353 年间侵袭欧洲的第一波鼠疫，在今天通常被称为"黑死病"，不过这一含义有限的术语只能追溯到 18 世纪。在 14 世纪，人们将这次灾难称为"大瘟疫""佛罗伦萨鼠疫""死亡瘟疫"，或直接称为"鼠疫"。除此之外，因为呈黑色的淋巴结炎和坏疽是鼠疫的症状，所以许多学者还在沿用"黑死病"这个较早的名称。"黑死病"一词的使用十分广泛，几乎是第二次鼠疫大流行的代名词。

传统观点认为，这场鼠疫大流行发生在 1347 年夏天，其源头是从黑海驶来、在西西里岛的墨西拿停靠的热那亚大帆船。鼠疫迅速蔓延到岛上的其他地方，接着传入撒丁岛和科西嘉岛，直至逐渐传播至整个意大利本土。不断到来的经停热那亚、携有鼠疫的船只加速了疫情的传播，意大利本土乃至整个欧洲大陆都笼罩在疫情的阴影下。意大利的城市成为黑死病蹂躏欧洲的前线绝非偶然，这反映了意大利作为地中海贸易中心的地理位置的脆弱性。

黑死病来袭之时，欧洲正处于长期的社会和经济困难的阵痛期，这也助长了疫病的发展。13 世纪是经济扩张、人口增长，以及城市化发展的时期，从 1100 年至 1300 年，欧洲的人口增长到了原来的两倍。人口超过 15 000 的大型城镇大量增加，随之而来的是住房拥挤、卫生条件恶劣等严峻问题。大约在 1270 年之后，产能停滞导致的经济衰退使欧洲工资普遍下降，加剧了社会贫困。同时，农业产出也大幅减少，陷入了典型的马尔萨斯危机——人口增长超过了产出增长，因此饥荒难以避免。

对已经开始失控的社会体系来说，前所未有的长期恶劣天气更是一种致命的打击。连续几年在关键时刻降下的持续性暴雨，加上不正常的低温，缩短了作物的生长期，加重了农业生产的危机，最终导致一系列灾难性的农作物歉收。大范围的洪水、暴风雨，以及严酷的冬天更使情况雪上加霜，"苗床、庄稼和草场被淹，谷物腐烂，鱼塘被毁，堤坝溃决，草场因水淹而无法收割，采石场因涨水而无法采石"。[2] 当时的人们甚至害怕这是一场灭世大洪水，期盼有另一个挪亚方舟。

中世纪晚期的"大饥荒"从 1315 年持续到 1322 年，声势愈演愈烈，可与《创世记》中约瑟夫预言的埃及饥荒相比。在没有法老的粮食储备与现代的物资供应系统的情况下，饥荒造成了数百万人的死亡，影响了阿尔卑斯山以北的所有地区。饥荒之后又是 1345 年至 1348 年的严重粮食短缺和物价飞涨。此外，1319 年至 1320 年发生了一场席卷北欧的浩劫——牛瘟，造成牛群大量死亡。这使得人们可食用的牛肉和牛奶大量减少，并且导致农业所需的役畜与粪肥短缺，进而影响农作物产量。大牛瘟与反复出现的农作物歉收使人们的营养状况急剧恶化，生长发育都受到了影响。

中世纪晚期赤裸裸的社会不平等加剧了经济萧条，使得贫困状况进一步恶化。古生态学家佩尔·拉格罗斯（Per Lagerås）在作品中探讨了当时瑞典的情况，同样的分析也适用于整个西欧大陆。他在文中强调道：

> 中世纪的社会不平等造成了民众的贫困。即使在正常情况下，缴完沉重的赋税、高昂的租金、什一税和劳动税之后，普通百姓的盈余也很少。上层阶级和中央政权的首要任务是保障自己的奢侈消费和生活方式，却很少向农业系统中投入资源。当他们因粮食歉收而聚敛不到那么多财富时，他们的第一反应是提高税收和租金来弥补缺口。这种适得其反的做法部分地导致了经济的停滞和农业的难以为继。由于上述原因，人民被推向饥荒的边缘。[3]

结果就是，1315 年以后出生的人对疾病的抵抗力被严重削弱了。他们在发育期就营养不良，等到携带鼠疫的热那亚船只在墨西拿靠岸时，他们已经成长为免疫力低下的成年人。

黑死病从西西里岛无情地蔓延至整个欧洲，其影响甚至超过大饥荒。在 1347 年至 1353 年的第一波侵袭中，据估计它造成了欧洲大陆人口减半的惨痛后果，成为拉格罗斯所说的"欧洲有史以来最严重的灾难"[4]。最惨痛的悲剧之一是 1348 年毁灭佛罗伦萨的流行病，正如薄伽丘在《十日谈》中生动描绘的那样。其他著名案例还有：1630 年的米兰瘟疫，它催生了曼佐尼的瘟疫文学作品，如《约婚夫妇》和《耻辱柱的历史》；1656 年的那不勒斯瘟疫；1665 年至 1666 年的伦敦大瘟疫，它为笛福颇具影响力的《瘟疫年纪事》提供了素材。

黑死病大约从 17 世纪末、18 世纪中叶开始退出欧洲舞台，具体原因我们将在第 4 章详细讨论。鼠疫大流行的最后阶段包括一系列事件：1640 年的苏格兰疫情，1665 年至 1666 年的英格兰疫情，1710 年的尼德兰疫情，1720 年至 1722 年的法国疫情，以及 1743 年的意大利疫情。其中，墨西拿地区的疫情年份构成了奇特的巧合，此地最早一次黑死病暴发是在

1347 年，最后一次暴发则是在 1743 年。

尽管第二次鼠疫大流行初期导致灾难性人口锐减，通过当时作家和历史学家的形象描述，激发了人们的无穷想象，但仍需澄清的是，这并不意味着鼠疫的毒力和破坏力在几个世纪之后已经减弱。第二次鼠疫大流行末期的疫情具有同样的毁灭性和戏剧性，伦敦大瘟疫（1665—1666）和马赛大瘟疫（1720—1722）仍然十分严重。鼠疫在这期间发生的变化仅仅在于，大流行末期的疫情通常局限于小范围区域，不像初期那样覆盖整个欧洲大陆。

第三次鼠疫大流行（现代鼠疫）

最后一次鼠疫大流行也源于中亚，与第二次一样。随着 1855 年中国的社会动荡和战争，鼠疫再次暴发，1894 年传播至广东、香港，引起全球关注，之后又继续蔓延到一些国际贸易枢纽城市，包括布宜诺斯艾利斯、檀香山、悉尼、开普敦、那不勒斯、波尔图和旧金山等地。第三次鼠疫大流行与前两次不同，它并未在所到的每个地方造成无差别的破坏。第三次大流行带来的影响从根本上是不均衡的，它的疫区基本位于全球范围内不平等、社会监管缺失现象严重和贫穷的薄弱地带。

第三次鼠疫大流行蹂躏了第三世界的诸多国家，而欧洲和北美的工业国家基本未受影响。这次鼠疫首先席卷了印度，在 1898 年至 1910 年间造成了多达 1300 万—1500 万人的死亡。据保守估计，在鼠疫最终消退前，它侵袭了五大洲，造成了约 2000 万人死亡，不过基本没有殃及工业化的西方世界。而且，在印度和中国，鼠疫造成的影响也不像第二次大流行那样广泛。在印度，疫情重灾区多位于孟买和加尔各答的贫民窟，欧洲人或富裕阶层受到的影响很小。

欧洲则仅仅在 1899 年的那不勒斯、波尔图和格拉斯哥短暂暴发过鼠疫疫情，但其后半个世纪里，总共有 7000 人因此死亡。在第三次大流行期间，中南美洲的死亡人数达到 3 万。而美国的旧金山、新奥尔良和洛杉矶只有小规模疫情，约 500 人死亡。

第三次大流行对美洲人的影响有限，但在美国西南部、巴西东北部和阿根廷南部，它确实在自然环境中留下了难以磨灭的印记，通过树栖啮齿动物种群建立了稳定的传染源。这些地区的传染源一直留存至今：啮齿动物周期性地大量死亡；人群中不断出现小范围鼠疫案例，患者感染的原因可能是误入森林，或者所饲养的宠物接触地松鼠、沙鼠，它们身上的跳蚤传播了鼠疫。美国疾病预防控制中心的报告中提到，1900 年至 2016 年美国只有 1000 多个鼠疫病例，主要集中在新墨西哥州、亚利桑那州、科罗拉多州和加利福尼亚州，患者大部分是猎人和野营者。

美洲的传染源对其他大陆现存的鼠疫传染源形成了补充。世界卫生组织的报告表明，2010 年至 2015 年间出现了 3248 名鼠疫患者，其中 584 例死亡。病例分布于四大洲，主要集中在刚果民主共和国、马达加斯加和秘鲁。不过，因为可能存在误诊、社区和政府隐瞒实情、许多地方缺乏实验室检测条件等情况，官方的统计数据肯定严重低于真实数字。

最具影响力的是，第三次鼠疫大流行标志着医学史的重要时刻，人们终于在鼠疫的病因学方面取得了突破，解开了啮齿动物、跳蚤和人类之间的复杂相互作用的谜题。于是从 21 世纪初开始，新一代的公共卫生机构利用这一知识推行新政策，开始使用杀虫剂、诱捕器和毒药来对付跳蚤和老鼠，放弃了第二次大流行和第三次大流行初期所采取的严苛的抗鼠疫措施。

4

作为疾病的鼠疫

鼠疫的病因学

"病因学"研究的是疾病发生的原因，即疾病影响人体的途径。鼠疫的病因较为复杂，通常涉及四个因素。首先是鼠疫的病原体，该细菌呈卵圆形，原名为鼠疫巴斯德氏菌（Pasteurella pestis）现在普遍称为鼠疫杆菌或鼠疫耶尔森氏菌（Yersinia pestis）。1894 年，路易斯·巴斯德的瑞士学生亚历山大·耶尔森（Alexandre Yersin，1863—1943），与巴斯德的科研对手罗伯特·科赫的日本学生北里柴三郎（Shibasaburo Kitasato，1853—1931），同时在香港发现了鼠疫杆菌。

1898 年，保罗-路易斯·西蒙德（Paul-Louis Simond）发现，除了细菌之外，鼠疫通常还有两种病媒，家栖啮齿动物（尤其是老鼠）和它们身上寄生的跳蚤。西蒙德的观点并未吸引人们的关注，直到 10 年后，通过印度鼠疫委员会对鼠疫的流行病学原理进行的详尽调查，他的观点才得到证实。我们会在第 16 章讨论这些后续事件。不过，西蒙德和印度鼠疫委员会都犯了一个错误。他们对第三次大流行的研究的确推进了南亚次大陆的抗疫工作，但他们错误地认为第三次大流行的传播模式可以被推广到所有地区。由于该观点成为对鼠疫的正统理解，历史上的黑死病反而遭到了误解。该观点对鼠蚤联系的强调，使人们无法理解第二次大流行的真正原理，以至于正如我们所见，人们开始怀疑 1347 年之后席卷欧洲长达 4 个世纪的灾难根本就不是鼠疫。

　　然而，人们普遍认同的是，鼠疫的流行始于某种动物疫病，它悄悄地在动物中间流行，形成了稳定的传染源。它的宿主主要是野生啮齿动物，诸如土拨鼠、草原犬鼠、花栗鼠、穴居松鼠等，它们会感染上不为人知的疾病。因此，最好将鼠疫理解为一种人类因意外或特殊原因染上的动物疫病。如果狩猎者踏入存在传染源的地域，在他们剥掉猎物毛皮时，病菌从其伤口或其他皮肤破损处进入血液，那他们就会直接感染鼠疫。在战争、生态灾难和饥荒的影响下，更多的人流离失所，进入啮齿动物的栖息地。此外，由于洪水、干旱等带来的环境变化，动物可能会迁徙到距离人类居住地很近的地方。最重要的是，它们与家鼠的接触也就更加密切。在第二次大流行中起关键作用的正是一种家鼠即黑鼠（Rattus rattus，所谓"船上的老鼠"），它们生活在离人类很近的地方，而且偏好人类的食物。

　　通过跳蚤等病媒，野生啮齿动物将细菌传播给家鼠，再由家鼠传播给人类。其中最关键的跳蚤有两种，一种是印鼠客蚤（Xenopsylla cheopis），这种东方鼠蚤天然寄生在温血动物身上，传播鼠疫的效率极高，使鼠疫能够跨越物种障碍从啮齿动物传给人类。另一种是致痒蚤（Pulex irritans），人体最常见的跳蚤，不寄生在啮齿动物身上，只寄生在人身上。这种鼠蚤为鼠疫的人际传播提供了条件。

　　跳蚤一次可吸取与自身重量相同的血液，这些血液中含有数百万个鼠疫杆菌。一旦血液及其中的鼠疫杆菌进入跳蚤体内，它的生命也就走到了尽头。鼠疫杆菌在跳蚤的前胃棘间增殖，形成菌栓，造成前胃堵塞，最终导致跳蚤饿死或脱水而死。前胃堵塞不止会使跳蚤死亡，还会促进鼠疫向人体传播。跳蚤摄取的血液和鼠疫杆菌融合后，这种堵塞使得每次叮咬都具有传染性，而且在极强的求生欲的推动之下，跳蚤还会疯狂地反复吸血。在临死前，被感染的印鼠客蚤能够成为致命而高效的病媒。

　　当毛皮携带染病跳蚤的老鼠死亡之后，跳蚤又会转移到其他哺乳动物（啮齿动物或是人类）温暖的身体上。跳蚤对温度、振动和二氧化碳极为敏感，加上它惊人的跳跃力，这些因素帮助它们成功地转移，很快地找到新宿主。在未受感染时，跳蚤每两次吸血之间可以相隔长达6周的时间，这也解释了为什么在流行病过程中病例的出现表现出断断续续的特征。

　　印鼠客蚤倾向于寄生在老鼠身上，只在没有老鼠时，它们才会选择寄生在人身上。正因如此，鼠群的大规模死亡导致了突然出现饥肠辘辘的蚤群，它们别无选择，只能寄生在人身上。这种习性就解释了鼠疫的突然暴发。鼠疫的发病率和死亡率曲线在疫情暴发时呈现出陡峭的波峰，不像大多数流行病那样呈现钟形。

　　当鼠疫跨越鼠类与人类间的物种屏障之后，随着家庭成员和邻里间的传播，疫情中心就会形成。鼠疫开始不再是单独个人的疾病。在城市，它成为家庭性或社区性的疾病；在乡村，它导致整个村庄的人患病。生活环境尤其是人口密度和卫生状况，构成了决定性的因素。在人满为患的地方，许多人挤在同一房间里，有的家庭甚至共用一张床，这都为跳蚤的传播提供了极大便利。鼠疫蔓延过程中的有些特定时刻尤为危险，例如安置死者遗体和举行告别仪式的时刻。当死者身体变冷时，寄生的跳蚤就会急不可耐地逃离，寻找其他温暖的身体。

　　通过贸易、宗教和商业往来，非洲、中亚的早期疫情中心连接到了更广阔的传播网络。感染者的衣物是重要的传播媒介。对近代早期的普通人来说，衣服十分宝贵，死者的衣物、床单要么被重复使用，要么被打包装箱，拿到集市上贩卖。跳蚤仍存活在衣物的褶皱里。从事某些职业的人经常接触鼠疫病患、垂死之人，以及死者，也就可能更多地接触到他们身上的跳蚤。街边摊贩、医生、牧师、挖墓人和洗衣女工等人群在鼠疫暴发时面临严重的风险，而且他们的工作流动性很强，容易到处传播疾病。磨粉工和面包师也是鼠疫的重要传播者，因为谷物经常招来老鼠。

　　修道院在第一次大流行和第二次中世纪晚期的大流行中起到了重要作用，这也解释了为什么鼠疫既侵袭人口稀少的农村，又侵袭城市中心。修道院是当时的粮食贸易枢纽，将不同的居住地和村庄联系在一起；它们也构成了附近居民的重要社区中心；在鼠疫期间，它们还经常充当庇护所，收留逃离鼠疫肆虐地区的难民。在修道院这个场所中，正常人、患者和携带受感染跳蚤的人相互混杂，如此一来，跳蚤就轻而易举地建立了传播网络。

跳蚤的活动范围受到严格的限制，老鼠则完全相反，它们是理想的移动病媒。它们藏在运来的粮食中，通过马车进行陆路运输，又通过驳船或渔船进行水路运输。海上运输能使老鼠到达远得多的地区。受感染的老鼠或是沿着绳索和跳板上船，或是藏在装满小麦和大米的箱子里被抬上船。通过这种方式，船舶成为鼠疫远距离传播的关键媒介。这有助于从传染病学角度理解该疾病，它一般通过水运传播到一个国家，再经陆路和内河运输蔓延至内陆地区。地中海没有成为黑鼠流动的障碍，反而是它们转移的通衢大道。

伊斯坦布尔（330—1453 年间名为君士坦丁堡）是贸易和疾病的重要枢纽。它通过巴尔干半岛的陆路，威尼斯、那不勒斯、科孚岛、热那亚、马赛和瓦伦西亚的海路，连接着整个地中海地区。有时鼠疫会在海上引发灾难，全体船员都染病身亡，只剩幽灵样的空船随波浮沉；更多的情况是，船只靠岸后，老鼠们像最初登船时那样，通过货物、绳索和跳板上岸。此外，受感染的船员和乘客也会带着跳蚤上岸。普罗柯比在 6 世纪就已经指出，鼠疫"总是始于海岸，再侵入内陆"。[1]

毫不奇怪，鼠疫暴发的首个征兆就是街头大批老鼠的死亡。这一景象在各种以瘟疫为主题的艺术作品中都有体现。以加缪的《鼠疫》为例，该书描绘了阿尔及利亚的奥兰市的街道上突然出现不计其数的病鼠和死鼠，这拉开了鼠疫暴发的序幕。加缪的书中用鼠疫象征纳粹和法西斯主义带来的邪恶。

新古典主义画家尼古拉斯·普桑（Nicolas Poussin，1594—1665）的绘画作品《阿什杜德的瘟疫》（1630）也涉及老鼠的主题。（图 4.1）《圣经》的《撒母耳记上》讲述了非利士人如何将夺来的约柜放在他们的大衮庙里，以此彰显他们信奉的大衮神优于以色列人的上帝。因此，上帝就降下瘟疫，毁灭他们的城市，作为对非利士人的惩罚。为渲染恐怖气氛，普桑着重描绘了面对神罚的阿什杜德城里的遍地老鼠。这位 17 世纪的画家清楚地知道，对观众来说，大群老鼠招摇过市即是鼠疫和灾难的常见征兆。

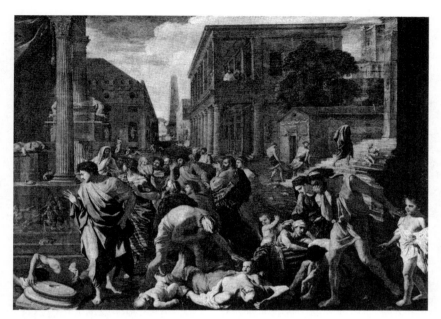

图 4.1 这幅画描绘了作为灾难征兆的老鼠。尼古拉斯·普桑绘,《阿什杜德的瘟疫》(1630), 巴黎卢浮宫博物馆。

20 世纪的科学研究证明了老鼠与鼠疫间的联系。考古学家在黑死病时期的瘟疫墓地遗址中找到了老鼠的骨头,而且正如前文所说,印度鼠疫委员会也详细揭示了鼠蚤联系及其在现代鼠疫中的作用。

不过,直到 20 世纪初,老鼠和黑死病之间的联系仍未被认为是一种因果关系。人们曾相信,老鼠比人类更早感染瘟疫是因为它们体形较小。它们的鼻子紧贴土壤或地板,因此更容易接触地面的有毒物质和染上出没于尘土中的瘟疫。在人类染病之前,老鼠就突然涌上街头,流窜到房间各处。这些啮齿动物显得晕头转向,对它们平时的捕食者和天敌失去警惕。它们极度口渴,拼命寻找水源,直到力竭而死。这些死去老鼠的脖子上带有明显的淋巴结炎痕迹,往往四肢摊开,甚至在死前身体就已经僵硬。

瘴气理论提供了一种解释。该学说认为,鼠疫源于土壤,从土壤中缓慢散逸到空中,当它被动物吸入时,就会逐渐地杀死各种动物。按照这种逻辑,鼻子贴近地面的老鼠就会比高大的人类更早染病。因此这种病因学理论不把老鼠看作鼠疫的原因，只把它们看作鼠疫的首批受害者。

症状与病理

关注疾病对人体的影响，这与病态的好奇心无关。不能因为各种流行病都会带来痛苦和死亡，就简单粗暴地对它们等量齐观。恰恰相反，每一种影响较大的传染病的历史都是截然不同的，其中一个重要的变量就是它对受害者的具体影响方式。腺鼠疫的特征之恐怖，犹如经过精心设计的恶意产物。这些惨无人道的症状令人痛苦不堪，触目惊心，而又无法抵抗。

当人被受感染的跳蚤叮咬后，会经历 1—7 天不等的潜伏期，之后会出现鼠疫典型的症状体征，这就是鼠疫的第一阶段。被叮咬过的部位出现黑色的水泡或肿起疼痛，周边布满红斑。随着疼的出现，感染者伴有高烧、寒战、剧烈头痛、恶心、呕吐和口渴难忍等症状。此后进入鼠疫的第二阶段。不同于传播疟疾的蚊子，跳蚤不会直接将细菌注入血液，而是使其进入皮肤。目前的看法是，只要 10 个细菌就足以感染宿主，这是因为它们拥有一种隐身机制或是说"致病因子"，它们产生的一种酶能帮助自身避开人体的防御机制。细菌迅速增殖后，侵入淋巴系统，进入淋巴结，并引发淋巴结炎。

淋巴结炎是指腋下、颈部或腹股沟处的淋巴结发炎、肿大，皮下出现硬块，有些会大如橘子。硬块的位置由跳蚤叮咬的位置所定，通常不止一处。淋巴结炎作为鼠疫的典型症状为人所知，几乎毫无例外地出现在所有患者身上，它就是腺鼠疫英文名称（bubonic）的由来。

淋巴结炎是患者的痛苦源头之一。16 世纪法国外科医生安布鲁瓦兹·帕雷（Ambroise Paré）解释道，淋巴结炎会引起严重的发热，还会引起"针刺般的痛感，灼热又难以忍受"。[2] 笛福在《瘟疫年纪事》中也提到，淋巴结炎带来的疼痛之剧烈，甚至使伦敦的一些染病者自沉泰晤士河以求解脱。帕雷在巴黎的观察报告也证实了这一情况，在那里，赤身裸体的患者越窗而出，跳楼自尽。现代医生对淋巴结炎的描述更为谨慎，他们形容其为发炎和化脓的淋巴结"锐痛"。[3]另一公认的事实是，患者的身体及其所有的排泄物，如脓液、尿液、汗液和口气都有强烈的恶臭，如同个体在死亡之前就已经腐烂一般。一些记录从疫病时期幸存至今，传染病院的工作人员在其中描述了患者身上令人难以忍受的气味，并将其视为工作中最糟糕的方面。历史学家简·史蒂文斯·克劳肖（Jane Stevens Crawshaw）总结的1575年神父安特罗·玛丽亚（Antero Maria）在热那亚传染病院的经历即为一例：

> 传染病院内的病人臭气熏天，一个病人身上的气味就强烈到足以使整个房间都无法居住。他写道，传染病院中，因异味而逃之夭夭的人不止一个。他坦言，他本人走进病房之前也曾迟疑不决——怕的不是染病，而是过于浓烈的恶臭。他说，那味道恶心得令人反胃。他认为这是传染病院环境中最为恶劣的方面，简直难以用语言表达。[4]

鼠疫杆菌（"细菌界中最可怕的病原体"）继续呈指数级繁殖，它们的数量每两个小时翻一番。[5]从进化的角度来看，这种繁殖速度是鼠疫杆菌经过自然选择而保留的有利特征，因为血液中细菌的浓度需要达到每立方毫升1000万—1亿个的程度，才能确保被跳蚤叮咬的人受到感染。鼠疫杆菌能够以跳蚤为病媒传播和生存的必要条件正是其极强的毒力。随后，不断繁殖的细菌通过优先瞄准并摧毁提供机体免疫反应的细胞（树突细胞、巨噬细胞和中性粒细胞），迅速击垮机体的防御系统。2012年美国地质勘探局关于"鼠疫"的报告中指出：

> 鼠疫杆菌利用针状的附肢瞄准宿主的白细胞［并］注入蛋白质……直接进入宿主白细胞内。这些蛋白质的作用是破坏宿主的免疫功能，并防止其产生抑制或阻止鼠疫杆菌生长的炎症反应……鼠疫杆菌也可以向宿主体内注入不同的蛋白质……阻止宿主产生两种自身的蛋白质，这两种蛋白质能刺激免疫细胞的形成，从而包围细菌并阻止其生长……在感染鼠疫时，宿主细胞得到错误的信息，即组织损伤得到了控制，但实际上鼠疫杆菌将迅速占领内脏器官，尤

其是肝脏和脾脏，导致其功能丧失。[6]

繁殖的细菌逃离淋巴系统，侵入血液中，引发了疾病的第三阶段——败血病。细菌侵入血液后，会释放一种强大的毒素，通常会导致患者死亡。毒素攻击人体组织，导致患者血管出血，皮下布满紫黑斑，这就是所谓的鼠疫的印记。之所以称其为印记，是因为许多人认为这是上帝愤怒的标志。

毒素引起人体心脏、肝脏、脾脏、肾脏、肺和中枢神经系统组织的退化，感染致使全身多器官衰竭；同时还导致眼睛充血，舌头发黑，脸色发白、消瘦，面部肌肉协调性变差。患者还会经历虚脱、畏寒、呼吸急促和高烧（通常在 39.4℃—40.6℃，有些患者会达到 42.2℃）。患者的神经系统也会被损害，表现为说话含混、四肢震颤、步履蹒跚、痉挛、精神错乱，直至谵妄、昏迷乃至死亡。孕妇尤其容易受到感染，无一例外地流产、大出血而死。有时还会出现肢端的坏疽。患者的鼻子、手指和脚趾组织坏死，这也许是"黑死病""黑色瘟疫"名称的由来之一。

1347 年在墨西拿发生欧洲首次黑死病大流行期间，方济各会编年史记录者皮亚扎的米歇尔（Michael of Piazza）对罹难者的痛苦进行了生动的描述：

> 病人身上不仅会出现类似灼伤的水泡，而且身体不同部位会出现疖子，有的在性器官上，有的在大腿，有的在手臂，还有的在脖子上。起初，疖子有榛子般大小，患者们还会有剧烈的颤抖和痉挛，短时间内就会虚弱得再也无法站直身子，不得不卧病在床，体力被高烧耗尽，彻底被痛苦征服。很快疖子长到核桃大，继而长到鸡蛋、鹅蛋大，疼痛不堪，令患者身体受尽煎熬，体液紊乱以致吐血。血液从受感染的肺部涌到喉咙，引起全身性化脓直至腐烂。症状会持续三天，到了第四天也就是最后一天，病人最终死亡。[7]

鼠疫患者一旦开始头疼打寒战，就知道自己死期将至了。少数从病痛中恢复过来的患者会面临长期的疗养和一系列持久或永久性的后遗症，诸如耳聋、视力受损、肢体肌肉麻痹、喉咙麻痹引发的失声，以及记忆缺失等。历经过如此磨难后，病人的心理创伤也会持续存在。死里逃生的经历并不能使幸存者获得免疫力，感染鼠疫后大难不死的人，仍可能在下一次瘟疫中毙命。考虑到其突发、剧烈的病程和一连串致死的痛苦症状，"鼠疫"一词成为灾难和最严重灾祸的代名词也就不足为奇了。在伊斯兰世界，"鼠疫"甚至被公认为"大灭绝"的代名词。

鼠疫的类型

腺鼠疫

腺鼠疫是由淋巴系统感染引发的，主要通过跳蚤叮咬传播，症状如上文所述。腺鼠疫是最常见的鼠疫形式，在三次鼠疫大流行中对历史影响最大。鼠疫还有另外两种形式，分别是败血型鼠疫和肺鼠疫。必须强调的是，腺鼠疫、败血型鼠疫和肺鼠疫不是三种不同的疾病，它们仅仅是鼠疫这种单一疾病的三种不同表现，都由鼠疫杆菌引起。

败血型鼠疫

原发性败血型鼠疫是三种鼠疫形式中最急性、最罕见的一种，也是通过跳蚤叮咬传播。但是原发性败血型鼠疫不同于腺鼠疫，不会先出现淋巴结发炎和肿大的症状，而是出现鼠疫杆菌直接侵入血液的情况。鼠疫杆菌迅速扩散，产生致命后果。有时，该疾病进展急速，病发数小时就可致人死亡，此时病人甚至没有症状。不过更常见的情况是，病人遭受器官衰竭、严重恶心、发热和腹痛的折磨，继而在数小时内因多种原因丧命。败血型鼠疫的病死率接近100%。

继发性败血型鼠疫是另一种更常见的类型，它只是指未经抗生素治疗的腺鼠疫正常发展的一个阶段。在这个阶段，鼠疫杆菌已经诱发了鼠疫的典型症状，脱离淋巴系统，进入血液，并开始繁殖、扩散、释放毒性，从而不可避免地致人死亡。

肺鼠疫

肺鼠疫不是淋巴结或血液受感染，而是肺部受到严重感染，在历史上又被称为"瘟疫性肺炎"。其病因可能是鼠疫杆菌从淋巴结扩散到了呼吸系统，这种情况通常被称为"继发性肺鼠疫"。历史上还有另一种更重要的类型即"原发性肺鼠疫"，它可以通过鼠疫患者咳嗽和打喷嚏时的飞沫，直接在人与人之间传播。"原发性肺鼠疫"的初始感染部位就是呼吸系统。

由于感染部位是肺部，肺鼠疫的症状学与腺鼠疫、败血型鼠疫明显不同。鼠疫杆菌由肺部进入人体的方式，极大地影响了鼠疫的病死率和病菌遍布全身的时间进程。其中一个原因是跳蚤肠道的温度和被感染前人体的温度不同。在"蚤传人"的腺鼠疫中，由跳蚤肠道的温度决定，鼠疫杆菌的生长温度为 26℃；而在"人传人"的肺鼠疫中，鼠疫病原体的生长温度则为 37℃。最近的研究表明，在分子层面上，细菌在较高温度下生长，其表达毒力的基因会被激活。这些基因导致细菌产生破坏白细胞的抗原，并激活一些化学反应，能够避开有"巨噬细胞"之称的大型白细胞的受体的检测。结果就是，"肺部的免疫抑制环境"促进了肺泡中的"鼠疫杆菌迅速增殖"，因而对维系着血液中氧气和二氧化碳交换的肺泡产生了巨大破坏。[8]

因此肺鼠疫症状与急性肺炎类似，随着肺泡被破坏、水肿和出血，病人的症状表现为严重的呼吸窘迫、发热、胸痛、咳嗽、恶心、头痛和痰中带血沫。这些症状通常是致命的，在不到 72 小时之内就会致人死亡。

关于原发性肺鼠疫传播模式还存在一种重要的历史推论，即它的传播不依赖老鼠和跳蚤。这种推论是为了解决流行病学的关键难题，它曾引发一股"否认鼠疫"的潮流，代表人物包括格雷厄姆·特威格（Graham Twigg）和塞缪尔·科恩（Samuel K. Cohn）等人。按照他们的推测，第二次大流行涉及的疾病根本不是鼠疫，而是炭疽病或是炭疽病和某种合并症的组合。他们质疑道，如果这次大流行的罪魁祸首是鼠疫，那么为何大规模的老鼠死亡没有更频繁地出现在鼠疫文学、绘画和黑死病编年史中？一种通过老鼠不断迁徙来传播的疾病，究竟如何这样迅速地横扫欧洲大陆？在寒冷的环境中，跳蚤的活动并不活跃，那么莫斯科、冰岛寒冬的鼠疫是如何暴发的？按照当代对第二次大流行的研究，又如何解释第三次大流行的流行病特征和毒力与第二次如此悬殊？

在此语境下，冰岛的案例令人尤为困惑。因为距离遥远且位置相对隔绝，冰岛暴发鼠疫的时间稍晚，1402 年至 1404 年才遭受第一波黑死病的侵袭。当时冰岛约损失了 50% 的人口。岛上气候不适合跳蚤生存，这已经使鼠疫的暴发难以理解。此外，还有一个难题加深了人们的疑惑。中世纪晚期冰岛动物群的一大特点就是没有老鼠。在本土没有老鼠和跳蚤，也没有外来鼠蚤的情况下，鼠疫怎么可能广泛而迅速地传播呢？

骨质考古学家通过对考古遗址中人类骨骼的系统挖掘和科学检测，为整个北欧是否存在鼠疫提供了确凿证据。遗传学研究也为大多数悬而未决的问题提供了部分解答。通过从瘟疫墓地挖掘出遗体，研究者们提取骨头和牙髓进行检测，证明了鼠疫杆菌的存在。一位最近的研究者给出了简明扼要的评语："最终，人们确定鼠疫就是鼠疫。"[9] 当然，这些发现并不能排除第二种流行病病原体也存在的可能性，但它们至少提供了强有力的证据，证明鼠疫是第二次大流行的重要组成部分。而且，人们至今尚未在瘟疫墓地遗址中检测到炭疽或其他流行病病原体的 DNA。

基因组研究也从另一个侧面提供了帮助。那些认为第二次大流行主要是鼠疫的学者们，面临许多无法回答的难题，基因组研究发现的新机制因此至关重要。现在人们已经弄清，鼠疫杆菌有不同的菌株，它们有的引发腺鼠疫，有的则引发肺鼠疫。与黑死病相关的菌株通常更倾向于引发肺鼠疫，这就部分地解释了黑死病的强大毒力。

这些新机制为研究黑死病提供了线索。人与人之间通过飞沫传播疾病的速度，远比老鼠经陆路和海路的长距离移动传播疾病的速度快得多。在冬天，肺鼠疫也比腺鼠疫更易传播。肺鼠疫的传播并不依赖跳蚤的活动，而是依赖寒冬季节的人群聚集。人们在室内近距离地咳嗽和打喷嚏，就为鼠疫传播提供了条件。鼠疫在北欧和东欧的冬季环境下也能猖獗的原因正在于此。

此外，飞沫并不是鼠疫的人际直接传播的唯一病媒。在没有老鼠及印鼠客蚤作为病媒的情况下，人身上的致痒蚤也可以扮演重要角色。1665年至1666年间，英国德比郡恩舍姆村暴发小规模鼠疫。关于这个著名案例的研究向人们揭示出，致痒蚤的人际传播远比鼠蚤传播更加普遍。这有助于我们理解第二次大流行期间黑死病迅速传播的原因，人际直接传播的速度远超鼠蚤传播的。

当黑死病作为一种突然而陌生的外来入侵者出现在欧洲时，人们对它没有任何免疫力。遗传学研究表明，虽然查士丁尼瘟疫也是由鼠疫杆菌引起的，但其菌株与第二、三次大流行的菌株在基因方面相去甚远。因此，对不同的鼠疫形成交叉免疫是不可能的。结果就是，黑死病的传播很可能类似于作为"处女地流行病"的美洲天花。这帮助我们解释了黑死病的强大毒力和迅疾传播。此外，既然肺鼠疫是一种通过空气中的飞沫传播的疾病，那么啮齿动物先于人类的死亡在当时的艺术、文学和编年史中很少被提及也就得到了解释。

与此同时，第二、三次大流行之间的区别，也取决于腺鼠疫与肺鼠疫的差异。在第三次大流行中，腺鼠疫占据了主导地位，这解释了它不同于第二次大流行的一些关键特征：与黑死病形成鲜明对照，观察者们经常提及成群的垂死老鼠；第三次大流行的传播缓慢且异常不稳定；在受侵袭地区可能持续数年；温暖的气候更利于疫情暴发。在有待进一步研究和澄清的状况下，现有证据更多地表明，若是考虑到菌株种类的不同，以及腺鼠疫和肺鼠疫间的平衡，那么传统上认为这三次大流行都是由鼠疫杆菌引起的观点是正确的。

从肺鼠疫的特点中，我们也能理解为什么生物恐怖分子和细菌战实验室对这种疾病感兴趣。它传播迅速，极易雾化，致死率几乎达到100%。此外，感染肺鼠疫的初期表现，类似于轻微流感，这会导致病患延误诊断和治疗时机，而它在人体内又发作很快，病程通常不超过72小时。因此，针对肺鼠疫制定治疗方针的时机非常短暂。新近出现的耐抗生素的鼠疫杆菌使其恐怖程度倍增。综合以上特征，美国疾病预防控制中心将鼠疫杆菌列为"一级管制病原体"，也就是生物战争或生物恐怖袭击的最优选择。

结 论

实际上，鼠疫患者通常并未得到医疗护理，特别是在黑死病早期传播中，社会被这种"新型疾病"的突发打了个措手不及。在面临鼠疫和死亡的浪潮时，没有任何的行政、宗教和医疗措施能够做出应对。医护人员认识到，他们对新病症根本无计可施，他们人数稀少，远远不足以阻止这场灾难的大潮。职业性质决定了他们要以极少的人数面临极大的风险，这致使大批医护工作者在鼠疫暴发期间丧生。

和普通民众一样，许多医生也陷入恐惧，他们同病人的亲戚朋友一同逃离疫区。鼠疫流行的一大恐怖之处就在于它甚至破坏了人类的感情纽带。于是，被抛弃的患者只能独自面对痛苦和垂死挣扎。薄伽丘笔下的《十日谈》就是最著名、最痛苦的鼠疫证词，它取材于 1348 年发生在佛罗伦萨的鼠疫：

> 就这样，市民们竟然你回避我，我躲开你，街坊邻舍，各不相顾，亲戚朋友，断绝往来。这场瘟疫使得男男女女个个人心惶惶，竟至于哥哥舍弃弟弟，叔伯舍弃侄儿，姐妹舍弃弟兄，甚至妻子舍弃丈夫。最令人伤心和难以置信的是，连父母都不肯看顾自己的子女，好像子女不是他们所生所养似的。许许多多病倒的男男女女都没人看顾，偶尔也有少数几个朋友出于慈悲，来给他们一些安慰，但这样的朋友实在为数甚少；偶尔也会有些用人贪图高额酬金，肯来服侍病人，但也为数极少，条件苛刻。[10]

鼠疫另一个让人恐惧的方面在于，它打破了中世纪建立的丧葬体系。历史学家菲利普·阿里耶斯（Philippe Ariès）解释道，欧洲各地对死亡都有一系列的信仰、做法和仪式。这些仪式的主要目的都是帮助公众应对死亡，安抚家庭和社区的悲伤情绪，并向死者表达最后的敬意。总的来说，这些习俗构成了一种"死亡的艺术"，我们可以在绘画、雕刻、布道和书籍中见到它们，它们都解释了按照基督教教义适宜的丧葬方式是什么样的。例如这类名为《勿忘终有一死》的书通常会详细介绍谁应该在死者生前最后一小时到场，神职人员应该举行哪些临终圣礼，还会规定适当的丧葬仪式，包括遗体安放、守灵、送葬、丧礼和安葬仪式、墓穴的祝圣、为死者亲属准备的丧礼餐。所有这些仪式都是为了在团体内表现团结和人类尊严的价值观。

在所有以死亡仪式为主题的作家中，17 世纪英国国教主教杰里米·泰勒（Jeremy Taylor）最为著名，《圣洁生活的法则与实践》（1650）、《圣洁死亡的法则与实践》（1651）是其经典著作。这两本书在英国和美国都广为流传，着眼于提醒信徒，尘世中的生命不是永恒的，终究无足轻重；因此，信徒首先应该努力为永生做准备，将世俗事务处理得井然有序，以感恩的心态准备迎接审判日，这是死亡时最为重要的。这两本书为如何达到物质和精神的双重目的提供了指导。它们为人们指明了"驯服死亡"的方法，这样信徒们就能从容地面对死亡，因为他们知道自己已经做好了面对死亡的适当准备。

鼠疫特别可怕的原因在于，它向社会展示了"死亡的艺术"的对立面，剥夺了人们实现"驯服死亡"的机会。鼠疫可能会导致信徒面临突然的死亡（mors repentina），在这种情况下，染病者可能没有机会留下遗嘱，他的灵魂也没有忏悔罪恶，这样他死后可能会被罚下地狱。鼠疫导致的死亡是突然的，人们在没有神职人员的照看的情况下孤独地死去，他们往往没有葬礼，也不能被好好埋葬。

因此，人们对鼠疫导致突然死亡的恐惧，与德鲁·吉尔平·福斯特（Drew Gilpin Faust）《这受难的国度：死亡与美国内战》（2008）中描述的恐怖氛围类似。福斯特的叙述重点在于突然死亡的恐怖之处，因为它在交战双方的士兵中间普遍存在。这种恐怖在他们写给亲人和朋友的信中反复出现。正是在这点上，黑死病就像一场全面战争，它们都使得死亡可能"如同贼一样"（《启示录》第 3 章第 3 节）突然降临在我们身上。

《新约》的《启示录》生动地描述了末日的情景：天谴、末日大灾难、瘟疫和苦难。在鼠疫肆虐的几个世纪里，"死亡降临"成为视觉艺术作品的常见主题，正如《启示录》中的场景一样。许多艺术家通过描绘世界性的瘟疫，以及末日四骑士的形式，刻画了"死亡的胜利"。最能体现这种可怕风格的作品是佛兰德大师老彼得·勃鲁盖尔（Pieter Bruegel the Elder）的《死亡的胜利》（1562—1563），在画面的前景和中心，死神亲自驾着一辆巨大的牛车，挥舞着镰刀，进行冷酷的收割。死神前面的死亡天使吹响了号角，周围的人在不断死去；坟墓正在打开，露出死者们的骸骨。

　　第二类反映鼠疫的是"虚空派"绘画（vanitas），它们象征性地传达了尘世生活短暂且微不足道的思想。（图 4.2）在黑死病首次来袭时，"虚空"主题的绘画作品开始广为流传，随着 18 世纪启蒙运动的到来和第二次大流行的结束而逐渐消退。《传道书》（第 1 章第 2—4 节）表达了基督教传统对生命短暂的看法："虚空的虚空，凡事都是虚空。人一切的劳碌，就是他在日光之下的劳碌，有什么益处呢？一代过去，一代又来……"这类绘画中常常出现的是象征人类自大抱负的世俗物品，诸如黄金、乐器、

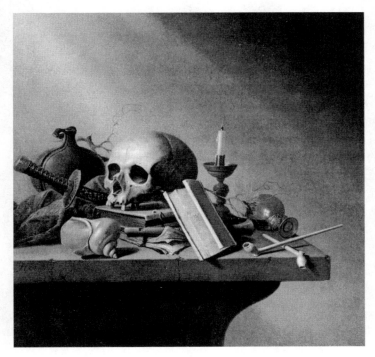

图 4.2　该作品描绘了生命的短暂和死亡的必然。"虚空派"绘画是一种流行于黑死病时期的艺术形式。哈尔门·斯滕韦克绘，《虚空静物画》（1640），莱顿市立博物馆。

学术书籍、地球仪和高雅服装等。和它们一起出现的是一些引人注目的符号：头骨、火焰刚刚熄灭的蜡烛、标记时间流逝的沙漏、两根交叉的骨头、骷髅和铁锹。它们象征着一个基本的事实，即人类的成就是微不足道的，生命是短暂的。在德国画家卢卡斯·弗特纳格尔（Lukas Furtenagel）的一幅作品中，中年夫妇的脸映在一面手镜里，却显出骷髅头的样子。（图 4.3）

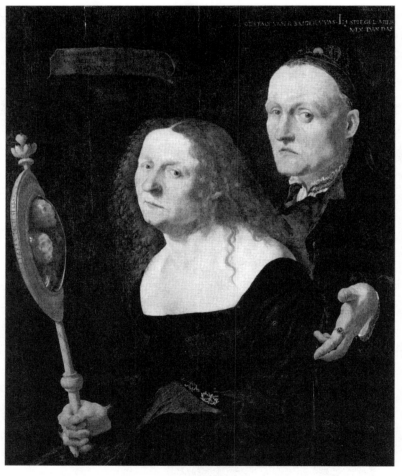

图 4.3　德国画家卢卡斯·弗特纳格尔绘，《画家汉斯·布克迈尔和他妻子安娜》（1529），维也纳艺术史博物馆。

另一个与鼠疫时期相吻合的艺术主题是死亡之舞（danse macabre），这类艺术作品将死亡描绘成骷髅的形象，死神将各个年龄、阶层和性别的人们召唤到一起欢舞。有时死神手持镰刀、弓箭或飞镖，边演奏乐器边领舞。教会经常举行这样的演出，将生命的脆弱通过戏剧媒介表现出来。更近一些的作品是伯格曼的瘟疫电影《第七封印》，其中最后一幕是死神召唤主角们一起跳起了死神之舞。

我们已经探讨了鼠疫对人类的文化和身体产生的影响，那教会和国家统治者是如何设法应对这场灾难的呢？他们采取了哪些行政措施和医疗手段？下面我们来谈谈社会各界对鼠疫这种紧急情况的集体反应。

5

鼠疫的应对

　　最初人们对鼠疫的应对是自发的、无组织的。不过，第一个防疫的公共卫生政策最终得以实施。之后，随着 1743 年第二次鼠疫大流行在墨西拿最后一次暴发，鼠疫退出了西方世界的舞台。这是人类疾病史上的首次胜利。我们需要探讨的问题，不仅包括鼠疫本身的影响，还包括抗鼠疫措施带来的遗留问题。官方的强制隔离政策究竟对战胜鼠疫起到了多大作用？

　　重要的是，虽然西欧的防疫工作取得了惊人的胜利，但这种胜利只是局部的，因为鼠疫从未被真正根除。而且这种胜利也有地理限制，除南极洲外，携带鼠疫杆菌的动物仍遍布各大洲，鼠疫复发的危险依然存在。此外，在全球范围内，鼠疫杆菌从啮齿动物传播给人类的情况仍在持续，每年都会引起小规模的鼠疫疫情，偶尔还会导致较大规模的暴发。最后，通过生物恐怖袭击人为地造成鼠疫流行的危险也始终存在。这种情况在日军侵华时曾经发生，冷战期间的两个超级大国也都具备将鼠疫用作武器的能力。鼠疫的威胁仍旧存在。

自发反应

逃离与清洁

　　当社区面对鼠疫暴发时，人们最普遍的第一反应就是逃离。1665 年至 1666 年的伦敦大瘟疫期间，一波波惊慌失措的难民从伦敦逃离。丹尼尔·笛福在《瘟疫年纪事》（1722）中清楚地描述了瘟疫席卷伦敦的恐怖情形：

> 在这个时期，每个人都无法保障自己的安全，哪里还有余暇去怜悯他人的不幸；因为人人都面对着死亡的威胁，死亡徘徊在门口，令人不知所措；人们身处家中却惶惑不安，不知该做些什么，也不知该逃往何方。
>
> 这情形，我是说，它扼杀了人们的同情心；自我保全在这里似乎成了最高的法则。孩子们从他们父母身边逃走，因为他们已在水深火热中奄奄一息；在有些地方……父母竟也如此对待自己的孩子……
>
> 其实这并没有什么值得惊讶，因为我们面对着生死攸关的危险，它切断了人们之间爱的纽带，阻断了所有彼此之间的关怀。[1]

1656 年的那不勒斯瘟疫是欧洲历史上最著名的鼠疫灾难之一，它的案例可以解释人们背井离乡的原因。那不勒斯是 17 世纪最大、最拥挤的城市之一。因为它在地中海贸易中占据独特的位置，加上城内遍布拥挤、脏乱的贫民窟，所以特别容易受到鼠疫的侵袭。1656 年，在鼠疫最具破坏力的时期，它造成那不勒斯居民大量死亡，50 万人口减少将近一半。随之而来的是商店关闭、失业和食物短缺，居民的日常生活陷入停滞。就像那句形容鼠疫的老话，活人还不够去埋葬死者。大街小巷，处处民宅，散落着无人收葬的尸体。有记载讲述道，那不勒斯城最终焚烧了数万具尸体，还将数千具尸体随意地弃于大海。

在此背景下，这座意大利最大的海港城市弥漫着令人窒息的恶臭，狗、秃鹰和乌鸦成群结队，以死尸为食。随着鼠疫的到来，那不勒斯的法律、秩序，以及一切公共服务都全面崩溃。窃贼公然闯进死者的住宅，肆意掠夺。装载尸体的恐怖马车，穿城过巷，场面悲惨。占星家兜售建议和预言，江湖骗子贩卖万能神药，还有江湖术士各显神通，牟取暴利。人们难免感觉世界末日就快到了。

当时人们对流行病的医学理解促使他们在面临鼠疫时选择了逃离。实际上，希波克拉底和盖伦的体液学说，在当时医生的推荐下更加深入人心，正是体液学说导向了逃离的选择。按照这种经典医学理论，流行病是由被污染的空气引发的大量体液失衡所致。腐烂的有机物释放出危险的臭气，这些臭气挥发到本地空气中，致其恶化。由于疾病总与某个特定地方密不可分，逃离就成为一种有意义的对策，逃离可以躲避毒气，避免感染瘟疫。

人们的应对体现了他们对疾病的看法，用今天的话说，也就是他们如何对自己遭遇疾病的经验进行"社会性建构"。如果疾病源于污秽的空气，那么除了逃离之外，还有其他的应对方法。有一种是寻找腐败的物质。持瘴气论者首先怀疑恶臭的味道，这种恶臭充斥于近代早期城市的大街小巷。人们从门窗倾倒粪便；屠夫将动物内脏丢弃到街上；皮革加工和其他加工业制造出有害的产品。处理恶臭的合理方法是对整个城市进行清洁，各地当局常采取各种卫生措施来消除异味，诸如收集垃圾、整改某些作坊、管理贸易、清理街道、关闭屠宰场，以及督促居民在规定期限内埋葬尸体等。

不仅如此，在欧洲基督教传统中，水及其清洁作用不仅有字面意义，还有象征意义。水是一种有净化作用的元素，因为它在洗礼中被用于净化灵魂。因此在整个欧洲鼠疫期间，人们用水冲洗城市街道，这不是由于卫生原因，而是受到宗教的驱使。负责防控疾病的人还试图利用火、烟、某些芳香剂来净化空气。为此，他们点燃了芳香味的松木或硫黄。他们还认为火药具有净化空气的功效，因此也将发射火炮作为一种抗鼠疫措施。

自我防卫

平民应对鼠疫主要采取这种方法。在他们看来，虽然神的愤怒是灾难的根本原因，但瘟疫最直接的原因是有毒的空气。因此明智的做法是在脖子上挂一个盛满香料或醋的小瓶子，定期嗅闻。类似的原因让烟草也成为一种选择，人们希望通过吸烟来获得健康。当时人们被建议关闭家中门窗，在门窗上挂上厚厚的窗帘作为物理屏障，防止毒气向室内飘散。染病者的衣物也成为被怀疑的对象，因为人们认为致命的毒气会像香水一样吸附其上。

　　因此，人们还试图用瘟疫服装来保护自己，特别是医生、牧师和照料者这些与患者接触的高危人群。（图 5.1）他们认为，危险的原子不会黏附在蜡质织物制成的皮裤和长袍上。宽边帽可以保护头部，而填充有芳香草药、鼻子处带有突出喙的面具则可以保护佩戴者免受瘴气的伤害。身着瘟疫服装的医生还经常携带一根棍子，像是教堂司事的手杖在世俗世界的替代品。这根棍子有两个用途：或是戳向遇到的人，提醒对方保持安全距离，最好站在下风处；或是隔着一段距离诊断患者是否有腹痛和其他鼠疫症状，以便确定是否将他们送进传染病院。身着瘟疫服装的医生为了完善装备，还携带燃烧木炭的火盆，用来净化周边的空气。

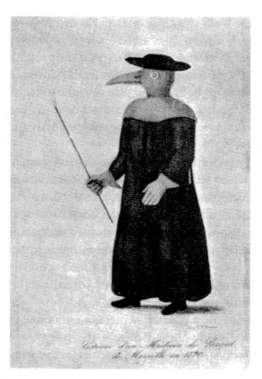

图 5.1　身着瘟疫服装的医生，法国马赛，1720 年。（藏于伦敦韦尔科姆收藏馆，CC BY 4.0.）

保护自己免受来自外部瘴气环境的侵害固然重要，加强人体的内部防御能力也不容忽视。几个世纪以来，传统医学观点深深渗透了大众文化，人们普遍认为人体的气质维持了体液平衡，如果气质被干扰，人体就容易生病。在这种危险的情况下，人们最好避免陷入恐惧、痛苦和忧郁之类的情绪，在饮食方面有所节制，避免过度的运动和纵欲，同时要警惕突然着凉和受风。

除了以上这些医学方面的自我保护手段，在鼠疫时代，迷信活动也很盛行。有一种源自占星术的大众信仰普遍传播，根据这种信仰，某些金属和宝石（例如红宝石和钻石）具有辟邪的性质，而某些特定数字也具有保佑的功能。数字四的信仰尤其流行，因为它被认为暗含所有决定健康的主要因素，这些因素都呈现四元组的形式，例如上文讲过的四体液说、四气质说、四福音传道者学说、四风说、四元素说和四季说。

清洁仪式与暴力

在近代早期的欧洲，清洁的观念也指向了涤罪仪式和残忍行为的可能性，尤其是当清洁与罪、天谴的观念联系在一起时。换言之，一座城市的污秽既可能是道德层面的，也可能是肉体层面的，其生死存亡取决于能否平息神明的愤怒，而不是寻求自然主义的补救。焦虑和警惕的社区通常会寻找对这巨大灾难负有道德责任的人，加以驱逐。这种情况下罪可至死的行为包括：饮食无度，饱睡终日，游手好闲，不道德、非自然或罪恶的性行为，以及亵渎宗教的行为和异端信仰。那些冒犯上帝的罪行理应被发现并受到惩罚。

画家居勒-埃里·德洛内（Jules-Élie Delaunay）在 1869 年的画作《罗马瘟疫》中，用恐怖的场景表现了这种道德责任的后果。画中描绘的是，愤怒的上帝派出使者，向复仇天使指出罪人的住所。这位复仇天使就是瘟疫的化身，跟随使者的指向，将要破门而入，惩罚屋内的罪人。（图5.2）

人们在了解自身道德风险和人身危险之后，选择了自我保护的做法，协助上帝净化社区。那么谁是罪人呢？人们的怀疑常常落在妓女身上。在

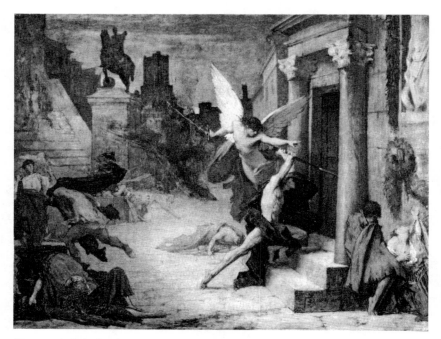

图 5.2　瘟疫常被理解为神圣的惩罚。该作品描绘了上帝派出愤怒的使者，指引拟人化的瘟疫进入罪人的住所。居勒–埃里·德洛内绘，《罗马瘟疫》(1869)，明尼阿波利斯艺术学院（阿瑟顿·比恩夫妇捐赠）。

许多地方，愤怒的人群查封妓院，围捕妓女，将她们强行驱逐出城。其中也伴随着反犹暴力浪潮，犹太人屡次成为暴力的目标。异教徒、外国人和女巫也遭到袭击。当时的大众认为他们冒犯了上帝，招来了灾难。此外，遭到歧视的还有麻风病人和乞丐，前者因为面容扭曲被认为有罪，后者则仅仅因为贫穷。

因此在鼠疫年代，整个欧洲的城镇都不对外来者开放，而且各城镇在自己的围墙内大肆追捕、殴打和驱逐那些不受欢迎的人。许多地方出现了石刑、私下的绞刑、火刑，还有大规模的屠杀，也就是我们今天所说的种族清洗。受到摩尼教影响的思维方式加剧了这种暴力倾向，因为它强调善与恶之间的二元斗争，增强了人们的狂热盲信——将外来者视为邪恶的投毒者和暴力狂，不是上帝的使者，而是恶魔的代理人。对于持这种观点的人来说，只有找到并惩罚罪魁祸首才能遏制鼠疫的蔓延。

两起恶名昭彰的事件体现了面对鼠疫的恐惧如何引发暴力。第一个事例发生在 1349 年的圣瓦伦丁节。在阿尔萨斯的斯特拉斯堡地区，市政当局因为怀疑犹太人往基督徒的井里投毒，造成鼠疫的传播，所以拘捕了住在城里的 2000 名犹太人。面对着叛教与死亡的抉择，其中一半的犹太人放弃了宗教信仰，剩下的 1000 人被围捕，被驱赶到犹太墓地，最后被活活烧死。后来，斯特拉斯堡又通过了一项禁止犹太人进城的法令。

第二个事例发生在 1630 年的米兰。这件事被 19 世纪作家曼佐尼的两部著名作品详细描绘，分别是瘟疫史诗小说《约婚夫妇》（1827）和历史著作《耻辱柱的历史》（1843，它首次出版是作为小说附录）。1630 年，在与西班牙交战期间，米兰暴发了鼠疫。米兰大肆搜寻"瘟疫传播者"，抓捕了四名倒霉的西班牙人，随即指控他们犯有大规模谋杀罪，罪行就是在米兰城的房屋门上涂抹毒药。经过一番严刑逼供，这些西班牙人对罪行供认不讳，最后被判有罪并处以极刑。他们先是被剁去双手，被施以轮刑，最后被绑在火刑柱上烧死。米兰当局还在行刑现场竖起了曼佐尼所谓的"耻辱柱"，用来震慑其他敢于犯罪的人。此地还立了一块刻有拉丁语铭文的石碑，上面记载着罪犯的罪行，以及他们所受的残酷惩罚。石碑也起到了禁止民众在遗址上建造房屋的作用。

虔诚和瘟疫崇拜

另一种不太暴力的应对鼠疫的方法是忏悔和自我惩罚，这种方法被人们用来缓解不堪忍受的紧张局势，安抚愤怒的神明。《圣经》为信徒提供了可靠的指导。《约拿书》讲到了著名的亚述的尼尼微城的罪恶和放荡。先知约拿预言尼尼微将要灭亡。而尼尼微人的幡然悔悟、改过自新，平息了上帝的怒火，拯救了这座城市。如此一来，既然连尼尼微都能幸免于难，犯有小过错的罪人也有希望得到宽恕。

悔罪的一种方式是户外游行，人们在到圣殿的途中进行祈祷和忏悔。最早、最壮观的游行队伍是自我鞭笞者（Flagellants）的队伍。在第二次大流行的初期，自我鞭笞者往来于欧洲各处。直至 15 世纪末，由于受到世俗统治者和教会的共同谴责，这个传统才逐渐隐没。教皇克莱门特六世

（Clement Ⅵ）于 1349 年 10 月公开谴责自我鞭笞者，巴黎大学、法国国王，以及当时的宗教法庭也采取了同样的做法。

这种禁欲主义发展为一种超个人的集体运动，最早是在 13 世纪的意大利。随着黑死病的暴发，这一运动扩大至中欧、法国、伊比利亚半岛和不列颠群岛。为安抚上帝并拯救基督教世界，自我鞭笞者发誓在朝圣期间不洗澡，不换衣服，也不与异性来往。他们需要两两结伴，踏上朝圣之路，朝圣总共持续 40 天（为纪念耶稣在旷野禁食祷告的天数）或 33 天（为纪念耶稣在世的年数）。在朝圣之路上，他们操起带铁头的有刺皮鞭，不断鞭打自己的背部，直至鲜血如注，同时还要高唱忏悔的诗句；另一些朝圣者为了纪念基督，背着沉重的木制十字架；有些人不仅鞭打自己，还会鞭打同伴；许多人每走一段路，就当众下跪，接受羞辱。城镇的居民常常欢迎自我鞭笞者，他们认为这是一种遏制瘟疫蔓延的方法。

有时自我鞭笞者会寻找替罪羊，将这种暴力忏悔的做法从自己的身上转移到他们遇到或找到的犹太人身上。许多人认为犹太人不仅杀害了耶稣，还谋划通过鼠疫来毁灭基督教世界。

人们的宗教虔诚也有较为温和的表现形式，最明显的就是对圣塞巴斯蒂安、圣罗克和圣母玛利亚的崇拜。信徒们认为他们能够代表受苦受难的人类向上帝祈求宽恕。在鼠疫的几百年历史中，最引人注意的就是新兴的圣塞巴斯蒂安崇拜。圣塞巴斯蒂安（Saint Sebastian，256—288）是一名 3 世纪的士兵，也是基督教殉道者，曾因基督教信仰遭到迫害，被戴克里先皇帝处死。从早期教会时代开始，他就一直受到崇拜，尤其是在他遇害的罗马城。

鼠疫点燃了整个欧洲范围内对圣塞巴斯蒂安的狂热崇拜。在鼠疫时代，最重要的是他殉难的象征意义。传统上，他被描绘成因为信仰而被捆在木桩上，最终被乱箭射死的形象，这里的利箭就象征着瘟疫。大量圣塞巴斯蒂安被利箭射穿的绘画作品涌现出来，它们暗含的寓意是：圣塞巴斯蒂安像基督一样爱人类，甚至自愿牺牲来为人们赎罪。圣塞巴斯蒂安成为人类的盾牌，用身体迎接神的箭矢，从而将瘟疫转移到自己身上。虔诚的人们因圣塞巴斯蒂安之爱而备受鼓舞，通过广为传诵的祈祷词来恳求这位殉道者：

> 哦，圣塞巴斯蒂安，在我仍心神健全的时候，请时刻守护我。殉
> 道者啊，请削弱恶疾的力量，这种致命的疾病正威胁着我。请保护
> 我，让我和所有朋友免受灾难的侵扰。我们把信任寄托在上帝和圣
> 母玛利亚身上，也寄托在你这圣洁的殉道者身上。你……如果愿意
> 的话，请借助上帝的力量，制止这场瘟疫。[2]

为纪念圣塞巴斯蒂安的奉献精神，他被绑在柱子上、被箭射穿的场景成了文艺复兴和巴洛克时期的绘画雕塑的常见主题。这类艺术作品遍布欧洲大陆，几乎每个著名的艺术家都描绘过圣塞巴斯蒂安的受难场景。（图 5.3）此外，虔诚的人们还会佩戴印有圣塞巴斯蒂安形象的勋章和护身符，其象征意义不言而喻。在这个时期，一方面，瘟疫破坏了社区群体之间的纽带，像圣塞巴斯蒂安这样一位英勇的殉道者，面对死亡，毫不退缩，他的爱能给人带来巨大的安慰。另一方面，为了安抚上帝，人们需要一位完美无缺的牺牲者，所以圣塞巴斯蒂安经常被描绘为英俊、健壮、赤裸的年轻男子，他的美丽也增加了他的吸引力。

在黑死病带来的宗教狂热中，第二位为人们所崇敬的瘟疫圣徒是圣罗克（Saint Roch，1348—1376/1379），他被称为"朝圣者"。关于圣罗克的生平，人们所知甚少。据说，他是法国蒙彼利埃的贵族，从小就是一个虔诚、禁欲的基督徒。长大后他放弃了所有财产，作为托钵僧前往罗马朝圣。圣罗克到达意大利后不久，黑死病就暴发了，于是他投入救治病人的工作中。之后，他在皮亚琴察感染瘟疫，不过大难不死，康复后又继续照顾其他患者。

圣罗克身上的三个主要特质使得他的代祷广受追捧：对同胞切实的热爱；在瘟疫中幸存下来的事实；崇高的虔诚。此外，教会证实他愿意为了那些恳求他救助的人行神迹。1414 年，当暴发的瘟疫威胁到康斯坦茨会议时，主教们向圣罗克祈祷，瘟疫便消退了。大量涌现的拉丁文和其他方言版本的圣徒传说，进一步提高了他的声誉，将他的人生渲染得更为传奇。

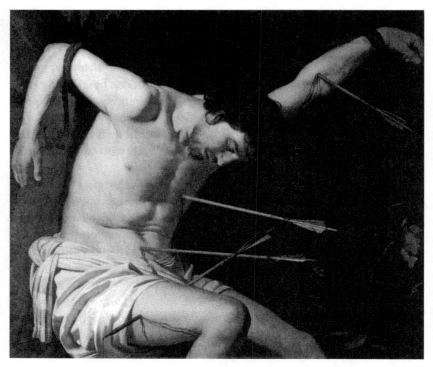

图 5.3　圣塞巴斯蒂安被奉为瘟疫受害者的保护人。赫里特·凡·洪特霍斯特绘，《圣塞巴斯蒂安》（1623），英国国家美术馆，伦敦。

　　和圣塞巴斯蒂安一样，圣罗克的形象在鼠疫年代很快变得随处可见，绘画、雕塑、奖章、圣物和护身符上都有他的身影出没。各教堂、团体纷纷冠以他的名字。威尼斯的一个团体奇迹般地突然拿出了圣罗克的遗骨，并将其安放在以他名字命名的教堂中。由于安置了圣罗克的遗物，并以丁托列托（Tintoretto）的一系列画作纪念其生平，圣罗克教堂成为朝圣的中心。络绎不绝的来访者也有力地传播了对圣罗克的狂热崇拜。

　　圣罗克的形象极易辨认，总带着鲜明的特征：头戴朝圣者的帽子，身边跟着一只狗；一只手拿法杖，另一只手指向大腿内侧的一处肿块。他现身说法，向人们证明，鼠疫患者也可能康复，正直的人会关怀苦难者。圣罗克令信徒们怀抱希望，信徒们相信他会向上帝求情，结束传染病，拯救社区的民众。

　　第三个主要的瘟疫崇拜对象是圣母玛利亚。不同于对圣塞巴斯蒂安和圣罗克的崇拜，对圣母玛利亚的崇拜并不是初次出现。长久以来，在基督徒心目中，审判日到来时，她就会出现，向上帝求情，以仁慈消弭上帝的愤怒。但是鼠疫时期她有了更紧迫的任务，即为有罪之人和遭遇困难者居间调停。通常，她被描绘成在圣塞巴斯蒂安和圣罗克的陪同下，代表人类乞求上帝的宽恕。

1629 年至 1630 年的瘟疫流行期间，威尼斯地区对圣母玛利亚的崇拜显得尤为重要。当时威尼斯的 14 万人口中有 4.6 万人丧生。鼠疫于 1629 年春天侵入威尼斯，直到秋天，尽管有虔诚的祈祷者带着该市主保圣人圣罗克、圣马可的圣像进行游行，但鼠疫丝毫没有减弱的迹象。主教乔瓦尼·提埃波罗（Giovanni Tiepolo）又下令在所有纪念三位瘟疫圣徒的威尼斯教堂中进行祝祷，但同样无济于事。

这些措施失败之后，威尼斯总督和参议院将目光转向了圣母玛利亚。圣母玛利亚在该国的祈祷中始终占有特殊的地位。颇具商业意识的威尼斯当局提出了一项交易，如果这座城市承蒙圣母玛利亚的恩宠，在鼠疫中得以幸免，参议院立誓要建造一座伟大的教堂来纪念她，从此以后每年都举办前往圣殿的游行，永不中断。鼠疫最终消退了，于是在 1631 年，由建筑师巴尔达萨雷·隆格纳（Baldassare Longhena）担纲设计，不朽的安康圣母教堂倚靠大运河入口的绝佳地势开始建造。安康圣母教堂主导着城市景观，提醒着人们要铭记他们的幸免于难，也铭刻着圣母玛利亚令威尼斯重获生机的慈悲。安康圣母教堂的圆顶代表圣母玛利亚的天国王冠，直至 400 年后，这座教堂仍在迎接每年一次的宗教游行队伍。

公共卫生政策

第二次大流行带来的最大影响是当局采取了一系列防止鼠疫复发的措施。这些抗鼠疫措施构成了公共卫生政策的第一种制度化形式。意大利北部的威尼斯、热那亚、米兰和佛罗伦萨等城邦，因其地理位置极易受到瘟疫影响，并已经历过毁灭性的流行病，所以率先推行抗鼠疫措施。继意大利之后，这套公共卫生政策相继被法国、西班牙和北欧国家效仿。政策的背后显示了一种由传统瘴气理论支撑的较为新异的传染论观点的影响。它们帮助人们在征服疾病方面取得重大进展——首次将鼠疫赶出西欧。

抗鼠疫体系的框架在第二次大流行的早期初步建立，随后在15、16世纪进一步复杂化和全面化。起初，抗鼠疫体系只局限于本地，这成为该体系的弱点。直到17、18世纪，新兴的近代国家依托官僚系统和军事力量，超出单个城市范围，扩大了抗鼠疫体系的覆盖面。这是一次巨大的飞跃，使得该体系更为有效。

有意思的是，政府在采取这些应对措施的时候，实际上对鼠疫的医学机制一无所知。他们在黑暗中摸索，有时采取过于极端的做法，浪费资源，甚至经常适得其反。不过，到了18世纪末，他们坚持的这条道路终于通往了流行病防御战争的第一次重大胜利。

卫生委员会

第一项抗鼠疫措施是建立官员方面的制度框架，使其能够在紧急情况下采取特殊措施，更好地保护社区。根据特别起草的"鼠疫法规"，"卫生行政官"的新权威机构被设立。在公共卫生相关的所有事务上，他们秉持着"公共健康是最高法律"（salus populi suprema lex esto）的古训，拥有高度独立的立法、司法和执法权。最初，卫生行政官只是临时机构。16世纪末，处于抗击鼠疫前线的城市开始确立常设机构，委派抗鼠疫专员，形成了后世经常被称为卫生委员会的制度。

检疫站和海港隔离区

因此，卫生行政官拥有至高的法律权力，其首要职责是保护社区免受瘟疫的侵袭；若瘟疫已经暴发，他们则要阻止瘟疫进一步蔓延。最早采取行动的机构之一是威尼斯卫生局，它依托三种主要机构：隔离区、检疫站和防疫线。威尼斯当局希望以此从海上防御瘟疫入侵。为此，15世纪的卫生局在偏远的环礁岛上建立了两个大型机构，分别是维奇奥检疫站和诺沃检疫站，这里是来自东地中海的船只的必经之地。在这里，来自可疑地区的船只要进行清洗和烟熏。同时，船员和乘客要被带到岸上进行隔离。船上的货物和乘客的个人物品也要放到阳光下晾晒，进行烟熏，然后充分通风。直到 40 天后，货物和乘客才被准许进城。

这段隔离的时间被称为"隔离期"（quarantine，源自意大利语quaranta，意为"四十"），这是公共卫生战略的核心所在。它持续的天数源自《圣经》，因为《旧约》和《新约》都在净化的语境中多次提及数字四十：《创世记》中四十昼四十夜的洪水，以色列人在旷野游荡四十年，摩西接受十诫前曾在西乃山度过的四十天，基督试炼的四十天，复活后的基督与门徒在一起的四十天，以及四旬期的四十天。在这样的宗教文化影响下，人们坚信四十天的时间足以清洗船体，净化乘客、船员的身体，以及运载的货物。通过这种方式，所有的有害气体都被驱散，城市也能幸免于难。同时，隔离期与《圣经》的联系有利于推进相关行政措施的严格执行，并为被恐怖笼罩的城市提供精神安慰。

从原则上讲，海上隔离政策的执行以国家强大的权力为前提。在检疫站，例如在马赛的贾尔岛和那不勒斯的尼西达岛上，数百名乘客和船员被强行限制自由，与外界断绝联系，依靠有限的补给，困守此地。海上隔离政策还需要强大的海军力量，以便强制那些不服从或恐惧疫病的船长在该水域停船，并防止他们密谋逃脱。此外，检疫站需要制定复杂且详细的规章，以确保处于不同监禁阶段的乘客彼此隔离，并保证对从船上卸下的所有物品进行通风和烟熏。总而言之，隔离政策需要国家的经济、行政和军事资源作为保障。

当然，今天我们知道，威尼斯卫生体系依据的基础医学理论是有缺陷的：没有什么瘟疫瘴气需要驱散，许多净化仪式也没有效果。但实践证明，对所有来自东方的船只实行长期、军事上的强制隔离的方法是行之有效的。四十天的隔离期超过了鼠疫的潜伏期，因此人们有足够的时间来确认入城者是否感染了鼠疫。同时，四十天的时间也足以确保被感染的跳蚤、鼠疫杆菌死亡，尤其是暴露于阳光和空气之下。因此，错误的理论与对《圣经》的信仰结合在一起，却产生了有效的公共卫生措施。在威尼斯舰队的支持下，威尼斯检疫站通过实践证明了自身可以保护城市，防止其经济受到灾难的破坏。

检疫站建成后，鼠疫大流行的暴发分别于 1575 年、1630 年两次攻破威尼斯的卫生防线。不过，威尼斯共和国确实在很长一段时间内对鼠疫有着明显的抵抗力。所以，当其他国家决心采取抗疫措施的时候，威尼斯的隔离政策就成为抗疫的公共卫生标准。其他欧洲港口城市，例如马赛、科孚岛、瓦伦西亚、热那亚、那不勒斯、阿姆斯特丹和鹿特丹等，争先效仿威尼斯建造检疫站。

检疫站经常是在紧急情况下临时建造的木结构建筑，或是征用、重新利用一些现有设施。也有些检疫站会建在经过长期使用的永久性堡垒中。到 16 世纪中叶，来自海上的鼠疫挑战在西欧不断升级，来自黎凡特的运输船经常被迫在检疫站停靠。虽然鼠疫仍不断蔓延，但基本停留在可控范围内，灾难性的大暴发的次数越来越少。到 17 世纪末，黑死病在西欧几乎终结。1700 年后仅发生过两次没能控制住的疫情。这表明，即使在 18 世纪，抗鼠疫体系偶尔也有漏洞。

1720 年，鼠疫袭击了马赛。人们一直对"圣安东尼"号商船抱有怀疑态度，认为船上运载的贵重织物来自士麦那和的黎波里，那里正是鼠疫流行的地区。在八名水手、一名乘客，以及船上医生感染鼠疫相继死亡之后，商船于 5 月 25 日停靠在马赛，接受检疫。然而，在当地商人的压力下，卫生当局只进行了简单的隔离。6 月 4 日，货物和船员就被放行了。传统观点认为鼠疫就是通过这种方式从检疫站传播至城内，致使马赛城的 10 万居民中有 6 万人丧生的。随后，在普罗旺斯和朗格多克腹地，又有 5 万居民死于鼠疫。不过这一说法至今仍有争议。

第二次大流行在西方的最后一次暴发是在 1743 年的西西里岛，而第一次暴发恰好是在 1347 年的墨西拿，年份的巧合就像是完成了某种周期循环。正如在 1720 年的马赛，长期以来与黎凡特有贸易往来的商船被认为是随后的灾难的来源。而且墨西拿地区没有设置检疫站，船只在没有保护措施的港口随意停靠。

陆地隔离区和防疫线

采取抗鼠疫措施后，来自海洋的威胁得到极大缓解，不过陆上的危险仍然存在，因为贸易、朝圣和劳动力迁移会促进人员和货物的流动。从黑死病时代开始，社区出于恐惧而非理性的医学观念就已经采取了自救行动，他们组成了在鼠疫时期巡视城墙的治安队，采用暴力威胁的方式驱赶外来者。后来的几年里，这种做法被规范化，并随着在城镇周围部署部队而正式化。他们的任务是使用刺刀和步枪击退任何试图靠近城墙的人，必要时可直接射杀。

这些由军队组成、每隔一段距离就有一个岗哨的防线，被称为防疫线。在城市边界和国家边界设立防疫线的做法十分常见。防疫线是一道军事屏障，阻断所有的货物、人员、疾病的陆路往来，以便保卫领土安全。直到隔离检疫的对象在医学上被认为安全，才能被放行。有时，例如在1720年的马赛，教会颁布法令宣布任何偷越防疫线的人都将被逐出教会，这就从精神层面对物理层面的防疫线进行了强化。

哈布斯堡帝国曾设立历史上规模最大、意义最深远的防疫线，用来防范从土耳其通往巴尔干半岛的陆路贸易的危险。1710年至1871年间，这条奥地利防疫线一直在运行，它也许是近代早期最令人印象深刻的公共卫生项目。它是一条规模巨大、永久性的军事封锁线，横跨巴尔干半岛，充当了帝国的军事边界，成为一种新型统治工具。奥地利防疫线在鼠疫肆虐期间得到长足发展，从亚得里亚海一直延伸至特兰西瓦尼亚山脉，绵延1000英里[①]。其间遍布堡垒、瞭望台、哨所，以及官方划定的检疫站。防疫线的宽度可达10—20英里。巡逻队在不同检疫站之间来回巡视，寻找偷越边境者。

在军事边界区域，所有男性农民都被征召到边界上执行任务，这使得帝国可以调动一支15万人的部队，且无须承担长期部署正规军队的费用。农民后备队既不用参加训练，也不属于战争常备军，他们的职责是在他们熟悉的区域执行警卫任务。防疫措施分为三个等级，不同等级对应不同的动员和准备活动。通常来说，驻奥斯曼帝国的外交官和由卫生情报官员管理的帝国情报局负责决定等级高低，他们在防疫线处直接巡视、盘

---

① 1英里约等于1.6公里——编者注

查旅行者，并接受举报。一旦高级别防疫警报出现，部署的部队就会增多，隔离的时间也会翻倍，从 28 天增加到 48 天。在这种紧急状态下，走私者和逃避检疫者等人会受到审判，由军事法官当场裁决，如果他们被判有罪，将会被立即处死。防疫线导致民怨沸腾：自由主义者抱怨它带有压迫性；经济学家和农民埋怨征兵影响了边境地区的农业生产；医学工作者则指出，实际上到了 19 世纪 70 年代，鼠疫早已从防疫线那边的土耳其地区消退。防疫线遭到多方抵制，最终被废除。然而，在一个半世纪的时间里，作为欧洲最强大的政权，哈布斯堡帝国毕竟承担了一项艰巨的任务，那就是在陆地上把西欧、中欧同奥斯曼帝国的鼠疫疫情中心隔离开来，正如海上检疫站在海上起到的相同作用。

面对内部的危险

陆上部队、海军舰队的保障，以及被逐出教会的潜在威胁可以从外部保护一座城市，但问题仍然存在：尽管采取了防御措施，但如果鼠疫在城市内部暴发，那该怎么办？为此，欧洲各地的"鼠疫法规"授权卫生当局采取严厉的镇压措施来应对这一危险。首要任务是找到所有感染鼠疫的人。瘟疫的流行造成了大规模的死亡，城市的房屋里、街道上躺着无数被遗弃的尸体。根据流行的瘴气理论，这些腐烂的尸体会释放出有毒的臭气，进一步造成灾难。因此，对公共卫生当局而言，及时清除并妥善处理这些尸体是当务之急。作为抗鼠疫措施的一部分，卫生局招募了一支由搜寻人员、看守者、马车夫和掘墓人组成的工作队伍，他们通过佩戴徽章和独特的腰带来表明自己的身份。这些市政官员负责搜寻染上鼠疫的人，在患者身上留下紫点或其他特殊标记，再将他们送往检疫站。检疫站既是传染病院，也是隔离和观察疑似病患的地方。若是患者不幸死亡，工作人员则会召集马车夫，用推车将尸体运往鼠疫埋葬地。这些推车驶过街道的时候，车夫会不断摇铃，提醒路人避让。

检疫站的各方面都招来恶名。许多人被带往传染病院，却鲜有人能活着回来。近期研究表明，在威尼斯的维奇奥检疫站和诺沃检疫站，有 2/3 以上的患者最终死亡。因此，人们普遍认为监禁等同于被判死刑，而且这是一种孤独的死刑，没有亲朋好友的陪伴。

随着城内死亡人数的增加，传染病院不得不采取极端做法。他们常常毫无怜悯地将尸体扔到匆忙挖好的坑里。掘墓人把这些尸体一层层地堆叠，或者将尸体集中起来焚烧。夜幕降临之际，浓烟弥漫，强烈的气味使得传染病院及其周边充满恐怖氛围。传染病院内严厉的纪律和对任何试图逃脱的人施加的惩罚加剧了这种恐惧。对于幸存者来说，监禁期也给他们带来了经济损失，因为患者通常要为长期的居住支付生活费。而且由于当局试图赚回抗疫的花费，幸存者的税收和特殊的摊派费用也十分高昂。一些传染病院还因被用作惩罚场所而背负恶名，政府常将那些不遵守法规的人关押至传染病院。

搜查者和清理尸体者经常的来访，也增加了人们的恐惧。这些小职员从事的职业既危险又臭名昭著，周围围绕着普遍的敌意和感染鼠疫的风险。有时他们喝酒壮胆，有时他们一边工作，一边满口脏话，不断咒骂。其中不乏借职务之便以权谋私的人，他们通过监禁的威胁，从健康的人那里勒索回报；又通过与家人团聚的诱惑，从患者那里收取贿赂，侵吞患者空置的房屋，占有富裕患者的私人财产。

在这样的背景下，许多当时的评论者都将检疫站看作一种社会控制的工具，与监狱和工作场所一样，旨在对人们进行惩罚和约束。在他们的影响下，后来的历史学家经常采用相同的视角。然而，对这些机构的最新研究表明，它们应对鼠疫的处理方法其实复杂得多。作为宗教和慈善机构，它们致力于为患者提供护理，促进患者康复。以威尼斯为例，这座城市曾不遗余力地为检疫站供应药物，在修道院院长的指导下大量雇用医务人员，从内、外科医生到药剂师、理发师和护理人员。

医务人员采取整体主义的治疗方法，照顾病人的精神和情感需求。例如恐惧和愤怒这样的强烈情感，就被认为是"非自然因素"，会影响病人的体液平衡，干扰病人的康复过程。为了使病人保持镇定和信心，修道院院长派遣神职人员照顾病人，并采取各种措施来确保在面对大规模死亡时机构内部还能保持秩序井然。一些神职人员获得了人们的普遍赞誉，例如米兰大主教卡洛·博罗梅奥（Carlo Borromeo）。在 1578 年的饥荒时期以及随后的瘟疫时期，博罗梅奥领导的大主教区为数千人提供粮食，并照顾遭受鼠疫折磨的患者。由于这些原因，天主教会在 1610 年封他为圣徒。

修道院院长还采取其他方式来维持秩序。其中之一是详细记录病院的各项事务，以便追踪患者信息及其财产状况，防止在隔离过程中发生欺诈事件。在威尼斯，一位已婚的修道院院长和他的妻子共同管理隔离医院，他的妻子还享有女修道院院长的头衔，前者负责照顾院内的成年人，后者则负责照顾孩童。这有助于形成一种安心的氛围，让人觉得检疫站是一个大家庭。

在整个第二次大流行期间，通行的治疗策略与主流的体液论疾病观相一致。根据体液论，鼠疫原因是血液即湿热的体液过多。因此，主要的治疗方法就是放血，以便排出体内引起疾病的毒素。患者会通过呕吐、腹泻和流汗的方式排出体内毒素，外科医生和理发师则通过放血的方式对此进行帮助。不过他们通常对于什么时间放血、如何选择静脉和放血量争论不断。

除放血以外，这种释放疗法还包括使用强效催吐剂和泻药，大量地排出毒素。瘟疫医生还会为发烧的患者加盖被子，用猪膀胱装满热水，放在他们的腋下或抵在他们脚底，促进排汗。出于同样的原因，还有种常见的做法是在淋巴结肿块处进行刀割、灼烧和拔火罐，使其破溃，从而排出引起疾病的多余体液。

医生们还求助于内服药物。最著名的是解毒剂，它几乎是当时的万能药。解毒剂是由多种成分组成的复杂混合物，包括鸦片、肉桂、阿拉伯树胶、木耳、鸢尾花、薰衣草、菜籽、茴香和杜松子。这些成分被细细碾碎，与蜂蜜或最好是蛇肉混合，再进行发酵和陈酿。这种解毒剂被认为可解百毒，因此，当人们认为体液失衡引发疾病时，就会使用解毒剂。解毒剂成了治疗鼠疫的首选药物，但它的准备过程复杂而漫长，价格昂贵，数量稀少，只能供富人使用。威尼斯是这种解毒剂的生产和贸易中心，它在这里的使用最为广泛。

其他基于传统体液理论的治疗方法也得到了广泛的应用。有时物性相克的治疗策略也被采用，例如面对湿热的腐败血液造成的失衡，人们会用冷干的药物进行治疗，以恢复体液平衡。当时使用的药方很多，方法和成分也多种多样，包括菊苣、玄参、牛蒡、玫瑰、洋甘菊、水仙花、大黄、珍珠粉、亚麻和醋等。含有此类活性成分的软膏、药膏经常被用于外敷，以便排出淋巴结肿块和痈中的毒素。

不幸的是，近代早期鼠疫医生采取的治疗策略，对于延长寿命、减轻病患痛苦，以及治愈疾病起到的作用微乎其微。实际上，欧洲传染病院的病死率通常在 60%—70% 之间，这一数据同未经治疗的病人的病死率相当。另外，传染病院的死亡率不仅仅与其治疗策略有关。传染病院的缺点还在于，医院内许多病人处于鼠疫晚期，常常使工作人员不堪重负。在许多情况下，患者无法得到任何医疗护理或治疗，只能自行等待死亡或康复。

然而，检疫站和传染病院与中世纪麻风病院不同，正如我们在前文提到的，麻风病院更像是死亡之屋而不是治疗病人的地方。传染病院的建立则是出于宗教和慈善的目的，试图在最困难的情况下为患者提供一定程度的治疗。传染病院提供的护理可能为重症患者带来一线希望，并减轻他们的焦虑感。当然，不同病院在医疗质量、人员配备和组织效率方面有所差异。不可避免的是，永久性的传染病院比在传染病流行期间仓促搭建的临时设施更有效。

无论在什么地方，重大流行病都会使当局措手不及，陷入混乱，不得不采取临时应急措施。即使是管理最好的传染病院也缺乏应付突发性鼠疫的能力。面对数量众多的患者和病危者，卫生局通常采取权宜之计，即仅尝试预防措施，放弃治疗的希望。将患者、疑似患者及其家属隔离在家是一种广泛采用的方法。搜查人员会在鼠疫患者的房屋上标记红色十字架，封住房屋，派人看守，阻止任何人进出。这种严厉的措施导致健康的家庭和房客陷入危险，不得不与患者、垂死者和死人一起隔离。在这种情况下，患者也不可能获得充足的生活必需品和医疗救护。

尸体也受到严格的管理。当时人们认为尸体会释放致命的瘴气，因此尽快处理它们，最大限度地降低它们对其他生命的危害至关重要。鼠疫法规禁止送葬和举行葬礼，也不允许人们停放遗体、瞻仰遗容。取而代之的是，就像在传染病院里一样，城内发现的尸体被堆进公共土坑，无法被葬入祝圣过的墓地。在完成埋葬之前，尸体表面会被覆盖一层薄薄的泥土和腐蚀剂，这种做法能促进尸体分解，防止它们散发恶臭污染空气。

这些规定摧毁了社区的纽带，因为人们丧失了所有对逝者表达悲伤和最后敬意的机会，也无法填补自己内心的情感空洞。此外，在近代早期的世界，唯一确认死亡的标志是尸体的腐烂，因此，禁止停放遗体的命令和草草掩埋的做法使人们产生一种病人被过早埋葬的恐惧。同时，严格的公共卫生规定也阻碍了天主教会举行临终仪式，再加上鼠疫死者被埋在未经祝圣的土地，这就引发了人们对来世灵魂何去何从的深切忧虑。

最后，鼠疫法规强制颁布了一系列不同的禁令和要求，不同城市各有差别。例如巴塞罗那的当局颁布法令，要求宠物主人必须处理掉自己的猫狗，市民们必须清扫并用水冲洗自家门口的街道，信徒们必须进行忏悔。同时，当局还禁止公众在街上乱扔废弃物品、出售任何衣物或在任何公共场所聚集。可能排放有毒气体的行业也受到严格管控。比如，在许多城市，制革业被完全禁止。屠夫也面临诸多限制：禁止悬挂肉类；柜台上只能放置一种动物的肉；商店中不得有泥土或粪便；禁止屠宰未经审查和批准的动物；禁止将剥过皮的动物尸体放在马厩内；只能出售当天屠宰的动物。那些不遵守规则的人将面临严厉的处罚。

因此，当一座城市被瘟疫大流行包围时，这座城市就成了地狱。社区和家庭的纽带被切断；教堂无法维持，圣礼无效，钟声沉寂。同时，城内经济活动停止，商店关闭，工作减少，这加剧了民众的饥馑，使经济濒临崩溃。统治阶层也患病、死亡或逃离城市，日常生活中正常的政治和行政工作因而难以维持。最糟糕的是，弥漫街道的恶臭，以及在公共场合受尽折磨的垂死病人，使得城市上空笼罩着死亡的可怕阴影。

评　估

18 世纪鼠疫消退后，再也没有复发，那么抗鼠疫措施对西欧、中欧的抗疫胜利究竟起到了多大作用？围绕这个问题，人们还在争论不休，难以给出一个确切的答案。其中重要的一点在于，抗鼠疫措施的确产生了一些负面影响。过于严厉的抗鼠疫措施造成了人们的恐慌，往往引发逃离、抵抗和暴动的潮流。这些措施还逼迫人们隐瞒病情、逃避当局并进行秘密抵抗；有时甚至仅仅传言要实施这些措施，都会引发连锁反应，使疾病传播得更远。民众被逼无奈，只能藏匿病人，这也导致当局在面临紧急情况时根本无法获取准确、及时的信息。

关于传统的鼠疫法规会带来什么样的负面影响的问题，孟买就是典型的例子。鼠疫于 1896 年 9 月袭击了这座印度西部的首都，对其 80 余万居民造成了威胁。到 12 月为止，超过一半的人口逃离了城市。市政当局敏锐地意识到，大规模的逃离潮不是因为市民恐惧瘟疫本身，而是因为他们担心政府会采用过激的军事手段。因此，抗鼠疫措施的得失评判是令人矛盾的。实际上这些措施更像钝了的大锤，而不是精密的手术器械。城市议会坚持认为鼠疫法规的确帮助孟买渡过了难关，但逃离城市的居民携带着鼠疫，又将疾病传播得更远。由于处于蒸汽船快速行驶的时代，他们不仅威胁到南亚次大陆的其他地区，还对各地的海港造成了威胁。

除了抗鼠疫措施之外，其他因素无疑也在击退鼠疫的过程中起到了重要作用。其中一个因素就是所谓"物种防疫"。18 世纪早期，褐鼠或挪威鼠（Rattus norvegicus）作为东方的外来入侵者来到欧洲。它体形庞大，性情凶猛，繁殖力强，迅速从生态位中赶走了本地黑鼠并将其消灭。在欧洲没有它的天敌的情况下，褐鼠找到了充足的食物，最终泛滥成灾。它可以轻而易举地在船上找到栖息处，并逐步将领土扩展到世界各地。在鼠疫史上，褐鼠的扩散极为重要，与黑鼠不同，褐鼠天性狡猾，遇到人类会快速躲避。因为褐鼠远离人类，它作为病媒的效率大大降低。正如印度的第三次鼠疫大流行报道所表明的那般，人类对这两种老鼠的不同反应也至关重要。在印度，更为常见且毛茸茸、友好的黑鼠被许多人视为家宠。驯养、饲喂这种啮齿动物，以及与其嬉戏的现象都很普遍，这就导致了悲剧性的后果，正如不断发生的公共卫生灾难显示的那样。相较之下，好斗且孤僻的褐鼠则没有和人类建立这种感情或亲密关系。因此，随着褐鼠的入侵，黑鼠被大量驱逐，鼠疫杆菌就更难跨越啮齿动物和人类之间的物种屏障。并非巧合的是，褐鼠到达中、西欧的时间和鼠疫衰退的时间是重合的，而且第三次大流行暴发的疫区也是黑鼠泛滥的地区，其中就包括全球鼠疫中心——印度的孟买管辖区。

第二个影响因素是气候。鼠疫开始消退的17世纪是"小冰河期"，此时整个欧洲冬季的气温骤降。这一时期，从亨利克·阿维坎普（Hendrick Avercamp）到老彼得·勃鲁盖尔、小彼得·勃鲁盖尔这些荷兰画家们，甚至开创了一种冬季绘画门类，大量描绘深深的积雪，以及滑冰者们在阿姆斯特丹和鹿特丹的冰封运河上的场景。17世纪，英格兰的泰晤士河也时常封冻，不仅为滑冰者提供了场所，而且为冰雪节和霜冻集市的活动提供了条件。甚至波罗的海也冰封了，人们可以乘坐雪橇从波兰旅行到瑞典。小冰河期在北欧从1350年持续到1850年，其中有三次曾出现最低气温。第二次开始于1650年，也是气温最低的一次，正好与北欧鼠疫的结束时间重合。新一轮的低温缩短了跳蚤和鼠疫杆菌的活跃期。实际上，小冰河期结束之后，随着1850年气候回暖，第三次鼠疫大流行就开始了。

第三个影响因素可能是卫生条件的改变。改善后的住房有效地减轻了老鼠的侵扰。比如，屋顶更少地使用茅草搭建，更多地使用砖瓦，如此一来就不利于啮齿动物安家。混凝土地面代替了泥地，将人类与地下的啮齿动物隔开了距离。粮谷仓库也设在远离人类居住地的地方，这使得老鼠与人类接触更少。城市人口密度的降低同样也减少了寄生虫的传播。较低的居住密度使房屋、床铺，以及屋内居民不再成为跳蚤寄生的温床。个人卫生条件的改善也起到了一定作用。肥皂的发明、使用，以及18世纪沐浴的流行，从根本上减少了跳蚤、虱子等体外寄生虫的数量。

卫生方面的迷信甚至也产生了一定的现实影响。例如人们普遍相信，1666年9月的伦敦大火净化了英国首都，意外地根除了前一年的鼠疫，促进了城市贫民窟的重建，使它们变得更宽敞，也提升了坚固性、通风、照明和卫生方面的条件。在两个世纪后的英属印度，伦敦大火的故事就成了抗鼠疫措施的灵感来源。在孟买和加尔各答等地，人们试图通过火烧脏乱不堪的贫民窟来消灭鼠疫。居民被驱逐，房屋被点燃，这都是仿效伦敦的先例，通过火焰来涤除污秽，通过重建来保护城市免受鼠疫的侵袭。

最后，还有人提出了一些假设。鼠疫杆菌是否发生了突变，从而增强了啮齿动物或跳蚤对它的抵抗力？鼠疫传染源的生态因素是否影响了穴居啮齿动物的活动？人类是否因为营养的改善增强了抵抗力？相较于其他携带更低效的鼠疫杆菌的跳蚤，更危险的印鼠客蚤的分布发生了什么变化？

无论以上这些影响因素究竟起到什么作用，毋庸置疑的是，近代早期国家采取的严格隔离措施，在第二次大流行中起到了重要乃至决定性的作用。抗鼠疫措施也很有影响力，这些措施看来是有效的，为抵抗该疾病筑造了坚实的防御堡垒。因此，政府和公共卫生当局在此后几个世纪中的反应是可以理解的。每当出现诸如霍乱、艾滋病等新型致命且鲜为人知的流行病时，人们的第一反应便是采取和抵抗鼠疫时相同的防御措施。遗憾的是，抗鼠疫措施虽然对预防鼠疫起到了成功的作用，但当它们被用于传播途径迥然不同的疾病时，事实证明是无用的，甚至会起反作用。鼠疫法规为公共卫生领域确立了一种模式，总是对当局产生很大的诱惑。一部分原因是人们认为这些措施在过去曾经奏效，每当人们在新疾病面前感到不确定和恐惧时，继续采取这些方法比较容易增加安全感。它们提供了一种在瘟疫面前能够有所作为的希望。此外，它们还赋予政府一种果断有力、信息充足和遵循传统的形象，增加了其公信力。在后边的章节中我们还会看到这种公共卫生模式带来的影响。

鼠疫法规也给政治史蒙上了一层深刻的阴影。这些抗鼠疫措施标志着国家权力向日常生活领域的扩张，而这些领域以前还没有受到政治权威的约束。后来，当局之所以想诉诸鼠疫法规，其中一个原因正是它们能够将权力扩张合法化。无论是针对鼠疫，还是针对后来的霍乱或其他疾病，抗鼠疫措施主张控制经济活动和限制人员流动，授权对人们进行监视和强制性拘留，还批准入侵民宅，剥夺人身自由。当这些发生在紧急公共卫生事件的情况下，权力的扩张就获得了教会、强权政治和医疗界的欢迎。抗鼠疫运动因此标志着专制主义的出现，从更广泛的影响来说，它促进了近代国家权力的增长和政权的合法化。

6

爱德华·詹纳之前的天花

流行病的对比

我们现在要开始讨论影响力仅次于鼠疫的流行病——天花。为什么我们要讲天花？为什么要在这里讲到它？第二个问题的答案是，在鼠疫之后，天花成了 18 世纪欧洲最可怕的疾病；第一个问题的答案则是，作为另一种经典流行病，天花与鼠疫截然不同。本书旨在探索各种不同类型流行病的影响。这两种流行病各自独立，其自身机制和历史影响各不相同，因此我们有必要对它们进行对比研究。

针对天花和鼠疫的对比研究必须足够清晰，并以系统化的方式展开。为了方便刚接触流行病研究的读者，本章要对传染病的各项主要变量进行详细说明，正是这些变量决定了特定传染病影响社会的性质和程度。为此，我们先提出一系列问题。

以下这组问题并非权威定式，我也并不建议大家只考虑这些问题。当我们遇到新发疾病时，这些问题只是出发点，为大家提供思考方向，以便激发进一步的思考和研究。

1. **该疾病的致病病原体是什么？**

众所周知，鼠疫是鼠疫杆菌所致。进一步来说，我们会遇到三种不同种类的病原体：细菌、病毒和疟原虫。在有关传染病的专业医学课程中，我们还必须考虑朊病毒，它会引起疯牛病和库鲁病等疾病。不过在本课程中，我们讨论的都是细菌、病毒或疟原虫导致的疾病。

2. 流行病的总死亡率和发病率是多少？

"死亡率"体现总死亡人数，而"发病率"体现总发病人数，发病率不区分患者是否死亡。显然，死亡人数和发病人数是衡量流行病影响力的指标。例如以下的统计数据能为这一论点提供证明：1918 年至 1919 年造成约 5000 万人死亡的西班牙大流感，比 1995 年刚果民主共和国基奎特暴发的埃博拉疫情更为严重。尽管当时埃博拉在国际上引起很大的轰动，但"仅仅"造成 315 人发病，250 人死亡，影响较小。

另外，死亡率和发病率的数据只是对历史影响的初步粗估。我们还要通过详细的个案分析来做出准确判断，包括使用定性分析和定量分析的方法。如果只将总死亡率作为衡量标准，先入为主地认为只有诸如鼠疫和西班牙大流感所造成的灾难才是重要事件，这既缺乏伦理关怀，也违背历史事实。我们可以举出一些小规模的流行病，比如亚洲的霍乱，"仅仅"导致几千人丧命，却深远地影响了历史。在权衡历史影响的问题上，没有简单的"速成法"。发病率和死亡率都颇具分量，我们应当予以充分考虑。

3. 该疾病的病死率是多少？

这个问题针对病原体的毒力问题。病死率表示患病死亡人数占患病总人数的比例。因此，病死率是某种疾病的"致死率"。鼠疫造成巨大恐惧和破坏的原因之一就是其极高的病死率，高达 50%—80%。在另一个极端例子中，一战结束后暴发的西班牙大流感的发病率高得史无前例，但它的病死率并不高。这种差异对于评估人们对两种疾病的不同反应至关重要。

4. 该疾病的症状的本质是什么？

按照遭遇某疾病的社会的普遍看法，有些症状令人特别痛苦或难堪，例如与鼠疫、天花和霍乱相关的症状。这些症状也会极大地影响人们对疾病的体验和评价。例如在不致死的情况下，天花会使患者伤残、毁容，也经常致其失明。相比之下，结核病虽然令人痛苦，但社会通常认为它能使患者更聪明、更浪漫，以及更有性吸引力。这是一个重要的因素，有助于解释一个悖论：结核病是 19 世纪欧洲的主要杀手，但它几乎没有引起人们的恐惧；而霍乱虽然对人口的影响比较有限，却成为这个世纪最令人恐惧的疾病。

5. 该疾病是新发疾病还是传统疾病？

与未知入侵者的突然降临相比，传统疾病往往没有那么恐怖。此外，人群可能对反复发作的疾病具有一定程度的免疫力，而且该疾病也可能发生变异，变得更适应人类宿主，从而降低其致命性。

例如人们可以想到腮腺炎和麻疹等儿童疾病。在欧洲社会，它们都是病情较轻的疾病，但当它们被首次引入新的人群时，就造成了毁灭性的灾难。这就是"处女地流行病"现象，比如美洲原住民和新西兰的毛利人在首次遇到麻疹和天花时，就发生了大量死亡的可怕现象。出于这些原因，霍乱和艾滋病等新发疾病往往比人们熟悉的疟疾和流感等疾病显得更加恐怖。

6. 患者的年龄特征是什么？该疾病影响的是年轻人、老年人还是正值壮年的人群？

这一变量有助于确定一种流行病在人群传播中是否被视为"自然"。如果它导致孤儿和寡妇的数量成倍增加，那么它的影响力就会倍增，看起来似乎特别具有威胁性。霍乱之所以显得格外恐怖，是因为它的目标似乎集中在那些支撑着家庭和社区经济的壮年人群。

7. 病人的阶级状况是怎样的？该疾病是属于穷人和边缘人群的疾病？还是属于发达的"民主社会"的疾病？

我们已经看到，第二次鼠疫大流行的重要特征就是它的普遍性。这一点使它的社会历史影响与霍乱截然不同，后者被明确地视为一种贫困病。霍乱和贫困者之间的联系导致了阶级与社会的紧张关系，而像流感等更具普遍性的疾病则没有造成这种紧张关系。

同样地，在美国早期的艾滋病史上，患者更多是男同性恋者这样的边缘人群，而非普通人群。

8. **该疾病的传播方式是什么？是通过人与人的接触？还是通过被污染的水和食物？抑或是病媒传播、性传播、飞沫传播？**

梅毒和艾滋病的例子清楚地表明了这个问题的重要性。众所周知，只有基于性传播这一事实，我们才能理解它们产生的影响和社会后果。对于流行性感冒等通过空气传播的流行病，人们很少会寻找替罪羊或将其污名化。

9. **该疾病在人体内的病程是怎样的？也就是说，该疾病是慢性、消耗性疾病还是暴发性疾病？**

结核病、梅毒和艾滋病通常会一直折磨患者，而鼠疫、霍乱和流行性感冒要么迅速导致病人死亡，要么能够在短期内康复。疟疾则会同时出现以上两种情况。当然，时间这种简单的衡量标准也不是打开疾病历史意义这把锁的万能钥匙，但是它在天平上有其重量。

10. **疾病在传播过程中是如何被人们理解或是"社会建构"的呢？**

正如我们在鼠疫的例子中看到的那样，一种疾病可能被当时的人视为天谴，或是恶毒的投毒者的阴谋，又或是纯粹的生物学自然事件，它们之间有很大区别。公众、公共卫生当局和医务人员的想法对处理流行病的紧急情况有很大的影响。

11. **该疾病的流行期通常持续多久？**

各种流行病在这方面表现得截然不同。一场流感在特定地区通常只持续数周；霍乱和鼠疫则持续数月；结核病是一种进程缓慢的流行病，一次流行通常会持续几代人，甚至几个世纪。这还牵涉到流行病和地方病之间的区别问题。

病毒性疾病

根据上面列出的问题，我们来讨论天花这种被称为"斑点怪物"的疾病。天花的病原体属于正痘病毒属，其中的大天花病毒和小天花病毒是引发天花的罪魁祸首。20世纪初，人们首次在显微镜下观察到大天花病毒，它是导致"古典天花"的病原体，而"古典天花"是历史学家最为关注的一种天花类型（小天花病毒的毒力要弱得多，鉴于它有限的社会影响力，这里我们就不再做深入讨论）。

牛痘病毒也属于正痘病毒属，但不同于天花病毒，它是一种使牛患上轻微、自限性的"牛痘"的病毒。人若感染该病毒，只会产生轻微的类似流感的症状，但它具有重要的历史意义。18世纪末，爱德华·詹纳（Edward Jenner）发现感染该病毒的患者会获得强大又持久的抗天花病毒的交叉免疫。因此，牛痘成为詹纳率先提出的公共疫苗接种政策发展的关键（详见第7章）。

天花是我们讨论的第一种病毒性疾病，因此我们需要阐明这里使用的术语，以及它们在生物学中的区别。"微生物"是微观有机体的总称，其中包括细菌（例如鼠疫杆菌）和病毒（例如大天花病毒）。细菌属于单细胞生物，是绝对的、无可争议的生命形式。它们拥有DNA和各种细胞器，这些细胞器被用来读取DNA编码及制造细菌生存繁殖所需的多种蛋白质。

病毒则完全不同，医学史的学生可能会在此处发现一个隐蔽的疑团。"病毒"这个词自古就有。在体液学说中，人们将疾病视为外邪入侵。环境中的主要致病因素首先是污浊的空气或瘴气，而另一个重要因素则是比瘴气更无法被准确识别的毒素，这种毒素就被称为"病毒"。因此，当19世纪的人们首次发现细菌时，他们普遍认为这是一种"病毒"。当另一种独特的微生物即现代人所说的"病毒"被发现时，它们最初被称为"滤过性病毒"，意思是这种病毒可以通过细到能阻挡细菌的细胞过滤器。

在本书的其余部分，"病毒"指的是微小的可过滤微生物，它们是细菌1/500左右大小的寄生微粒。1903年，精巧的科学实验证实了病毒的存在，不过真正观察到它们是在20世纪30年代电子显微镜问世后。直至20世纪50年代的DNA革命，人们才弄清病毒的生物学机制。

病毒是保有基本生命活动的最简生命体。它不过是由一个蛋白质外壳包裹着的一段遗传物质。按照诺贝尔奖得主生物学家彼得·梅达沃（Peter Medawar）的定义，病毒是"一片被坏消息包裹着的核酸"。[1] 病毒不是活细胞，必须寄生在活细胞中，无法独立生存。它们只含有少量的基因，例如天花病毒可能包含 200—400 个基因，而人类有 2 万—2.5 万个基因。正因此，如此精简的病毒缺少读取 DNA、制造蛋白质，以及进行新陈代谢的机制。它们在孤立的情况下什么也做不了，也无法进行繁殖。

病毒需要侵入活细胞，以寄生的形式才能存活。一旦侵入宿主细胞，它们就会脱落其蛋白质包膜并将核酸释放到细胞中。病毒的遗传密码（甚至整个病毒）会劫持细胞的细胞器，给它传递自己核酸所包含的遗传信息，让它产生更多的病毒后代。通过这种方式，病毒将活细胞变成了病毒制造工厂，并在此过程中破坏宿主细胞。然后，新形成的成熟病毒粒子就会离开宿主细胞，继续攻击并入侵新的细胞。随着病毒源源不断地被生产出来，越来越多的细胞被摧毁，人体受到的影响也愈加严重，甚至会出现致命性的后果，这取决于免疫系统抵御和击败入侵者的能力。从某种意义上说，这是一种和希波克拉底-盖伦理论相悖的疾病观。疾病不是因为身体受到外邪入侵，而是因为身体深处寄居了病原体。某些最为致命和历史影响巨大的疾病，如天花、麻疹、狂犬病、黄热病、脊髓灰质炎、流感和艾滋病等，都属于病毒性疾病。

病毒的特征引发了关于它们是不是生命体的专门争论。一些人主张病毒是生命体，他们认为病毒能传递遗传物质，这是生命的关键特征之一。而反对者认为病毒本身无法进行任何新陈代谢，从这个意义上讲，它们终究还是寄生之物。有关病毒是不是生命体的争论，仅反映了学科观点的不同，又或反映了个人偏好。或许除神学家以外，几乎没有人执着于找到这个问题的答案。

关于大天花病毒，关键信息在于它只在人类间传播，这点对于疫苗接种运动至关重要。因为它无法传染给动物，也就无法跨越动物和人类间的物种屏障，这也成为促使天花最终在 1980 年被彻底消灭的原因之一。天花由此成为第一种也是唯一一种被人类根除的疾病。

传 播

天花具有高度的传染性。天花患者会从皮疹和喉咙疮口中向周围释放出数以百万计的致病病毒粒子。从皮疹发作前到数周后最后一片痂脱落，病人将一直具有传染性。当然并非所有接触者皆会被感染，除了有免疫力的人之外。据估计，当一个家庭中出现一位天花患者时，家中其他易感成员被感染的概率大约是 50%。

天花有三种传播方式。第一种是通过病人呼出、咳嗽或打喷嚏产生的飞沫传播，这些飞沫会被其他与患者密切接触的人吸入。通常天花的传播需要经历一段时间高频率的密切接触，这种密切接触可能发生在家庭成员间、医院病房，以及学校教室、军营、难民营等封闭场所。在寒冷干燥的冬季，天花尤其容易传播。正如疾病预防控制中心主任威廉·佛吉（William Foege）在 20 世纪 70 年代努力根除天花时提到的，天花病毒的主要弱点是，它通常仅在患者周围 3 英尺① "感染半径"范围内传播。在此半径内，病毒既脆弱又要求苛刻。它的脆弱在于它无法长期在这种环境中存活；它的要求苛刻又体现在它只能感染人类，无法传染给动物。不过，在感染半径内，天花具有"垂直"传播能力，即被感染的妇女可以通过胎盘将天花传染给未出生的孩子，导致出生的孩子患上"先天性天花"。

唯一能扩大病毒传播范围的方法是通过"污染物"的物理移动进行传播，它们将病毒带离病人的周围，向更远处传播。所谓污染物是指被污染的床单、饮食用具和衣物。若这些物品沾上患者伤口的痂皮，根据温度和湿度的不同，天花病毒可以在它们表面存活 2—4 个月。

对于以上述方式传播的疾病，各种社会因素都可能为其传播创造有利的条件。例如城市化、拥挤的居住和工作环境，以及战争等情况，都会导致大量人群聚集在狭小的空间，从而促进天花的传播。18 至 19 世纪的西欧城市发生了一系列影响巨大的事件，例如工业发展、人口大规模向城市迁移、自由资本主义发展、战争，以及殖民运动等，这些事件为天花

---

① 1 英尺约等于 0.3 米——编者注

传播提供了理想的条件。在欧洲的主要城市，天花实际上成为一种儿童疾病。以 17 世纪为例，天花导致的儿童死亡人数占了儿童死亡总人数的 1/3。

症　状

天花的恐怖之处不仅在于它可怕的发病过程，还在于它会导致患者留下伴随终身的疤痕，甚至导致毁容。这些特点和天花带来的死亡威胁一样，都加深了恐怖气氛。即使在今天，"天花"这个词在公众的想象中仍能引起强烈的不安。

可能大家会提出这样一个问题，即在本书讨论的疾病中，哪种疾病对患者来说最为痛苦？这个问题当然无法用经验验证，因为幸好没有哪个人同时体验了我们提到的所有流行病。另外，对于经历过天花的幸存者们，记录下他们的感受是颇具意义的。治疗天花的医生坚信这是"人类最严重的疾病"。一位医生曾在 1983 年写道："说到天花发作时的突如其来和难以预料，给患者带来的可怕折磨，引发的致命性和毁容性后果，以及造成的巨大恐慌，这些无不体现出天花在人类疾病中独一无二的地位。"[2]

这是天花被视作生物恐怖袭击的热门武器的原因之一。众所周知，天花的大暴发会散播死亡，造成最大的痛苦，引发大规模的恐慌、逃难潮和社会紊乱。因此，天花的症状也是其历史和社会影响的组成部分。从历史的角度来看，了解天花的症状也很重要，这有利于大家理解它的独特性，以及它烙下的永久印记。

前驱期

天花的潜伏期通常持续约 12 天，患者在此期间没有任何症状。这本身就是流行病学中的一个重要事实，因为患者在发病前有充足的时间四处活动，与他人接触，这促进了疾病的传播。症状始于病毒的大暴发，病原体被释放到血液中，并向全身系统性地扩散，最终停留在表皮下的真皮血管中。病毒载量和人体免疫系统反应的效率决定了疾病的严重程度和病程。

天花症状开始出现时，患者会发热到 38.3—38.9℃。病人会突然感到不适，随之便开始经历长达一个月的剧烈疼痛，这同时也表明患者开始具有传染他人的危险。初期症状还包括恶心反胃、严重背痛和前额头痛欲裂，儿童通常还会出现惊厥。

在一些病例中，感染过于凶猛，病者甚至会在没有任何外部症状的状况下，在感染后的 36 小时内突然死亡。不过验尸时人们会发现患者的呼吸道、消化道和心肌有出血现象。"暴发性天花"的病例曾被这样描述：

> 在 3—4 天之后，病人会出现像是经过长期疲劳搏斗后才会有的样子。脸上已全无表情，就像戴着面具，肌肉无力。当他说话时，这种病态的样子更为明显。患者说话非常吃力，声音低沉单调，整个人看上去无精打采，对周围的环境漠不关心。病人的精神状态也是如此，丧失紧张感，反应迟钝，控制力减弱。在最严重的病例中，病人像经历严重休克和失血一般，面容憔悴苍白，或呼吸低弱，或气喘吁吁，还会不停抖动并且不时哭号。他的注意力难以集中，只能感受到全身疼痛的折磨，这种疼痛先出现在胸部，再蔓延到背部、头部和腹部。[3]

出疹期

尽管患者可能在早期突然死亡，但一般而言，他们都可以幸存到天花的"出疹期"，这期间他们身上会出现天花的典型症状。（图 6.1）发病后的第 3 天，病人通常会感觉病情大有好转，轻症的病人甚至能恢复日常活动。但这对流行病学十分不利，会导致天花进一步传播。

与此同时，患者身上会生出小的圆形或椭圆形的玫红色疹子，也就是"斑疹"，其直径达到 1/4 英寸 [①]。斑疹首先出现在舌头或者上腭，在接下来的 24 小时内，斑疹会蔓延到全身，甚至包括手掌和脚底。面颊和前

---

① 1 英寸约等于 2.54 厘米——编者注

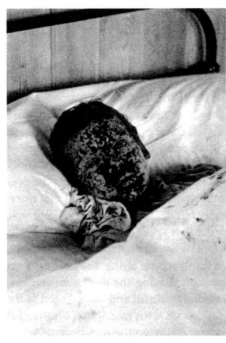
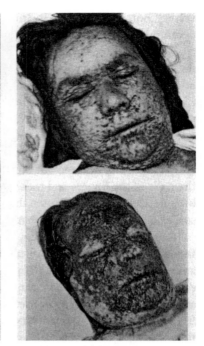

图 6.1 （左图）格洛斯特的天花流行病照片，1896 年。J.R. 埃文斯，一名 10 岁的天花患者（照片由 H.C.F. 拍摄于 1896 年，藏于伦敦韦尔科姆收藏馆，CC BY 4.0.）；（右图）女性脸上成熟的天花脓疱，照片来源于《天花的诊断》，1908 年。（藏于伦敦韦尔科姆收藏馆，CC BY 4.0.）

额上的斑疹看起来像是严重的晒伤，实际上病人也有烫伤感或是强烈的灼烧感。

出疹的第 2 天，斑疹的外观会发生变化。它们的中间部位会变硬，逐渐隆起，形成被称为"丘疹"的结构，通常顶端平滑，有时出现凹坑。据称，丘疹摸起来就像嵌在皮肤里的弹头一样。

出疹的第 3 天，丘疹变得更大，现在被称为"疱疹"，颜色从玫红色变成紫色，内部也从固态变成脓疱状的液态。这一过程我们称为"起疱"，大约要花 3 天，并且还会再持续 3 天。至此，医生可以最终确定病人患了天花，因为疱疹就是天花的典型症状。由于上腭和喉咙的黏膜长出大量引起疼痛的疱疹，患者会经历越来越严重的吞咽、说话困难。

到了出疹的第 6 天，疱疹内部开始充满黄色的脓液，外部的凹坑消失，整个变成球形，这一过程会持续48小时才能达到成熟状态，此时，患者病情明显恶化。体温急剧上升，眼睑、嘴唇、鼻子和舌头肿胀得可怕。病人几乎不能吞咽，体质慢慢变弱，大部分时间昏昏欲睡，晚上还会焦躁不安。他们还经常会发狂、四处破坏，甚至尝试逃跑。这些心理上的影响不仅是高烧的副作用，还因为中枢神经系统受到了感染。因此，即使患者能够幸存下来，天花也会给他的神经系统留下后遗症，造成永久性损伤。

出疹的第9天，"脓疱"变得坚硬并深深地嵌入皮肤。因此，身体任何地方的脓疱，都可能留下永久的疤痕和深坑。留疤的地方摸起来柔软、平坦、光滑、温热，比别处更嫩。对于女性，此时子宫出血的症状十分常见，孕妇几乎必定流产。

天花另一个令人不快的特征是散发可怕的恶臭，那种气味被医生们称为"难以描述、无法忍受"。在这一阶段，病人几乎无法饮水，甚至饮用牛奶都会引发喉部灼痛。病人体重严重下降，事实上他们可能一直忍饥挨饿。此外，他们的肌张力也全部丧失。患者的脸会变得像尸体的脸那样难以辨认，整张头皮有时会出现大创口，夹着头发，烂成一团。手指和脚趾的指甲下面也会起疹，疼痛难忍。患者的眼睛变得异常敏感；通常眼部起疹之后，即使病人能幸存下来，也可能永久失明。

第一次出疹的10—14天后，"疮痂"会开始出现。疮痂里含有活体天花病毒，具有高度传染性，促进了天花的进一步传播。病人的皮肤开始大面积脱落，深层组织也逐渐裸露。这些部位格外疼痛，而且此时的病人看起来十分可怕，非常凄惨。死亡通常也发生在这个阶段。病人的主要死因是上皮细胞大面积脱落迅速导致全身性毒血症，以及继发性链球菌和葡萄球菌感染。精心护理、良好卫生和合理补充营养有利于降低此类并发症发生的可能性，因此，富有的病人能够得到良好的照顾，最有可能康复。

患者的面容常常被描述为"坏死"，换言之，幸存的病人看起来极其干瘪，脸上像戴了死亡的面具，嘴还一直张着。尽管形成硬壳的疮痂是预后良好的标志，但它们会奇痒无比，折磨病人。事实上，一部分天花造成的疤痕无疑是病人的抓挠和撕裂伤口引起的。不过，幸存者最终会等到身上的脓疱变干、结痂、脱落的一天，那时他们就开始进入漫长的康复期。

　　脓疱的形态、尺寸和分布不同，意味着天花的严重程度也不同。医生将其分为四种不同类型。第一种是"不连续的天花"，即脓疱之间还隔着完整的皮肤。这种类型的病死率低于10%。第二种是"半连续的天花"，脓疱出现部分融合的现象，特别是在面部和前臂。此时的病死率可达40%。第三种是"连续性天花"，脓疱连成一片，形成很大的伤口，周围仅剩一点完好的皮肤。这说明了预后较差，此时的病死率超过60%。第四种是最具灾难性，也是最罕见的"出血性天花"。它的得名是因为病人的凝血机制将会失效，最终死于严重的肠道、子宫或肺出血。出血性天花的死亡率几乎为100%。根据以上四种类型的平均值来估算，天花的总体病死率约为30%—40%。

　　天花对患者最明显的伤害集中在皮肤和咽喉部位。从对患者个人的影响，以及整个社会的流行病学角度来看，这两处的病变是根本性的。皮肤、喉咙和眼睛的外部病变还会并发继发性感染，这种感染可能带来死亡的危险。它会给患者造成难以言表的痛苦，致其脱水、毁容和失明。喉咙处的伤口也是传染源，病毒会通过空气中的飞沫传播，也会在皮肤上的疮痂脱落时进一步传播。与此同时，天花病毒通过攻击肺、肠道、心脏和中枢神经系统，可能导致病人严重出血乃至死亡，还可能诱发支气管肺炎、精神错乱和永久性的神经系统后遗症。

治　疗

　　在18至19世纪天花流行的高峰期，医生们是如何应对如此严重的感染的？可能自从10世纪以来，医生们就开始通过在患者周围放满红色物品来治疗天花（即所谓"红色治疗"）。人们把红帘子挂在病床边，在病房里布置许多红色的家具，还给患者盖上红色的被子。他们深信这种做法对病人康复十分重要。当时的医学杂志还建议，红光可用来舒缓眼部疼痛，还能消除皮肤上的疤痕。

　　人们依据体液理论尝试了各类大胆的治疗措施。其中一种就是使用金针挑开脓疱，排出脓液，或者烧灼脓疱。无论这种方法是否有效，其治疗过程都极为痛苦。

还有一种基于体液理论的热疗法。这种疗法主张用毯子把病人包裹严实，或是把病人泡在热水里，使其大量出汗，借此排出多余的体液。按照热疗法信奉者的看法，光照和新鲜空气不利于健康，因此病人需被安置在黑暗且不通风的地方。有时病人也进行内服药物治疗，例如服用发汗药来加速体液的排出。另外，通便和放血疗法也受到青睐。

按照与热疗法相似的逻辑，一些医生走向了另一极端，推崇与之相反的冷疗法。冷疗法认为病房应尽可能保持凉爽，而人们应经常使用冷水擦拭患者身体，并在他们脸上和四肢处放置冰袋。

患者最担心的问题之一就是天花是否会造成毁容。因此当时的人们花费了许多心思来减小留下痘印和疤痕的可能性。有种理论认为，通过对身体其他部位的皮肤造成更强烈的刺激，可以减少脸上的疤痕。因此，他们会将芥末泥、水银和腐蚀性液体涂抹在背部和四肢。硝酸银、水银、碘、弱酸都曾风行一时，几乎人们所知的物质都曾被做成外敷药或软膏。某些有创意的医生会把甘油涂在患者脸上，再盖上一层面具，只留出眼睛、口鼻部分的小孔；他们还会用涂了油的丝绸包裹病人脸部和双手。另一些医生会推荐天花晚期的患者使用夹板限制行动，防止他们抓挠面部而留下疤痕。出于同样的原因，人们也会把发狂的病人绑在床上。

在了解这些治疗天花的方法之后，我们也许就会赞赏英国医生托马斯·西德纳姆（Thomas Sydenham，1624—1689）的敏锐眼光。他发现，与无力负担治疗费用的穷人相比，那些受到精心照顾和治疗的富人和贵族的死亡率反倒更高。因此他建议医生最好不要对天花进行干预。他自己也几乎不采取任何积极的治疗措施，只为天花病人提供一床薄被，以及新鲜空气。

7

天花的历史影响

现在我们从三个角度来讨论天花的历史影响及其作为"斑点怪物"的地位。首先是天花对欧洲的影响；其次是天花对美洲的影响；最后讨论天花在新制定的公共卫生策略"预防性的疫苗接种"中所扮演的角色。

欧洲天花

起源不明

根据疾病预防控制中心的说法，天花的起源尚不明确。不过 4 世纪至 10 世纪之间的非欧洲地区（中国、印度和小亚细亚）似乎存在一些类似天花的疾病的记载。在 11 至 12 世纪的十字军东征时期，大量的士兵从黎凡特返回，他们可能将远方的新疾病即天花带回了欧洲。正如我们前文所言，战争经常会促进疾病的传播。

对我们这本书来说，近代天花的确切起源是一个次要问题。更值得注意的是，天花在 17 至 18 世纪越来越流行，甚至取代鼠疫成为最令人恐慌的致命疾病。天花一传入欧洲，就在社会混乱、快速城市化、住房密集，以及人口增长的条件下迅速蔓延。

患者群体

免疫学的事实对解释近代早期欧洲天花的流行大有裨益。一个关键的因素是，历经天花折磨后幸存的患者会对该疾病终身免疫，没有人会再次染上天花。在这种情况下，天花形成了一种典型的流行模式，即它传播到了整个欧洲大陆的所有城镇，大多数人在童年时期都曾接触过它，并且有很大一部分人曾患过此病。结果就是，欧洲城市的成年人对天花具有较强的群体免疫力。在城市中，只有儿童、未接触过天花的农村移民，以及在童年时期没有患过天花的成年居民才易感染此病。

因此，天花很大程度上成了一种针对儿童的地方性流行病。但每隔一段时间，也许是一代人，天花就会在广泛的人群中暴发，演变为大规模流行病。这再次体现了免疫学里的动态发展规律。由于并非每个孩子都患过天花，随着时间推移，对天花没有免疫力的青少年和成人的数量就会缓慢增长。此外，近代早期的欧洲城市在卫生方面极其糟糕，这些城市维持人口增长只有依靠外来人口的大规模涌入。这些外来人口或是离乡寻找工作的农民，或是逃荒、躲避战争的难民，又或是四处迁移的劳工。他们比较易受天花感染。作为一种地方病，天花年复一年地流行，在人满为患的城市、通风不畅的房屋和作坊中兴旺发展。当"可燃"条件累积到一定程度的时候，一点"火花"即可将其引燃，天花流行病就这样暴发了。

18 世纪统计的天花致死人数的数据并不可靠。但是人们普遍相信，仅天花造成的死亡人数就占了欧洲百年间死亡人数的 1/10。10 岁以下儿童的死亡更有 1/3 是天花所致。据估计，当时一半的欧洲成人都因为天花留过疤痕或遭遇毁容，同时天花也是致盲的首要原因之一。总的来说，每年约有 50 万欧洲人死于该疾病。这数字接近当时欧洲最大城市的人口数，也就是说，在整个 18 世纪，天花造成的损失相当于每年摧毁一座大城市。

19 世纪英国政治学家、历史学家托马斯·巴宾顿·麦考莱（Thomas Babington Macaulay）有一个著名的比喻，天花像是"最恐怖的死神代理人"。他这样写道：

> 鼠疫的侵袭总是无比迅猛，但每个人有生之年只能赶上一两次。天花却一直徘徊在我们身边：它在教堂的庭院里堆满尸体；它用无尽的恐惧折磨那些未患病的人；即使它饶过你，也要在你身上铭刻

象征力量的丑陋印记；它把婴孩变成白痴样的怪物，让他们的母亲不寒而栗；它也把少女的眼睛和脸颊毁坏得不堪入目，让她们的情人如坠噩梦。[1]

天花通过空气传播，因此像流感一样，它的感染人群是广泛的，并不偏爱穷人或某个特定的人群。即便是富有的贵族和皇室家族，也难逃天花的伤害，其中就包括法国国王路易十四（1647）、路易十五（1774）、奥兰治的威廉二世（1650）、俄国的彼得二世（1730）和神圣罗马皇帝约瑟夫一世（1711）等人。

实际上，在英格兰，天花直接影响了王朝的更迭，终结了斯图亚特家族的统治。1700 年，斯图亚特王朝的最后一位继承人——11 岁的威廉王子死于天花。这导致了一场宪政危机，它最终随着 1701 年《王位继承法》的颁布而告终。该法案不仅排除了天主教徒加冕的可能性，还使汉诺威家族的继承人登上了英国王位。

尽管天花无处不在且令人战栗，但它引起的社会反响与鼠疫大为不同。天花并没有引发集体歇斯底里、暴乱、寻找替罪羊或宗教狂热的现象。其原因显而易见。天花不同于鼠疫，它并不是突袭的外来疾病，并不是在人们不知情的情况下发生的，也没有集中攻击年轻人和中年人。年轻人和中年人通常是家庭和社区的经济支柱，他们一旦患病，就会引起巨大的恐慌。由于天花一直存在，人们几乎对它习以为常。特别是因为，与其他常见疾病一样，天花会感染婴儿和儿童；每个人都会有些关于天花的经验，要么自己患过天花，要么看见过家人感染天花。在欧洲的大街小巷，半数人脸上都会有痘疮，这是天花痊愈后留下的印记。人们如此熟悉天花，以至于产生了一种宿命论思想，相信感染天花是一生中不可避免的仪式。这种观点非常普遍，很多父母甚至故意让自己健康的孩子接触微量病菌，希望这样能保护他们在以后的生活中免遭更大的危险。

英国文学中深刻体现出当时人们对待天花的普遍态度。当一位 18 世纪或 19 世纪的作家希望制造一个突如其来的情节转折时，天花就成了便利的工具。没有人会质疑这样做的合理性，也不觉得其技巧拙劣或情节不自然。亨利·菲尔丁（Henry Fielding）在《汤姆·琼斯》（1749）中如此巧妙地使用天花来编织情节。在他的另一部作品《约瑟夫·安德鲁传》（1742）中，女主角脸上有痘疮似乎也很正常。同样，威廉·萨克雷（William Thackeray）将《亨利·艾斯芒德的历史》（1852）的故事设置在18世纪时期，也就选择了天花作为推动情节发展的工具。

在查尔斯·狄更斯（Charles Dickens）的《荒凉山庄》（1852—1853）中，天花也构成了叙事的主线。书中的女主角艾瑟·萨默森在照顾顽皮的小男孩乔时染上了天花。狄更斯详细描写了她的许多关键症状，包括寒战、发热、声音嘶哑、咽喉疼痛、虚脱、眼部受损、暂时失明和精神错乱。她经历了数周的折磨，几乎濒临死亡，花费了漫长的时间才得以康复。然而，最令艾瑟担心的是容貌受损。她认为这会使朋友疏远她，她就不像以前那么讨人喜欢了。正如她所叙述的那样，侍女为了避免给她带来惊吓，收起了病房里所有的镜子。当她第一次鼓起勇气照镜子时，感到非常害怕：

> 后来，我把头发撩开，望着镜子里的人……我的样子，改变得多么厉害——噢，改变得多么厉害啊……我从来就不是美人儿，也从没有自认是美人儿；可是，我从前不是这个样子。旧日容颜，一去不返。感谢上帝，我还能坦然接受，洒下几滴眼泪，不再沉溺于悲痛。我经历过最糟的事，从此不会再被它吓倒。[2]

艾瑟被病魔改变，天花给她造成了永久性的创伤。然而，最值得注意的是，主角和作者都没有特别指明她所患的疾病，因为天花其实无处不在，根本不需要特意指明。《荒凉山庄》其实是将天花视作全社会的疾病，象征着维多利亚时期整个社会的贪婪和无情。换言之，天花无须任何解释，它总是毫无征兆地出现，它就是人们日常生活的一部分。

无论是在文学作品中，还是在当时的生活中，天花决定的是私人命运，而不是公共福祉。天花的影响范围较小，无法达到丹尼尔·笛福描绘的18世纪鼠疫时期那样的灾难程度。天花也没有导致像伦敦这样的欧洲大城市的人口急剧减少。人们不会为了天花这样稀松平常的事件，产生寻找替罪羊的冲动。

　　但是天花仍然导致了个人的焦虑和恐惧。例如在萨克雷的小说《亨利·艾斯芒德的历史》中，整个叙事都散播着恐怖感。女主角卡斯乌德夫人成年后患上了天花。她的丈夫卡斯乌德子爵曾是一名非常勇敢的战士，现在却不敢面对这种无法战胜的疾病。他不仅担心天花会威胁他的生命，还担心自己可能会毁容。他不愿牺牲自己白皙的皮肤和一头金发，因此，在疫情期间，他抛弃了家庭，溜之大吉。卡斯乌德子爵身边并没有出现大逃离的潮流，尽管亨利·艾斯芒德将天花称作"世上痛苦的折磨""毁灭性的灾难"，以及"能够摧毁半个村庄"的"大瘟疫"。[3]

　　从小说中我们还能了解到，像卡斯乌德夫人一样的美人常常"深受天花之害"，以至于她的丈夫纵然胆量过人，也做不到像以前那样爱她。天花对婚姻市场产生了重大影响，若有一方毁容，他们就很难成功举行婚礼。萨克雷写道："当天花的症状消退时，她的面容不再红润可爱，双眼无神，头发掉落，苍老许多，其情形就像粗野的手在精美图画上胡涂乱抹，破坏优雅的色泽，只留下一片暗淡浑浊。我们还不得不承认，夫人的脸上多了一只又红又肿的大鼻子。"[4]肤色不均、疤痕、痘疮或秃斑，都是天花患者痛苦和不快的根源。萨克雷所写的故事就发生在这种背景下。

美洲天花

　　欧洲天花的历史伴随着苦难、死亡和个人的痛苦，不过它的历史还有戏剧化的一面。这是关于天花在世界各地传播的故事，当它扩散到某个地区，对该地区而言，它就是外来入侵者，当地居民缺乏免疫力，也没有能遏制其肆虐的手段。在这种情况下，天花引发了"处女地流行病"现象，它随着欧洲的扩张，传播到美洲、澳大利亚和新西兰。在这些地区，天花起到决定性作用，削减当地土著人口，加速欧洲人的定居，因为欧洲人对天花拥有强大的免疫力。在某种程度上，这些生物学方面的事件对欧洲殖民扩张的影响比火药更大。

哥伦布大交换和伊斯帕尼奥拉岛

"哥伦布大交换"是个专业术语，指欧洲人跨过大西洋来到美洲大陆，引发了东半球与西半球之间的农作物、动物、人种、文化的大规模交换。欧洲人来到美洲后，把诸如土豆、玉米和含有奎宁的树皮等带回了欧洲。微生物的传播方向则恰好相反。欧洲人将天花和麻疹带到了美洲。

伊斯帕尼奥拉岛是美洲第一个暴发天花的地方，它的经历正好诠释了哥伦布大交换在微生物层面的重大影响。伊斯帕尼奥拉岛是一个多山的岛屿，位于加勒比海，现在分属海地和多米尼加共和国，它是哥伦布1492年登陆的著名地点。

岛上的土著居民是印第安部落的阿拉瓦克人（Arawak）。据估计，哥伦布到达时，岛上的土著居民可能有100万人。哥伦布把那里称作风景秀美的人间仙境。根据他的记录，岛上的居民十分好客，热爱和平，他们热情地接待了西班牙人，并表达出极大的善意。

然而，这种善意没有获得对等的回报。西班牙人的兴趣在于利润和国际强权政治。伊斯帕尼奥拉岛处于战略要地，拥有肥沃的土壤和宜人的气候，同时还拥有西班牙王室梦寐以求的适宜耕种的土地。西班牙人用武力抢夺了这片领土，并奴役了阿拉瓦克人。欧洲人的这种抢占行为得到了两项决定性的帮助，一个是火药，另一个是天花、麻疹等流行病，因为当地美洲土著对这些流行病完全没有免疫力。

流行病的暴发从生物学角度说是自发的，不是有意为之的。没有任何迹象显示，西班牙人计划通过种族灭绝和散播疾病的方式，灭绝当地土著，并在该地定居。然而，伊斯帕尼奥拉岛的居民确实经历了一场可怕的、前所未有的致命灾难。1492年至1520年间，土著人口从100万减少到1.5万。岛上的农业、防御体系和社会体系均被瓦解。幸存者因为恐怖和害怕而屈服，他们或是把欧洲人本身当作神明，或是认为欧洲人的神明比他们自己的神明更强大。因此，哥伦布大交换带给美洲的疾病，甚至在欧洲人使用枪炮之前就决定了伊斯帕尼奥拉岛的命运，促进了欧洲殖民和基督教传播。

矛盾的是，尽管天花和麻疹帮助欧洲人夺取了对伊斯帕尼奥拉岛的控制权，但也破坏了他们奴役当地土著从事矿井和种植园工作的计划。土著居民近乎全部灭绝，因此欧洲人不得不寻找替代的劳动力。结果非洲人成为他们的新选择。原因在于，流行病虽导致大量美洲土著死亡，但非洲人和欧洲人都对其具有免疫力。在当时，这些社会和经济发展背后的免疫学因素当然是未知的，但是现实经验清楚地显示了它们的结果和风险。通过这种方式，在美洲奴隶制的发展和臭名昭著的黑奴贸易的"中间航道"建立过程中，疾病就成了一种重要的促进因素。

整个过程开始得十分迅速。1517 年，黑奴首次被输入伊斯帕尼奥拉岛，同时该岛在此后两百多年中逐渐富有，并在国际上享有盛名。1659 年，法国将伊斯帕尼奥拉岛的西部据为己有，重新命名为圣多明各岛。在种植园经济制度完全建立之后，该岛成为法兰西帝国最有利可图的宝藏。

广泛的发展

圣多明各岛的土著灭绝、欧洲人重新定居及开发该岛的过程，是天花影响到历史变革的"宏观图景"的重要例证。但在某种程度上，这种影响与天花对欧洲社会的影响截然不同。该岛的例证也是我们要详细讨论 1492 年之后的哥伦布大交换的理由。圣多明各岛的案例只是整个美洲历史进程中一个具体而微的例子。正如阿拉瓦克人被"处女地流行病"摧毁一样，在埃尔南·科尔特斯（Hernán Cortés）和弗朗西斯科·皮萨罗（Francisco Pizarro）到达之后，墨西哥的阿兹特克文明和秘鲁的印加文明也被流行病摧毁，罪魁祸首即天花和麻疹。整个北美地区的人口被清空，以利于欧洲人的征服和重新定居。

这个故事说来话长，已有其他学者讲述，感兴趣的读者可以在参考书目中找到相关内容，也可以了解到英国对澳大利亚和新西兰的殖民如何促进当地发展，并影响土著居民。通过伊斯帕尼奥拉岛发展的例子，我们可以清楚地看到欧洲人征服美洲和自治领的生物学基础。

我们在这里还要补充一个事实，当时也存在蓄意的种族灭绝手段，这加速了美洲原住民的自然灭绝过程。最早采取这种做法的是英国陆军军官杰弗里·阿默斯特爵士（Sir Jeffery Amherst），他为了"减少"土著人口，故意将携带天花的毯子给了美洲印第安人，开启了北美种族灭绝的进程。这个先例十分值得关注，因为当生物恐怖袭击的威胁不断出现时，它可以帮助我们理解，18 世纪的公共卫生部门为什么将天花置于最恐怖的生物制剂清单的前列。

天花与公共卫生

人痘接种

　　除了天花对文化和社会的影响之外，我们研究天花历史的一个重要原因是，它催生了一种全新且独特的公共卫生策略。人们相继采用了人痘接种（inoculation）和牛痘接种（vaccination）的方法来预防天花。在这两种方法中，人痘是一种更为古老的民间技术，在世界各地都有所发展。这有两个简单的原因。首先，与正统医学哲学的理论不同，人们发现天花具有明显的传染性；其次，世界各地的人们也都注意到，天花幸存者不会再次感染天花。天花幸存者是很容易识别的，因为他们人数众多，又带着痘疮等天花特有的印记。因此，人们想出一个办法，即人为地诱发轻度的天花，以此保护个体，使其免于重度感染。这种做法就被称作"人痘接种"，又常被比作园艺中的"嫁接"。

　　由于不同地区的文化和医者有所差异，其人痘接种技术也不尽相同，但主要的思路都是从天花病人身上的脓疱中提取脓液。这些病人一般是轻症天花患者，而且他们的脓疱并不是连续或半连续的。医生把线插入脓疱中，使其浸入黄色物质，然后用柳叶刀在接种者的胳膊表面划口，再将线放入伤口内，最后再扎紧伤口，保持 24 小时。如果接种成功，接种者在12 天后会患上类似的轻症天花，接着经历一个月的染病期和一个月的康复期，之后便会产生对天花的终身免疫力。人痘接种法在 18 世纪的中东和亚洲十分流行，但在欧洲并不常见。

　　最早将这种方法引入英国，并使其从英国传至西欧的关键人物是英国驻土耳其大使的妻子玛丽·沃特利·蒙塔古夫人（Lady Mary Wortley Montagu，1689—1762）。她的容颜曾毁于天花，所以，当她从伊斯坦布尔学到人痘接种法，就决定用这种方法保护自己的孩子不受天花之苦。蒙塔古夫人一腔热血，盼望能让人们对天花产生免疫力，逃离这个 18 世纪最可怕的杀手。1721 年，她返回英国，决定向英国知识阶层传授她在土耳其学到的接种方法。

蒙塔古夫人的社会地位、智慧和她对事业的热忱，共同促进了人痘接种法的传播。她说服了威尔士王妃，王妃同意让自己的女儿接种人痘，这一事件对人们接受人痘接种法起到了决定性作用。人们很快就发现，这种做法确实能提供有效的防护，因此，接种人痘成为文艺复兴的抗鼠疫措施被采取以来第一种成功的防疫措施，获得了越来越广泛的关注。作为天花疫情的中心，不列颠群岛率先欢迎接种人痘，这也是顺理成章的。不过人痘接种法很快也受到法国、意大利、瑞典和荷兰的进步思想家的推崇。一些哲学先驱成为人痘接种法的热情倡导者，比如欧洲大陆的伏尔泰和拉孔达明（Charles-Marie de la Condamine），以及美国的本杰明·富兰克林和托马斯·杰弗逊。他们认为这是理性与进步的胜利。多次犹豫后，乔治·华盛顿甚至冒险下令在军队中推广人痘接种法。因此，人痘接种法也许曾对美国独立战争的胜利做出过决定性的贡献。在俄国，叶卡捷琳娜大帝从伦敦请来一位英国医生，为她接种疫苗。随后，俄国贵族们也纷纷效仿。总之，无论是在欧洲还是在美洲，18 世纪天花流行的高峰期都迎来了首批切实可行的公共卫生措施。

不过，作为天花的预防措施，人痘接种法引起了很大争议。从积极的方面来看，人痘可以为接种者提供强大的免疫力来抵抗可怕的天花。接种成功与否取决于操作过程中的几个方面。第一，严格选择轻症病例作为感染脓疱液的来源，这个环节若是发生错误，接种者就可能丧命或毁容。第二，接种者必须在身体非常健康的情况下进行人痘接种。接种者被选中之后，在医生为他实施接种前，需要经历几个星期的准备期。在此期间，接种者应严格遵守作息、运动和饮食方面的规定，以增强自身的抵抗力。第三，接种时病毒进入人体内的途径，是人们偶然发现的人痘技术的关键，它会影响病人感染的轻重程度。柳叶刀和线的使用使得大天花病毒通过皮肤进入人体，这种方式在自然界中并不存在，但按照现在的研究，这种方式恰恰可以减弱病毒的毒力。对于大部分接种者来说，他们会染上天花，感到不舒服，但症状轻微。最后他们就能产生对天花的终身免疫力，不用担心再次染病，而且这个过程几乎没有毁容的风险。

从消极的方面来看，人痘接种也有一定的缺陷，这些缺陷会给接种者和社区带来严重的危险。接种费用十分昂贵，整个过程需要三个月才能完成：一个月的准备期，一个月的染病期，还有一个月的康复期。这三个时期都需要细致小心地护理。如此复杂的措施只适用于那些有经济能力和闲暇的人。此外，接种者总是不能免于风险，病毒预期毒力的计算总是不完全准确，因此接种操作可能会导致严重的天花感染，甚至残疾或死亡。据估计，人痘接种会造成 1%—2% 的接种者死亡，而感染天花者的自然死亡率为 25%—30%。

此外，由于接种疫苗会导致感染天花，这种做法就有引发更大范围的疫情，甚至引发流行病的可能性。正是出于这个原因，伦敦开设了天花接种医院，这家医院有两个目的：一方面是照顾接种者；另一方面是隔离他们，直到他们失去传染性，不再对社会造成潜在危险。即使是这样，人们仍围绕人痘接种展开了激烈的争论，即讨论总体而言人痘接种拯救的生命是否比它毁灭的生命更多。

牛痘接种

18 世纪英国天花的大规模肆虐，使人们对人痘接种法感到失望和焦虑。在这种背景下，医学史迎来一项重大发现——爱德华·詹纳医生开创了牛痘接种法。要理解牛痘接种法的原理，我们需要回顾一下之前的内容。大天花病毒和牛痘病毒都属于正痘病毒属，前者只感染人类，后者主要感染牛类。但在适当的条件下，牛痘病毒可跨越物种屏障从牛传染给人类。在人身上，牛痘病毒在引发轻微症状的同时，还会使人类对大天花病毒产生持久的交叉免疫力。

在 18 世纪的英国，最容易染上牛痘的是挤奶女工。詹纳是格洛斯特郡的伯克利镇上的医生，具有乡村行医的经验，因此能够观察到一种独特的现象：当天花流行时，患过牛痘的挤奶女工似乎从不感染天花。他并不是第一个观察到这现象的医生，但他是第一个通过搜集挤奶女工的病史并进行实验来研究的医生。他在 1796 年进行了实验，当时他说服园丁让园丁 8 岁的儿子先接种从挤奶女工那里得到的牛痘提取物，然后再接种活天花病毒。正是詹纳将这种方法命名为"牛痘接种"（vaccination，源于拉丁语 vaccinus，意为"来自奶牛的"）。

按照当今的道德标准，对儿童进行此类实验不会被允许。不过幸运的是，这个男孩只感染了轻症的牛痘，并且在接种了真正的活天花病毒后，仍然保持着健康。出于谨慎，詹纳只在一个实验对象身上进行了最初的实验。等到两年后，詹纳又在另外 15 名志愿者身上重复了牛痘接种实验。基于以上实验的成功，1798 年，詹纳发表了简短却不朽的著作《天花疫苗的来源与效果调查》，其中评估了牛痘接种法的潜力。

詹纳的天才之处在于，他充分认识到实验的重要性，从而使消灭全球的天花成为可能。正如他在 1801 年做出的预言，"天花作为人类最痛苦的折磨，终将被彻底消灭"[5]。正是出于这个原因，英国国会不久之后就宣布牛痘疫苗是医学史上一项伟大的发现。它是一类新型公共卫生政策的基础。这种公共卫生政策不仅可以有效地防治天花，还可以防治脊髓灰质炎、破伤风、狂犬病、流感、白喉和带状疱疹等疾病。而且，目前医学界正在继续研究预防其他更多传染病的疫苗，例如针对疟疾和艾滋病的疫苗。

1798 年后，詹纳将他的余生奉献给了"天花疫苗的十字军运动"。在此过程中，他很快结识了罗马教皇庇护七世（Pius Ⅶ）、意大利的路易吉·萨科（Luigi Sacco）、法国的拿破仑和美国的托马斯·杰弗逊等有影响力的人。他们帮助他推广牛痘接种法，将其确立为公共卫生政策的主要手段。

与使用天花病毒的人痘接种不同，因为牛痘疫苗使用的是牛痘病毒而不是天花病毒，所以它对人体造成严重并发症的风险较低，对社区也没有风险。但这种方法也确实造成了一些问题，使得消除天花运动任重道远。人们担心詹纳最初的"手臂对手臂"式的活病毒接种法，可能会增加传播梅毒等其他疾病的风险。此外，詹纳堕入了教条主义，坚信疫苗接种能产生终身免疫力，却拒绝考虑那些有悖其观点的证据。但是事实证明，疫苗带来的免疫力持续的时间是有限的。以前接受过牛痘疫苗接种却再次感染的患者案例，更无可辩驳地证明了该方法的缺陷，唤起了质疑的声音。（随后的研究证明，接种牛痘疫苗之后，针对天花的免疫力可持续长达 20 年，然后就需要重新接种疫苗，以确保达到终身保护的效果。）

詹纳本人过度自信的主张，加上疫苗接种的失败和对其安全性的担忧，激起了反对疫苗接种的政治声浪，进一步减慢了疫苗接种运动的发展速度。不论是在欧洲，还是在美国，反疫苗接种运动都成为 19 世纪最大规模的民众运动之一。疫苗接种引起了当时最激烈的社会辩论。反对的浪潮来自多方面。自由主义者们主要反对此过程中公权力的扩张；宗教人士认为提取动物体内的物质植入人体的做法，违背了上帝创造的自然秩序；人们也暗中恐惧科学，担心其潜在的危害。当时流传一些卡通画，描绘了接种牛痘的人长角或者变成野兽，通过这种方式表达了对疫苗接种的忧虑。那时有位名叫本杰明·莫斯利（Benjamin Moseley）的医生，他的反疫苗接种观点已经夸张到缺乏道德。他说詹纳提倡的牛痘接种会导致接种的女士"在田间闲逛时招惹公牛"。[6] 甚至有人狡猾地暗示，詹纳是法国大革命的秘密仰慕者，他的隐藏目标是颠覆英国的社会秩序。一些接种者，甚至因为担心接种疫苗招致生意失败，而加入反疫苗接种的队伍。

人们这种不理性的反对导致疫苗接种进展缓慢。查尔斯·狄更斯正是因为想对此提出警示，才写出了《荒凉山庄》的小说。从艾瑟·萨默森的濒死和毁容的经历中，作者表达了对当时风气的批评，人们不理会詹纳简单易行的预防措施，后果就十分严重。若没有疫苗接种，艾瑟的不幸经历可能发生在任何人身上。

最终，詹纳预想的景象成为现实。在詹纳首次发明疫苗接种法的 200 年之后，制冷、冻干疫苗和气动喷射注射器等技术进步简化了接种技术，几乎消除了交叉感染的风险。这种技术进步使疫苗可以在热带和资源匮乏的地区使用。1959 年，世界卫生组织采取前所未有的手段，发起了全球性疫苗接种运动，最终根除了地球上天然存在的天花。1977 年，最后一例天花病例出现在索马里。1980 年，世界卫生组织正式宣布取得成功。

1998 年，劳动卫生与人力资源服务委员会主席、参议员戴尔·邦珀斯（Dale Bumpers）向美国国会汇报时，回顾了疫苗接种运动的经济成本和收益。据他评估，国际根除天花方案的总花费为 3 亿美元，其中美国出资 3200 万美元。他说："这项投资带来了几倍的回报。消除天花这个恶性杀手，除了使我们获得人道主义方面的胜利，还使我们享受到巨大的经济利益。自从这种疾病被根除，仅在美国，每 26 天就收回了等同于全部投资的经济利益。"[7]

同样，美国审计总署（GAO）计算得出，在其他与天花疫苗接种、医疗和检疫相关的直接间接开支中，美国已经节省了 170 亿美元。根据 GAO 的数据，从 1971 年美国实现根除天花并取消常规疫苗接种开始，直到 1988 年，全球天花根除运动给美国带来的平均年回报率为 46%。在全世界的通力合作下，天花是第一种，也是迄今为止唯一一种被人类有目的地根除的传染病。

8

战争与疾病 I

拿破仑、黄热病与海地革命

1804 年末，在经历最大规模之一的奴隶起义和 13 年的暴乱后，革命领袖让-雅克·德萨林（Jean-Jacques Dessalines）宣布海地独立。海地是世界历史上第一个实现黑人自由的共和国，也是最早摆脱殖民的国家。在海地《独立宣言》中，德萨林向新国家的公民宣布：

> 仅仅赶走两百年来在我们的土地上制造累累血案的野蛮人是不够的，制服一个接一个动辄以法国式的自由幽灵相标榜的分裂集团也还是不够的。现在我们必须斗争到底，以国家权威的形式确保自由永远统御我们生长的国家。我们必须想方设法摆脱那些不人道的政府长久以来迫使我们陷入的最耻辱的麻木不仁。最后，我们必须要保证：要么生而独立，要么就去死。[1]

一个面积只有马萨诸塞州般大小，人口和如今肯塔基州路易斯维尔市相差无几的岛屿，击败了拥有 2000 万人口的世界强国——法国。（图 8.1）

随着海地（旧称圣多明各）的丧失，拿破仑放弃了将美洲纳入强大的法兰西帝国的设想。作为法国进军北美计划的桥头堡，该岛的丧失，以及热带环境作战的复杂性导致的幻灭感，令拿破仑判定，路易斯安那领土是无法防御的累赘。于是，他与美国签订了路易斯安那购地案。通过1803 年的这项交易，美国的国土面积扩大了一倍，获得了 828 000 平方

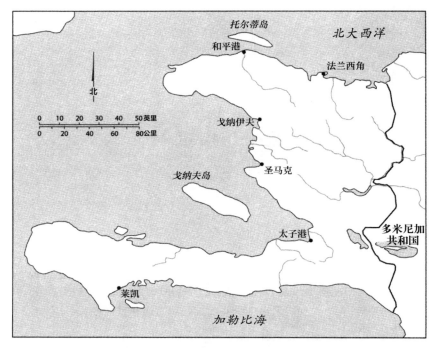

图8.1　1804 年独立时的海地。1802—1803 年拿破仑的军队曾在这里被黄热病击败。（由比尔·纳尔逊绘制）

英里的领土，这些领土先后被划分成 15 个新的州。

　　然而，在 1803 年，所谓"路易斯安那"空有其名，只存在于地图上，并不处于法国实际控制下。正如拿破仑所料，要达成对该地的实际控制、促进定居，并在必要时征服英美、美洲土著反对者等潜在的敌人，全都需要大量的投入以建设必要的基础设施。而海地独立无疑会让这种投资的成本和风险都呈指数级增长。综合考量下，拿破仑决定采取谨慎的做法来减少损失，他接受托马斯·杰弗逊提供的资金，转而在其他地方开始替代计划。因此，在海地奴隶起义的直接影响之下，美国崛起成为世界强国，众多美洲原住民的命运也由此被决定。

　　本章将探讨 1802 年至 1803 年间，可怕的黄热病流行在这段历史中造成的影响。在海地，黄热病清楚地展现了传染病对奴隶制、帝国、战争和民族构建起到的重要作用。

圣多明各岛

至 1789 年，伊斯帕尼奥拉岛上的加勒比殖民地圣多明各已经成为法国财富和经济增长的重要支柱。根据 1697 年的《里斯维克和约》，伊斯帕尼奥拉岛西部的 1/3 被划分出来，称为"圣多明各"。在这份和约中，伊斯帕尼奥拉岛东部被划分给西班牙，后来形成了现在的多米尼加共和国，而西部的圣多明各则被割让给法国。圣多明各的超过 8000 个种植园依靠黑奴生产糖、咖啡、棉花、烟草、可可和靛蓝染料，然后这些商品从海地的港口特别是法兰西角和太子港出发，被运输到马赛、南特和波尔多。它们为诺曼底的纺织厂提供了产品，促进了法国造船厂的船舶生产，还满足了半个欧洲的消费者对甜味剂和咖啡因的贪婪需求。

在法国大革命前的半个世纪中，圣多明各成为世界上最富庶的殖民地，而法兰西角被誉为"安的列斯群岛的巴黎"。仅在 1780 年至 1789 年间，该地原材料出口量就翻了一番，每年有 1600 艘船来往于大都会和圣多明各之间。奴隶的输入量也迅速增加，从 1764 年的每年 1 万人增加到 1771 年的 1.5 万人，又增加到 1786 年的 2.7 万人，直至 1787 年的 4 万人。特别重要的是，18 世纪的糖与咖啡的热潮，使得土地的价值急剧上升。经济快速增长的核心位于法兰西角东部平原的大型甘蔗种植园，以及山丘上规模稍小的咖啡园，大型甘蔗种植园内通常有超过 200 名奴隶。

岛上存在的各种尖锐矛盾无比棘手。据说，圣多明各种植园每亩土地创造的财富高于地球上的任何地方。但与此同时，这里也汇聚着人类最深重的苦难。圣多明各种植园的奴隶忍受着各种惩罚，包括鞭笞、镣铐、监禁、强奸和烙印。对于种植园主来说，更换奴隶比给他们提供人道的生活条件更为经济。如此不人道的政策也反映出大多数种植园主都是遥领地主的事实。他们更适应巴黎，不适应热带气候，惧怕感染黄热病，而黄热病正是西印度群岛最致命的微生物威胁。因此，庄园的管理由中间商负责，中间商的野心让他们更重视短期的利润，而不是长期的稳定性。结果，在法国大革命前夕，从非洲运来的大多数黑奴，在法兰西角下船后五年内就会死去，黑奴与种植园管理层的关系全由恐惧和相互敌视构成。

种植园中的死亡人数一般会超过出生人数，因此 18 世纪黑奴的人口增长主要依靠那些来自非洲的船只不断抵达此地。黑奴死亡率如此之高，主要是因为过度劳累、工业事故、饮食不足、住所拥挤、污秽和疾病（特别是痢疾、伤寒和破伤风）。不过，很少有黑人死于欧洲人最担心的黄热病，这种疾病在安的列斯群岛被称为"白人的坟墓"。

"苦涩蔗糖"

黄热病有很多别名，例如"铜约翰"，得名于该病会引起黄疸（导致病人肤色渐趋古铜）；"黑呕"，标志着它最令人担忧的症状；"恶性发烧"，表示发病的严重性；"暹罗病"，是向该病的殖民地起源致敬；"黄旗"，源自发现黄热病时被作为隔离标记升起的小黄旗。其中最为人所知的名字——黄热病，则包含了黄疸和隔离标记的双重含义。最初，该病与它的病媒——成年雌性埃及伊蚊——随着黑奴贸易从西非和中非传来。黑奴和蚊子都是黄热病病毒的宿主。黑奴贸易的船只实际上就成了输送黄热病的超级航道，从而改变了西印度群岛的历史。

甘蔗种植改变了圣多明各的生态。这里不是黑奴的乐园，却成了微生物和埃及伊蚊的乐土。为了种植甘蔗，人们需要采取一系列行动，这些行动为昆虫病媒传播可怕的黄热病创造了无数便利的条件。首先，森林砍伐的过程破坏了食虫鸟类的自然栖息地，而这些鸟类限制着蚊子的数量。因此，开荒使得偷渡来的埃及伊蚊在加勒比地区拥有了生存所必需的决定性条件。森林砍伐还导致水土流失、泥沙淤积、洪水泛滥，海岸附近形成沼泽，这让飞虫流连忘返。

森林被砍伐后，甘蔗的种植为埃及伊蚊创造了更多的生存机会。蚊子的繁殖无须大片水域，它们更喜欢在容器内侧或略高于水线的地方产卵。因此，水箱、水桶、罐子和破碎的陶器就成为其最理想的产卵地。种植园在蔗糖精制、提取糖浆的第一阶段所使用的大量陶罐，同样是完美的产卵地，陶罐里含糖量很高的液体，是新孵化的幼虫极好的养料。另一种选择是送水用的木桶，为了供给奴隶、牲畜饮水，以及灌溉菜园，这种木桶随处可见。

此外，昆虫病媒在种植园内的生存条件也同样重要。雌蚊要产卵繁殖必须摄取动物血液。埃及伊蚊则更进一步，独爱人血而不钟情于其他哺乳动物。种植园里聚集的大量奴隶足以供养蚊子，而蚊子持续输入奴隶血液中的黄热病病毒，又回流到吸血的蚊子身上，使其保持着传播疾病的能力。

尽管来自非洲的奴隶通常对黄热病免疫，经济的飞速发展却源源不绝地为埃及伊蚊送来了对黄热病缺乏免疫力的欧洲人。当地蓬勃发展的蔗糖-黑奴经济使得船员、商人、官员、士兵、工匠、小商贩和店主源源不绝地从欧洲蜂拥而至。经济之都法兰西角是个独特的城市，它有 2 万人口，却只有一些较小的港口，分布在蚊虫飞舞的海岸线附近。埃及伊蚊很适应城市环境。无论是在城镇，还是在乡村，在炎热多雨的夏季，缺乏免疫力的白人中间都会暴发季节性黄热病。暴发的规模通常有限，然而一旦有大批欧洲水手和士兵抵达，为疫病加薪助燃，疫病的规模就会立刻失控。

种植园经济提供了病毒传播所需的大部分条件，而西印度群岛的热带气候促进了黄热病的传播，5—10 月炎热潮湿的雨季无论对于病毒还是病媒的生命周期都非常合适。此外，有学者注意到，气候长期转暖的趋势标志着凉爽的小冰河期气候的结束。小冰河期的开始和结束是渐进的，没有精确的划分，但一般认为小冰河期始于 17 世纪初，结束于 19 世纪初。气候回暖的趋势导致温度升高，降水量增加。这种气候变化促进了黄热病及其病媒的输入。

来自非洲黄热病流行地区的奴隶通常对这种疾病具有获得性、交叉性和遗传性的免疫力。获得性免疫是指当他们儿时感染过该病后，便获得了终身免疫力。此外，曾患过登革热（在非洲大部分地区流行）的人出现了交叉免疫现象。登革病毒与黄热病病毒同属黄病毒属，所以患者对黄热病具有明显的交叉免疫力。这种机制类似于爱德华·詹纳著名的发现，接种牛痘的机体对天花具有交叉免疫力。许多观察者认为，选择性进化压力使非洲人群产生了遗传性免疫力，就像非洲和地中海地区的民族在疟疾肆虐的生存环境中出现镰状细胞贫血和地中海贫血一样。

非洲人对黄热病的免疫力和抵抗力与周围白人的脆弱性形成鲜明对比。对于欧洲人来说，伊斯帕尼奥拉岛这样的加勒比海岛屿是公认的损害健康之地，而黄热病是他们最害怕的危险。于是，欧洲人和非洲奴隶在病情上显示出了巨大的反差。这种反差受到人们的普遍关注，正如英国作家罗伯特·骚塞（Robert Southey）所言，"疾病和蔬菜一样，选择自己的土壤；有些植物喜欢黏土，有些植物偏好沙子，有些植物则喜欢白垩，所以黄热病不会在黑人身上扎根，雅司病也不会传染给白人"。[2]

欧洲人与非洲人后裔不同的免疫力，极大地影响了圣多明各的历史。它决定种植园需要的是从非洲持续输入的劳动力，而不是来自欧洲的贫民或美洲的原住民；它激化了社会紧张局势，间接地导致了黑奴的反抗；它使得狂暴的黄热病周期性地消减加勒比海的欧洲人口。我们将看到，1802年，一支欧洲舰队的到来，在引发美洲历史上最致命的黄热病疫情方面起到了巨大的作用。疫情又引发了一系列重大事件，其中就包括拿破仑的美洲梦的破灭。

社会紧张局势

由于圣多明各甘蔗种植园里普遍存在的恶劣生存条件，该殖民地历经了一段奴隶反抗的历史。法国启蒙运动作家纪尧姆·雷纳尔（Guillaume Raynal）等人预言，"新斯巴达克斯"将领导一场大起义，而法国废奴主义者米拉波伯爵（Comte de Mirabeau）则将圣多明各与维苏威火山相提并论。奴隶采取了多种形式进行反抗，包括不服从命令，以暴制暴，在主日弥撒时传播颠覆性的思想，以及逃亡并聚集为一群"马隆人"（maroons）。"马隆人"是指逃亡的奴隶，通常藏匿在山丘和森林地带，借此追求自由。更具威胁性的是，奴隶们也会采取集体行动，对抗极端暴力的监工、工头。他们还会大规模地撤离种植园，与奴隶主进行谈判，商讨返回种植园的条件，虽然这种事情不常发生。

种植园主们最担心的还是像地震般偶尔爆发的全面叛乱，它们严重地破坏了圣多明各甘蔗种植园的正常秩序。其中最著名的叛乱是 1758 年的麦坎达阴谋，当时被激怒的奴隶们下毒谋杀了他们的主人，并向奴隶监工们报仇。尽管信仰伏都教（Vodou）的弗朗索瓦·麦坎达（François Mackandal）被绑在火刑柱上烧死，但人们仍然坚信他奇迹般地从大火中幸存了下来，并将回来带领他的人民走向自由。他的事迹激发了 1791 年至 1803 年的一系列起义，其中就包括弗朗索瓦·多米尼克·杜桑·卢维杜尔（François Dominique Toussaint Louverture）的起义。

殖民地的人口状况也是叛乱频发的一种刺激因素。不同于美国南部，在圣多明各的种植园中，奴隶群体占了当地人口的绝大多数。圣多明各共有 50 万名奴隶，在加勒比地区首屈一指，远远超过第二位的牙买加，那里只有 20 万名奴隶。圣多明各的其余人口由 3 万名穆拉托人（mulattoes，黑白混血人）或有色人种（gens de couleur），以及 4 万名白人组成。此外，在世界范围内，圣多明各的非裔奴隶的密集程度也最高。我们可以与美国做个对比：到 1789 年巴士底狱陷落时，全美国有 70 万名黑人奴隶；而圣多明各有 50 万名奴隶，他们占据的面积仅有马萨诸塞州那么大。

圣多明各的非裔奴隶如此密集，还造成了一种影响。甘蔗种植园属于高度劳动密集型产业，有数百名男女劳动力。在这种情况下，颠覆性的政治和宗教思想可以在一个种植园中迅速传播，也可以从一个种植园传播到附近其他密集的奴隶聚居地。通过这些方式，圣多明各的人口状况和种植园的工作模式就为奴隶叛乱提供了可能条件，而其他奴隶社会都不具备这些条件。

此外，在关键时刻，殖民地的黑人在穆拉托人中找到了盟友。根据当时流行的种族定义，穆拉托人或有色人种处于复杂的中间位置。他们在法律上是自由的，被白人委任充当监工、工头和民兵。但是混血人也受到种族隔离的侮辱；法律禁止他们拥有自己的武器或担任公职；他们通常被限制在经济等级的下层。他们累积的不满情绪成为这个制度的长期缺陷。

对于那些试图基于种族来维持等级制度的人来说，不幸的是，黑人的人数远超白人，即使是武器简陋的黑人男女也可能把白人的世界搅得天翻地覆。这种状况可能还有一个原因，白人群体并不统一，他们按阶级、教育程度和富裕程度分成许多不同层次。黑人奴隶们将那些地位低下的白人工匠、水手、店主和街头小贩轻蔑地称作"卑贱白人"（petits blancs）。他们与岛上处于社会金字塔顶端的富有的种植园主和商人有很大的利益分歧。实际上，利益分歧也存在于种植园主内部，例如低地的甘蔗种植园主与山丘上较小的咖啡庄园主就互相对立。

旧制度末期圣多明各的不稳定局势还有一个原因，即大多数奴隶并没有"心碎"，也没有习惯于认命。由于种植园的奴隶死亡率过高，1789年岛上的大多数奴隶都出生于非洲，因此还记得受奴役之前的生活。刚被戴上镣铐的男男女女们并不承认奴隶制是自然或永久的。相反，他们保留了自由的记忆，并保持了与祖国同胞的联系。他们保留了自己的母语、习俗和宗教信仰。许多奴隶甚至还有从军的经验。正因如此，这些"来自非洲的退伍军人"很容易逃跑。宪兵队（maréchaussée，由白人指挥、穆拉托人负责的农村警察部队）需要严密监视他们的举动。宪兵队的职责就是加强劳动纪律、惩罚异议者，以及抓捕马隆人。

矛盾的是，18 世纪 80 年代中期，巴黎的殖民部曾为改善这种社会状况带来过一丝希望，虽然他们怀着阴险的用心。圣多明各发生叛乱的消息，令殖民部大感忧虑。于是它发布了一些法令，旨在减少虐待奴隶的行为，改善甘蔗种植园内的生活条件，以便实现维护社会稳定的目标。王室也有清醒的态度，他们试图惩罚谋杀奴隶的种植园主，推行每周一天的休息制度，限制工作时间，并规定奴隶应享有足以维持生命的饮食。然而种植园主们强烈反对这些新规定，法兰西角的法院也拒绝承认它们。用一位新近学者的话说，圣多明各很不幸地成为"有史以来最极端、最集中的奴隶制度"的首要范例。[3]

圣多明各的旧制度所遭遇的最大威胁来自马隆人。这些逃离种植园的奴隶组成独立的团体，完全脱离了当局的控制。不断有小股的马隆人从藏身所流窜出来，偷袭种植园，烧杀抢掠。但是，随着经济的增长，大片土地被无情地侵占，甘蔗园的面积不断扩大，这对逃往山中的奴隶造成了越来越大的威胁。甘蔗和咖啡种植业的扩张使荒地和森林面积日渐缩减，马隆人的生活逐渐难以维持。结果就是，奴隶们面临艰难的抉择，或是屈服，或是叛乱。

奴隶叛乱和黑人斯巴达克斯

法国大革命动摇了圣多明各岌岌可危的社会秩序。圣多明各的状况与革命宣扬的"自由、平等、博爱"正好相反。殖民地的人都紧盯着法国大革命的事态发展。1789 年攻占巴士底狱事件发生后，法兰西角、太子港和圣马克的人们随之欢庆，尤其是那些所谓"卑贱白人"。在庆祝活动后，他们效仿巴黎的模式，组建了政治俱乐部。各类思想、国外的新闻和当地的传言通过城镇社交网在人群中扩散。一些酒馆、教堂和市场成为思想交流的前沿阵地，这些地方在种族隔离制度下聚集了大量黑人奴隶和有色人种，他们常常周末来此打发时间。殖民地还有一家专门面向白人读者的报纸。但有色人种甚至一些黑人奴隶也识字，他们阅读报纸后，到处传播消息，尤其是将消息带回了种植园。

与此同时，法国国民议会的成立催生了圣马克的殖民地议会。殖民地议会针对种族特权问题或法国与殖民地的利益冲突问题展开辩论，这在整个加勒比地区掀起了波澜。事实上，封建主义和贵族制度在法国国民议会上被废除，这衍生出的问题激起了圣多明各人的讨论热情。奴隶制度是否就像封建主义一样过时？圣多明各的"肤色贵族"是否应该面对与法国的"穿袍贵族"和"佩剑贵族"相同的命运？

《人权宣言》特别具有煽动性，因为殖民地的状况与其格格不入。海地穆拉托人的代表文森特·奥热（Vincent Ogé）在法国国民议会上明确地做出了这种比较。他强调人权应该是普遍的，在法兰西角和巴黎一样适用。早在 1788 年，巴黎激进派俱乐部"吉伦特派"的领导人雅克·皮埃尔·布里索（Jacques Pierre Brissot）就创立了废奴主义团体"黑人之友协会"。该协会主张为穆拉托人争取平等权利。讽刺的是，这个名为"黑人之友"的协会却逃避解放黑人奴隶的问题。法国国民议会质疑将人视作财产的观点，又面临着来自吉伦特派和社会的压力，因此，它在 1792 年宣布殖民地的混血人种享有政治权利。但是人们不可避免地追问，黑人的权利呢？与吉伦特派相争的雅各宾派比"黑人之友"更为激进，他们致力于彻底废除殖民地的奴隶制。

1792 年至 1794 年间，法兰西共和国一步步朝着废除奴隶制的方向稳步发展。这种颠覆性的思想席卷了圣多明各，与此同时，种植园的奴隶制也自动失去了法国政府的保护。在过去，国家一直通过设立总督、法庭、军事要塞和警察的手段来维持殖民地的社会等级制度。而现在，法国国民议会不再保护殖民者支配 50 万奴隶的特权。1790 年，奥热从旅居的巴黎回到圣多明各，领导了一场起义，要求消除种族歧视。起义失败后，奥热被俘并被处决。在这过程中，他同弗朗索瓦·麦坎达一样，成为追求自由事业的象征，也成为颠覆社会秩序的典范人物。

这个世界日益变得更加政治化，种植甘蔗的平原上燃起了革命之火。1791 年 8 月底，黑奴和马隆人在森林里召开了著名的会议——布瓦凯曼会议，目的是策划叛乱。在会议之后，他们实施了计划，闯入一个个种植园，掠夺物资，烧毁甘蔗地并破坏机械。在圣多明各艰苦的生存环境中，此类反叛行为以前也比较常见，但一般规模有限。然而，1791 年的叛乱运动超越了此前所有的反叛行为，无论是参与人数还是被波及的地区都史无前例。叛乱的消息传开，引发了整个北部省份的起义，席卷了整个殖民地。农工、城市奴隶、家奴，甚至自由的穆拉托人都加入了起义。伏都教和基督教在其中发挥了重要作用，它们将奴隶们凝聚为统一的群体，为他们提供了表达共同愿望的话语，并使年长领导者获得更多名望。

杜蒂·布凯曼（Dutty Boukman）是一名马车夫，也是伏都教的重要人物，在奴隶中间有很大的影响力。他主持召开了布瓦凯曼会议，并领导了起义。不过，起义与"黑人斯巴达克斯"卢维杜尔的关系最为密切，他从起义之初就加入了其中。在他的领导下，起义者有了更远大的理想，即实现全面解放，从法国独立出来。起义者唱着革命歌曲，举着三色旗，响应卢维杜尔关于保卫自由的号召，"自由是一个人可能拥有的最宝贵的财富"。[4]

起义之火一旦被点燃，就以惊人的速度蔓延。在美洲，奴隶制从未受到过类似的威胁。正如历史学家洛朗·迪布瓦（Laurent Dubois）所言：

叛乱者形形色色，有女人也有男人，有非洲人也有克里奥尔人，有工头也有工人，有山区咖啡种植园奴隶也有甘蔗种植园奴隶……他们用以暴制暴的方式，摧毁了世界上最富裕地区之一的经济。在起义的最初 8 天里，他们摧毁了 184 个种植园；到 9 月底，超过 200 个种植园遭到袭击，法兰西角两侧 50 英里内的所有种植园都化为了灰烬。此外，在平原上方的山区，有将近 1200 个咖啡种植园遭到袭击。反叛者人数不好估计，有各种不同说法，但到 9 月底……反叛者的营地里已有多达 8 万人。[5]

暴力和破坏是叛乱的标志，叛乱者的目标就是摧毁种植园。他们纵火烧毁建筑物和田地，伏击民兵巡逻队，屠杀地主和监工。一些反叛领导人强调不要过火，但另一些人则吹嘘他们一天能绞死多少白人。

来自巴黎的消息分散了圣多明各白人的注意力，使他们产生了分歧。当战火燃及北方时，他们在法兰西角的代表仍在进行激烈而不合时宜的辩论，纠缠于战略问题。他们的行动如此迟缓，从而使叛军有时间招募、组织并武装新成员。他们对时机的延误是叛乱能够成功的重要原因。

当奴隶主及其支持者终于采取行动时，他们选择了与叛乱者相同的暴力和不妥协态度。殖民地议会拒绝与"叛乱的黑人"进行谈判，要求他们无条件投降，这一最后通牒导致叛乱演变成革命。

拿破仑恢复奴隶制之战

一个关键的问题是法国当局的态度。拒绝妥协的"肤色贵族"追随者不足以战胜数量众多的反叛奴隶。在卢维杜尔的领导和组织下，越来越多的奴隶获得武装，团结起来。种植园主们只能寄望于法国国民议会能够派遣一支大军到法兰西角镇压叛乱，恢复奴隶制。

不幸的是，从 1789 年到 1792 年，法国大革命日益激进化，直至权力落入议会中两大代表派别——吉伦特派和雅各宾派之手。两派都认为，废除法国的贵族制度的同时，也应该废除圣多明各的"肤色贵族"制度。

1792 年，议会为了解释其针对种植园奴隶制度的观点，向法兰西角派出了两名特派员，分别是主张废奴的里格-费利西特·桑托纳克斯（Léger-Félicité Sonthonax）和主张改革的艾蒂安·博尔维雷（Étienne Polverel）。他们一起改变了殖民地的政治。

除了在道德上对奴隶制的憎恶外，桑托纳克斯和博尔维雷这么做也有其他方面的考量。他们急需抵抗西班牙和英国的反革命势力对圣多明各的干预，这两个国家都担心叛乱会波及自己的领地。作为法国主要的殖民对手，他们急于消除黑人解放和黑人自治的危险。他们认为圣多明各是一个拥有无与伦比的财富的殖民地，该地遭受打击会给正在革命的法国造成轩然大波，这也坚定了两个革命敌人的决心。

面对西班牙和英国的威胁，特派员们采取了大胆而果断的行动，团结奴隶共同捍卫法兰西共和国。他们凭借自己的权威，于 1793 年颁布法令，从法律上解放奴隶，并授予他们完全的法国公民权。卢维杜尔和他麾下的部队随即宣誓效忠于将他们解放的共和国。作为回报，特派员们为他们提供了武器。

为了确保巴黎批准他们在该殖民地提出的方案，桑托纳克斯和博尔维雷派出了一个由三人组成的代表团参加国民公会（国民议会已更名），代表团人员包括一名白人、一名穆拉托人和曾经的黑奴让-巴蒂斯特·贝莱（Jean-Baptiste Belley）。在当时的雅各宾派控制下的国民公会上，贝莱发表了有关圣多明各种族平等的宣言，赢得了雷鸣般的掌声。紧接着，在 1794 年 2 月 4 日，国民公会发表了法国大革命的决定性文件之一——《解放宣言》。"国民公会宣布在所有殖民地废除黑人奴隶制；相应地，该法令规定所有居住在殖民地的人，无论肤色如何，都是法国公民，应享有宪法所保障的一切权利。"[6] 关于如何补偿奴隶主的损失，法令并没有做出规定。

然而，由于 1794 年夏天开始的革命右倾，解放黑奴的长期运动停摆了十年。7 月 27 日，在法国，一场反对恐怖统治的政变导致罗伯斯庇尔和雅各宾俱乐部垮台。罗伯斯庇尔及其亲信被处决，废奴主义者也被赶下台。随后的三个政权并未试图推翻革命的成果。从这点来看，他们不是反革命的，但他们确实打算中止革命，同时将稳定和秩序放在工作首位。此

外，由于大革命时期的法国持续处于战争状态，国家越来越依赖军队及其领袖——科西嘉军官拿破仑·波拿巴。（图 8.2）

作为第一执政，拿破仑对圣多明各发生的事件感到失望。他憎恶自下而上的解放和种族混合，他认为黑人没有自治能力。与西班牙和英国一样，拿破仑也曾担忧圣多明各的奴隶起义可能威胁到法国在美洲其他属地的奴隶制，比如瓜德罗普、马提尼克、留尼汪和圭亚那。为了维护种族隔离制度，他开始考虑用武力镇压叛乱，恢复奴隶制。当他下令将结交卢维杜尔的白人、私通黑人或其他有色人种的白人妇女一起流放的时候，他的意图就已经显示出来了。拿破仑认为时任圣多明各总督的卢维杜尔是个无礼的黑人，他的声望超过了自己，可能会取代自己在海地的地位。

此外，拿破仑厌恶他这位政敌，恰恰是因为卢维杜尔的政治风格与

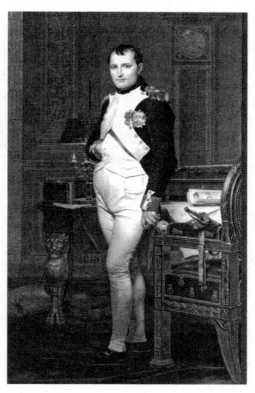

图 8.2　雅克－路易·大卫绘，《拿破仑皇帝在杜伊勒里宫的书房里》（1812），美国国家美术馆，华盛顿市。

拿破仑自己如出一辙。在海地那小得多的领地里，卢维杜尔是位才华横溢的军事领袖和专制的独裁者。除了被称为"黑人斯巴达克斯"外，他还被称为"黑人拿破仑"。尽管在经历了十年的叛乱后圣多明各仍是法国的殖民地，但卢维杜尔统治下的圣多明各表现得像一个主权国家。它有自己的宪法，奉行几乎不考虑法国利益的外交政策，并宣布卢维杜尔为终身总督。尽管其宪法规定圣多明各仍然属于法国，但也宣布圣多明各遵守自己制定的"特别法"。

这种挑衅近乎叛国。尤其令人无法接受的是，该岛在法国经济中发挥了极其重要的作用。拿破仑打算恢复圣多明各岛上富庶的种植园。他意图分配土地，以此奖励对恢复种植园及其正常生产提供经济支持的忠实追随者们。因此，拿破仑在海军各部和各处殖民地安插了大量奴隶制的坚定捍卫者，并计划进行一次大规模的远征。他写道，他很高兴听取"住在圣多明各的绅士们的有力建议"。[7]

第一执政还怀有更宏伟的地缘政治抱负。为了扩大自己的统治，取得永久的荣誉，拿破仑一度焦躁不安，大胆地设想着法国在北美重新复兴殖民地。如果他能镇压圣多明各可恨的黑人叛乱，那么他就能利用该岛将法国的势力扩张至路易斯安那州和密西西比河上游。在此过程中，法国可以一面与英国争夺权力，一面充实自己。由于拿破仑更相信他个人的天赋和直觉，而不是详细的计划，他把细节留到以后再考虑。但是，让法国成为北美强国的第一步是很清晰的：消灭阻挡他实现抱负的黑人。与卢维杜尔的战争已迫在眉睫。

不应该将拿破仑与卢维杜尔的冲突简单地定义为奴隶制与自由之间，或白人至上主义与种族平等思想之间的竞争。卢维杜尔是一位实用主义者，他设想建立一种混合的、半自由的种植园制度。他所倡导的未来是富有的白人、有资本的有色人种和黑人精英在蔗糖产业进行投资及合作，并管理顺服的劳工。卢维杜尔坚持认为，在新制度下，农场工人可以自由地更换雇主，不用担心受到体罚。但是与此同时，黑人和有色人种虽然在法律上是自由的，却也是被束缚的，必要时甚至会被镇压，只能在严酷的纪律约束下，领到微薄的工资，从事繁重的劳动，而且不能迁往城镇。卢维杜尔担心，那些种植园工人已经将农活视作奴役，一旦获得自由，他们就会变得懒惰。

他的首要任务是采取所有必要的手段恢复岛上的生产力——在不恢复奴隶制、种族隔离和法国统治的前提下。他对种植园的感情错综复杂。他不仅曾做过奴隶，还曾做过拥有自己的奴隶并强迫他们劳动的富裕的种植园主。卢维杜尔最亲密的顾问中也包括昔日的奴隶主。他的愿景不是社会平等和政治自由，而是建立一个严格的专制政权，利用必要的纪律使经济摆脱战争和破坏的影响，再次腾飞。作为总督，他执掌着生杀大权。事实上，鉴于卢维杜尔的铁腕统治过于严酷，拿破仑对他采取的敌对行动带有一种老谋深算的政治目的。拿破仑认为，这位专制的黑人斯巴达克斯已经远离了他的支持者，倘若法国方面向他们隐瞒最终恢复奴隶制的计划，许多卢维杜尔的追随者都会被说服投向法国阵营。

卢维杜尔担心的则是，圣多明各的土地会被分割成小块分给自由人，用来种植自给自足的作物，而不是用来种植甘蔗。他相信，这样的转变将毁掉该岛的经济。因此，"黑人拿破仑"并不赞同黑人反抗军在1794年获得解放时所设想的令人兴奋的"自由"观念。他的目标是走中间道路，实现半自由的雇佣劳动制度，争取法律上各色人种的平等，以及实现国家独立。

在英美两国的支持下，拿破仑决定在1801年春天发动决胜一击。他告诉外交部部长，他的目的是"粉碎黑人政府"，并写信给他的妹夫查尔斯·勒克莱尔（Charles Victoire Emmanuel Leclerc）将军，"让我们摆脱这些富有的非洲人，我们对他们已毫无期待"。[8]他不惜一切代价，组建了一支由65艘船组成的舰队，分别从7个港口出发；召集了一批从卢维杜尔统治下逃脱的种植园主，以及大约3万名士兵和大批水手。1801年12月，由勒克莱尔率领的舰队扬帆起航，这是第一批远征队。随后，在第二年春天，又有2万人的增援部队被派出。

作为一个深谋远虑的机会主义者，拿破仑授权其指挥官勒克莱尔和罗尚博（Rochambeau）决定何时，以及如何扑灭殖民地的解放运动。当务之急是恢复法国对这个不守规矩的殖民地的直接统治。然后勒克莱尔就可以更从容地恢复奴隶制，这取决于他对恢复奴隶制的阻力的评估。目标是确定的，但具体的进度还需要随机应变。

当部队出发时，他们情绪激昂。胜利已成定局，士兵们相信胜利将会带来晋升、商业机会和巨额财富。远征军的首席军医尼古拉斯·皮埃尔·吉尔伯特（Nicolas Pierre Gilbert）回忆道，当远征计划确定后，作战部里尽快驶向埃尔多拉多的呼声很高。然而事情并没有按照他们预想的那样发展，除了革命者之外，还有其他事情阻碍了他们取得预期的胜利和成功。

法国军队的毁灭

随之而来的是一场令人震惊和意想不到的失败。出于种种原因，拿破仑对海地的干预失败了。原因之一是昔日奴隶们天马行空的战斗风格。法国部署了一支训练有素、装备精良，符合欧洲常规作战要求的正规军，可是突然间他们就要在热带地区面临一场全民战争。拿破仑和他的将军们对抗的是被政治理想、宗教信仰、破釜沉舟的勇气所唤醒的人民。圣多明各的冲突异常激烈，因为双方都明白这是一场毫无退路的战争。

勒克莱尔远征失败的第二个原因在于，他所面对的不再是1791年那些只会绑架种植园主，仅靠大砍刀作战的反叛奴隶。到1802年2月，勒克莱尔在法兰西角登陆时，卢维杜尔的部队已经是纪律严明、装备精良的老兵了。此外，指挥他们的将军们，包括卢维杜尔、让-雅克·德萨林和亨利·克里斯多夫（Henri Christophe）都是杰出的战术家。他们对岛上崎岖不平的地形了如指掌，知道如何利用它进行突袭，然后消失在丛林中。

卢维杜尔的主要观点是，取胜的关键是在勒克莱尔的军队登陆之后，直至多雨的夏季开始之前两三个月内，避免与之发生激战。反叛者缺少火力和严密部署能力的训练，无法在阵地战中击败拿破仑的军队，因此，更为有利的做法是通过伏击来骚扰法国人，到了夏天，海地的环境本身就会成为欧洲军队的大敌。在他制定军事战略时，卢维杜尔考虑了可以称为

"圣多明各医学气候学"的丰富经验。他虽然几乎没有接受过正规教育，但在为一家耶稣会医院工作期间，学到了一些非洲治疗方法，还对健康问题产生了兴趣。

因此卢维杜尔十分清楚，每年夏天，刚来此地的欧洲人都会患上黄热病，而黑人却始终安然无恙。他认为，这种疾病是一种"瘴气"的产物。他认为适当的策略就是将战事拖延至海地的夏天，让空气中的毒气消灭法国人。从这个意义上说，他继承了麦坎达的遗产，打算利用毒气击败法国人，解放海地。这是政治学家詹姆斯·斯科特（James Scott）在《弱者的武器》书中被称为"弱者的武器"的经典案例。正如最近的一项研究指出的那样："卢维杜尔知道黄热病会在何时何地袭击他的欧洲敌人。他……知道，如果在雨季把白人引到港口和低地，他们会接二连三地死去。在给德萨林的信中，他写道：'不要忘记我们在等待雨季，这将使我们摆脱敌人，在这之前我们的武器只有破坏和纵火。'"[9]

为了挫败法国人，卢维杜尔充分地发挥了两个重要情报来源的作用。首先是他对海地地形和气候的详细了解。其次是他建立的庞大的情报网络，用来追踪入侵者的行动。尽管法国人也知道，在夏天，丘陵和山脉比低地和城镇安全得多，但他们低估了黄热病的危险，完全没有预料到会发生像1802年至1803年那样严重的流行病。此外，正如卢维杜尔所理解的，勒克莱尔需要优先保卫港口，特别是法兰西角，因为它们是法军得以保证其统治、供给和增援的关键所在。只要不失去这些港口，法国就不会丧失整个殖民地，也就不会失败。因此，勒克莱尔的战略必然是占领防御严密的城镇，同时展开搜索、摧毁内陆的行动，目的是速战速决。

在这种背景下，卢维杜尔的对策是避免激烈的全面战斗，精准计算时机，利用他最佳的盟友——疾病。如果他假装撤退，引诱勒克莱尔在夏天时深入低地和法兰西角，法国人就有可能会败给疾病，不费一枪一炮。

卢维杜尔同意与法国人会面，商讨可能的解决方案，这使他一败涂地。卢维杜尔中了会谈的圈套，他被逮捕并被引渡到法国。在那里，拿破仑担心卢维杜尔的壮烈牺牲会引发动乱，因此决定将他关押在汝拉山，任他慢慢死去。经过数月，在饥寒交迫和暗无天日下，卢维杜尔最终死亡。

幸运的是，卢维杜尔的继任者——作为指挥官的德萨林，完全理解了瘴气对战争的意义。1802 年 3 月，当德萨林准备与法国人首次交战时，他告诉士兵们："鼓起勇气，我告诉你们，要鼓起勇气。在圣多明各，来自法国的白人无法击倒我们。他们也许一开始战无不胜，但很快就会生病，大拨大拨地死去。"[10]

法国方面，勒克莱尔是远征军的弱点。他是一个缺乏经验却自命不凡的军官，他通过与拿破仑的妹妹结婚而非凭借自己的能力获得指挥权。在政治上，他无法缓和该岛的种族对立与爱国主义之间的冲突。更重要的是，他把军队带入了死路。勒克莱尔本以为他无须殖民地方面的协助，就能轻而易举地战胜黑奴（他嘲笑地称他们为黑奴，nègres），但他却低估了他们，这是致命的。他认为，卢维杜尔和他的部下是愚蠢的乌合之众，面对正规军，他们只会丢下武器逃之夭夭。因此，勒克莱尔无视了下属颇具预见性的建议——征服圣多明各需要 10 万人，而不是现有的 3 万人。

勒克莱尔服役的九个月从一开始就步步"惊喜"。法军在登陆的时候遇到了第一个"惊喜"。起义者在法军登陆前一直占领着法兰西角附近的高地。在撤退到内陆之前，卢维杜尔的部队纵火焚烧了港口城市，留下一堆余烟未散的灰烬，只有它的石头建筑和防御工事仍在矗立着。重建意味着要消耗法国的资源，为应对突发情况，必要的军队改编也在关键时刻拖延了法军的行动。此外，它还给了法军心理上沉重的打击。

更具灾难性的是，随着春天的临近，被拖住的勒克莱尔仍按原计划开始实施包围和歼灭叛军的战略。他计划派出五个师，分头向内陆挺进，在该岛的中心集合。于是法国军队在 2 月 17 日从阵地出发，前往海地内陆的未知世界。他们没有地图可供参考，居然毫不在意。

法国人很快发现了第二个"惊喜"：他们的对手巧妙地利用了该岛的地形。内陆犹如一座由丘陵与峡谷组成的迷宫，还栖居着各种各样蜇咬人的昆虫。行军途中，无论是大雨、靴子短缺还是不适合环境的羊毛制服都令勒克莱尔的部队饱受折磨。他们白天汗流浃背，晚上露宿在泥泞里，身上又湿又冷。从勒克莱尔的角度来看，更糟糕的是，叛军无视欧洲战场和决斗的传统。最不符合骑士风度的是，曾经的女性奴隶也进入了战场，她们要为自己报仇，宁死于战场也不再回到种植园受辱。

叛乱者仔细追踪入侵者的行动，对他们展开了毫不留情的伏击。作为术语的"游击战"，10年后才在西班牙出现。然而，经过多年的暴动，圣多明各的叛乱者们俨然已是该领域的专家。

拿破仑当然也要为勒克莱尔在热带地区作战准备不足负责。作为科西嘉人，第一执政显然知道在温暖气候下虫媒疾病的危险。与邻近的撒丁岛和西西里岛一样，19世纪的科西嘉岛饱受蚊子及其传播的病菌的折磨。拿破仑的顾问也提醒过他注意西印度群岛的黄热病的特殊危险。拿破仑却乐观地认为远征军必将在短期内取得胜利，因此特意安排了远征的出发时间以保证在冬季的几个月内完成作战。拿破仑和勒克莱尔一样，根本没有想到战争会延续到黄热病暴发的夏季，而且他们二人没有为战事延误造成的伤病做任何准备。第一执政和他妹夫傲慢的误判成了随后的灾难最为重要的原因之一。

缓慢移动的步兵团被重型装备和大炮拖累，成了突袭的绝佳目标。经过76天的惨烈激战，法军不但没有获得任何战果，反而在春季的战事中失掉了前进的目标和士气。随着夏季到来，气温升高，怒雨倾盆，第一批法国士兵病倒了。勒克莱尔承认失败并退回法兰西角。

在热带地区，传统的军事方法对拒绝参战的对手无效，这促使勒克莱尔采取另一种战略。由于他的猎物躲过了追捕，勒克莱尔制定了一项现在被称为反叛乱的政策。他的新目标是迫使平民百姓屈服。因此他诉诸系统性的报复行动：命令士兵在叛军最活跃的地方烧毁庄稼，以便用饥饿使对手屈服。但沮丧而恐慌的士兵为了发泄怒火，开始无差别地对手无寸铁的黑人和活跃的叛乱分子施暴。强奸成了一种战争手段。在圣多明各的历史中，性暴力在欧洲男性和非洲裔女性之间根本不平等的权力关系中扮演了重要的角色。

到1802年6月，这位法国指挥官承认，闪电战和报复这两种最初的策略都未能平息叛乱。于是他制定了第三个方案——缴械计划，该方案一直持续到8月。根据该计划，任何反抗当局或持有武器被抓的人都会被立即处死。勒克莱尔还把注意力转到黑白混血人身上——他失望地发现黑白混血人并不可靠。他宣布，一旦在庄园内发现枪支，就要枪毙监工。此外，为了彰显法国的决心，军队改变了处决方法。1802 年夏天之前，死刑一直是由行刑队执行的枪决。而现在勒克莱尔开始赞成实行公开绞刑。目的是恐吓黑人，让他们交出武器。

巴黎方面极端的政治决定阴差阳错地撞上了流行病暴发，这使得法国在圣多明各的政策进一步激进化。1802 年 5 月至 8 月，拿破仑宣布了一系列重大政策，推翻了 1794 年宣布的普遍人权主义。拿破仑采取的行动，表现出他对"错误哲学"——他口中的"废奴主义"的不屑一顾。5 月，他确认了奴隶制在马提尼克岛和留尼汪岛这些从未废除奴隶制的殖民地的合法性。他还对法国城市的有色人种强加限制。然后，他迅速批准在殖民地恢复奴隶贸易，并恢复瓜德罗普岛和圭亚那的奴隶制。

关于圣多明各的奴隶制问题，拿破仑推说该地的劳动制度虽然有望在十年内确定，但目前尚不能决定。在他的推脱之下，真实的原因是，拿破仑认为立即恢复奴隶制只会煽动叛乱。

与此同时，流行病改变了法国的战略。从某种意义上说，勒克莱尔的春季军事行动是成功的。他纵横殖民地，形式上确立了法国的统治，将圣多明各置于军事管制之下。然而，实践中关键的问题是如何使控制成为现实并维持下去。随着黄热病迅速取代政治事件，这两个问题很快被搁置。3 月下旬，第一批病例引起了军医的注意。从 4 月开始，随着疫情的加剧，病例数每天都在增加。到初夏，勒克莱尔刚开始他的缴械计划，流行病就在整个殖民地暴发了。尽管黄热病对参战双方都有影响，但它对法军造成压制性的巨大伤害，因为法国人缺乏免疫力。随着对黄热病缺乏抵抗力的士兵大量死亡，拿破仑的军队也开始瓦解。即使仅凭现存的伤亡统计数字，也能想象即将发生一场灾难。

约翰·R. 麦克尼尔（John R. McNeill）在他的著作《蚊子帝国：大加勒比地区的生态与战争（1620—1914 年）》中估计，拿破仑为了镇压圣多明各的叛乱，曾先后派遣 6.5 万名士兵，其中有 5 万到 5.5 万人死亡，3.5 万到 4.5 万人是死于黄热病。1802 年夏末，勒克莱尔报告称，他手下只有 1 万人，其中 8000 人正在医院疗养，只剩下 2000 人可正常服役。

2/3 的参谋人员也死于该病。黄热病的病期长、症状复杂且治愈率不稳定，因此也不能指望染病的部队在不久的将来重新服役。

黄热病以令人难以置信的高致死率在拿破仑军队里产生了极大的影响。在圣多明各当时的紧急情况下，法军并没有保存发病率和死亡率的准确统计数字，但是这种疾病的毒力显然非比寻常。患病的法国士兵鲜有康复者，黄热病几乎就像是叛乱者故意部署的武器一样，以欧洲人为目标，夺走了大多数人的生命。实际上，1802 年至 1803 年间，人们印象最深的记忆之一，就是当时被详细记录下来的黄热病在士兵身上暴发的恐怖过程。

先前在加勒比地区和美国暴发的黄热病通常有两个发展阶段。首先是发作期，通常是突然的，没有任何预兆的。患者出现寒战、高烧、剧烈的前额痛、恶心和全身乏力。其次，大约 3 天后，他们看似有望恢复，随着症状的减轻，甚至能跟朋友或侍者聊天。在轻症病例中，这种恢复期会持续一段时间，但在真正康复之前，患者还面临着漫长的疗养期。

然而，在重症病例中，恢复期只会维持不到 24 小时，随后病毒就会卷土重来，全力攻击人体。在第二阶段患者就会出现黄热病的典型临床表现：高烧伴随阵发性寒战，一次折磨患者数个小时；因混有凝固血液而变黑呈咖啡渣样的呕吐物；严重腹泻；头痛；因黄疸而发黄的皮肤；鼻、口、肛门出血；长时间剧烈呃逆；可怕的全身虚脱；精神错乱；还有全身的皮疹。通常经过痛苦的 12 天后，患者会陷入昏迷，甚至死亡。对于那些幸存下来的人，恢复期会持续数周，在此期间，患者会极度疲劳，并会因中枢神经系统受损而出现抑郁、记忆力减退和神志不清等后遗症。即使在恢复期，患者仍然容易恶化，出现脱水症状，甚至可能出现致命的并发症。在海地，最常见的黄热病并发症是肺炎和疟疾。总体而言，19 世纪早期，面对黄热病的流行，医生预计病死率在 15%—50%。

与之相比，圣多明各疫情的显著特征之一是没有轻症病例出现。吉尔伯特和他的医护人员指导治疗勒克莱尔士兵时，本以为病人会出现轻度、中度和重度三种程度的黄热病。但令他们恐惧的是，患者从发病的那一刻起就直接出现最危险的重度病状，然后迅速死亡。这让吉尔伯特感到困惑，他对自己无力减轻病人痛苦十分绝望。他报告说，这种疾病在短短几天之内就在法国士兵体内完全暴发。吉尔伯特和他的医疗团队不堪重负，并没太多精力记录病例。根据回顾性的推测，病死率超过 70%。吉尔伯特留下的记录说道，几乎所有的病人都死亡了。他显然也震惊于士兵的极高的死亡率。

我们只能通过推测来解释，为何拿破仑的远征军会遭受如此暴虐的黄热病侵袭。病毒突变可能会增强其毒力。众所周知，病毒是不稳定的，因为它们几乎是瞬间复制，这会增加突变的机会；但这是否加剧了圣多明各流行病的疫情还有待考证。其他的原因则更加确定。其中显而易见的是疾病所面对的缺乏群体免疫力的人群，犹如一片疾病的处女地。约有 6.5 万名刚刚抵达的法国士兵"没有经验"，极易受到感染。

在军事环境下，特定因素也对流行病的灾难产生了影响。其中有两大方面的因素是生理性的，分别是年龄和性别。黄热病患者的年龄分布不同寻常。与大多数疾病的"正常"模式不同，黄热病并不是更容易侵袭儿童和老年人，它的主要感染人群是健壮的年轻人。除了高级军官（其中一些是中年军官），法国远征军的人员组成正好符合这一标准。

该病还对男性表现出明显的性别偏好。这种性别偏好的部分原因是，位于埃及伊蚊触角上的传感器。成年雌蚊通过探测人类汗液的诱人气味来确定猎物的位置。由于从事繁重的体力劳动而大量出汗，大量新来的士兵和水手面临严重的生命危险。另外，远征军并不完全由男性组成。有大量妇女随军，包括军官的妻子、仆人、厨师、物资供应人员，以及妓女。但与其他主要的黄热病疫区相比，圣多明各的疫情极为特殊，面临感染危险的绝大多数人群都是在热带夏季耗尽体力进行艰苦跋涉的年轻欧洲男性，因此出现了异常的发病率和死亡率。

当时人们对黄热病的理解是，它的病因是环境中的毒气对易感体质的人发生了影响。例如吉尔伯特用污染空气的有害瘴气来解释法兰西角的灾难。事实上，和 19 世纪的所有城市一样，法兰西角确实弥漫着有害的气味。各种当地因素导致了这种不可避免的恶臭，突然涌入的部队缺少卫生设施即是其中之一。士兵们在废弃建筑物里上厕所，不久之后，这些建筑就遍布粪便和尿液。此外，还有市政墓地的问题，由于尸体过多，规范埋葬深度的卫生规定被忽略了。死者被匆匆浅埋，使有毒气体飘散到整个城镇。最后，盛行的向岸风将附近沼泽中腐烂的危险物质吹进城市。因此，按照当时的理解，法兰西角的空气本身就是致命的。

在黄热病流行期间，城市居民最普遍的反应是逃离。在当时瘴气学说的影响下，人们听从医生的劝告，逃到乡村和高地避难，躲避有毒的空气。1793 年费城的严重疫情就是一个受到圣多明各方面密切关注的例子。当黄热病袭击费城时，半数居民在仓促外逃的过程中死去。法国军队吸取了费城的教训，让士兵挤在法兰西角的各个营房里。事实上，勒克莱尔和他的妻子及小儿子遵循了传统医学的建议，躲在一间农庄中，该农庄四周群山环绕，俯瞰港口，空气清新。在这个地方，惊慌失措且意志消沉的司令官不断写信申请卸任，希望返回巴黎。

然而，普通士兵却不能像他们谨慎的将军一样随心所欲逃向安全之处。法兰西角是法国军事远征的神经中枢。这座城市里有勒克莱尔的司令部、陆军和海军军营、两家大型军事医院，还有增援部队登陆用的码头和要塞。经济和政治权力也集中在那里。出于这些原因，军队更多的时候不得不集中在法兰西角和其他港口，断断续续地向高地发动攻击。这使得士兵对黄热病的易感性大大增加。

影响法兰西角地区死亡率的另一个因素是部队的医疗护理水平。从历史角度看，在许多流行病疫情中，这一变量的影响并不明显，因为很多患者根本无法获得医疗服务，卫生设施也不足以应对数量激增的患者。然而，在圣多明各服役的士兵和水手是个例外，因为他们是传染病猛烈暴发的高危人群。考虑到战争的危害和加勒比地区损害欧洲人健康的坏名声，法国作战部已经在法兰西角建立了两家大型医院。但是随着夏天的来临，士兵们不断地因黄热病而丧命，这些设施承受着远超其预期能力的负荷，勉强运转。医院里人满为患，工作人员只能让两名病人凑合躺在一张床上，安排剩下的病人打地铺。

不幸的是，和现在一样，那时黄热病还没有有效的治疗方法，医学界也尚未就最佳护理标准达成共识。根据当时的医学理论，黄热病是大气中的毒素和热量作用于易感者身体的结果。这些因素使身体的体液发生紊乱，导致血液过多的情况。这一结果在临床上表现得十分明确。血液是一种热、湿的体液，因此黄热病病人摸起来总是热的，浑身是汗。公认的观点即身体具有"自然治愈力"为治疗提供了指导：由于身体似乎会自发地排出带血的呕吐物和粪便，还会从嘴巴和鼻子里排出血液，这也就代表着身体排出过剩的体液即腐坏血液的努力；因此，人们可以通过放血术、泻药和催吐剂来促进体液排出，辅助身体的自然治愈过程。人们通常认为，重病还需猛药医。这一认知增强了这种疗法的可信度。

颇有影响力的美国医生本杰明·拉什（Benjamin Rush）在论述自己应对费城的黄热病大流行的策略时表示，他采用了一种被他称为"大净化法"的疗法，即主要依靠一种由水银和泻药组成的强力催吐剂进行治疗。每天他都会给患者服用几次这种药物，剂量之大令他的同事们深感震惊，他们认为这足以毒死一匹马。拉什毫不畏惧，还进一步通过切开静脉输入催吐剂来增强效果，他将其称为治疗"胆汁性黄热病"的不二法门。"胆汁性黄热病"是他在 1794 年出版的著作中对黄热病的称法。

以现代的标准评判，这种对身体衰竭、陷入昏迷的患者进行放血和催吐的治疗方法并没有什么可靠的疗效。然而，吉尔伯特对黄热病的了解，以及他为圣多明各的远征所做的准备，恰恰参考了拉什的著作和经历过费城黄热病的医生们的看法。因此，在吉尔伯特的指导下，法兰西角军事医院的医生们遵循了拉什的方法。结果，法国军医的治疗策略似乎成了疫情早期死亡率高得空前的重要原因。事实上，吉尔伯特在书中写道，他无法挽救患者，对自己努力的结果感到十分沮丧。他指出："我的救护，以及每天不断的探视，都毫无作用。我感到绝望。"[11]

法国医生早期使用的医疗手段可能加速了患者的死亡。但是，从疫情的整个过程来看，不当的治疗可能并不是最主要的原因。当圣多明各的军医观察到他们的方法适得其反时，他们迅速做出了调整。他们尽职尽责，定期举行例会，比较研究结果，在危机下集体商定新疗法。他们甚至尝试了有色人种医务人员所熟知的伏都教疗法。然而，最后他们还是放弃了彻底治愈疾病的希望，转而采取了另一种策略，以温和的手段为患者缓解痛苦，包括使用凉爽的法兰绒、温水浴、柠檬水、小剂量的奎宁和温和的泻药。当黄热病流行到达高潮时，由于医务人员全部被杀死，医疗和护理服务也进入了停滞状态。例如在利贝泰堡，所有看护人员都死了，只剩下自求多福的病人。

疾病令勒克莱尔的士兵痛苦不堪，不过，无论是何种原因使得疫情如此严重，他都得沮丧地承认，恢复奴隶制和疾病的双重压力使远征军越来越不堪重负。他在给拿破仑的信中写道：

> 疾病的进展如此可怕，我无法计算它将于何时结束。本月，仅法兰西角一家医院每天就有 100 人死去。我的处境也好不到哪里去；叛乱仍在扩大，疾病继续蔓延。
>
> 我恳求你，执政官，在我准备好之前，不要下达任何可能使叛军担心他们自由的政令……（但是）突然间颁布法律，允许在殖民地进行奴隶贸易……在这种情况下，执政官……我对劝服他们无能为力。我只能依靠武力，但我没有军队。
>
> 我的信会让你感到惊讶，执政官。但是，仅凭一支减员 4/5，生还者也丧失了战斗力的部队，我身为将军还能做什么呢？

在一段显然带有指责意味的言辞鲁莽的信中，勒克莱尔向拿破仑抱怨道："你对殖民地的计划已经尽人皆知，这让我的道德优势不复存在。"[12] 不过勒克莱尔向拿破仑隐瞒了一些事实，他已坚决拒绝了他的医学顾问们提出的预防性建议。由于没有有效的治疗方法，他的医学委员会建议，既然这种疾病是瘴气引起的，他就可以通过多管齐下的方案加以预防。方案计划清除城市里的污秽，将部队驻扎到山上以避开下方的有害空气，迁移墓地，以及清理街道和公共空间。勒克莱尔拒绝采取行动的原因尚不清楚，如果他采取了这些措施，情况就可能会有所不同。菲利普·吉拉尔（Philippe Girard）是研究海地叛乱的著名历史学家，他认为"勒克莱尔作为指挥官的最大错误"是对卫生问题视而不见。[13]

勒克莱尔无法贯彻他在 6 月宣布的缴械政策，于是将远征推向了一个更加暴力的阶段。他意识到自己再也不能指望获得常规的军事胜利，就把赌注押在了推行极端恐怖的策略上。这种策略将由幸存的法国军队和人员复杂的辅助部队执行，辅助部队包括作为当地民兵的种植园主和商人，被强行编入步兵部队的舰队水手，还有一些愿意为勒克莱尔作战的海地的混血人和黑人。尽管勒克莱尔缺少强壮的白人士兵，但他手中有钱，还是收买到了盟友。

即使在种族歧视严重的圣多明各，黑人和白人之间的鸿沟也不是绝对的。至少在法国人宣布他们打算恢复加勒比地区的奴隶制之前，一些黑人找到了金钱以外的理由来为勒克莱尔拿起武器。其中有些人是投机者，他们估计法国会取得胜利，在胜利之日，反叛者将会被清算。许多昔日的奴隶则是出于对第一个废除奴隶制的国家的敬意，加入了勒克莱尔的军队。还有一些农场工人，他们加入勒克莱尔军队是因为强烈反对卢维杜尔的劳动计划，认为它恢复了鞭子以外奴隶制的所有要素——正如拿破仑所想的那样。当地另一些人则因为野心被卢维杜尔阻挠，与他积怨已久，愤而加入勒克莱尔一方。还有一些人被迫采取行动，因为他们的家人被法军胁迫。于是，在多方面的合作下，勒克莱尔招募到了黑人和有色人种加入他的反革命队伍。

勒克莱尔将这种新战略描述为一场"斩草除根的战争"。当他开始考虑从欧洲引进贫困的白人农工来取代岛上的黑人"耕种者"时，这几乎可称得上是种族灭绝。他宣布："我们必须消灭山里所有的黑人，不论男女，只留下 12 岁以下的儿童；我们同样必须消灭那些平原上的人，在殖民地，曾戴过肩章的有色人种一个不留。"[14]

尽管勒克莱尔认为居住在高处的农庄是安全的，但是他还没来得及目睹新方针的成果，就在 1802 年 11 月 2 日死于黄热病。罗尚博接管了指挥权，他坚持执行勒克莱尔的严酷战略，并因为巧立名目地滥施刑罚而臭名昭著。罗尚博遗憾地评论说，勒克莱尔过于保守；他还指责前任指挥官是"亲黑人派"，差点毁掉殖民地。罗尚博说到做到，毫不留情，他在法兰西角用木头搭建了一个竞技场，在那里安排黑人囚犯同一群从古巴进口的凶猛警犬进行角斗，此举唤起了人们对罗马竞技场的记忆。更为残酷扭曲的是，罗尚博重启了溺刑，以此震慑叛乱的农民。在法国的恐怖统治期间，国民公会的特派员们把许多叛乱分子装上驳船，从南特港沉入卢瓦尔河。1802 年至 1803 年，罗尚博下令将涉嫌叛乱的黑人运到近海处，戴上镣铐，扔进海里。与日俱增的绝望和愤恨，使得这位拿破仑的将军甚至将十字架刑法引入西印度群岛，还将船舱用作毒气室，用硫黄让囚犯窒息而死。

尽管罗尚博竭尽所能，用暴行进行恐吓的策略还是在 1803 年迅速地以失败告终。尽管有 1.2 万名协助实施恐怖战略的援军及时赶到，但他们很快就病倒了，剩下的白人士兵人数太少，士气低落，无法实施法国将军的种族灭绝计划。

与此同时，在与英国的新一轮战争中，皇家海军封锁了法国的港口，所有进一步增援圣多明各的希望都破灭了。英国的行动不是为了加速海地的独立，而是为了打击法国的经济，限制拿破仑可能的军事活动。拿破仑意识到在美洲的博弈已经结束，不得不把注意力转移到其他事务上。据说他曾因此抱怨："该死的糖！该死的咖啡！该死的殖民地！"[15]

被法国抛弃的罗尚博发现愿意协助他继续种族战争的黑人和混血人寥寥无几。他无法镇压叛乱，只得撤退到设防的港口城镇，结果却被德萨林和他凶猛的盟友埃及伊蚊围困。城镇一个接一个地落入叛乱者手中。1803 年 11 月 18 日，在法兰西角附近展开的韦尔特里埃雷斯战役中，罗尚博最终败给了德萨林的军队。第二天，罗尚博在谈判桌上同意投降，以换取 11 月 19 日带着他幸存的士兵起航的许可。他们出发了，然而是作为囚犯登上了英国军舰，而且罗尚博一直被关押到 1809 年。

结　论

海地的事件清楚地表明了流行病对战争的影响。圣多明各的失败，令法国直接损失了 5 万人，其中包括士兵、水手、商人和种植园主。在这一过程中，冒险家们的希望落空了，他们本指望通过轻松获得殖民主义的胜利来开辟新的财富之路。相反，几乎没有法国人从战争中获利，也没能恢复法国的统治，以及奴隶制。

　　随之产生了一系列地缘政治层面的后果。拿破仑努力在海地恢复法国霸权的主要目的之一，是使该地成为法兰西帝国在北美洲复兴的跳板。然而，经历过加勒比海的耻辱后，拿破仑认为西班牙割让的领土已毫无价值。圣多明各的失去，使得法国在加勒比地区的军事争霸中陷入被动，与此同时，拿破仑对这些地区的疾病的危险性也有了新的认识。

　　因此，他试图转向其他方面实现他永不满足的野心。在东方，他有一个模糊而宏伟的想法，要推翻英国在印度的统治。然而，为了实现这一目标，他需要摧毁阻挡他前进道路的俄国。那时他会发现另一些流行病——痢疾和斑疹伤寒会再次成为他的阻力。

9

战争与疾病 II

拿破仑、俄国的痢疾与斑疹伤寒

在集结了有史以来最强大的军事力量后，拿破仑·波拿巴发动了他一生中决定性的战役——1812 年夏天对俄国的入侵。然而，正如在海地一样，流行病摧毁了他的军队，挫败了他的野心。痢疾和斑疹伤寒对战争进程的影响远远超过战略技巧和武力。为了理解这一结果，我们需要考察拿破仑率领军队向莫斯科艰苦跋涉及在归途中遭遇的情况。（图 9.1）这些情况为微生物滋生提供了理想条件，同时极易致人死亡。

拿破仑将那次灾难性的圣多明各远征抛诸脑后，将注意力转移到其他地方。有一段时期，他取得了压倒性的成功，扩大了法国国内的势力，并将帝国扩展到整个欧洲。从 1805 年到 1812 年的俄国战役期间，拿破仑通过一系列连连告捷的战斗，到达了其权力的顶峰。在 1807 年签订的《提尔西特和约》中，他迫使普鲁士和俄国接受了一些屈辱性的条款。他在法国境外的疆域从意大利延伸到荷兰，扩展到附属国、卫星国，例如莱茵联邦和那不勒斯王国。作为军事指挥官，拿破仑带着不可战胜的光环；德累斯顿的两周为他塑造了近乎完美的皇帝形象。1812 年 5 月，很多德意志的国王、王后和公爵同奥地利皇帝一起在德累斯顿欢迎拿破仑。当时，拿破仑所关心的紧迫问题还只是西班牙境内持续的军事冲突，由海洋的控制权争端造成的英国的持久敌意，以及那些遭法国强征的领土（尤其是德意志）内的人民与日俱增的不满情绪。

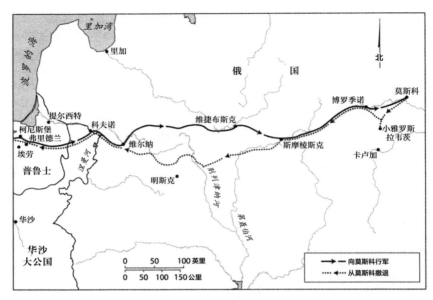

图 9.1　1812 年拿破仑远征俄国，大军团被痢疾和斑疹伤寒击败。（由比尔·纳尔逊绘制）

　　当时的欧洲人和此后的学者们都感到十分困惑，为什么拿破仑取得了如此惊人的成功后，却在 1812 年 6 月犯了一个重大错误，即过度扩张，入侵俄国。这次战役与拿破仑发动的其他战役不同，这是赤裸裸的侵略行为。用尤金·塔尔列（Eugene Tarle）的话说："它比拿破仑的任何一场战争都更能直接体现帝国主义色彩。"[1] 这次入侵有两个借口。第一个借口是，法国试图解放波兰，因此，拿破仑将此次入侵称为"第二次波兰战争"。然而，我们从他在海地的行为可以推断，拿破仑不是为了解放该地的人民。事实上，他除了空洞地宣称自己是解放者，并没有谈及解放波兰的实质性内容，也没有说清楚新波兰的边界。他对自由的承诺主要是一种宣传策略，为了招募波兰人加入大军团。

　　第二个借口是，为了对英国采取大陆封锁政策，赢得经济战的胜利，他必须入侵俄国。1806 年和 1807 年颁布的《柏林敕令》《米兰敕令》就宣布了这种大陆封锁政策，目的是断绝英国和欧洲之间的贸易往来，削弱英国工业，让法国商品取代市场上的英国商品。当俄国沙皇漠视这些法令时，拿破仑认为自己的进攻是出于防御的目的。他只是想让俄国人恢复理智，继而恢复和平。

拿破仑大军团的庞大规模表明，他的目的远不止解放波兰和执行大陆封锁政策，否则这场远征完全是多此一举。在拿破仑的独裁统治下，所有的政治、军事决策都由他一人专断。虽然皇帝从来没有明确说明他的目标，但他曾向追随者们透露，集结如此规模空前的军队是为了实现一个宏伟的目标——摧毁亚历山大一世的军队，肢解俄国，从莫斯科进军印度，进而推翻大英帝国的统治。他对纳尔博纳伯爵（Count of Narbonne）这样说过：

> 现在我们要向莫斯科进军，那为什么不从莫斯科向印度进军呢？不要对我说莫斯科距离印度很遥远。马其顿的亚历山大必须从希腊长途跋涉到印度，但这阻止他了吗？亚历山大就是从一个像莫斯科那样遥远的地方，千里迢迢地抵达恒河的。纳尔博纳，我只是假设，如果莫斯科被占领，俄国投降……那么法国军队真的不可能到达恒河吗？一旦法国的利剑触及恒河，英国商业帝国的大厦将会轰然倒塌。[2]

拿破仑的顾问们，包括驻俄大使阿尔芒·德·科兰古（Armand de Caulaincourt）一致反对这次冒险行动，但他本人却不以为意。拿破仑的敌人甚至都比他更清醒，看得比他长远。例如俄国驻英大使沃龙佐夫伯爵（Count Vorontsov）总结了拿破仑这场令人费解的赌博可能带来的军事后果：

> 我一点都不担心这次军事行动。即使战争一开始对我们不利，我们只要顽强地进行防御战，边撤退边战斗，就能取得胜利。如果敌人追击我们，他将会灭亡，因为他会距离粮库、武器弹药库越来越远，越是深入无路可走、无粮可食的地方，境况就越糟糕。他将会被哥萨克部队包围，最终被我们忠诚的盟友——严冬所击溃。[3]

讽刺的是，在远征俄国途中，拿破仑甚至还带着一本伏尔泰的道德故事《查理十二世史》。伏尔泰在这里讲述了瑞典暴君的狂妄自大如何导致其 1708 年入侵俄国失败。查理十二世也无视了周围人的建议，后因俄国严寒的冬天而损失惨重。最终，他在 1709 年的波尔塔瓦战役中被彻底击败。

不幸的是，1812 年，年仅 43 岁的拿破仑已经英雄迟暮。虽然他的身体还算结实，但他患有痛苦的排尿困难。这使他骑马变得困难，有时在战役的紧要关头也会使他分心。由于排尿困难是一种性传播疾病的常见症状，所以他可能患有三期梅毒。无论是发动这次冒险活动，还是一意孤行地走向覆灭，他不理性的决策似乎都印证了这个假设。他的元帅们惊愕地注意到，皇帝似乎不再能自我控制。总参谋部成员报告道，皇帝出现了犹豫不决和无法集中注意力的新问题，这使他在危急时刻变得格外优柔寡断。不管诊断结果如何，拿破仑在他的手下看来都是出现了精神方面的问题。

问题其实不止如此，拿破仑已经开始沉溺于奉承谄媚，相信自己每个冲动的想法都是天才的。他沉溺于自己不可战胜的神话，不屑于听取别人的意见。他将自己的总参谋长——倒霉的路易斯·亚历山大·贝尔蒂埃（Louis-Alexandre Berthier）将军仅仅当成执行命令的傀儡，也极少征求他的元帅们的意见。因此，大军团挺进俄国领土时，除了拿破仑本人外，竟没有人知道这次远征的目的。拿破仑甚至有些奇怪地期待前方出现危险，因为他觉得克服这些危险只会增加他的荣耀。他在 1808 年正是本着这样的精神宣布：“上帝给了我必要的力量和意志，来克服一切障碍。”[4]

横渡涅曼河

1812 年 6 月 24 日，在距巴黎约 900 英里的地方，大军团开始渡过涅曼河。涅曼河是沙皇领土西翼的分界线。大军团利用三座桥，花了三天三夜的时间，完成了渡河任务。拿破仑部队的人数难以准确估计，但大家普遍认为总人数超过 50 万，还要加上 10 万匹马，1000 门装在弹药车上的大炮，数千辆补给货车和运载军官的马车。部队带着多达 5 万名随军人员，军官们不仅有仆人、妻子和情妇，还有众多随从，连厨子和妓女也不缺少。这样一支大部队要横渡涅曼河，简直像整个巴黎都要搬家。大军团本就是一支多民族、多语言的军队，凝聚力较差。部队的核心是法国人，但也有来自其他国家的士兵，包括 9.5 万名波兰人和 4.5 万名意大利人。每个非法国分遣队均由法国将军指挥。

从数量方面看，大军团代表了对 18 世纪传统战争的决定性突破，它以一种新型的"全面战争"取代了传统战争。18 世纪的野战军很少超过 5 万人。十倍于这个规模的"大军团"源于法国大革命的军事革新——全民皆兵的征兵制度。这个关键措施引领了全民族战争，其目的不仅是击败敌军，而是将其彻底抹消。

为了这一目标，大军团的规模十分庞大，无法作为一个统一单位来接受统辖，因此它被分为多个小单位——军团，每个军团由 4—5 个师组成，每个师有 5000 人。但是，大军团不仅在规模和组织上，也在战术上与旧制度的军队不同。大军团作战时，充分利用优势，快速移动，快速战斗。其机动性得益于拿破仑的思路，他要求军队轻装上阵，摆脱数量庞大的士兵在供给、卫生方面的负担。

在 1796 年至 1797 年的意大利战役中，拿破仑崭露头角，引入了一种新策略，即让军队以行军途经的土地为生，从周围的乡村和居民那里征用动物、饲料和庄稼。这种新策略在西欧和中欧取得了成功。的确，这种"劫掠政策"能够有力地鼓舞士气，士兵们很快学会把军事行动看作一种致富手段。陪同拿破仑远征俄国的菲利普·德·塞居尔（Philippe de Ségur）将军解释道：

> 拿破仑很清楚……这种政策对士兵的吸引力；这会使他们爱上战争，因为战争能带来财富；这也会使他们感到满足，因为战争能让他们获得高于自身阶级的权威；在他们看来，战争魅力无穷，穷人能对抗富人；最后，在这种情况下，士兵会感觉自己变得强大，这样的快感会不断地重复，占据他们的内心。[5]

拿破仑采用"劫掠政策"也有经济原因。供养全民皆兵的军队需要空前昂贵的军费，因此把这项任务交给士兵自己完成，就可以极大地节省开支。出于同样的经济考虑，拿破仑选择为士兵提供批量生产的制服，这种制服由薄且不结实的材料制成，在长期的战役中几乎不能保护士兵免遭恶劣天气的影响，还会在长时间战斗之后开裂。经济因素对士兵鞋子的影响更为糟糕。法国士兵出发去俄国时穿的是劣质靴子，鞋底没有缝合，只是粘在了一起。结果到了 7 月，这些靴子都烂成了碎片。到了 9 月的博罗季诺战役，拿破仑的步兵们竟然需要赤足上阵。到了 11 月，冬天来临，士兵们只能用破布包裹着双脚，在雪原中艰难跋涉。

通过科夫诺进入立陶宛时，拿破仑打算利用俄国防线的巨大缺口。当时俄军由大约 30 万名士兵组成，抵御拿破仑两倍于他们人数的进攻。但俄军被分成两部分，一部分是由米哈伊尔·巴克莱·德·托利（Mikhail Barclay de Tolly）将军领导的北方军队，另一部分是由彼得·巴格拉季昂（Pyotr Bagration）领导的南方军队。拿破仑的策略是采取他的经典战术，找到敌人阵地最薄弱的地方，以压倒性的力量予以打击。在这种情况下，他计划在两支俄军之间快速移动，切断其联系。这样一来，法军的人数会大大超过任何一支俄军，他就能将其逐个围歼。他会取得一场类似于 1805 年奥斯特里茨战役的大胜。然后大军团会直捣黄龙，挺进俄国首都圣彼得堡和莫斯科。拿破仑预计，这场战争将很快结束。沙皇亚历山大见到全军覆没的惨状，只能不惜一切代价地谋求和谈。然而，拿破仑失算了，他根本没有考虑卫生、饮食和健康等现实问题。

在渡过涅曼河后的头十天内，法国人的确实现了第一个目标。拿破仑通过"闪电战"成功分离了俄国的两支军队。但这并没有达到预期的效果。在立陶宛的追击战中，拿破仑期待有一场决定性的战斗。可是俄国指挥官出乎意料地拒绝战斗。相反，俄军主动撤退，任由法军占领俄国领土，避免让主力军队冒险。俄国人还记得，拿破仑曾在 1807 年的弗里德兰战役中击溃他们。现在这位法国皇帝打算用人数、火力和战术技巧再次击溃他们。就像彼得大帝对抗查理十二世一样，沙皇亚历山大决定避免直接的军事对抗，而是依靠他最宝贵的盟友——地形和气候。

在拿破仑的司令部中，雷蒙德·德·孟德斯鸠-费岑萨克（Raymond

de Montesquiou-Fezensac）将军曾对皇帝颇有怨言。他认为拿破仑不愿面对现实，调整其计划。相反，皇帝沉迷于一场决战的幻想，这幻想拖着他越来越深陷俄国。结果，他每天醒来时，总在期待"俄国人会停止他们的撤退行动并开战……对自己部队的疲劳却不屑一顾"。[6] 俄国人撤退，法国人追击，同样的事情日复一日地上演。一个月后，拿破仑占领了整个立陶宛，但占领方式颇为怪异。他持续遭受俄军后卫部队的袭扰，可是一连三个月，他都找不到俄军主力的影子。

挺进俄国

当拿破仑越来越向东边深入时，他没有考虑到道路不良、人口稀少、资源匮乏的地方会出现的困难。换句话说，拿破仑忽视了他的军队周围的自然和社会环境，以及随之而来的医疗问题。

此外，就算拿破仑能预料到敌人的反制措施，他发动这场战役，也没有考虑到可能出现的复杂、意外情况。其中最糟糕的是，当俄国人撤退时，他们有计划地破坏了这片土地。他们的策略是迫使大军团面对一个无法解决的问题，那就是在烧焦的田野、荒废的村庄和化为灰烬的城镇中寻找食物。塞居尔对俄国人的决心感到惊讶："俄国人撤退得如此迅速，就像在逃避一场可怕的传染病。他们牺牲了财产、住所，抛弃了一切可以绊住他们的东西，毁坏了一切可以为我们服务的东西。他们为了与我们隔离，制造了饥馑、火灾和荒废的土地。这不再是国王之战……而是阶级之战、党派之战、宗教之战、民族之战，以及各种战争的结合！"[7]

作为沙皇军队顾问的普鲁士军事理论家卡尔·冯·克劳塞维茨（Carl von Clausewitz）解释了俄国的战略，并坚持将其执行到底：

> 如果我们充分发挥俄国地域辽阔的优势，合理利用丰富的资源，奋战到底，任何条件下都不接受求和，那么波拿巴必然会彻底失败。这个想法是由格尔哈德·冯·沙恩霍斯特（Gerhard von Scharnhorst）将军提出的，他将其表述为"必须在斯摩棱斯克打响第一枪"。只要

> 我们把这个想法付诸实施，不惜坚壁清野，将整个国家的力量收缩至斯摩棱斯克，从那里开始全力以赴地战斗，就绝对能使我方占据优势。[8]

在挺进俄国的马车上，拿破仑不得不细细玩味伏尔泰的《查理十二世史》的历史教训，这实在充满讽刺意味。伏尔泰讲述的就是一百年前查理十二世类似的遭遇。沙皇彼得大帝当时也采取了焦土政策，作为消灭瑞典侵略者的手段。费岑萨克将军称，这段历史"搞得拿破仑的心情极度恶劣"。[9]根据将军的回忆，对这位法国皇帝来说，战争以前就像一场"体育比赛"，他喜欢用自己的智慧与其他国王、指挥官较量。但是俄国的战局根本不像体育比赛，令皇帝充满困惑。塞居尔记录道："拿破仑害怕了，犹豫不决，停步不前。"[10]但是，正如从前那样，他犹豫片刻之后，又决定继续前进。

在这场非常规的战役中，首先出现的结果是法军士气低迷。军队找不到任何机会获得战利品来进行补给，饥饿和口渴的问题尤为突出。在东欧，大军团的食物和饮用水日益短缺，这削弱了士兵和马匹的抵抗力，使他们暴露在潜藏于他们所穿过的沼泽、溪流中的微生物危险面前。久而久之，这也加剧了士兵的饥饿和脱水。

经过六周徒劳无功的长途跋涉，大军团到达了斯摩棱斯克和俄国本土。因为期待着迅速征服俄国，部队开始抱怨，他们被无情地逼迫着行军，却一无所获。"除了泥水、饥饿，以及废墟上的露营地，他们什么也没有；这就是他们的征服之旅……行进在……广袤而死寂的黑松林中。"[11]士兵们大失所望、疲惫不堪，源源不断地逃离部队。他们经常全副武装地集体出逃，在行军路线附近的村子里建立营地。他们建起防御工事，以四处劫掠为生。

在广阔的俄国大草原上，为保持军队轻装上阵而采取的措施被证明是无效的。军事工程师让-巴蒂斯特·德·格里博瓦尔（Jean-Baptiste de Gribeauval）将军设计了一系列新技术来帮助拿破仑实施闪电战，从而赢得了持久的声誉。格里博瓦尔奇迹般地增强了重型火炮的机动性，他在设计中为加农炮加入了轻便狭窄的炮架，细长短小的炮管，升降突破口位置的螺旋装置，更好的瞄准装置，以及增强版的推进剂。这些技术使法国火炮的吨位减少了一半，可以在战斗中快速移动，并且保持射击的准确性和火力。这样的设计带来的是迅速、突然和毁灭性的火炮攻击力量。"格里博瓦尔系统"是拿破仑战术的基本组成部分，因为拿破仑本人曾做过炮兵军官，所以他非常依赖重炮和榴弹炮。

不幸的是，从涅曼河到莫斯科的长途跋涉中，即使是格里博瓦尔的轻便火炮也过于笨重。拿破仑依赖大炮，这就需要成千上万的马匹来拉动大炮。然而马匹的给养并不比士兵的好。在远征途中，数以千计的马匹病死。结果，法国人被迫逐步抛弃重炮，将骑兵变为步兵。大军团在火力和骑兵的快速冲锋方面失去了最著名的优势。后来法国人还要在缺乏侦察巡逻，以及战术所需情报的情况下贸然前进。军队的确轻装上阵了，但士兵们枪支不足，营养不良，只能盲目行进。最终结果是伤亡惨重，军心涣散。

痢　疾

然而，士兵的伤亡和日益严重的马匹短缺并不是轻装上阵的唯一后果。当大军团准备入侵沙皇领地时，他们决定牺牲健康而优先考虑快速行动。在这个过程中，正如抛弃补给品一样，法国指挥官也选择不运送医疗、卫生或外科手术的必需品。颇具讽刺意味的是，这一决定是由法国首席外科医生多米尼克·让·拉雷（Dominique Jean Larrey）男爵做出的。他曾因想出许多挽救生命的方法而闻名遐迩，其中包括迅速将伤员撤离战场，并在战区附近建立医院。通过这些创新，在他的指挥下，外科医生能够迅速地截肢，最大限度地减少失血并预防坏疽。

但是在俄国，法国医疗队缺乏各种物资。拉雷没有夹板、绷带，也无法给他的病人准备床上用品，唯一可食用的是洋白菜茎和马肉做成的稀汤。他也没有药物，所以他和同事们只能在军队经过的森林里寻找药材。法国野战医院很快因为污秽、拥挤、恶臭和高死亡率而声名狼藉。医院本身成为疾病的温床。

最严重的是，部队既没有卫生设施，也没有帐篷，先是在向东移动的泥泞环境中露营，而后又在撤退期间露宿雪地。在东进的过程中，夏季天气炎热，部队每天需要行进多达 15 到 20 英里。士兵们扛着重达 60 磅的背包，背着一人高的燧发枪，脖子上挂着弹药带，还需携带剑和刺刀。他们汗流浃背，无休止地行军，缺少饮食，因而筋疲力尽，出现脱水和营养不良的症状。在立陶宛，即使没有战斗，军队的人员也开始减少。掉队的人通常因体力不支而倒下，落在队伍后面或被送往野战医院。

在挺进俄国的远征中，各种各样的环境为微生物疾病的蔓延创造了完美条件。尤其是痢疾，它是 19 世纪军队十分害怕的疾病。细菌性痢疾又称志贺氏菌病，是由四种志贺氏菌属细菌引起的疾病。与伤寒和霍乱一样，痢疾通过粪口途径传播，通过被粪便污染的食物和水感染人。大军团的队伍从头到尾长达 20 英里，士兵们日夜都生活在处处受到污染的环境中。路面和附近的泥地经过数不清的军队、马匹、马车和大炮的碾压，被搅得稀烂。这片土地变成了一团污秽，臭气熏天的泥巴与人、马的粪便混合在一起，无数苍蝇在粪便中疯狂滋生。士兵们就是在这种环境中行军、吃饭、睡觉、偶尔作战的，而且没有条件换衣服。他们虽然经常处于户外，却从未离开过他们自己创造的小环境，其卫生状况骇人程度堪比人口密集的贫民窟。

一天的行军结束时，各部队露宿道边。人们挤在一起，点起营火，匆匆忙忙地准备食物。他们不但在附近随意大小便，而且见水就喝，全不管饮水的气味、黏度和颜色如何。幸存者的回忆录记载，迫于口渴，一些人甚至去喝马尿。

这样一支军队每时每刻都面临着各种疾病的危险。危险来源之一是他们的饮水。部队到达时，沼泽和溪流中往往已经充满了微生物。而 50 万人和 10 万匹马经过，又不管不顾地污染了水源。许多士兵直接将粪便排入溪流中。如果发生腹泻，他们就会想方设法在公共水源中洗澡和洗衣服。

饮食同样成问题。士兵们长期不洗手，彼此分享食物，这都会传播细菌。此外，行军途中的士兵疲惫不堪，有时还担惊受怕，所以他们不太可能关注周围到处都是的苍蝇。这些人习惯了昆虫，不知道微生物的存在，也不明白苍蝇的内脏里、绒毛上都携带着细菌，四处传播疾病。士兵们很少注意保护食物，任苍蝇在食物上留下微生物。

动物的情况并不比人类的好。大量过度劳累、营养不良、疾病缠身的马匹被就地遗弃，随之腐烂。这些腐烂的尸体阻碍了后面队伍的行进，滋生了大量蛆虫。随着远征的推进，士兵们越来越消瘦，开始有人步履踉跄，甚至一命呜呼。

志贺氏菌一接触到大军团，立即发挥出了攻克人体防御的能力。痢疾的一个显著特征是感染人体宿主所需的细菌数量很少。而且，志贺氏菌无法使康复的患者获得免疫力来抵抗以后的感染。不同的志贺氏菌属细菌之间不存在交叉免疫。事实上，19世纪的医生们认为，一旦痢疾发作，患者在未来更容易再次患病以至死亡。因此，这种疾病不会让人们产生我们所看到的天花那样的群体免疫力。军队遇上痢疾就相当于遇上一种"处女地流行病"。痢疾还会制造无症状的携带者，他们具有传染性，但没有临床表现。由于这些类似"伤寒玛丽"的无症状感染者，痢疾在引起医生注意前，早已悄然传播开来。

拿破仑的军队没有严密的医疗监督，所以无从得知第一批痢疾病例是什么时候暴发的。但是大军团的医生们对这种疾病很熟悉，他们进行了诊断并报告了它的影响。然而，他们的行动却已经是痢疾广泛流行之后的事了。据塞居尔估计，1812年8月初，法国人在维捷布斯克停留时，已有约3000名病患。痢疾明显增强的感染势头，让它被冠以"流行性痢疾"之名。拉雷简明扼要地将情况描述为，这里有"大量疾病"。[12]

在人体内，痢疾的发展进程是迅速的，但变化不定，从几小时到一星期不等。志贺氏菌进入结肠，侵入肠内壁的上皮细胞，造成组织损伤，释放出强大的毒素。最初的症状是发热，脉率增快，剧烈腹痛，"或多或少伴有暴发性"水泻。通常，排泄时还伴有血便，看起来"完全像是浸软生肉的水"，臭气熏天。[13]病人还会出现恶心、舌苔厚、眼窝深陷，以及皮肤上沾满汗液等症状。身体还会散发出一种尸体的气味，似乎是在预告即将到来的腐烂。狂暴的病状和猛烈的腹泻很容易让人联想到亚洲霍乱。当病人饱受折磨却又难以抑制地想喝水时，他们的身体却会排出大量的液体。即使他们摄入了水，这些水也无法留在体内，而是变成呕吐物被排出体外。

在 1812 年的俄国前线，军医们既没有办法也没有时间为病人提供支持治疗，补液疗法和抗生素也尚未出现。受影响的士兵不可避免地陷入了休克。他们很快就进入被医生称为"无力的"或"萎缩的"虚弱/昏睡状态中，接着就是谵妄、昏迷和死亡。

大军团没有保存医疗记录和统计数据，因此人们无法确定部队中痢疾的病死率。不过人们一致认为，尽管一些有恢复能力的患者经受住了疾病的侵袭，并开始漫长的康复期，但大多数患者会在一周内死亡。他们那极高的死亡率有一部分要归咎于酗酒。当时，人们普遍认为含酒精的饮料能清理肠道，所以士兵们在发病时往往自寻死路地用伏特加医治自己。同样残酷的是，许多康复的病人要么复发，要么在侥幸痊愈后的虚弱期再次被痢疾感染，并死于第二次发病。拉雷本人也染上了痢疾，幸而后来康复了。

拉雷及其同事诊断的"痢疾"无疑与现代临床医生所熟知的志贺氏菌病并不完全吻合。19 世纪的诊断方式五花八门而且并不可靠。他们仅仅依赖物理诊断，而且法国的医务人员面对疾病狂潮，应接不暇之下也无法保证诊断的准确性。因此，最好将"痢疾"的标签看作一个包括志贺氏菌病在内，但也可能涵盖其他严重胃肠疾病的广义术语。

到了 8 月底，塞居尔报告痢疾"正逐步蔓延至全军"。[14] 月初确诊的病患还只有 3000 名，而到了月底，在痢疾影响下每天的死亡人数就已多达 4000 名。换言之，痢疾使法国人在远征俄国之初的人数优势迅速消失了。9 月 14 日，大军团终于抵达莫斯科（到巴黎的直线距离约为 1500 英里）。由于逃亡、战斗、脱水和疾病，他们损失了 1/3 的兵力。但最麻烦的还是痢疾。这种持续的损耗问题更大，因为拿破仑没有办法弥补损失。与此同时，沙皇的军队却没有遭受同样程度的损失。由于补给线较短，俄国指挥官能够养活军队和马匹，还能够调动增援部队。

在东进途中，每当部队驻足休整的时候——比如在维尔纳、维捷布斯克和斯摩棱斯克——拿破仑的参谋人员都会向他们的皇帝进言，建议他暂停行军直至春天。军队需要时间来恢复、休息、补充人员和补给。曾作为法国大使在圣彼得堡生活过四年的科兰古的进言尤为恳切，他解释道，如果发着热、衣着简陋、补给不足的法国军队在战场上遭遇俄国的冬天，那将陷入可怕的危险。他特别希望进入俄国境内后的第一个城市斯摩棱斯克能成为拿破仑 1812 年战役的终结。然而，每到一站，皇帝就越来越急不可耐。"尤其是在那个时候，"塞居尔写道，"占领莫斯科的想象令他无法摆脱：这是他恐惧的边界，也是他希望的目标；拥有了它，他就拥有了一切。"[15] 事实上，塞居尔怀疑正是那些本该让拿破仑停步的因素——距离、气候和未知，才是真正吸引他的地方。拿破仑的快乐与他面临的危险恰成正比。

博罗季诺

到达莫斯科之前，法军和俄军最终在 9 月 7 日相遇，打响了战争期间俄方发动的唯一一次主要战役——博罗季诺战役。作为拿破仑时代最激烈的战斗，博罗季诺战役正是拿破仑所寻求的两军之间的全面战争。然而讽刺的是，这次交火的时间和方式大大出乎他的意料。战斗的发生并不符合皇帝的意愿，而是因为俄军指挥官米哈伊尔·库图佐夫（Mikhail Kutuzov，1745—1813）将军认为时机已经成熟。法国人原本试图分隔俄军南、北两翼，俄军却最终在莫斯科以西重新集结。

在关键时刻，沙皇亚历山大将俄国军队的总指挥权交给了经验丰富、老谋深算的老将库图佐夫。正如列夫·托尔斯泰在描绘 1812 年战役的史诗小说《战争与和平》中所写的那样，俄国将军库图佐夫的性格与他的法国对手截然相反。库图佐夫性格温和，无意与拿破仑比拼战术。1807 年，他在弗里德兰被法国皇帝击溃后，由于忌惮拿破仑，就预先准备了由彼得大帝首度采纳，又被如今的沙皇亚历山大所接受的战略，即撤退到俄国腹地，依靠那里的幅员和气候摧毁敌人。用克劳塞维茨的话说，库图佐夫愿意在斯摩棱斯克之后打响第一枪。按照军事理论的说法，他贯彻了"保存有生力量"的战略。

　　不管怎样，库图佐夫回到莫斯科后，终于准备好了迎接战斗。他的情报网让他随时能了解大军团的困境。他自己的军队则团结一致，供应充足。他还希望封锁通往俄国首都的道路，这条路向东只有 70 英里长。在拿破仑到达莫斯科的四天前，库图佐夫将部队部署在两个棱堡的后方，占据高地，俯瞰下方的平原。这是莫斯科前方最有军事优势的位置，俄国人用战壕、木栅、600 门大炮和"狼坑"（他们如此称呼这些坑洞，它们能折断敌方冲锋的马或步兵的腿）来设防。俄国人准备就绪，只等法国人进攻。大军团的人数勉强占优，但是武器不足，而且身处不利位置，需要仰攻。在跨度不过 3 英里的战场上，13.4 万名法军士兵向 12.1 万名严阵以待的俄国人发起了冲锋。

　　这场大规模的杀戮被一名历史学家称为"战争史上前所未有的最致命的交战"。[16] 9 月 7 日，迎着清晨的第一道曙光，双方正式开火，战斗持续了 14 个小时，直到天黑才结束。成千上万的人死于炮弹、弹片、步枪，刺刀和军刀砍杀。黄昏时，血腥的一天结束。库图佐夫命令部队撤退，任由拿破仑取得战场的控制权和战术上的短暂胜利。狂热、焦虑、优柔寡断而又饱受排尿不畅折磨的皇帝，莫名其妙地并未将他的精锐部队即帝国卫队派往战场。克劳塞维茨和拿破仑的元帅们都相信，如果卫队能在适当的时机加入战斗，胜利本该属于他们。

　　能够解释皇帝陛下为何没能抓住机会的，或许也只有一句简单而富有讽刺意味的"造化弄人"了。大军团建立的目标是以压倒性的火力集中攻击敌人的弱点。拿破仑通常在高处用望远镜观察战场，以致命的精确度和无与伦比的战术决断指挥他的士兵。然而，博罗季诺形成了一种极限情况，人数上的绝对压力超过了拿破仑指挥才能所能承受的限度。在小战场的范围内，两支规模空前的军队的冲突制造了浓密的烟尘，遮蔽了皇帝的视线。1000 门大炮和 10 万支火石滑膛枪冒着滚滚浓烟，9 万颗炮弹扬起尘土，1 万匹冲锋陷阵的战马踏起泥沙，步兵不断向前推进。这一切都使拿破仑无法看清下面的战况。全面战争制造出了一片毫不夸张的战争迷雾，使得拿破仑在最需要发挥其战术天才的时候无从发挥。

托尔斯泰在对俄国战局的研究中，曾提出"拿破仑的意志对博罗季诺战役产生多大影响"的问题，强调了命运的讽刺。他认为，法国皇帝沦为"徒有其表的指挥官"。"战斗的进展不是由拿破仑指挥的，因为他的计划无法得到执行，在交战期间，他不知道眼前发生了什么。"[17]

拿破仑在看不清战局的情况下，不仅放任库图佐夫有序撤退，也没有发动追击。因此，法国人在这一天结束时所取得的不过是一场惨胜。战场的胜利的确属于大军团，4 万名俄国人死亡，人数超过了在战斗中阵亡的 3 万名法国人。然而库图佐夫成功撤退。战斗之后，法国外科医生开始工作，在接下来的 24 小时里不间断地进行截肢手术。仅拉雷自己就在博罗季诺战役后截下了 200 条断肢。死伤如此惨重的胜利消耗了大军团的力量，而库图佐夫则有援军来弥补损失。

此外，博罗季诺战役使俄国军队士气高涨：他们经受住了拿破仑所能给予的最沉重打击，幸存了下来。相比之下，法国军队则士气低迷。塞居尔评论道：

> 法国士兵不容易被欺骗，他们惊讶地发现敌方的死伤者那么多，俘虏却少得可怜，只有不到 800 人。根据这些数字，他们已经估计出了胜利的影响范围。与其说死者的尸体是法军胜利的证明，不如说是俄军勇气的证明。如果其他俄军都能如此有序、自豪、从容地撤退，那么赢得战斗胜利又有什么意义？俄国如此广阔，还会缺少可以战斗的地点吗？
>
> 至于我们，我们已经拥有得太多，远远超过我们所能保留的。这可以称为征服吗？我们费了好大的劲才从科夫诺穿过去，穿过沙土和灰烬犁出的那条犁沟般的路线，它会不会在我们身后合拢，就像一艘小船在浩瀚大海上拖出的水痕一样？几个农民拿上劣质的武器，就能轻易把一切痕迹都抹去。[18]

法国军官死伤惨重，以至于费岑萨克将军从总参谋部调任团长，在那里他面对着士兵们的不良精神状态。他发现，军队笼罩着一种"沮丧的气氛"，因为"军队的道德结构从未出现过如此严重的动摇"。然而，皇帝拒绝承认这些疯狂杀戮带来的影响。用费岑萨克的话来说，波拿巴"什么也看不见，什么也听不见"。[19]

正如托尔斯泰那样，俄国人从此把库图佐夫视为民族英雄，把博罗季诺战役视为"1812 年伟大卫国战争"的关键，大加歌颂。库图佐夫保全了军队，准备改日再战；他使法国人蒙受了重大损失；现在他和大军团势均力敌。拿破仑还失去了令敌人心生畏惧的战无不胜的光环。他手下两名经验丰富的元帅沮丧地总结 9 月 7 日的事件："若阿基姆·缪拉说，他那一整天都没认出皇帝。米歇尔·奈伊说皇帝已经忘记了他的工作。"[20]

衡量痢疾在拿破仑军队溃败的过程中发挥的作用时，我们应该把问题放在博罗季诺的背景之下考虑。当大军团到达莫斯科时，由于战斗、逃兵和疾病这三个因素，总共损失了 15 万至 20 万人。战斗中的死亡和逃兵削弱了军队的有生力量，但痢疾的影响最大。在进入莫斯科前的最后几周，大军团因疾病损失的人数达到 12 万人，平均每天损失 4000 人。

莫斯科

博罗季诺战役之后，库图佐夫撤退到莫斯科以东的防御阵地，莫斯科便无人防守。但是，即使俄国人放弃了首都，他们也给法国人带来了另一个不愉快的"惊喜"。拿破仑曾胜利进入许多欧洲国家的首都，他以为占领莫斯科也会遵循这种熟悉的模式，地位低下的达官贵人组成的代表团会前来投降，交出通往莫斯科的钥匙。

拿破仑在 9 月 14 日到达莫斯科时，发现库图佐夫已经不顾一切地疏散了城中的 25 万居民。更糟糕的是，第二天纵火犯开始实施一项可怕的计划。他们先是破坏了所有的消防设备，然后通过火药爆炸点燃了这座城市。大风助长了火势，火灾吞没了整座城市，摧毁了 80% 的建筑，只留下一些石头结构的建筑——克里姆林宫、城中的教堂和地下室。托尔斯泰曾质疑人类的意图在历史事件中的重要性，他认为即使没有这个阴谋，大火也是不可避免的。他说："一座由木头建造的城市，如今被遗弃，注定要被烧毁。"[21]

拿破仑的将军们认为，在这种情况下占领莫斯科只是"有名无实的胜利"。拉雷迷信火灾是厄运的预兆。这座城市让法国军官塞萨尔·德·劳吉尔想起了庞贝古城的废墟。讽刺的是，帝国卫队的一帮人还高唱着《胜利是我们的！》，得意扬扬地进入了莫斯科。

然而，拿破仑无法放弃幻想，误以为占领领土就是胜利。他断然否定了他的将军们的意见，坚持认为夺取沙皇亚历山大的首都将迫使其求和。因此，他派遣使节到圣彼得堡讨论和谈条款，同时通过阅读小说和检阅军队来消磨时间。他偶尔也担心冬天临近，留在一个支离破碎的城市里可能会陷入不利处境，但他不愿意撤退，这太可耻了。

另外，拿破仑的官员们觉得法军对莫斯科的占领绝非胜利，更像是陷阱。根据他们的推断，这场战争远未胜利，大军团目前只有两个可行的选择：要么在严寒的天气来临之前立即撤退，要么在莫斯科过冬，等到春天继续作战。拿破仑被他自己一厢情愿的想法麻痹，根本没有做出任何决定。相反，他毫无顾忌地浪费了几个星期，陶醉于当年10月初反常的温和天气。从9月14日到10月19日，他思前想后，一面咒骂排尿时的痛苦，一面不耐烦地等待沙皇投降。塞居尔注意到："（波拿巴）延长了用餐时间，他原来的饮食很简单。他似乎想填满自己的胃，以此消除心头的忧虑。这样，他就可以半躺着，呆呆地等上整整几个钟头，手里拿着本小说，等待他那可怕的历史大灾难。"[22]

法国军队也因指挥官的拖延蒙受损失。当库图佐夫的军队变得强大时，疾病继续摧毁着大军团。拉雷匆匆在城中建起军事医院，但那里很快就挤满了腹泻、发烧的士兵。疾病和死亡推动了战局的钟摆，使胜利的摆锤悄然远离了拿破仑。法国人不再是征服者，他们发现自己陷入重重包围。在城市外围，哥萨克人袭击觅食的队伍，杀死侦察的骑兵，并切断了他们与巴黎的联系。当法国人撤离莫斯科时，他们已不再是进攻者，而成为被追捕者。

数周的占领削弱了法军在军事方面的准备。其中最明显的就是流行病造成的影响，温暖的天气、拥挤的法国营地，以及军队征用的被烧毁房屋的不卫生状况加剧了这种作用。不过占领过程中的抢劫本身也是一个因素，它扮演了重要的角色。尽管这座城市已成一片废墟，但城内的酒窖却深深地吸引了前来抢劫的士兵。他们从中找到了大批伏特加酒，忍不住痛饮一番，这使他们本已受损的健康雪上加霜。

由于花费一个月的时间掠夺废弃的首都，军队维持凝聚力所必需的纪律约束开始松懈。军官和士兵满脑子只想着掠夺。有人观察到，他们就像"莫斯科集市"上贪婪的商人，把所有闪闪发光的东西装进自己的腰包。拉雷悲叹道，好天气一直持续，这让士兵们无心顾及即将到来的冬天。他们没有谨慎地寻找羊毛服装、手套和皮大衣，而是囤积丝绸、金银饰品、宝石和宗教仪式物品。军官们把他们的马车塞满战利品，步兵们则丢弃背包里有用的东西，装满各种小玩意儿。帝国卫队的中士让·巴蒂斯特·弗朗索瓦·布戈涅曾给自己牛皮帆布背包里的东西列了个清单：

> 我找到了几磅糖、一些米、一些饼干、半瓶利口酒、一件金银刺绣的中式真丝裙和几件金银饰品，其中有伊凡大帝的十字架……此外，我还找到了一件制服，以及一件女式骑马斗篷……还有两幅浮雕的银画，长一英尺，高八英寸，做工都是最好的。此外，我还收获了几只挂坠盒和一只俄国贵族用的镶宝石的痰盂。这些东西是用来当礼物的，是在被烧毁房屋的地窖中发现的。也难怪我的背包这么重！[23]

托尔斯泰并不是法国皇帝的崇拜者，他觉得大军团的行为莫名其妙。他写道：

> 最简单的做法不是让军队进行掠夺，而是准备冬天的衣服（莫斯科有足够的衣物供全军使用），以及搜集足够的补给，让法国军队撑过六个月……
>
> 然而，拿破仑——这位天才中的天才却什么也没做……相反，他利用自己的权力，采取了所有可能措施中最愚蠢、最灾难性的做法。[24]

在托尔斯泰之前，拉雷早就做过相同的判断。他认为，将所能找到的皮草和羊毛制品囤积起来，这本应是"普通人都能想到的事"。[25]

大军团出发时，士兵们身上带满没用的小玩意儿。此外，他们还带着数千名难民，这些人主要是法国公民，包括商人、外交官、演员、艺术家。他们一直住在莫斯科，如今担心俄国人回来时会进行屠杀，为求安全，加入了法国军队，尾随在战斗人员之后。

最终，10月15日，天气突然变冷，第一场雪降下，积了三英寸深。拿破仑突然醒悟，意识到自身的不利处境，决定撤离。撤离的时间定在10月18日，这一天，人数缩减到10万的法军终于得以出发。清晨，他们从莫斯科蜂拥而出，场面看起来不像纪律严明的军事性撤退，而让人想到《圣经》描绘的混乱逃亡。在前面等待他们的是长达七周的漫长折磨，正像但丁《神曲》的地狱之旅。

逃　离

不幸的法国人几乎立刻陷入包围。库图佐夫时刻保持着警惕，对敌人的行动了如指掌。他还充分意识到，法国人要向西行军，只能选择两条道路。南边是通往卡卢加的道路，这条路穿过乡间，既没有被俄国人放火焚烧，也没有遭到法国人掠夺。因此，这条路对法军来说有提供补给的可能性。北边则是通往斯摩棱斯克的道路，这条路已经被两军摧毁，没有剩余的资源来供给撤离的法国人。

库图佐夫曾忌惮拿破仑的才能，但他现在知道自己占据着上风，如果大军团得不到必要的补给，胜利就将属于他。因此，这位俄国将军命其部队进军小雅罗斯拉韦茨镇，驻扎在那里，封锁狭窄的峡谷，扼守前往卡卢加的必经之路。但是拿破仑不再打算进行大规模的战争，他想避免发生第二次正面冲突，于是仅仅派出小股侦察部队与俄国人交战。随后，拿破仑听天由命地带领部队转向北方，踏上了通往斯摩棱斯克的道路，他对那条路相当熟悉。

10月24日的小雅罗斯拉韦茨之战成为俄国的决定性胜利之一。这场战斗的意义是迫使拿破仑的大军团转向斯摩棱斯克。尽管战斗的规模不大，但法国人的撤退由此开始变成大溃败——他们必须与时间殊死搏斗，赶在隆冬来临之前完成撤离。塞居尔对小雅罗斯拉韦茨之战做出这样的评价："险恶的地方，在这里，征服世界之旅戛然而止，二十年来的胜利化为乌有。"[26]

拿破仑和库图佐夫的地位发生了根本性的逆转。拿破仑曾是才华横溢的战略天才，可他现在除了以最快的速度撤退外，没有其他可行的计策。相比之下，库图佐夫采用了更明确、统一的策略，像是一位老练的猎人，追捕受伤而强大的野兽。他的目标是避免让这只野兽走投无路，免得它突然转向，造成新的威胁。相反，他冷酷地追捕这只野兽，小心翼翼，与之保持距离，直到它最终因筋疲力尽而倒下。然后猎人就可以安全地靠近，给予致命一击。

出人意料的是，当法国人向斯摩棱斯克仓皇溃退时，他们又遭遇了比库图佐夫更难缠的敌人。随着寒冷天气的到来，第二种流行病——斑疹伤寒暴发了。在前往莫斯科的途中，痢疾曾削减了大军团 1/3 的兵力；如今在撤退途中，斑疹伤寒又杀死了剩余的大部分士兵。从莫斯科撤离的 10 万人中，只有不到 1 万人幸免于难。就死亡率而言，历史学家史蒂芬·塔尔蒂（Stephan Talty）称这场流行病灾难是"世界历史上绝无仅有的死亡事件"。[27] 而且这些死亡并未发生在大战役中。

斑疹伤寒

与所有胃肠道疾病一样，痢疾的影响会随着天气转冷而减弱，其传播也变得困难。但斑疹伤寒有所不同。冬季行军的军队为虱传播疾病提供了理想的环境。10 万名瑟瑟发抖的士兵挤在肮脏的宿营地里，这加速了斑疹伤寒的传播。事实上，斑疹伤寒与军事环境的密切关系可从它 19 世纪流行的名称中得到暗示："战争害虫""战争瘟疫""军营发热病"。

斑疹伤寒不是通过直接接触、空气或粪口途径传播的。相反，它依赖于一种复杂的相互关系，这种关系存在于人类、体虱和一种被称为普氏立克次体的细菌之间。伤寒病菌最重要的宿主是人类，它通过体虱实现人际传播。这种体虱以人类血液为食，一旦孵化，便开始疯狂进食。

如果被立克次体感染，虱子不会像蚊子一样直接将细菌注入血液中。相反，它们会在进食时排出带有微生物的粪便。它们还向伤口注入一种抗凝剂，引起令人痛苦的瘙痒。瘙痒导致宿主抓挠伤口，虱子的排泄物污染伤口，进而引发新的感染。抓挠还会迫使虱子逃离，它们逃到衣服外侧，转移到邻近的人身上，从而获得新的繁殖地。这个过程对斑疹伤寒的传播很重要，因为虱子作为病媒的效率太低，它们无法飞行，活动范围十分有限。也就是说，体虱需要人与人之间的密切接触，才能维持感染链和传播链。

部队向斯摩棱斯克行军途中的环境非常适合体虱和微寄生物生存。随着气温骤降，士兵们穿的衣服越来越多，越来越厚。这种服装适于虱子生存，它们喜欢藏在衣缝里，用爪子紧紧抓住织物的纤维。在83天的长途跋涉中，士兵们几乎不脱衣服，不洗衣服，也不洗澡。这当然对虱子有利。此外，士兵们还挤在一起取暖，晚上坐在火炉旁吃饭，最后蜷缩在雪地上睡觉。士兵们的近距离接触给虱子提供了无数良机，从一个人转移到另一个人。结果就是，每名士兵身上可能会有多达3万个虱子。幸存的士兵对撤退途中的众多折磨记忆犹新，其中最突出的就是虱子造成的难忍的瘙痒。一位幸存者回忆道：

> 晚间，当我们蜷缩在篝火旁时，这些昆虫就开始活动，对我们施加难以忍受的折磨……激起了我们对这一切的强烈厌恶……从撤退的最开始，它就成了一场灾难……为了抵御夜晚的严寒，我们不仅不能脱掉任何一件衣服，还不得不寻找更多的破布，把自己裹起来。我们在前面部队驻扎过的地方露营，周围有很多此类垃圾……虱子以极其可怕的方式大量繁殖。衬衫、背心、外套，它们简直无处不在。可怕的瘙痒让我们夜不能寐，接近疯狂。如此难以忍受，由于抓挠自己，我已经挠破了背上的皮肤，灼热的疼痛……相比之下，反而更令人宽慰。我所有的战友都是同样的状态。[28]

折磨士兵们的害虫很快也死去了，这对他们来说并不算什么安慰。

到了 11 月中旬，伴随着凛冽的寒风，气温骤降至零下 23℃，大雪"像裹尸布一样包裹着军队"。[29]士兵们被大雪的强光照得睁不开眼，胡子上挂满冰碴。冻得半死的士兵们扒下病死者的衣服，没有什么比这更利于传播流行病了。这种把衣服混在一起的做法违背了医生们的建议，即"谨慎地尽量减少接触，不要碰患这种热病的人的衣服"。[30]

立克次体进入患者的血液后，通过循环系统和淋巴系统被带到内部器官——大脑、肺、肾脏和心脏的小毛细血管内。它们侵入血管内壁的上皮细胞，通过分裂进行复制。细菌在宿主细胞内不断增多，直到它们通过裂解或细胞膜破裂来破坏细胞。这会将微生物释放到周围的组织中，在那里它们重新开始复制和破坏的过程。在 10—12 天的潜伏期后，病人早期临床表现为：38.9—40℃的高热，明显的皮疹，严重的头痛，恶心，发冷和肌痛。剧烈的疼痛贯穿患者背部和腹股沟，身体开始散发出类似氨气的气味。

与此同时，这些细菌分散在主要器官中，达到惊人的数量后会凝结，阻碍血液循环。其结果是出血、血管功能障碍和重要身体机能紊乱。患者嘴唇发青，口干舌燥，口渴难耐，眼睛充血、目光呆滞，持续出现干咳，并伴有黑色恶臭的腹泻。他们还会失去对肌肉的控制。由此而来的共济失调状态为该病贴上了两个诊断标签，即"无力性发热"和"神经性发热"，二者均强调病人蹒跚的步态和行动不便。

肺部受感染还会使人罹患支气管肺炎，此时肺泡充满液体，病人感到呼吸困难或缺氧。血管堵塞则会导致手指、脚趾发黑，伴有坏疽。中枢神经系统的病变会导致精神错乱、癫痫和谵妄。

在大军团的野战医院里，斑疹伤寒患者经常爆发大笑，大喊大叫，还会与臆想的对话者喋喋不休，这使医院的气氛格外令人不安。精神错乱是"斑疹伤寒"（typhus）术语的词源，它来自表示"糊涂"或"昏迷"的希腊语词汇。

由于患者体内多个系统同时受到影响，他们的症状五花八门，遭受的痛苦千变万化，并且可能以很多潜在方式死亡。在俄国，一名比利时外科医生指出，死亡来得"像闪电一样快"。[31]死亡通常是由脑肿胀（脑炎）

或心力衰竭引起的。随着军队的撤退，自杀的人数也越来越多，一方面是因为疾病对认知的影响，一方面是因为军中普遍蔓延的绝望情绪。

斑疹伤寒具有极强的感染力和高度的毒力，因此在人类发现抗生素前它通常会导致很高的死亡率，病死率超过50%。1812年冬季撤退的条件破坏了恢复和康复的可能性，又极大地提高了死亡率。

在肮脏的环境中，大军团就像一个巨大污秽的培养皿，各种微生物彼此竞争。由于寒冷天气的不利影响，痢疾在秋季逐渐消退。但性病、肝炎和腹泻继续折磨着法国士兵。最近的证据表明，战壕热也在折磨着拿破仑的军队。这是一种使人衰弱而不太致命的疾病，由传播斑疹伤寒的同一种体虱传播。因此，多种疾病并存的情况加剧了撤退部队的痛苦，削弱了他们的抵抗力。

此外，广为人知的是，斑疹伤寒在营养不良的人群中更为致命。19世纪的流行病学家鲁道夫·菲尔绍（Rudolf Virchow）提醒我们，在这种疾病的诸多别名之中，"饥荒热"尤为贴切。爱尔兰就是一个典型的例子，在18世纪末，以及马铃薯饥荒期间（1846—1848），饥荒和斑疹伤寒的威胁接连不断。1868年菲尔绍曾说过："于是，近200年来，爱尔兰都被视为饥荒热的主要发源地。毫不夸张地说，正如埃及毁于瘟疫，自从1708年以来，每次这种最有害的流行病——斑疹伤寒的造访，都让爱尔兰十室九空……在这方面，世界上没有任何国家能与之相提并论。"[32] 尽管斑疹伤寒在马铃薯饥荒之后肆虐爱尔兰，但它的足迹也同时遍及整个欧洲大陆，尤其是佛兰德斯和上西里西亚。

以类似的方式，大军团作战期间的环境使天启四骑士中的三位——饥荒、瘟疫和战争齐头并进。向西途经斯摩棱斯克，通往涅曼河的那条路，不能提供维持人类生命的任何补给。它的地貌已经被一步步破坏，如今地表已经冻结，并覆盖了厚厚的冰雪。由于觅食已不可能，法国人面临着饥饿的难题。

撤退过程中，最后的审判比拿破仑的参谋人员预料的要早一些。行军变得更为艰难，士兵们在雪地上跋涉，在冰上打滑，前进速度缓慢。剩下的马匹牵引力不足，因为军队忘了给马蹄钉铁掌，马匹无法适应冬天的环境。马匹并不比人走得更稳，反而首先滑倒。

在苦苦挣扎的队伍的最前方，先头部队把后面的人的处境弄得更糟。他们压实了脚下的积雪，把它们变成了冰层。此外，他们把许多障碍物扔在路上，阻碍了后面的人前进。马和人死于疾病、疲惫、体温过低或脱水等多种原因，他们的尸体则留在倒下的地方。随着牲畜越来越少，部队抛弃了马车、弹药箱和大炮。为了减轻负担，士兵们最终丢掉了从"莫斯科集市"获得的战利品。许多人还丢掉了步枪和弹药筒。这些东西对手指冻僵的人来说，简直毫无用处。

尸体和废弃物品被积雪掩埋，形成危险的障碍物。同时，队伍拉得越来越长，头部和尾部的距离有 60 多英里。11 月 6 日，情况急剧恶化，气温进一步下降，一场暴风雪带来了深达一码 ① 的积雪。

在这种环境下，士兵最重要的任务是生存。他们首先需要寻找食物，但是他们越来越绝望。劫掠觅食不再是一种选择，这既是因为找不到食物，也是因为离开队伍就意味着死亡。哥萨克人不断袭击军队的侧翼和后方，他们会迅速杀死落入他们手中的所有觅食者和掉队者。因此，饥肠辘辘的士兵只能将目光转向马肉。每当士兵从马的尸体上割下一块肉，他们就停下来，生起火烤肉。随着马尸数量的减少，人们甚至从活马身上割肉，喝掺雪的马血。这样的一餐已经令人羡慕，为防止争抢，必须匆匆吞食。手里有肉的人是幸运的。按照费岑萨克的说法："如果他们的战友没有从他们那里分到最后的口粮。这些饥肠辘辘的士兵就会毫不犹豫地把他们遇到的每一个孤立无援的人的食物都抢过来。如果这些人的衣服还没有被从背上撕下来，他们就已经十分幸运。等到把整个国家劫掠干净，我们就只能沦落到自取灭亡的地步。"大军团不再是一支作战部队，而是一群游荡的暴民，人数逐渐减少。通往斯摩棱斯克的道路成了法国士兵自相残杀的战场。费岑萨克说道："单单是粮食匮乏，不用其他随之而来的灾难，就足以摧毁这支军队。"[33]

他对麾下士兵的描述揭示了大军团逐步瓦解的过程：

---

① 1 码约等于 0.91 米——编者注

> 这群混乱的士兵，没有武器，步履蹒跚，在马匹和同伴的尸体旁痛苦地倒下。他们的脸上带着绝望的表情，眼睛深陷，面容憔悴，被灰尘和烟雾熏黑。他们的脚上裹着小片的羊皮或是布，用来代替鞋子。他们的头上裹着破布，肩上披着马毡，身上披着女人的衬裙或烧得半焦的兽皮。一个人倒下后，他的战友们就把他身上的破布扒下来自己穿上。营地的夜晚犹如激战后的战场，一觉醒来，你就会发现昨夜躺在身旁的人们，已成了并肩而卧的尸体。[34]

最后，当士兵们开始同类相食的时候，大军团走向了溃败的最后一步。军心涣散使得人们陷入自相残杀。饥饿的人们最终突破了底线，尝到了人肉的味道。布戈涅中士虽然否认自己吃过人肉，但他理解驱使人们这样做的迫切需要。他用军人式的粗俗幽默来掩饰这种看法，他写道："我相信，如果我自己没有发现任何马肉，我可能会变成食人魔。要了解这种情况，就得先体会到饥饿的疯狂；当一个人没有东西吃的时候，只要能吃，就算是魔鬼他都干得掉。"[35]

自10月18日大军团离开莫斯科，到12月11日残余军队再次到达涅曼河，斑疹伤寒在污秽、寒冷和饥荒的环境里一直折磨着法国军队。这几周的撤离过程中，斑疹伤寒杆菌无情地蚕食这支不再具备作战能力的军队。到11月1日，军队人数从最初的50万减少到7.5万。11月9日，当法军到达斯摩棱斯克时，人数下降到了3.5万；11月26日，军队到达别列津纳河渡口时，人数降到了1.5万；最后，当溃败的幸存者们重新渡过涅曼河时，人数已经降至1万。

拿破仑不愿面对这场悲剧的结局。12月5日，他乔装成平凡的"雷纳尔先生"。在卫队的陪同下，他乘雪橇逃脱，前往巴黎，任由他的士兵听天由命。

结　论

拿破仑的1812年战役，展示出了战争引发流行病的能力。战争所制造的卫生和饮食环境，恰恰是流行病的温床。战役同样表明，这条因果链也可以反向运行，换言之，疾病可以决定战争的进程。在俄国，痢疾和斑疹伤寒共同歼灭了有史以来最强大的军事力量，并促成沙皇亚历山大的胜利。

正如圣多明各的黄热病阻止了拿破仑帝国向西扩张一样，痢疾和斑疹伤寒也阻止了拿破仑帝国向东扩张。事实上，这两种疾病是法国政权更迭的重要原因。在惨败于俄国之后，拿破仑的实力一蹶不振，再也无法组建起同等战力的军队。

此外，这场战争也为拿破仑增加了很多敌人。拿破仑的不败神话曾使他的对手们望而生畏，不敢轻举妄动，亚历山大的胜利却摧毁了它。最重要的例子就是德国的"民族觉醒"，当时费希特（Johann Gottlieb Fichte）和施莱格尔（Karl Wilhelm Friedrich Schlegel）等知识分子成功地唤醒了德国的民族意识。历史学家查尔斯·埃斯代尔（Charles Esdaile）恰如其分地总结了拿破仑一系列战争带来的影响，在他看来：

> 他们留在身后的是一个非常不同的欧洲和截然不同的世界。1789年以前，法国无疑是世界上最强大的国家……然而，到了1815年，这一切都不复存在。法国国内的资源仍然非常丰富，但新的德意志邦联的建立……夺走了统治"第三德意志"的能力，而这种能力曾是拿破仑帝国的核心……现在已不复存在。同时，在大洋彼岸，法国殖民帝国对大部分领土的控制，连同西班牙对中美洲和南美洲大陆的控制一起，都被一扫而空。具有讽刺意味的是，恰恰是法国历史上最伟大的英雄，致使法国国际地位全面崩溃，大不列颠称霸海洋并最终成为欧洲诸国眼中比法国更大的安全威胁。[36]

因此，对于削弱法国在欧洲及世界范围内的力量来说，俄国战役发挥了重要作用。疾病正是导致这种结果的关键因素。

10

巴黎医学学派

流行病学的研究范围比单纯对一种又一种传染病的考察要广泛得多。有几个主要的话题直接来自西方社会的流行病经验。其中之一就是随着社会组织起来抵御流行病侵袭而发展的公共卫生战略。在这一主题中，我们已经注意到公共卫生的第一种形式，它包括隔离、检疫站和以军事手段实施的防疫线等严格的抗疫措施。继鼠疫之后，天花促使公共卫生发展出了第二种主要形式，即爱德华·詹纳开创的疫苗接种措施。公共卫生与传染病的历史是分不开的，我们后面将回过头来研究包括检疫和疫苗接种在内的各种策略是如何出现的。

我们本章要深入讨论的主题是医学思想史。事实上，与流行病史并行发展的是科学医学，它从体液学说发展到后来的现代生物医学范式，经历了一系列学说。我们在第2章对希波克拉底和盖伦的讨论中讲到了体液学说，在后面的章节中，我们将讨论污物致病论、传染论和细菌致病论。但现在我们将讨论医学科学发展的另一个出现在巴黎的关键契机：从1789年的法国大革命起，直到19世纪中叶，广为人知的巴黎医学学派的创立。

巴黎学派的重要性不言而喻，人们有时过于简单地将其称为医学从中世纪走向现代的时刻。为了弄清巴黎发生了什么，我们要探讨三方面的新发展：（1）希波克拉底和盖伦体液学说的知识危机，他们的思想在17至18世纪面对的严峻挑战；（2）巴黎学派赖以创立的思想和制度基础；（3）巴黎医学创新的影响与局限性。

体液学说的危机：帕拉塞尔苏斯

在古代的科学医学中，希波克拉底和他的追随者确立了疾病的自然原因的重要性，推翻了各种传统疾病观——神圣疾病观和恶魔疾病观。这种转变对于医学认识论的发展具有极其重要的意义，换言之，这种转变对于我们能从医学科学中了解什么，以及如何了解，具有重要的意义。医学知识的来源是什么呢？

希波克拉底的文集中主张，有关疾病的知识来自对病人临床表现的直接观察。因此，体液学说常常被称为"临床医学"。它通过对病人的经验观察获得知识。该学说也必然会为医学教育提供某种明确的规划。希波克拉底的医学学生以学徒身份跟随医生巡视病人，他们的主要任务就是在医生的指导下进行观察。

正如我们在第 2 章中看到的，随着科学医学的发展，希波克拉底之后的是盖伦的学说。在盖伦的著作中，体液学说越来越摆脱直接观察，更多地依赖古代文献的权威。盖伦认为这些文献是绝对正确的，它们可以被慎重地解释——他自己就是这项工作的最佳人选——却绝不能被推翻。盖伦并不认可对范式的改变或是根本性的创新。他认为医学知识就是对希波克拉底文献的学习和评注，因此他的观点常被人称为"图书馆医学"。在他的影响下，医学教育的主要内容成了模仿先贤，钻研古籍，辅以解释经典著作的讲座，并以拉丁语授课。

早期挑战盖伦主义的最为激进的代表是瑞士医生兼炼金术士帕拉塞尔苏斯（Paracelsus，1493—1541）。帕拉塞尔苏斯被称为"医学界的马丁·路德"，因为在宗教改革的鼎盛时期，他不接受古代文献的权威，而且他的医学理论也有着强烈的宗教内涵。比起有学问的内科医生，帕拉塞尔苏斯从江湖郎中和卖药商人身上学到了更多的东西，他认为正统医学那些充满了书卷气的技艺，是寻求以纯物质方法恢复健康的不虔诚的自然主义。与之相对，他认为医生应该采纳这样一种医学哲学，既包括造成疾病的首要原因——它存在于大宇宙的神圣和精神领域内，又包括造成疾病的直接原因——它存在于身体内的小宇宙及其与自然的相互作用之中。帕拉塞尔苏斯派医生充当了超越性力量的代行者。在治疗方面，帕拉塞尔苏斯引入了化学蒸馏物，以取代传统医师用来恢复体液平衡的放血和植物疗法。

与盖伦形成鲜明对比的是，帕拉塞尔苏斯以回归经验主义的名义反对理论体系。然而，有些奇怪地与这一批判相矛盾的是，他用一种自己的先验体系取代了体液学说体系。帕拉塞尔苏斯认为人体是由三种被灌注了精神力量的化学物质构成的。身体生病不是因为体液不平衡，而是因为外部环境的攻击。所以治疗方法应该是，以蒸馏法提取出化学物质和矿物质中的精神力量，并以"同类相加"的治疗理念进行使用，而非采取盖伦主义那样的对立疗法。

这就是帕拉塞尔苏斯的宗教医学在 16 至 17 世纪对正统医学的批判的突出之处，它影响了莎士比亚的戏剧《终成眷属》的架构。其中有一个关键情节是传统医学未能治愈法国国王的疾病——致命的瘘管病。正如这位在劫难逃的国王做出的绝望解释：

> ……宫中最高明的御医都已束手无策，
>
> 太医院众人也已达成统一，
>
> 认为病症已不可挽回，
>
> 施医用药断然难以产生奇迹。（第二幕，第一场，第 115—118 行）

听到国王的悲叹，一位帕拉塞尔苏斯派医生的女儿——女主角海伦娜声称她父亲的治疗措施可以"借助于上帝"，在盖伦医学束手无策之际将国王治愈。用她的话来说：

> 小女并非信口雌黄、招摇撞骗之辈，
>
> 胸无成竹之事，绝不敢自吹自擂。
>
> 但小女经过反复思量，也已抱定主意，
>
> 小女医术绝非不济，陛下身疾亦非无药可医。（第二幕，第一场，第 154—157 行）

正是帕拉塞尔苏斯派的疗法治愈了国王的瘘管病，使得孤儿海伦娜能够颠覆既定的性别角色。在感恩的君主要报答她的时候，她请求和贵族伯特伦结婚，虽然对方不情不愿。随后，莎士比亚在戏剧里安排这位身无分文的帕拉塞尔苏斯派平民嫁给了高贵的朝臣，从而颠覆了社会和性别等级制度。海伦娜也表现出了一种与医学学院的唯物主义格格不入的虔诚精神。莎士比亚本人显然赞同这些批判盖伦的异端批评家的观点。

科学对正统医学的挑战

然而，在医学界，虽然帕拉塞尔苏斯的挑战代表了外界对正统医学的攻击，但这对精英、学术医学的发展影响有限。其他的思想对正统医学产生了更持久的挑战。其中之一是科学革命的整体思潮。在知识分子精英中，源自弗朗西斯·培根（Francis Bacon）时代的经验和实验的方法论产生了一种民主精神，这种精神与盖伦主义所依赖的对权威的等级式信仰格格不入。"中等阶层"的手工艺者们强化了这一趋势，他们的实践、知识交流和创造力不仅使科学发现成为可能，也动摇了社会等级。

许多具体的科学发展也动摇了"图书馆医学"的基础。人体解剖学家安德烈·维萨里（Andreas Vesalius，1514—1564）是一名就教于帕多瓦大学的佛兰德医生，他于1543年创作了巨著《人体的构造》。巧合的是，尼古拉·哥白尼（Nicolaus Copernicus）的革命性著作《天体运行论》的出版时间与它相距不到一周。《人体的构造》包含了当时顶尖的解剖学家绘制的精美解剖图，并附有作者自己的文字注释。该书的出版标志着传统医学教学的重大转变。尽管维萨里对盖伦怀有敬意，他通过人体解剖进行的直接观察却表明，这位大师基于动物解剖推演出的人体解剖作品中约有200处需要修改。

然而，关键并不在于维萨里提倡的对解剖学的修正，而在于他对医学科学的态度。他拒绝先验地接受盖伦文本的权威，转而直接观察他所认为的"真正的自然《圣经》——人体"（这是一句极富颠覆性含义的名言），以寻求知识。这种方法启发了维萨里任教的意大利地区其他的一流解剖学家，比如加布里埃尔·法洛皮奥（Gabriele Falloppio）和吉罗拉莫·法布里齐奥（Girolamo Fabrizio）。尽管他们各有主张，但他们同维萨里一起，把解剖学牢固地建立在非盖伦式的经验基础上。毫不夸张地讲，在实践中，他们的作品构成了与古代权威的彻底决裂。

比解剖学更重要的是，生理学的发展为医学科学的新发展提供了重要的推动力。威廉·哈维（William Harvey）在1628年出版的《心血运动论》一书奠定了对血液循环的现代理解。正统医学认为，血液分别在静脉和动脉中各自往复活动，两者之间只有极少量的血液会透过心脏隔膜上的小孔，除此之外它们没有其他的交换或者循环。在盖伦的观点中，心脏不是一个泵，而是大脑、肝脏和心脏的内脏层次中的次级器官。心脏的运动是由血液驱动的，就像石磨是由水流驱动的一样。而哈维彻底改变了人类生理学和心血管解剖学。通过观察和实验，他最终证明心脏其实就是一个泵，血液通过两个交叉的环路循环——从左心室到身体，从右心室到肺。他进一步证实，盖伦关于心间隔上有小孔，以及血液能通过小孔往返心脏两边的观念是错误的。

由于这个结论过于背离正统医学，以至于哈维从1616年得出实验结论，到1628年才决定发表成果，整整等了12年。他的担心被证明是有道理的。英国医学界的精英们排斥哈维的研究，英文的医学课本对他的发现漠不关心，直至英国内战爆发。与此同时，法国、西班牙和意大利当局也谴责了哈维及其作品，而正统的盖伦主义学者让·里奥兰（Jean Riolan）最有力地阐明了整个医学界对哈维观点的全盘否定。哈维的结论最初只有在激进、共和的荷兰科学界才受到欢迎。

哈维遭到如此坚决反对的原因在于，他的生理学观点可能会彻底推翻盖伦体系，从而颠覆该行业的权威。像维萨里一样，重要的不仅是哈维的结论，还有他的方法论。哈维完全依靠实验、数学测量和直接观察，而不是文本。这标志着医学认识论的巨大变化。这对于体液学说和政治、宗教等其他领域中公认的权威而言，都有深刻的影响。哈维既不是政治或宗教激进分子，也没有从他的学说中得出超越解剖学和生理学学科之外的结论，这些都并不紧要。重要的是他的认识论有着内在的激进性和反等级性。

在解剖学和生理学取得发展的同时，自然科学的重大发现也对医学产生了深远的影响。与安托万·拉瓦锡（Antoine Lavoisier）、约瑟夫·普里斯特利（Joseph Priestly）和永斯·雅各布·贝采利乌斯（Jöns Jakob Berzelius）有关的化学革命，使人们质疑亚里士多德关于自然四元素（土、气、水、火）的观点。事实上，到 1789 年为止，拉瓦锡已经确立了 33 种元素，在此基础上又经历将近一个世纪发展后，元素周期表问世。这种新化学与亚里士多德关于四元素、体液、气质、性质的世界观是无法调和的。以"性质"为例，即使通过简单的设备——比如验温计（由伽利略设计）和之后的温度计（1617 年由朱塞佩·比安卡尼发明）——也能得出这样一个结论：冷的"性质"实际上不是一种独立的性质，只是代表缺少热量。

最后，在对正统医学的挑战中，流行病也发挥了重要作用。从概念上讲，面对鼠疫、天花、霍乱肆虐期间的大规模死亡，体液医学难以提出令人信服的解释。如果疾病是个人体内的体液失衡所致，那是什么原因导致整个群体的体液突然同时失衡呢？从根本上讲，基于个人的体液学说，如何令人信服地解释疾病在整个群体中的发展过程呢？

在中世纪，占星术与体液学说相结合，依据天体排列及其变化，为解释受到月球影响的灾难提供了更广阔的视野，但实际上占星术也没有为大流行病提供强有力的解释。非正统的传染论之所以出现，与此不无关系。传染论更合理地解释了一种流行病在社会中的发展过程，更符合人们的日常观察，即人们与病人接触后可能得病。因此，流行病的传播引起了人们对体液学说的怀疑，并为其他医学哲学创造了条件。

巴黎思想革命的背景

1794 年至 1848 年，巴黎医学学派在崛起的同时，也在疾病理解和医学认识论的领域掀起了一场概念革命。它还改变了医学教育，催生了医学专业，重组了医学行业，也改变了医疗市场，为普通医生提供了与其他学派、学说竞争的新权利。巴黎成了西方医学的先驱，也成了整个欧洲、北美效仿的典范。正是在这里，"医院医学"取代了"图书馆医学"，一种新的范式逐渐取代了体液学说。那么，"新医学"到底源于何处呢？

机构基础

来自各方面的挑战令体液学说在思想上受到了质疑，甚至失去了权威，但也积极地为新医学的出现创造了可能。巴黎广泛的医院网络正是其中最基本的部分。当然，巴黎早已有医院。其中规模最大的主宫医院自 7 世纪就开始提供医疗服务。但起初医院主要不是治疗场所。它们与慈善机构和教会相关，是收留老年人、绝症患者和孤儿的福利机构。然而，工业革命和城市化使得病人数量激增，也使他们的病症变得不同。巴黎作为西欧的思想中心和主要城市中心之一，建有规模最大、最知名的医院，比如主宫医院、慈善医院和萨伯特慈善医院。到法国旧制度终结时，主宫医院已经拥有四个病房，能够安置 4000 名病患——虽然通常是几个人挤在一张床上。（图 10.1）

如果没有这些大型机构对新思想的支持，巴黎学派和医学科学思想就不会为人们所了解。巴黎每家医院的每间病房都能够近乎源源不绝地提

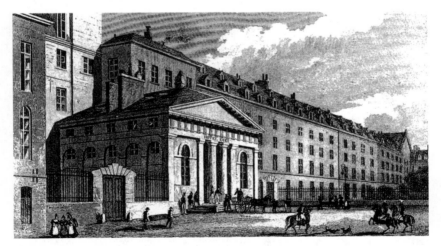

图 10.1 主宫医院，位于巴黎，巴黎医学学派成立的机构基础。（藏于伦敦韦尔科姆收藏馆，CC BY 4.0.）

供病体，而且把有相同疾病的患者安置在一起也显得非常自然。医院同样成了教学场所，被置于中央集权的世俗国家控制之下，后者因其官僚风气为求方便惯于按类分组。巴黎的众多医院致力于进一步发展医学和科学知识。甚至可以说，他们更关心的是探索知识，而不是治疗患者。

巴黎的医院为巴黎学派奠定了机构基础，但该学派也有相应的哲学渊源。启蒙运动的精神是其重要的背景因素，它推崇对权威的质疑，对知识的怀疑，以及对经验的重视。其中举足轻重的人物是约翰·洛克（John Locke，1632—1704）。洛克发表于1690年的著作《人类理解论》影响深远，许多人将其视为启蒙运动的基础文本。洛克最著名的假设——人的心灵生来就像一块白板，在哲学上被称为"感觉主义"，即头脑中的知识和观念并非天生，而是通过感觉印象和对这些印象的反思获得的。

这是一种激进的认识论。洛克和法国哲学家埃蒂耶纳·博诺·德·孔狄亚克（Étienne Bonnot de Condillac，1714—1780）等感觉主义者认为，知识的来源是五种感官直接从自然界中获得的信息，这些信息为大脑的反思提供了数据。在这种认识论观点下，洛克不仅思考了人类知识的起源，还讨论了知识的局限性。例如上帝就位于以感官为基础的知识领域之外。此外，洛克还为确定可被认识的事物建立了严格的认识步骤。

对医学而言，更重要的是17世纪英国医生托马斯·西德纳姆。托马斯·西德纳姆是洛克的挚友，被誉为"英国的希波克拉底"和"英国医学之父"。同时他也是政治激进分子，左翼清教徒，在英国内战中反抗王权，并担任克伦威尔军队的军官。西德纳姆的医学思想也很激进。他为改革医疗实践提出的方法是基于感觉主义的。他呼吁恢复对患者的严格临床观察，并建议先抛开各种理论。他认为，医学科学的进步只能通过系统的、经验的、逐个病例的比较来进行，不必参考经典、体系或理论。

有些矛盾的是，西德纳姆并不完全反对体液医学。他在医疗上的实践很大程度上仍然属于体液学说体系。但当他寻求新知识时，他就从经典著作转向对病人的直接临床观察。他认为医生应该相信自己的经验，其推理应当基于经验。在很多方面，他主张跳过信奉医学理论体系的盖伦，回到最初更依赖经验观察的希波克拉底。尽管他毕业于牛津大学，但他不相信书本知识和大学教育。当时的医学精英也对他嗤之以鼻。

西德纳姆还特别关注流行病，他研究了天花、疟疾、结核病和梅毒。实际上，他的思想是一个极佳的范例，可以说明传染病对医学正统思想的冲击和对新科学范式兴起的影响。例如在疟疾方面，他得出了一个全新的结论：所谓"间歇性发烧"根本不是整体的体液失衡，而是一种特定的疾病实体。因此，西德纳姆提出疾病都是独立的实体，而不是笼统的体液不调。他甚至预见了一个全新的时代，即林奈（Carl Linnaeus，1707—1778）氏疾病分类的时代。他提出："所有的疾病都应该被归入某种特定种类，其精确程度就像我们看到植物学家在他们的植物学论文中所做的那样。"[1]他在1676年的著作《医学观察》中清楚地强调了直接经验观察的重要性。

西德纳姆接受了传染论的观点，这进一步说明了传染病对体液学说的颠覆。例如关于鼠疫，他写道："除了空气的各种组成成分，必然存在其他先决条件导致鼠疫发生，诸如患者的体味或体液，或直接接触患者，或直接接触从其他地方传来的有害物质。"[2]这也是一种激进的观点。

西德纳姆的著名贡献还在于引入了许多医学实践和疗法。他推广了使用奎宁治疗疟疾的方法，利用鸦片来掩盖它的苦味，并使金鸡纳皮在新教英格兰变得更受欢迎。此外，他还用冷饮和新鲜空气来治疗发烧，替代了传统的放血疗法。在治疗天花方面，他也使用了同类的"冷疗法"。他对所谓治疗极简主义的倡导也十分激进。他认为，在通常情况下，医生最好什么也别做。

新医学哲学发展过程中的另一个颇具影响力的人物是皮埃尔·卡巴尼斯（Pierre Cabanis，1757—1808）。他既是一位哲学家，也是内科医生、生理学家，还是巴黎医院的管理者和法国大革命的早期支持者。关键的是，卡巴尼斯也是感觉主义的先驱。和洛克、孔狄亚克一样，他认为所有的心理活动都来源于五种感官，因此医生应当依赖自己的观察结果，而不是迷信古代文献。卡巴尼斯反对二元论，二元论认为思想（或灵魂）与大脑的物理结构相分离，而卡巴尼斯则认为大脑的工作方式与胃相似。在胃中，食物被摄入，最后被消化；在大脑中，感官印象被接收，最后被思考。卡巴尼斯表明了一种将被巴黎学派领军人物共同主张的立场。

法国大革命

除巴黎学派的机构基础和哲学基础外，另一个政治因素也很重要——法国大革命。革命提供了一个彻底清除旧观念的良机。在医学领域，这意味着中世纪医学团体的解体和职业的重组。革命强调法国民族主义，提倡使用法语代替拉丁文授课，这进一步削弱了古代文献的权威。

许多特定的、偶然的情况也使大革命成为新兴医学发展过程中的重要时期。最突出的是，从1792年到1815年，战争接连不断，这催生了对更多医生和更充足的医院的迫切而实际的需求。这些需求反过来推进了医学教育和医院管理的改革。对医院的管控因此集中到了国家而非教堂手中。此外，在医院内特定病房专供特定的病人群体使用。改革后的医院被并入国家机构，以促进科学发展为首要目标。

这种对住院治疗目标的看法转变大大影响了观察病人的方式。由于患者有促进知识进步的责任，他们的身体可以被医生和学生仔细检查，不管是生前，还是死后——死后的尸检甚至更加重要。在病人还活着时，医生就会对他们的身体进行严格细致的检查，研究疾病的症状和体征。病人死后，他们的病变被视为症状的根本原因，而症状被认为是表面现象，揭示了隐藏在体内的特定疾病。人们认识到症状和病变是相关的，它们是单一疾病过程的两个方面。尸检的重要地位不可避免地促进了对解剖学和生理学的理解，使外科医生的技术得以发展，病理学家可以精确地追踪疾病在人体内的发展过程。

在巴黎的医学新世界里，医学教育的重点几乎完全转移到了医院病房，因而变得更加注重临床和实用，而不是过分依赖书本。医学生要在病房经过三年的培训和一年的实习。而医学院的教授是经由考试选拔出的全职教师，受雇于国家。

同样重要的是，法国大革命提供了一种新的活力和开放的竞争意识，这也使巴黎的医院有了新的价值观，注重能力和功绩，而不是特权、出身和关系。法国医学界的信条是"进步""改良""观察"和"精度"。大革命结束了教会对医院系统的控制，新的价值观也倾向于世俗主义。圣坛被移出了建筑物，十字架也离开了病房。与此同时，护士们（曾经是修女）如今要严格服从主治医师的指挥。建筑也被翻新或改建，用来容纳大病房、解剖室和大查房所用的会堂。

如今，这些医院处在国家的控制之下，由新的机构——巴黎医院理事会——负责领导，协调医院的生活和行政的各个方面。理事会的住院局尤为重要，它相当于一个集中管理分类的办公室。该局根据患者的症状仔细地将他们划分为不同类别，然后送到对应类别的病房。有时，某些医院经过相似的过程，就由综合医院转型成了专科医院。因此，医院理事会及其住院局能推广宣传疾病是独立实体，而非希波克拉底和盖伦的医学哲学所认为的那样是单一体液的失衡或"体液不调"，其动机几乎可以说是官僚主义而非科学。

用历史学家乔治·魏斯（George Weisz）的话说，巴黎之所以重要，原因部分在于它创造了一种全新的东西，即一个庞大的研究群体，这个群体具有创新意识，背后有机构的强力支持：

> 在巴黎大革命后的几十年里，医疗机构被重组为一个巨大的、互联的、声望卓著的网络。处于中心地位的是巴黎医学院，它拥有超过 20 名全职教授和许多初级教员（迄今为止依然是世界上最大的医学院），此外它还密切联系着巴黎的市政医院系统，众多相关机构和数百名内科及外科医生（包括为数众多的教授）与他们合作。

这个综合体"史无前例"。[3]

巴黎学派的行动

在此基础上，巴黎学派成为新医学的麦加圣地。全世界的学生和医生都来到巴黎的拉丁区进行参观和接受培训。实际上，很多美国人像朝圣一般前往巴黎学习，然后将知识带回美国。他们在法国首都待的时间久了，声望随之提高，收费也就随之提高。

巴黎学派以彻底的经验主义为导向，奉行"少读多看"的格言。因此，巴黎学派的治疗学教授居布莱（M. Gubler）在 1869 年的就职演讲中强调，为了获取医学知识，"唯一有价值的是培根式的方法，即严格科学的观察和归纳……换言之，唯一有价值的就是实证主义哲学，它汇集了这个时代所有热爱科学的头脑中的智慧"。居布莱教授倡导回归"古代的观察法"。[4] 但是，巴黎的"观察法"不同于希波克拉底式的被动的临床观察。巴黎学派发明了现代的身体检查技术，通过叩诊、听诊对人体进行积极的检查。勒内·拉埃内克（René Laënnec）在 1816 年发明了听诊器，它迅速成为巴黎学派的象征。

拉埃内克最初使用的单耳听诊器是一根一英尺长的木管。他将木管放在病人的胸腔上，诊察病人心肺的声音。（图 10.2）与"直接听诊"相比，这种"间接听诊"的方法提供了大量新的诊断信息。拉埃内克将听诊器用于肺结核患者，他这样描述听到的声音——湿啰音、干啰音、捻发音和羊鸣音。1819 年，他发表了一篇关于胸部疾病的论文，在论文中，他试图为听到的病人体内的声音建立分类标准，其精确度不亚于训练有素的音乐家所能分辨的程度（详见第 14 章）。他甚至使用音乐符号来表示一些声音。

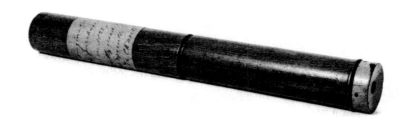

图 10.2 巴黎学派引进了现代体检技术，这是由诸如勒内·拉埃内克 1816 年发明的单耳听诊器等仪器推动的。（藏于伦敦韦尔科姆收藏馆，CC BY 4.0.）

此外，巴黎学派的主要学者，如拉埃内克、弗朗索瓦·马让迪

（François Magendie）、皮埃尔·路易（Pierre Louis）和玛丽·弗朗索瓦·泽维耶·比沙（Marie François Xavier Bichat），将他们从病房体检中获得的知识与他们在解剖台上的经验系统地结合起来。在研究患者的遗体时，他们将病房内记录的症状和尸检发现的伤处相互比对。他们强调，依据病变而不是症状对疾病进行分类更为可靠。巴黎的医生们将固体的器官和组织作为工作基础，而不是体液学说所关注的体内的液体。所以，他们的医学哲学通常被称为"固体主义"或"局部主义"。这种医学哲学的出现与当时法国首都流行的主要疾病——结核病、肺炎、伤寒、心脏病、产褥热和霍乱密切相关。

巴黎的病房在推广新医学方面的作用显而易见。拉埃内克能将胸腔内部的声音加以系统分类，这反映了一个事实：他每年检查约 5000 名病人，其中多数是肺结核患者。凭借在病房和解剖台上接触结核病患者的丰富经验，拉埃内克和他的同事们坚信自己的判断，他们面对的是一种独立的疾病实体。这就是关于疾病特异性的革命性观念。他们认为，每种疾病都是独特且永恒不变的，因此可以根据林奈原则加以分类。这催生了一门研究疾病分类的新学科——疾病分类学，也由此催生了各种新的医学专业，每个专业都涉及某类疾病，例如性病学、精神病学、儿科学、病理解剖学和内科学。

巴黎学派还创造了全新的医学教育观念。和过去一样，讲课和文本学习仍是一部分课程内容。但是主要的学习地点转移到了医院病房，像皮埃尔·路易这样的知名教授查房时，一大群学生跟在后面学习。新的医学教育是实践型、动手型的教学。学生们被教导通过视觉、听觉、触觉等官能来学习，不要相信权威、教条和理论。这是将哲学上的感觉主义用于医学的结果，它所产生的学科被称为"医院医学"，不同于希波克拉底的"临床医学"和盖伦及其追随者的"图书馆医学"。

医院医学的从业者们认为自己在拥护一门全新的医学科学。当然，这门科学与我们今天所说的化学、物理学和生理学等"基础科学"几乎毫无关系。基础科学当时还没有成为主要课程，只被称为有启迪作用的"附属科学"。在巴黎，所谓"科学"是指严格、精确、不偏不倚的直接观察，在观察到的现象之间建立数值关系，并通过解剖台上的解剖来确认诊断结果。

事实证明，这种新的医学教育和研究方法能使人们获得大量有关疾病及其机制的新知识。它改变了医学科学与医学实践的本质。它促进人们在诊断、病理学、疾病分类学和外科等领域取得重大进展。它还改变了这个行业，为医生提供了强有力的新权威，提高了医疗市场的薪酬。出于这些原因，巴黎学派成为国际医学改革的模范。不久，维也纳学派、伦敦盖伊医院、哈佛医学院、波士顿的麻省总医院，以及巴尔的摩的约翰·霍普金斯医学院也纷纷效仿。

不幸的是，巴黎学派的优势并没有为病房里接受治疗的病人带来明显的好处。治疗学是新医学公认的薄弱点。医生积累了知识，但这些知识并没有被用来改善病人的治疗状况。实际上，来自英国和美国的访客甚至抱怨巴黎的医生及其特权存在严重的道德问题。他们指出，所有的医生几乎都不关心减轻病人的病痛或挽救病人的生命；据说外科医生还利用手术锻炼自己手部的灵活性，而且他们的课程也没有将治愈作为主要任务。知识及其进步才是第一要务。病人是被观察的对象，就像自然历史博物馆里的展品或剧院舞台上的道具，他们存在于病房里主要是作为一种服务于科学的手段。被誉为法国狄更斯的欧仁·苏（Eugène Sue）在 1842 年的小说《巴黎的秘密》中，借格里丰医生的形象，讽刺了皮埃尔·路易。在故事里，格里丰查房时告诉学生，他们可以期盼面前病人的死亡，这样就能观察到某些病变。欧仁·苏写道：

> 他把病房看作一所实验学校，在那里，他先以穷人做实验，再把经过验证的疗法用在富人身上。实际上，这些可怕的实验将人类当作科学圣坛上的祭品。但格里丰医生并不这么想。在这位科学王子的眼中……医院里的患者都只是研究对象和实验品。总而言之，当他观察到有用的事实或得到科学发现时，这位医生的表现就像是以牺牲士兵为代价取得胜利后志得意满的将军。[5]

新医学在治疗学方面的缺点，意味着医学实践继续依靠传统的医疗设备和技术，比如古代流传下来的静脉切开放血术。尽管积累了大量的新知识和像皮埃尔·路易这样的名医的结论，但他们没有发挥积极的临床作用。正是由于这个原因，到19世纪中叶，巴黎学派慢慢失去了活力。强大的诊断能力和低下的治疗水平的结合，导致了人们的普遍怀疑和失望。另外，人们还认为，巴黎学派未能对19世纪中叶的医学科学新进展给予应有的认可，尤其是显微镜学领域。国际学生不再热衷于前往巴黎，而是选择其他的医学科学中心。在那些地方，蓬勃发展的新医学的学习地点已经转移到了实验室，不再是医院病房。

11

卫生运动

20世纪70年代，英国医学史家、医生托马斯·麦基翁（Thomas McKeown）对工业革命开始后西方国家出现的人口爆炸现象提出了一个有争议的观点。作为第一个工业化国家的英国就是这种现象的例证。在1811年至1861年的半个世纪中，英格兰和威尔士的人口数增加了一倍，从1016.4万增至2006.6万；在此后的50年内，人口数几乎又翻了一番，达到3607万。麦基翁在1976年的《近代人口的增长》《医学的作用：梦想、幻想或是惩罚？》中解释了人口激增的现象，这两部备受争议的作品都十分重要。在其中，麦基翁致力于解释18世纪末以来西方死亡率下降和寿命延长的问题。

与大多数人口统计学家一样，麦基翁也认为人口大规模增长的一个核心因素是"人口结构转型"。这意味着死亡的主要原因不再是传染病，而是心脏病、脑血管疾病、癌症、痴呆症和糖尿病等困扰绝大多数老年人的慢性退行性疾病。他进一步指出，城市中心也发生了"死亡率的变革"。在近代早期世界中，城市中心曾出现大规模死亡现象。但是发达国家的工业城市已经变成宜居之地，这不仅因为大规模的外来移民涌入，还因为这些城市的死亡率降低、居民预期寿命增长。

在解释这些惊人的趋势时，麦基翁提出了一个有争议的说法，他认为医学科学在其中仅仅发挥了次要作用。实际上，他认为大约到二战前为止，医学对预防或治疗患者的大部分病痛仍无能为力。而那时西欧和北美的人口爆炸已经发生，预期寿命的延长已经出现，巴黎、那不勒斯、伦敦等城市中心也已经变成健康宜居的现代城市。这不可能归功于医学和科学的影响。麦基翁则强调社会、经济和基础设施才是真正的原因。他指出，健康和寿命延长与科学进步无关，而是受到营养、工资及卫生条件的改善等日常因素的影响。

麦基翁以这种方式推广了 20 世纪初的亚瑟·兰塞姆（Arthur Ransome）的研究结论。兰塞姆的著名观点是，结核病的发病率和死亡率的下降是"无意识政策"的结果。换句话说，结核病的消退是社会发展和经济增长的间接结果，而不是医学或公共卫生措施的产物。麦基翁将兰塞姆的这一分析应用到整个传染病领域。

"麦基翁理论"引起的争论已经基本过去，所以我们无须仔细讨论他的两项基本主张：（1）人类科学的主动干预在促进健康方面只起到次要作用；（2）最关键的"主动"改善方法是饮食。尽管麦基翁为解释人口变化而提出的这些因素的重要程度尚无定论，但人们一致同意，麦基翁强调了人口变化的重要性，并指出卫生是一项极为重要的促进因素，这些都是正确的。

"卫生观念"最早出现于 19 世纪初的巴黎。随后，在 19 世纪 30 年代和 40 年代，在英国最有影响力的人物——埃德温·查德威克（Edwin Chadwick，1800—1890）的推动下，这一观念得到了更系统的发展。查德威克发起了一场公共卫生运动，在 1850 年至第一次世界大战的几十年间，围绕着"卫生观念"进行了诸多改革。卫生运动通过集中进行大规模的城市清理，彻底改变了英国城镇的发病率和死亡率。该运动起源于法国，在英国蓬勃发展，随后又逐渐扩散至法国、比利时、德国、美国、意大利和其他工业国家。

巴黎卫生科学

英国卫生改革运动最初的刺激来自英吉利海峡的彼岸。在启蒙运动和巴黎医学学派的背景下，城市改革的思想诞生于 18 世纪末期的巴黎。巴黎医学学派的作用尤为重要。他们不仅关注疾病的特性，观察了大量仔细筛选后被分配到相同病房的患者，还保持着对统计数据的热情，因此很快注意到疾病与以下因素——患者的社会背景和患者比例过高的地区的关联。

正如阿兰·科尔宾（Alain Corbin）在他的作品《臭味与芳香：气味与法国社会的想象》（1986）中解释的那样，越来越多的人对法国首都的恶臭感到难以忍受。科尔宾带领读者的嗅觉游览肮脏的大型城市里散发的种种恶臭：那里有污水池；有未铺砌的街道，它的深处布满泥泞、粪便和动物尸体；有被尿液浸透的房屋墙壁；有屠宰场；有肉店及动物内脏；有粪便和收集垃圾的狭窄昏暗的小巷；有充满死水的黑水沟；有从未打扫清理的昏暗拥挤的公寓楼；有众多不洗澡的居民；还有各处因缺水而无法进行个人清洗或街道清洁。

巴黎的科学家们深陷于气味的无情攻击，以及某些历史学家口中的"污染焦虑"，他们试图用一种所谓的"气味测定仪"来测量气味，以便分析其化学成分。他们还促成了一种新的科学——嗅觉学，它专门研究气味及其对嗅觉的影响。由于启蒙运动的遗产——哲学上的感觉主义，法国哲学家理所当然地注意到了 19 世纪早期巴黎无休止的嗅觉轰炸。他们还将气味的强度与疾病的发病率相关联。有一种理论将二者联系起来，认为疾病（或当时所谓的"发热"）的发生是因为某种通过空气传播的未知毒素与腐烂的恶臭一起挥发到空气中。亚历山大·帕朗-迪沙特莱（Alexandre Parent-Duchâtelet）研究了巴黎下水道的恶臭，将其与城市居民的健康状况联系在一起，也因此赢得了不朽的声誉。

然而在收集数据和发现数据之间的相关性的方面，最为重要的却是法国医生路易-勒内·维莱姆（Louis-René Villermé，1782—1863）。他实测了巴黎 12 个区的死亡率，并建立了它们与人口密度和收入之间的联系。维莱姆认为垃圾散发的瘴气会引起疾病，所以他敦促人们采取行动，在问题最严重的地区开展清理运动，即清除垃圾和清洁公共场所。他还创办了一份公共卫生杂志来支持这项运动——《公共卫生和法医学年鉴》。此外，他还推动了巴黎卫生局的建立，该部门在 1820 年后的 20 年里十分活跃。

作为一种城市层面而非国家层面的现象，巴黎的公共卫生运动的作用非常有限，而且从未被完全理论化、系统化或制度化。在某种意义上，它最持久的影响是促成了英吉利海峡对岸更广泛、更有影响力的运动。精通法语的查德威克沉浸在维莱姆的作品和《公共卫生和法医学年鉴》中。他很欣赏他们收集大量经验数据并将疾病与收入联系起来的方法。查德威克将他们在宏观环境中强调气候的新希波克拉底式方法理解为流行病的直接或"启动"原因，但他本人更关心特定区域的微观环境。他认为诸如温度、湿度等气候变量只是通过分解的作用而间接地影响疾病。对查德威克来说，疾病病因方面真正的问题是污物，而政策方面的实际课题是如何彻底地清除它们。

埃德温·查德威克与《济贫法》改革

奇怪的是，公共卫生运动的创始人埃德温·查德威克并不是医生，他对医学也只有泛泛的兴趣。他是曼彻斯特的律师，也是自由主义政治经济学家、社会改革家——杰里米·边沁（Jeremy Bentham）的门徒。在查德威克开始关注健康问题之前，作为《济贫法》改革的呼吁者，他已经站在了舆论的风口浪尖上。《济贫法》确立了保障英国穷人健康与福利的条款，它规定本地教区应向身陷困境的市民提供救济，这种救济福利是每个英国人天生享有的权利。然而，查德威克认为《济贫法》提供的公共援助产生了事与愿违的后果。它造成了一种恶性循环：福利滋生了道德败坏，增强了穷人的依赖性和惰性，最终贫困反而会加剧。在此过程中，这一制度还给地方财政系统带来了沉重负担，因为救济资金主要来自地方税收。查德威克在一篇纲领性的文章中说道："单纯的金钱救济不可能普遍地消除贫困。"[1]

查德威克对这一问题的解决方案体现在 1834 年的《新济贫法》中，该法律基于自由放任原则和对自由市场的信任。这些措施由查德威克和经济学家纳索·威廉·西尼尔（Nassau William Senior）共同起草，有两项主要目标：一是增强系统管理的集中化程度，以实现政策的统一；二是减弱社会福利的吸引力，使得除了真正绝望的人——"应得救济的穷人"，没有其他人想得到这些救助。受助者会被强制住进济贫院。在那里，他们虽然能获得生活必需品，但无法享受较好的生活条件，反而会渴望去外面工作。在济贫院内，家庭成员会被分开，父母和孩子、丈夫和妻子都被拆散。济贫院里提供的食物廉价又难吃，受助者一直被监视，院内提供的工作也比院外的任何工作都更无聊和令人讨厌。查尔斯·狄更斯在 1837 年至 1839 年间连续刊载的小说《雾都孤儿》中，表达了对《新济贫法》的尖锐评论。狄更斯把济贫院形容成一个残酷的机会，交给人们的只有两个选择：要么在院内忍饥挨饿并苦熬时光，要么在院外痛痛快快地饿死。查德威克和他的追随者将济贫院的道德基础称为"最低标准"原则。穷人认为这一原则很残酷，纳税人却认可它。

查德威克倡导的《济贫法》改革和随后的卫生运动所体现的都是以边沁主义指导中央集中国家力量解决城市现代性问题的观点。快速的城市化和工业化导致了一系列集中在英国城镇和城市中的社会问题。其中两项令人格外担忧的问题是贫穷和疾病。查德威克通过《济贫法》改革解决贫困问题后，又将注意力转向维多利亚时代困扰城市的另一种灾难——流行病。查德威克和改革者们特别关注的是结核病、霍乱、天花、猩红热和斑疹伤寒（包括现代诊断的伤寒热）。政府实施《济贫法》改革和卫生运动的方案，旨在解决维多利亚时代城市的经济和医疗问题，这两大问题被狄更斯、亨利·梅休（Henry Mayhew）笔下的伦敦和弗里德里希·恩格斯（Friedrich Engels）描写的曼彻斯特展现得淋漓尽致。

但是，卫生改革和《济贫法》改革的一系列努力的意义并不止于应对 19 世纪中叶英国城市的社会问题。某种程度上正是《济贫法》改革催生了卫生运动。1834 年后，国家的救济机构收集了大量有关当时人口过剩、居住条件恶劣和贫困城市中疾病肆虐的资料。《济贫法》的官僚机构实际上承担了记录需要采取紧急行动的灾难性城市状况的任务。在查德威克的案例中，他在制定《新济贫法》时进行的研究使他对城镇的健康和疾病有了认识。他先后成为两场运动的领袖人物绝非偶然。《济贫法》改革帮助人们重新认识到卫生问题的严重性。

《新济贫法》还通过确定公共卫生政策未能解决的问题，有力地影响了卫生运动的性质。19 世纪 30 年代，查德威克将注意力转向疾病时，医学界的主流观点认为，贫困是健康问题的主要原因，因此对于任何致力于改善健康的社会运动来说，工资改革都是不可或缺的部分。持这种观点的人中最著名的就是身为慈善家，同时也是爱丁堡大学医学教授的威廉·普尔特尼·艾莉森（William Pulteney Alison）。艾莉森认为，经济困难不仅是导致疾病的众多因素之一，而且是主要决定因素。

　　然而，查德威克和他的运动提出的相反论点却占据了上风：他认为因果关系恰恰相反——是疾病带来了贫困，而不是贫困导致了疾病。两者共同的根源则是个人的不负责任。此外，查德威克认为《新济贫法》已经解决了贫困问题，它能激励穷人进行自助，同时救助那些真正没有工作能力并因此没有收入的人。他和其他《济贫法》改革元老理所当然地把工资水平、工作条件和经济剥削视为与疾病无关，坚决将其从考量范围内排除。

污物致病论：托马斯·索思伍德·史密斯

　　鉴于查德威克既不是科学家也不是医学家，奠定卫生运动医学哲学基础的最重要的理论家是托马斯·索思伍德·史密斯（Thomas Southwood Smith，1788—1861）。他是卫生观念的创始人之一，也是查德威克最亲密的伙伴和同事。索思伍德·史密斯曾在爱丁堡接受医学教育，在被派往伦敦东区的伦敦热病医院后，他对疾病病因的理解发生了改变。他几乎整个职业生涯都在那里工作，有足够的机会观察贝斯纳尔格林和白教堂的手工织布工人恶劣的生活条件和医疗状况。作为"一位论派"（Unitarian）牧师和医生，他对工人的不幸、糟糕的身体状况，以及他眼中的道德与精神堕落感到震惊。与维莱姆和查德威克的观点一样，对他来说，工人们生活环境的污秽破坏了他们的身体健康，也败坏了他们的人性，导致他们酗酒、欠债且行为放荡。

　　流行病与四处飘散的瘴气之间的联系并不是什么新观点。然而，直到启蒙运动为止，对此的主流解释为：瘴气是重要的天体运动引发的空气变质，其原因包括不祥的行星相合现象或温度、湿度方面的环境变化。索思伍德·史密斯对这一解释予以充分发展，将其称为"污物致病论"。该理论沿袭了疾病由瘴气引起的传统观点，但将瘴气的来源解释为特定的街区、社区或村庄的小环境中聚集的腐烂污物。作为一位论派医生，史密斯在其最重要的著作《热病论》（1831）中写道：

> 引起发烧的直接或"刺激性"原因是有机物的腐败或分解形成的有毒物质。植物和动物的遗留物在腐败过程中释放其组成要素，或产生一种新的化合物，当这种化合物作用于人体时，就会引发人体发热现象……
>
> 如果人们仔细地调查鼠疫流行的每个地点，就能发现越来越多的腐败动物遗留物的痕迹。这些痕迹十分明显，动物遗留物不仅肯定存在，而且一定大量存在。[2]

在污物致病论中，环境因素并不是一种"刺激性"原因，而是一种远因或间接作用的"诱发性"原因。比如在湿热的条件下，它能够促进更迅速、充分的腐败，并降低种群的耐腐能力或"动物能量"。正如索思伍德·史密斯所说："在被确定为对死后的有机体腐烂过程至关重要的各种条件中……热和湿的作用是最确定的，而且就我们目前所知，也是最强有力的。"[3]索思伍德·史密斯认为，更遥远的宇宙或星象学事件没有任何意义。作为理性主义者，无论是在他的功利主义哲学中，还是在他的一位论派宗教思想中，任何会造成人类灾难和罪恶的天文事件都是不可想象的，因为宇宙是由一个全能、慈爱的上帝创造的。

根据污物致病论，人们可以推论出预防疾病的方法。就像巴黎的同行们一样，英国的卫生专家开始着手对城市清洁采取补救措施。然而，作为边沁的门徒，他们相信利用国家权力在国家层面上集中、有力、系统地解决问题更有效率。1848年，英国议会通过了《公共卫生法》，并成立了中央卫生委员会（见下文），由此，英国的公共卫生学家将他们的改革推向了高潮。对索思伍德和他的一位论派追随者们来说，宗教信仰进一步增强了他们行动的必要性。通过清洁来预防疾病和犯罪，有利于显示上帝对人类的仁慈，也有利于表明苦难的原因是人类的疏忽，也就是说，在一个充满善意的社会中，这种苦难是很容易预防的。因此，改善公共卫生是道德和人道主义的当务之急。

卫生观念能得到人们的肯定，有一系列医学、宗教和流行病学方面的原因。除此之外的两个原因，使它能够在 19 世纪 30 年代和 40 年代成为席卷英国医学界的主流观点。污物致病论的优点在于它简单易懂，有说服力。它对传统瘴气学说提出了本土化的修正，而不是建立全新的理论。在英国的乡镇和城市里，有害的污物的确无处不在，人们就很容易相信它们对身体健康的危害。特别明显的是，在那个时代最可怕的健康杀手——肺痨、伤寒和霍乱肆虐的地区，都表现出了卫生条件极差的特征。人们只需稍做推论，就可以从污物与疾病的相关性推出其间的因果关系。正当整个国家都已对污物感到焦虑，对恶臭感到厌恶时，这种疾病理论也就适逢其会。

《卫生报告》（1842）

到 1834 年，查德威克已解决了英国城市两大问题中的一个方面——贫穷。他开始转而解决另一方面的主要问题，也就是疾病。在此过程中，他秉持着三种思想：（1）最早诞生于巴黎的基于卫生观念的详细知识；（2）巴黎式的理念，即解决医疗和健康问题的最佳途径是统计学和大量收集数据；（3）索思伍德·史密斯的污物致病论，查德威克全盘接受了他的思想，甚至将其作为教条式的信念。

查德威克干预公共卫生的方法是，针对英国工人阶级所处的贫穷和污秽环境，自费进行详尽的研究。他相信，以他收集到的信息数量之多，震撼力之强足以为污物致病论提供依据，平息潜在的反对声音，并促使国家采取行动。这就是他 1842 年出版的不朽著作——《关于英国劳动人口卫生状况的报告》（简称《卫生报告》）的目的。这份报告是现代公共卫生的基础文献之一，一经出版就成为畅销书。该报告是查德威克通过在他帮助下建立的新济贫法体系所辖的官僚机构收集的一手信息。查德威克和其他几位济贫专员一起，向英国各地的济贫助理专员和相关的医生发放了上千份调查问卷和征询报告。在苏格兰，由于《济贫法》体系并不适用，查德威克依靠的是由医疗人员、工厂检查员和当地医生组成的临时调查网。为了不遗漏任何明智的、有说服力的言论，查德威克还征求了济贫法行政部门外的著名医学家和学者的意见。在三年的时间里，他收集了各种来源的报告，并进行了筛选、编辑、删节和整理。基于对材料的概述，以及旨在独自对实地状况进行观察和记录的个人巡查，他也添加了自己的评论。在发表之前，他还将草案交给最有影响力的医学权威，寻求他们的认可和评论。

报告里详细描述了全国各地工人肮脏得恐怖的生活条件，这些工人包括农业工人、工匠、矿工、工厂工人和手工织布工人。报告中描绘的场景带来的冲击尤为强烈，因为所有信息的来源都可靠无疑，而且（除苏格兰以外）都有官方背景。在任何地方，农业革命、工业革命、大规模城市化和大规模人口增长给人类带来的后果都显而易见。过度拥挤、贫穷、肮脏和恶臭无处不在。在伦敦、曼彻斯特和格拉斯哥等大城市，这样的现象并不值得大惊小怪，真正让人意外的是，类似的情况在小城镇和乡村也很普遍。查德威克措辞慎重的开场白为报告奠定了基调：

> 以下的摘录主要来自目击者的叙述，它们将展示疾病如何从本岛的一端蔓延到另一端，也即在乡村和小城镇居民中间，在商业城市和最拥挤的制造业地区的居民中间，在不同环境下表现出各种形式。人们通常认为这些地方是最近的瘟疫的主要区域，而且几乎是独有的高发区域。[4]

此外，查德威克揭露的社会状况完美地反映了流行病——卫生报告中所提到的"发烧""瘟疫"或"鼠疫"的地理分布。报告中的内容揭示的真相如此赤裸裸，以至于最初同意与查德威克共同发布报告的济贫专员们退缩了，坚持让他以个人名义发布。

两个来自西部乡村的例子说明污秽普遍存在，以及污物与当地流行的疾病之间存在特定联系。查德威克的通讯员巴勒姆博士在他从特鲁罗市发回的报告中指出：

> 进入圣玛丽教区，疾病甚至死亡的比例……也许与特鲁罗的其他地区一样高，但其原因毫无神秘感。破败的房子（其中多数老旧）里到处都是腐烂的垃圾，紧邻他们的门窗，露天的排水沟里满是猪圈溢出的脏东西和其他污物，淤积在墙脚；成排的低矮民居的入口与墙脚之间仅有一条狭窄的通道，有时山风也无法驱散这些致病的臭气。[5]

同样地，"致病的"臭气导致萨默塞特郡的空气污染或引发"疟疾"，助理专员列举了由此导致的居民的各种"发热"疾病——鼠疫、伤寒、天花和猩红热，并表示它们在某些时候"会以流行病的形式暴发，但作为一般的疾病，则可能在一年中任何季节发生"。[6]

正如查德威克希望的那样，面对涵盖全国范围的如此翔实的报告，议会和当局被迫采取行动。部分原因是人们担心亚洲霍乱会再度袭来，它是本世纪最可怕的疾病，曾在 1832 年给英国造成毁灭性的打击。有趣的是，查德威克却将霍乱从报告中删去了，他认为自己的报告意在处理常见疾病，并不针对外来疾病。然而，由于霍乱能造成巨大的痛苦、政治紧张和经济混乱，其实它在《卫生报告》中扮演了隐蔽而重要的角色：它再度袭来的威胁成了燃眉之急，使卫生观念改革势在必行。

尽管《卫生报告》不仅广泛地讨论了污秽和疾病，还讨论了贫困，但查德威克一行人几乎都强调污秽造成贫困，而非贫困滋生疾病。他们认为，肮脏和贫穷是由酗酒引起的。肮脏的生活条件和不佳的健康状况使工人精神不振，导致他们逃到酒馆寻求慰藉。在那里，他们花光了工资，忽略了家庭，放弃了做礼拜，沉迷于鲁莽、轻率和堕落的生活。其结果是贫困和社会矛盾。

在查德威克收集数据的时候，有产阶级和国家机关都认为穷人和工人阶级是危险的颠覆分子。法国大革命的爆发还留存在人们的记忆中；1830 年的革命仍然余音不绝，这使得局势越发紧张，以至于引发 1848 年的革命。暴动、罢工和社会主义思想都四处流行。英国虽然避免了革命，但也深陷社会紧张局势之中，各种罢工、暴动和示威活动此起彼伏。查德威克同样被"无政府主义的谬论"所困扰。"这些谬论似乎左右着那些野蛮而又危险的人群"，通过"一次又一次的暴力罢工"，威胁了公共治安。[7]

而卫生本身就是一种社会控制的手段。他谨慎地指出，工人们的"野蛮集会"的特征之一就是由年轻人领导，相反，承担家庭责任的年长男性则很少参与其中。清洁在其中所起到的至关重要的作用就是降低死亡率，延长平均寿命，从而改变大众的年龄结构。查德威克的想法可以用一个现代的比喻来解释，社会的动荡就像核反应堆堆芯的熔毁，年长的男性则扮演着类似于核反应堆中控制棒的角色。正如人们可以利用控制棒来控制裂变，防止反应堆堆芯熔毁，中年男性家庭成员同样有利于平息冲动，防止社会危机或革命。查德威克认为这些事实：

> 表明了道德和政治考虑的重要性，即有害的物理因素会损害人们的健康，因此成为教育和道德文化的障碍；它们缩短工人阶级成人寿命，也就阻碍了生产技能的提高，影响了工人群体积累社会经验和形成稳定的道德习惯；它们使不断积累经验、保持教育并不断进步的人群数量减少，代之以年轻、经验不足、无知、轻信、易怒、热情和危险的新人群。[8]

因此，清洁起到了教化甚至基督教般的传播信仰的作用。它将拯救工人阶级，使他们摆脱贫困和疾病。它还将给教育、宗教和中年人带来有益影响，促进社会稳定和阶级和谐。

《卫生报告》对工人造成的危险投以政治角度的关注，这进一步解释了它的一个特征——它讨论不同年龄和性别的对象时表现得显著不同。查德威克提倡的卫生观念最初并不是为所有人的健康而设计的。他最关心的是青年到中年阶段的职业男性的寿命和生产力。公共卫生的其他可能含义从未被提及。妇女、儿童、老人及他们的疾病并不是《卫生报告》的关注点。甚至中产阶级在很大程度上也被忽略了。在查德威克的预期中，"中产阶级"也能从卫生革命中受益，不过针对疾病给他们造成的负担，他却鲜少提及。他所强调的中产阶级的收益是指社会稳定、城市环境的改善，以及健康的劳动力带来的经济增长。

经济因素的确至关重要。正如查德威克的《新济贫法》改革旨在减轻纳税人负担，卫生运动也旨在促进财富和经济增长。"发热"使正值壮年的人丧失劳动能力，失去雇主，而他们家属的生活往往依赖于救济。改革获得支持的原因，并不仅仅是人道主义情怀，还有中产阶级单纯的谨慎和利己心态。

卫生改革

令人吃惊的是，《卫生报告》虽然提出了有关污物、贫穷和疾病相互影响的详尽证据，却对此保持了沉默。它从未考虑过解决英国工业污染危机，采取所需的卫生措施。查德威克设想的补救措施隐含在报告内容中，但他没有明确地阐述任何具体行动计划。这种制定战略的任务要建立在第一步任务的基础上。第一步就是要使全国人民相信，采取行动是必要之事，符合人道主义精神，也是经过深思熟虑的。

公众对《卫生报告》进行了讨论，鉴于英国工业社会充斥着大量污物，清洁的必要性毋庸置疑，随后四项旨在提高清洁度的议案被迅速通过。索思伍德·史密斯与查德威克或独立或合作地参与了所有这些议案的实施。第一项举措是在 1843 年建立了一个城镇卫生委员会，索思伍德·史密斯位列其中；第二项举措是在 1846 年通过了《垃圾清理法案》，赋予城镇更大的权力，主管垃圾清理工作；第三项举措是在 1848 年通过了具有里程碑意义的《公共卫生法案》；第四则是在 1848 年成立了中央卫生委员会，查德威克和索思伍德·史密斯都是其成员。中央卫生委员会的设立是为了明确执行遵循《卫生报告》精神的措施。

与《济贫法》的情况一样，查德威克再次动用国家权力来医治各英国城镇的疾病。只有中央政府才有能力为该计划提供资金，并有权力确保全国范围内的统一性和合规性。查德威克期盼着实施一项规模庞大又资金充裕的公共工程，重新设计地下水利基础设施，以此改造这个国家。

威廉·哈维发现的血液循环理论直接影响了查德威克的计划。实际上，查德威克就将他著名的改革称为"动静脉系统"。这种循环系统的比喻更易于解释城市排污供水系统的运作方式，同时也强调了排污供水系统的重要性，正如循环系统对生命的重要性。新铺设的水管主干就像系统的动脉，为英国的每个城镇提供充足的、清洁的水源，这是健康的第一要素。毛细血管一样的连接管道将水输送到家家户户，这将达成两个目的。第一，使家庭用水更方便，居民可以用水清扫房间，清洗身体。这有助于解决过去人们用桶从公共水泵中取水带来的负面问题。自来水和抽水马桶是查德威克为我们创造的便利。虽然抽水马桶的起源尚有争议，但是乔治·詹宁斯（George Jennings）在 1852 年申请了抽水马桶的专利，将其引入查德威克的系统，并由大名鼎鼎的托马斯·克拉普尔（Thomas Crapper）进行销售。（图 11.1）

第二个目的则是，随着家庭得到供水，粪池被消除，厕所不再满溢，街上也不再堆满垃圾。通过查德威克设计的系统——排水和污水收集管道

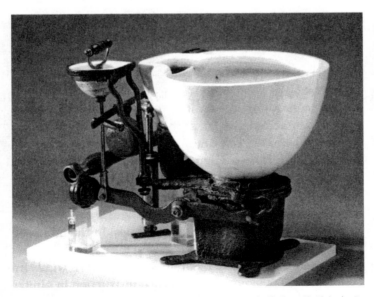

图 11.1 "奥普提马斯"抽水马桶的模型，1870 年由史蒂芬·赫利尔发明。早期的厕所有助于强调卫生是一种抵御疾病的方式。赫利尔致力于改善管道系统，在 1877 年撰写了《水管工与卫生房屋》。（藏于伦敦科学博物馆，CC BY 4.0.）

构成的静脉系统，流动的水会源源不断地将垃圾冲走。就像在血液中一样，这样就避免了废物堆积的现象。有机物将没有机会在露天场所分解并释放出毒气。水会不断地流入、通过和流出房屋和城市。例如椭圆形的下水道和排水管等现代设计，可以实现最大的水流量，从而确保管道自行清洁，不会堵塞。

与人类生理系统一样，该系统还解决了废物的最终处置问题。未处理的污水将畅通无阻地流向偏远农村的排污口。在那里，污水会被卖给农民做肥料，用来提高农作物的产量。同时，它们虽然会排放有害气体，但气体会被旷野的风吹散，不会造成污染。根据污物致病论，因为有了这些气流的作用，有机物最终会分解，不会对人类健康造成威胁。随着时间的推移，这种利用污水的农业获得的收益也将部分抵销安装维护管网的巨额花费，并将有助于供养不断增长的城市人口。

卫生改革的构想简单，但需要采取一系列的附加措施来实现其目标。其中一个问题是渗漏。为防止被污染的水渗入土壤，产生有毒的瘴气，人们需要铺平城市的道路，并铺设排水沟。同样地，街道也需要清扫和冲洗，将随意丢弃的垃圾全部清理干净。在清洗街道后，人们还需阻止制革厂、屠宰场和肉店等再向街道上排放污物。改革者还认为有必要粉刷房屋，铺设地板，并使房屋免受外界狂风侵扰。同时，在卫生观方面，改革者也需要指导人们纠正危险的习惯，向他们灌输个人和家庭清洁的新理念。实际上，下水道与排水沟是道德与文明的推力，也是人类健康的地基。

卫生对健康的影响

查德威克和索思伍德·史密斯发起的卫生运动一直持续到第一次世界大战，它改变了英国人的生活。然而，我们无法计算出究竟有多少人被供水、排水和污水处理设施拯救，而免于死亡和疾病。卫生制度的建立并非一蹴而就，而是在几十年的时间里按部就班地推行，这使得问题更加复杂。同样，与麦基翁和其他人口统计历史学家考虑的其他关键因素，诸如饮食、工资的提高、鼠疫的控制和天花疫苗接种等相比，卫生设施对减少流行病发病率和死亡率发挥了多大作用，这是不可能被量化计算的。即使是查德威克本人，虽然痴迷于数据和统计，但也没有尝试过这样的计算。查德威克去世之前，对 1877 年的卫生环境进行了回顾，但他也只是评估了卫生设施给孤儿院、监狱和轮船等特定、有限的环境带来的益处。毕竟，在当时，想要统计整个国家的总体数字是无法企及的，直到现在也是一样。

然而，根据现代对流行病学的理解，这些卫生措施看起来确实有助于抵抗传染病。在查德威克的改革之前，伤寒、肠胃炎和霍乱等通过粪口途径传播的重大疾病都曾夺去大批患者的生命。而现在的人们已经清楚地知道，安全的供水和下水道系统是对抗这些疾病必不可少的工具。例如19 世纪 50 年代是霍乱最后一次大规模地侵袭英国，这绝非偶然。查德威克推进的卫生措施，使英国成功抵抗了霍乱，这与西班牙、意大利等欧洲大陆国家形成鲜明对比。在欧洲，公共卫生的福音姗姗来迟——直到 19 世纪末，霍乱还在继续流行，甚至在 20 世纪也偶有出现。

此外，腹泻发病率和死亡率的降低也间接降低了其他情况出现的概率。卫生措施直接或间接地对"死亡率革命"起到了巨大而不可估量的作用，与此同时，也极大地推动了公共卫生政策的确立。事实上，自查德威克时代以来，通过总管道、排水管和下水道源源不断地提供充足的清洁水的做法成了历史上最成功的改革之一，也成了各地公共卫生的基本要求和文明生活的黄金标准，一直延续了下来。

查德威克和他的同事们对健康和疾病有着更大的影响。伴随着一场由医生、牧师、教师和清洁运动拥护者倡导的教育运动，普通公众产生了新的卫生意识，城市环境也发生了可见且"可闻的"转变。人们普遍认识到潜藏在污物分解中的危险，这促使个人和家庭在市政当局和国家的规定的基础上，进一步积极地采取防护措施对抗瘴气。南希·托姆斯（Nancy Tomes）在《细菌的福音：男人、女人和美国生活中的微生物》中分析了细菌致病论取代污物致病论后的时代，以图表的形式，展现了人们对卫生设施关乎性命的重要性的认识，以及其如何对日常生活产生深远的影响。

普通百姓通过多种日常习惯来预防疾病，包括清洗身体、食物、器皿、衣服和房屋等。清洁防病成了人们日常生活不可或缺的一部分。

在这方面，供应水的新方式彻底改变了家庭习惯。在查德威克的改革之前，家家户户几乎全靠扫帚来打扫房屋，而且扫帚也没有被坚持使用。突然间，大量清洁水的供应和对污物的"零容忍"态度彻底改变了家庭生活。这正是查德威克的目标之一。他从一开始就打算对城市的室外空间进行消毒，并使其与家庭内部和个人清洁一起发挥作用。正如卫生学家们期望的那样，个人生活习惯的改变，促进了维多利亚时代的死亡率变革。

查德威克没有预见到的是，卫生革命也相应地改变了妇女的生活，再次为托姆斯认为的发展树立了榜样。长期以来，妇女在家庭领域中一直发挥主导作用，但是随着环境卫生学的出现，她们承担了更多的责任，获得了新的工具来应付这些问题。妇女有责任打扫房屋，向孩子们教授个人卫生知识，以保护全家免受疾病的困扰。对许多人来说，这种变化都给家庭内外带来了新的价值观。艾琳·克利尔（Eileen Cleere）在《卫生艺术：审美文化与维多利亚时代的清洁运动》中记录了卫生运动传播到美国后的发展。在19世纪后期，巴尔的摩、费城和波士顿等中心城市的妇女，尤其是中产阶级妇女，开始把她们所谓"城市家政"看作是自己的家务和家庭责任的合理延伸。她们上报街道上的卫生问题，要求清理街巷道路，发起运动改善当地卫生。通过这些方式，她们的使命感、组织经验和信心与日俱增。因此，卫生运动在增强妇女的社会责任方面发挥了作用，虽然这是无意识的结果，但在事后看来又是合乎逻辑的结果。

卫生与艺术

除了对健康和疾病产生直接、巨大的影响外，卫生观念的间接影响波及更多遥远的生活领域。在文学、绘画和室内装饰这三个领域，卫生观念的影响是显而易见的。

在文学领域，查尔斯·狄更斯成为卫生改革的典型支持者。他在职业生涯的早期曾强烈反对查德威克和《新济贫法》，他的《雾都孤儿》曾对此加以讽刺。但是，从 19 世纪 40 年代初开始，他变为索思伍德·史密斯阐述的卫生运动的终生捍卫者，也开始拥护以往最讨厌的查德威克的改革计划。读完他称之为"杰出的"《卫生报告》之后，狄更斯在 1842 年给认识查德威克的朋友写信道："请告诉查德威克先生……我由衷地认可他对这个问题的重视和关注，尽管我至死也不同意他最津津乐道的《新济贫法》。"9

与查德威克会面后不久，狄更斯开始将瘴气和污物致病论融入小说的创作，从《马丁·翟述伟》（1843—1844）和《董贝父子》（1848）开始，这些观念被清楚地描绘出来。1850 年，正当查德威克作为中央卫生委员会的成员，竭尽全力实施他的清洁计划时，狄更斯以清洁主义者的身份采取了两项措施。首先，狄更斯创办了宣传卫生观念的周刊《家常话》，成为查德威克运动最重要的公共发言人。他甚至以此身份向大都会卫生协会提出关于实施卫生改革必要性的意见。尽管狄更斯是社会主义者，而查德威克是现存社会秩序的坚定捍卫者，但他们一致认为，卫生是减轻人类痛苦的最有效手段。

狄更斯并不是唯一将公共卫生改革作为作品重要元素的维多利亚时代作家。一些历史学家将这些作品称为"卫生小说"。除狄更斯的作品外，卫生小说还包括乔治·艾略特（George Eliot）的《米德尔马契》（1871），伊丽莎白·盖斯凯尔（Elizabeth Gaskell）的《北方与南方》（1855）和本杰明·沃德·理查森（Benjamin Ward Richardson）的《海吉亚：健康之城》（1876）。所有这些作家都直面污秽的邪恶，他们呼吁将清洁运动作为促进健康和美丽的手段。理查森是一位杰出的医生，全国禁酒联盟的支持者，也是约翰·斯诺（John Snow，1813—1858，详见第 12 章）医生的亲密助手。对他来说，卫生运动与艺术事业携手并进。《海吉亚》描绘了一座乌托邦城市，在那里查德威克的意图得到了完美的实现，恶臭和酒馆都不复存在。

卫生观念还影响了绘画。最重要的人物是艺术评论家、社会理论家约翰·拉斯金（John Ruskin）。拉斯金是卫生改革家崇拜者，也是污物的强烈反对者，甚至被查德威克视为卫生主义的同道中人。他在《现代画家》（1843）中大量使用了"污物""疾病"和"恶臭"等卫生主义词汇，从卫生的角度批判了过去的绘画大师。他认为卫生问题应被提升到美学理想的层次。他批评伦勃朗的深色调色板会让人联想到灰尘，而伦勃朗的室内场景通常缺乏有益健康的阳光，依赖蜡烛照明，充满了阴影。拉斯金认为，只有卫生的艺术才能达到美的最高境界。拉斯金尤为反对伦勃朗的帆布油画，认为它们"既不浪漫又不卫生"。相比之下，他称赞了透纳（J. M. W. Turner）的风景画，认为他的画色彩明亮，甚至倾向于白色，并直接描绘出日光。根据拉斯金的说法，这样的作品才是现代的、卫生的、浪漫的。卫生观念有助于进一步改变艺术的风格和感受力，将现代性与清晰的线条、明亮的色调和鲜艳的色彩结合起来。所有的暗色都意味着肮脏、恶臭与令人生厌。这也为拉斐尔前派（Pre-Raphaelites）的出现提供了条件，他们利用近代化学上的进步创造出非常明亮的颜料。

在卫生运动的推动下，室内装饰时尚也得到了迅速发展。按照传统，维多利亚时代中期的英国客厅里经常杂乱地填塞着各种笨重的家什，颜色暗沉，造型复杂——窗帘、家具、地毯、油画，莫不如此。屋内到处都是繁复的装饰物，各种各样的小摆设。从卫生主义的眼光来看，此类家具非常容易沉积灰尘，聚集大量的瘴气颗粒，也就不知不觉间成为藏污纳垢之所。后卫生主义的室内装饰师结合了拉斯金与设计师、作家威廉·莫里斯（William Morris）的想法，使室内装饰朝着简洁、浅色和线条清晰的方向发展。现代化意味着到处都明亮、干净，与科学技术的最新思想相协调。

卫生主义在公共卫生方面的遗产

尽管卫生革命十分重要，但它将公共卫生建立在了比较狭窄的基础上。查德威克与索思伍德·史密斯距离当时以德国医生鲁道夫·菲尔绍（Rudolf Virchow）为代表的社会医学还很遥远。按菲尔绍的看法，医学不应仅仅局限于个别的疾病，而应治疗社会的集体病症。因此菲尔绍认为有必要考虑影响疾病的更广泛的社会因素，包括饮食、工资和工作条件等。

英国卫生学家则坚持对疾病的原因进行单一的解释，将公共卫生的范围缩小到清洁措施方面。例如他们不认可穷人群体中高发的疾病是工作条件所致。在查德威克的理论中，工作场所只有在散发恶臭时才会成为疾病的来源。因此，他反对监管工厂、废除童工制度，以及限制工作时间，就像他否定提高工资与健康之间的联系，坚决反对劳工组织和罢工一样。在这方面，查德威克和同时代的马克思的观点截然相反。马克思认为，工作及其环境对劳动者的智力、精神和身体健康至关重要。查德威克受到矿主和制造商的拥护也就不足为奇，毕竟他的公共卫生措施并不关心工人在健康、工资和安全方面的痛苦。

公共卫生运动的另一个影响是改变了国家权力状况，以及国家与公民的关系。按照哲学家、社会评论家米歇尔·福柯（Michel Foucault）的理解，这套系统需要国家的不断"凝视"。政府当局需要制定各类法规以应对建筑的建设，应对为了控制街道宽度、保证通风采光而进行的城市规划，也应对公共场所的管理，以及日常维护的监督。为了将卫生标准引入军营、警署、军用和商用船只、救济院、医院、墓园和学校等各种机构，政府采取干预措施也很重要。寄宿公寓同样也需要符合卫生系统的要求。而查德威克的改革就这样坚决地自上而下、集中力量地展开了。它们标志着"维多利亚政府变革"的一步，显著地增强了国家权力。落实卫生理念不可能一蹴而就。这些改革不仅需要一个庞大的、常驻的官僚机构，还需要持续的税收来为公共工程买单。此外，政府也需要出台大量的规章制度，以便限制施工和私人行为。

12

细菌致病理论

医学史上有一个富于启发性的思想实验，就是对 1789 年和 1914 年的医学领域进行比较，这两个年份分别代表着所谓漫长的 19 世纪的开端与终结。1789 年，在巴黎学派推动医学革命的前夕，该学科的概念框架还大体建立在希波克拉底和盖伦的理论基础上。但是，随着医生们越来越多地吸收循环和神经系统的新知识，体液学说日渐式微；化学革命和元素周期表对亚里士多德的宇宙结构四元素论提出挑战；传染的观念也在流行病经验的基础上获得了吸引力。尽管如此，医学哲学、治疗学和教育学仍然以古典模式构建，辅以占星术的改良。医生和受过良好教育的公众依然信奉瘴气学说，并将流行病解释为"腐败"或空气毒素。

然而到了 1914 年，医学已经取得了重大进展。事实上，自法国大革命以来的几十年里发生的变化，比从苏格拉底诞生到攻占巴士底狱这几个世纪的总和还要多。一门基本原理与当代医学类似的科学学科已经开始出现。

在 19 世纪的发展过程中，医学还表现出知识更新速度日益加快的特征。19 世纪的最后几十年，大约在 1860 年至 1900 年间，一场医学哲学的全面革命围绕着细菌致病理论爆发了。如果人们稍微夸张点说，那么细菌致病理论重塑了医学领域，其重要性堪比哥白尼的日心说之于天文学，引力论之于物理学，达尔文的自然选择学说之于生物学。

对 1789 年和 1914 年进行比较的思想实验还有其他的好处：它能帮助我们理解那个时代的人们面对路易斯·巴斯德、罗伯特·科赫极力主张的观念时的兴奋与抗拒。例如对巴斯德的女婿勒内·瓦勒里-拉多（René Vallery-Radot）来说，细菌理论似乎是一种理解生命起源和死亡意义的途径。在 1900 年的《巴斯德传记》中，瓦勒里-拉多援引伽利略和达尔文的事例，表达了他对细菌理论的惊异。他还为解释这种新理论的受阻找到了关键，即它必然要求人们彻底地改变理解世界的方式。

　　在这一章中，我们将探讨细菌致病理论的定义和内涵，追溯它获得医学界正统地位的决定性事件。它的发展首先与路易斯·巴斯德、罗伯特·科赫和约瑟夫·李斯特（Joseph Lister）这著名的三人组有关。但是，我们必须在探讨过程中避开一个认知陷阱，即把科学知识的进步当作某个天才的单独成就。19 世纪和 20 世纪的医学发现基于一种复杂的集体努力。这个过程需要一系列前提，其中最重要的是概念、机构和技术方面的因素。

概念和机构前提：从巴黎医院到德国实验室

　　正如我们所见，巴黎医学院致力于这样一种观点，即疾病是独立而稳定的实体，可以根据其在生活中显现的症状，以及在解剖台上所观察到的病变进行分类。疾病分类学或疾病分类的研究，是巴黎医生的一个主要特征，同时也确立了疾病特异性的一般原则。对于细菌理论的出现，这一原则是至关重要的，因为它导致了两个推论，使人们有可能将微生物视为病原体。第一，与希波克拉底和盖伦的观点相反，巴黎学派认为疾病不是一种反映四种体液的失衡或腐败的整体现象，而是身体组织的局部和特定疾病。第二，巴黎学派认为一种疾病不可能演变成另一种疾病。例如在巴黎学派之前，从医者普遍认为霍乱是从地方性疾病中自发演变出现的，这种疾病是夏季流行的腹泻的加剧，而非本身就是一种固定、特殊的疾病。

　　物种的概念为动物学家和植物学家所熟知，例如他们知道柳树永远不会变成橡树，蝌蚪也永远不会变成青蛙。但将这一想法应用于微生物世界还需要一段时间。皮埃尔-菲代勒·布勒托诺（Pierre-Fidèle Bretonneau）是最早接受这一概念的科学家之一，他认为每种"疾病的种子"都会导致一种特定的疾病，就像博物学中每类种子都对应特定的物种一样。他在19世纪20年代研究白喉时详细地阐释了这一观点。

研究疾病特异性的主要理论家并不都是法国人。例如威廉·伍德·格哈德（William Wood Gerhard）是费城人，也是巴黎学派的资深成员，他曾在皮埃尔·路易那里学习过两年。他于1833年斑疹伤寒流行期间返回家中，解剖了数百名患者的尸体，得出了结论即斑疹伤寒的病变与当时人们认为的伤寒没有相似之处。

格哈德的观点得到了英国的威廉·巴德（William Budd）的赞同，他的著作《伤寒：它的本质、传播方式和预防》（1873）广受赞誉。他强调疾病的这种特异性和不可变性。在他看来，这一概念奠定了种类定义的本质。因此，伤寒是一种固定种类的疾病，不能自发形成，也无法演变为其他不同种类的疾病。

更进一步说，法国生理学家克洛德·贝尔纳（Claude Bernard）认为，疾病不仅是特定的，而且是动态变化的。换句话说，它们在体内表现出一种发展进程。这是从一种新角度对巴黎学派进行批判。在《实验医学研究导论》（1865）中，他认为，医院里的病例具有欺骗性，因为它们表现出的是疾病的最后阶段，医生无法从中观察到它们的开始、发展阶段。此外，医院设置了过多的变量，使得科学工作复杂化。贝尔纳有先见之明地提出了另一种选择——实验室。他认为实验室比医院更适合作为"实验医学"的场所。只有在实验室中，人们才可以在受控环境下测试单一的变量。因此，实验室比图书馆或医院更适合成为医学认识论——医学知识的来源的重心。

贝尔纳基于新的医学认识论的学说使他成为至关重要的过渡人物。他把目光投向医院病房之外的实验室，因为医院病房还在以"特异性"的概念对待疾病，实验室则是唯一可以探索微生物世界及其与病因学或疾病的关系的地方。他的观点还体现出了欧洲医学在地域方面的转变。德国正在取代法国成为领先的研究中心，因为德国是最致力于在大学或研究所建立科学实验室的国家。德国在培养全职医学家方面也走得最远。

技术基础：显微镜与微生物

安东尼·范·列文虎克

　　细菌致病论的另一个重要前提是显微镜技术的发展。在这一点上，代尔夫特的布商安东尼·范·列文虎克（Antonie van Leeuwenhoek）至关重要。近年来，科学史学家改变了对科学革命的理解。他们证实，18 世纪和 19 世纪的科学发现依赖于 16 世纪和 17 世纪的早期人物奠定的基础。这些早期人物不是受过大学教育的精英知识分子；相反，他们只是使用地方语言工作的工匠，他们对探索自然世界有着好奇心、实践的热情和共享精神。列文虎克就是这样的人物。

　　这些常常被遗忘的人物对后来的科学巨人——从勒内·笛卡尔、艾萨克·牛顿到路易斯·巴斯德、罗伯特·科赫的贡献是巨大的。德博拉·哈克尼斯（Deborah Harkness）是研究这段"来自下层的科学历史"的开拓者，她在《珠宝之家：伊丽莎白时代的伦敦与科学革命》（2007）一书中卓有成效地提出，这些人做出了三项重要贡献，若缺少这些贡献，科学革命就不可能发生：（1）他们造就了对交流观念、实践，以及验证假说感兴趣的团体；（2）他们积累了数学、仪器，以及印刷方面的必备知识，超越了通常的阅读、写作和算术，这些方面的知识是科学发展的基本前提；（3）他们发展了动手做实验和研究自然的方法。

　　生意中遇到的实际问题促使列文虎克开始了他的科学生涯。他要检测布料中的线的质量，当时的放大镜却无法令他满意。磨制镜片和金属加工方面的学徒经历锻炼了他的技能。他设计了一台单透镜显微镜，能放大275 倍。除了与他的生意相关的织物，他还使用这种新仪器观察大自然，成为观测到单细胞生物的第一人，并将其命名为"微生物"。他还定期向英国皇家学会报告自己的观察结果。通过这种方式，他为微生物学的出现所提供的不只是必需的技术基础，还有关于微生物界的知识。

　　尽管列文虎克的发现为微生物学指明了方向，但仍需进一步的技术突破，尤其是复合显微镜的发明。这项技术可以通过两个消色差透镜实现更高的放大倍率，纠正被称为色差的视觉失真，它曾妨碍人们更清晰地观察。

伊格纳兹·菲利普·塞麦尔维斯和约翰·斯诺

匈牙利妇科医生伊格纳兹·菲利普·塞麦尔维斯（Ignaz Philipp Semmelweis，1818—1865）在他的时代备受诟病，但他的推测和医疗实践为细菌理论的诞生铺平了道路。19 世纪 40 年代，在维也纳总医院工作的塞麦尔维斯对产妇的产褥热死亡率感到震惊。这种疾病现在被认为是一种严重的细菌性血液感染，是导致产妇死亡的主要原因。当时塞麦尔维斯注意到一个奇怪的事实。这家医院的产科分为两个诊所。在第一产科诊所，由医生及其学生帮助产妇分娩，与此同时，作为他们医学和科学工作的核心部分，这些人也负责尸检。而在第二产科诊所，帮助产妇分娩的工作被委托给助产士，他们不参与解剖。在第一产科诊所，产妇死亡率高达 20%；但在第二产科诊所，死亡率仅为 2%。

塞麦尔维斯注意到，医生及其学生在解剖后，不洗手就去第一产科诊所接生。他开始怀疑他们的手上带有某种神秘、不可见的"尸体微粒"，这些微粒将疾病从解剖台转移到他们检查或接生的产妇身上。当他的一位同事被解剖的手术刀意外刺伤而死于感染时，他的怀疑几乎得到了确定。令人吃惊的是，这位同事的症状与产科病房里死于产褥热的女性相同。于是，在 1847 年，塞麦尔维斯说服同事、助产士和学生，在进入产房前用氯标准溶液清洗双手。效果立竿见影，令人印象深刻——两个产科诊所的死亡率都降至 1.3%。

塞麦尔维斯清楚有力地证明了产褥热的传染性，以及潜藏在看不见的"尸体微粒"中的危险。然而不幸的是，事情的结局极为令人沮丧。由于无法确定致病病原体是他声称的"腐烂有机物"，而不是公认的瘴气，他被维也纳医学界斥为骗子，并被迫辞去医院的职务。他回到了自己的家乡布达佩斯，在那里，他到当地的一家产科医院照顾产妇。他继续坚持拯救生命的消毒仪式，但默默无闻，也很少有人效仿。1865 年，精神崩溃的塞麦尔维斯被关进精神病院，在那里被护理人员殴打，并死于伤病。在他死后，他的发现才得到人们的全面认可。

几乎就在塞麦尔维斯推测微生物对分娩的致命影响的同时，伦敦的约翰·斯诺提出了"微生物"是传播亚洲霍乱的罪魁祸首的理论。斯诺是一名全科医生，在产科和麻醉学领域做出了杰出贡献，但通过对霍乱的研究，他成为流行病学学科的奠基人之一。他的理论着眼于疾病的症候学。

斯诺推断，霍乱总是始于严重的腹痛、腹泻和呕吐。这些都与一种病原体被摄入后肠道感染的早期症状一致。在 1848 年伦敦霍乱流行的时候，通过采访霍乱病人，斯诺注意到他调查的所有人都回忆起霍乱的最初症状是一系列消化问题。该病的所有后期表现——脉搏无力、呼吸困难、血液呈黑色、心力衰竭、脸色铁青、手部皲裂，可能都是由于排泄大量的稀水样便时的血浆流失。因此，霍乱的整个病理学印证了活的"细菌"或"微生物"的假说，它们随着食物和水被吞咽后在肠道内繁殖。用斯诺的话说："思考霍乱的病理有助于我们了解它如何传播。"[1]

为了验证这一解释，斯诺不懈地调查了 1848—1849 年和 1854 年伦敦的流行病。在早期的流行病中，他仔细比较了两家不同自来水公司供应的家庭的死亡率。第一家是兰贝斯自来水公司，这家公司的水源来自伦敦上游的泰晤士河，之后水源才被大都市的污水污染。第二家公司，南沃克和沃克斯豪尔公司，这家公司从流经伦敦巴西特的河流中抽水。与伦敦其他供应商不同，这两家公司都没有对水进行过滤。两家公司逐户争夺客户，所以他们的用户在收入、住房条件和卫生条件等变量上存在重叠。饮用下游水的家庭的死亡率是饮用上游相对干净的水的家庭的许多倍，这就很有启示性了。霍乱死亡率与南沃克和沃克斯豪尔公司提供的被污染的泰晤士河水的分布图高度相关。

斯诺还关注了 1854 年苏豪区和宽街的公共水泵，居民就是从那里取水的。他根据追踪到的水泵周围 250 码半径内的疾病扩散情况，报告了他口中的"这个国家有史以来最可怕的霍乱暴发"。[2]斯诺发现，在 10 天内，霍乱造成的死亡人数超过了 500 人，受害者都是喝过水泵中水的人。当他说服当局拆除手柄，不再使用水泵时，苏豪区的疫情突然停止。后经调查证实，现代术语中所谓"零号病人"是一名生病的婴儿。这名婴儿被他的母亲带到苏豪区，然后这位母亲清洗了被污染的尿布，并将脏水倒在离水泵只有几英尺远的污水坑里。

其他方面的考虑也影响了斯诺的想法。其中之一是他对 1831—1832

年间的流行病的早期经验。当时他是纽卡斯尔的一名实习医生，在那里他积极参与了治疗患病的煤矿工人的工作。他很快开始怀疑，毒气致病的说法在采矿工人的疾病过程中是否说得通。矿井中没有沼泽、下水道或腐烂的有机物，也没有其他有毒臭气的迹象。平均来说，矿工是英国受疾病折磨最严重的职业群体，因此，1831—1832 年和 1848—1849 年期间他们遭受的病痛具有巨大的理论意义。

另外，在 19 世纪 40 年代的伦敦，斯诺在麻醉学方面的兴趣，也使他对流行病方面的医学正统产生了怀疑。他发现，致命的蒸汽不可能对远离发病地的居民的健康产生巨大影响。在他看来，气体的运动方式并不支持该理论的假设。在 1848—1849 年霍乱流行期间，斯诺的观察加深了他对瘴气致病理论的怀疑，使他的观点更加坚定。因为他发现如果将水污染视为决定性因素，许多理论上的困难就都迎刃而解了，并且该解释比气体的解释更简单一致，也更能取信于人。

在 1855 年的《关于霍乱的传播方式》中，斯诺公布了他的发现，以及标有病例位置的地图。这本书现在被公认为流行病学的基础文本。在斯诺的一生中，尽管该书将新兴的细菌理论公之于众，但始终未能说服医学界。反传染病论和瘴气论仍然被视为关于霍乱的正统理论。事实上，中央卫生委员会的重要成员威廉·法尔（William Farr，1807—1883）也像斯诺一样，调查过 1848—1849 年的伦敦流行病，但他得出了正统的结论：这种疾病源于有毒的臭气，瘴气是人们易受感染的条件。

人们对斯诺的著作产生怀疑有许多原因。对当时的人们来说，第一个问题是他并未正面反驳正统观点，而是完全忽略它，只顾着推广自己的理论。这种策略尤其有问题，因为斯诺的解释似乎将霍乱的病因归结为单一原因，即看不见的"微生物"，但他又无法直接确定这些微生物在霍乱流行中的存在及作用。在这方面，他主张的细菌理论缺乏更有力的证据。只有等到显微镜技术的进一步发展使霍乱弧菌变得清晰可见，而实验方法又能证明微生物在动物身上诱发疾病的时候，人们才能真正地弄清微生物传染疾病的机制。斯诺煞费苦心地建立了微生物与疾病之间的相关性，但他无法证明其因果关系。同时，法尔对多重因果关系的倚重，以及他对医学统计数据的广泛使用，使其为正统理论的辩护显得更为成功。斯诺的假说可能引起了许多科学家和医生的兴趣，但和塞麦尔维斯一样，他也遭到了众多怀疑者的嘲笑。

著名的三人组

路易斯·巴斯德

如果说列文虎克首先打开了微生物世界的探索之门，塞麦尔维斯和斯诺暗示了这些微生物对疾病的作用，那么路易斯·巴斯德则为医学科学的概念革命提供了必要的实验支持。巴斯德是最早将显微镜系统地用于医学的人之一。

巴斯德原本是一名化学家，而非生物学家或医生。当他将注意力转向疾病及其病因问题时，他发现当时占主导地位的理论是"疾病的发酵理论"。发酵论和瘴气论相近，该理论认为流行病是由化学过程引起的。换言之，在土壤、温度和湿度适宜的条件下，腐烂的有机物的发酵会向空气中释放毒瘴之气。

与发酵理论密切相关的流行观点是"自然发生说"。这个观点由亚里士多德提出，自古代以来就一直存在。该学说认为，生物体可以从他们所处的非生命物质中产生，不需要通过上代此类生物的繁殖。因此，流行病病例不一定通过传播链相互联系，而可能由非生命物质引发。意大利实验哲学家弗朗切斯科·雷迪（Francesco Redi）在 1668 年的著作《昆虫发生实验》中对这一观点进行了验证。雷迪将鱼和肉放在长颈瓶中，一组长颈瓶保持密封，另一组长颈瓶敞开并接触空气。敞开的长颈瓶里的肉和鱼很快就生出了蛆虫，而封闭的长颈瓶里的肉却没有。因此，雷迪认为只有苍蝇能够产卵的地方才会产生蛆虫。他认为，凭空的"自然发生"根本不是合理的概念。他写道："根据我的多次反复观察，我倾向于相信，在至高无上、无所不能的造物主的安排下，地球自第一批动植物产生以来，再也没有自行产生过任何草木或动物，无论是完美的，还是不完美的。"[3]

尽管如此，两个世纪后，非生命物质可以产生生命的观点仍然被广泛接受。德国化学家贾斯特斯·冯·李比希（Justus von Liebig，1803—1873）就是这一观点的坚定捍卫者，他也是巴斯德最尖锐的反对者之一。这一观点与古代的主要区别在于，随着时代发展，人们发现自然发生能解释的范围逐渐缩小。到了19世纪，人们已经知道大型动物甚至昆虫都是有性繁殖的，所以自然发生的领域已经局限于微生物世界。这一理论之所以坚不可摧，部分原因在于人们很难在知之甚少的领域里怀疑它。微生物世界似乎位于生物和非生物之间的边缘地带，在这里，生命最初被注入物质之中的想法似乎很有说服力。另外，自然发生的理论也因其神学基础而具有说服力。对于一些信徒来说，生命的起源或创造就是自然发生的最初范例。否认这种现象会威胁到他们的宗教信仰。

巴斯德本人是虔诚的教徒，但他不认可自然发生的观点，因为这种观点的代价太高，自发性将随机的混乱引入有序的自然世界中。如果自然发生是真实的，那么疾病的过程将变得随意和难以理解。病因学、流行病学、疾病分类学和预防性公共卫生措施将失去现实基础。

巴斯德从19世纪50年代开始考虑一种替代理论。当时他把注意力集中在法国农业的两大相关问题上：一是葡萄酒经醋酸发酵成醋的变质问题，二是牛奶经乳酸发酵的变质问题。当时这种变质普遍被认为是化学过程。巴斯德则证明这是活的微生物的作用所致。他通过显微镜发现了相关的细菌，并在实验室里将其培养出来。他还提出一种较远的联系，也就是葡萄酒和啤酒的发酵与腐败的相似之处。发酵与腐败都是细菌作用下的过程，而不是由催化剂诱发的化学反应。

此外，这些细菌之间存在亲缘关系，它们都是同一类型的已存在细菌的后代。通过严格的观察和培养，巴斯德发现细菌在形态、营养和弱点方面各不相同。这一系列的调查发现，如果用加热的方法消灭细菌，变质现象就不会出现，葡萄酒或牛奶的味道也不会受到影响。正是在多次尝试寻找合适的杀菌毒物失败后，巴斯德才进行了这种高温实验。巴斯德加热杀菌的方法后来被称为"巴氏杀菌法"。

巴斯德凭借这项成果，从化学家一跃成为微生物学之父。他的研究成果发表在三部著作中，它们都对这门新兴学科产生了深远的影响：1857

年的《乳酸发酵的论文》，1866 年的《葡萄酒的研究》，以及 1876 年的《啤酒的研究》。醋酸、乳酸和酒精发酵的秘密就这样被揭开了。

这些作品彻底改变了生物学，之后巴斯德又转向探索其发现对医学和公共卫生的影响。关于流行病，"自然发生说"的支持者认为，霍乱就是该学说的例子，由当地原因引起。按照他们的观点，正如我们所见，这种疾病只是先前存在的"夏季腹泻"的加强版。然而，巴斯德将巴黎学派关于疾病特异性的观点和他对微生物的观察结合起来，提出了一种相反的假说，即霍乱等在当地并不存在的疾病只有通过特定细菌的输入才能产生。

巴斯德用一个简单的实验证明该假说的原理，它可以作为雷迪的观点的优美范例。为了消灭所有的微生物，他在无菌的鹅颈烧瓶中煮沸培养物，并防止空气进入。（图 12.1）实验需要观察微生物是否能在无菌培养物中自然产生。巴斯德发现，如果先前存在的所有微生物都被破坏，那么只有当烧瓶的瓶颈有破损时，空气进入烧瓶，培养物中才会出现细菌。一旦这样被"播种"，细菌就会大量繁殖。但如果烧瓶做到了严格密封，这个烧瓶及其培养物就将永远保持无菌状态。巴斯德立即看出该原理的实用意义，它对防止伤口感染和治疗疾病有很大的价值。他说："我们找不到任何例子来证明微生物的产生不需要已存在的其他细菌。坚持这种自然发生观点的人或是被错觉欺骗，或是被错误的实验欺骗，他们没有意识到或不知道如何避免犯错。"[4]

巴斯德在 1865 年至 1870 年间的工作更具决定性意义。尽管他在 1868 年发生了严重的脑出血，左侧身体瘫痪，但是他在这一时期的工作转向了关于疾病的实验，以期揭示他早期发酵理论的全部含义。最初，他对一种特别的实验动物及其病理学产生了兴趣——蚕。他还被对一种疾病的研究吸引，这种疾病正在摧毁法国的主要产业之一——丝绸业。通过细致的显微镜观察，他发现折磨法国桑蚕的疾病实际上是由细菌引起的两种不同的疾病，分别是微粒子病和软化病。他证明了细菌在引起这些疾病方面的作用。后来更先进的显微镜和更精细的方法揭示出微粒子病实际上是由一种类似真菌的微寄生虫引起的，这种寄生虫被称为微孢子虫，而软化

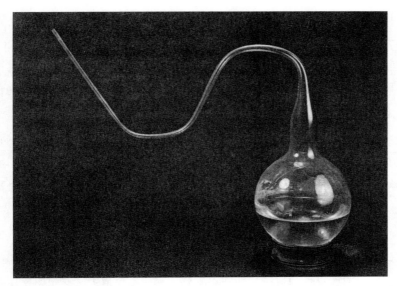

图 12.1　路易斯·巴斯德使用鹅颈烧瓶来反驳自然发生说。（藏于伦敦韦尔科姆收藏馆，CC BY 4.0.）

病则是由一种病毒引起的。然而，对当时的人来说，这种发现最关键的作用在于证明了微生物（可见的和不可见的）是疾病的起因。

　　巴斯德并没有发明那些支撑他研究的新观念，例如传染病、活的微生物、细菌，以及疾病的特异性。还有其他一些科学家，比如法国的卡齐米尔·达韦纳（Casimir Davaine）和英国的约翰·伯登–桑德森（John Burton-Sanderson），他们也认为用显微镜看到的微生物是疾病的病原体。事实上，在 18 世纪早期，剑桥大学的植物学家理查德·布拉德利（Richard Bradley）就曾怀疑，被他称为"微小动物"或"昆虫"的微生物是导致流行病的原因。他认为所有的生命都起源于卵或种子，因此他提出了自己的理论，即 1665 年后伦敦鼠疫之所以消退，是因为 1666 年的大火摧毁了造成鼠疫的微生物卵。

　　正如"细菌"（germ，有"萌芽"的意思）所暗示的那样，植物学家、农学家和园艺学家的工作为细菌理论奠定了基础。19 世纪上半叶有一场关于真菌对植物病害影响的广泛讨论，这些讨论预示着医学科学的进步。最重要的是，1845 年的马铃薯疫病首先引起了人们对植物病理学及其致病机制的关注。这些讨论是巴斯德所熟知的，它们为他开创性地研究桑蚕疾病提供了背景。

巴斯德做出了一项特别重要的工作，他证明了分离和培养的微生物是疾病的病原体，通过接种在实验动物中繁殖。因此，他确认了微生物在特定疾病中的作用，设计了用于其他疾病的进一步实验方法。

在研究桑蚕疾病之后，巴斯德又将注意力转向了鸡的霍乱和炭疽病。它们主要是动物疾病，不是威胁人类健康的主要杀手。分离出微生物后加以培养，并复制该疾病的过程，这是革命性的做法，对人类健康的意义远比对这些疾病本身更为重要。

巴斯德工作的成就是，细菌致病论成了19世纪70年代后期的主流范式。当然这种理论仍然面对着来自临床医生的较大阻力，他们对看不见的生物引起毁灭性的流行病的观点感到困惑。连鲁道夫·菲尔绍这样著名的科学家也反对这一观点。他们甚至觉得用于描述病原体的大量术语（几乎可以互换）也令人迷惑，比如血球、病菌、细菌、滴虫、弧菌、病毒、微生物、杆菌。1880年，当细菌理论的追随者们还在争论其定义的时候，美国医生威廉·梅斯（William H. Mays）准确地表达出了这一理论的含义：

> 我认为，每一种传染病都是由活的有机体或微生物酶被引入系统而引起的，这种生物体或微生物酶超出所有感官范围之外，能够复制其同类和信息。我认为，正如地球上的所有生命都是前代生命的产物一样，所有的特定疾病也是前代特定疾病的结果。我认为，没有细菌可以自然产生，所以猩红热也不会自发地存在。我认为，正如一棵橡树来自一棵橡树，一颗葡萄来自一颗葡萄，伤寒来自伤寒病菌，白喉来自白喉病菌。猩红热不能从伤寒病菌中产生，正如海鸥不能从鸽子蛋中产生一样。[5]

巴斯德不仅证明了细菌理论的真实性，还发展了疫苗接种的公共卫生实践，促进了实验免疫学学科的建立。正如我们在第7章中看到的，爱德华·詹纳早在将近一个世纪前就通过研究天花率先发明了第一种疫苗。

巴斯德发明了一种方法，使他能够生产一系列针对疾病的疫苗。他相信所谓"不可复发"原则的普遍性，也就是后来的术语中的"获得性免疫"。他乐观地认为，这一原则可以作为所有传染病疫苗的基础。

接种疫苗可被定义为将全部或部分致病微生物引入体内，以便"训练"免疫系统，一旦有同一生物从自然界重新来到体内就对其进行攻击。这种疫苗可激发免疫系统产生抗体，教会免疫细胞识别并消灭入侵的生物，例如细菌、病毒或寄生虫。

当然，问题是要在不引起疾病的情况下刺激免疫力。詹纳发现了牛痘与天花之间的交叉免疫。巴斯德则提出了减毒的概念，通过某种特定的方法处理后，活的病原体被引入体内，毒力减弱。加热提供了一种减弱某些病原体毒力的方法；另一种方法则是从外来宿主身体内提取病原体。如此一来，在不引起疾病的情况下微生物刺激了人体的免疫反应。

在一个免疫机制尚未被发现的时代，巴斯德是如何将不复发的过程和减毒所带来的好处概念化的？他又一次使用了农业的比喻，特别是种子和土壤的比喻，这是细菌理论的核心。在农业中，连年在同一块田里种植小麦会耗尽土壤的养分，因此无法支持作物进一步的生长。以此为例，巴斯德进行了类比：弱化病毒在引起轻度感染的过程中消耗了血液中的营养物质。而血流就像一块贫瘠的土地，不再能够促进生芽。如果巴斯德将相同疾病的毒种接种到实验动物的血液中，那么它们生长和发育所必需的营养物质就已经被毒力减弱的细菌消耗掉了。因此，这种病不会复发。用今天的话来说，这只动物已经免疫了。

总之，不可复发和减毒这两个概念是医学史和公共卫生史上最重要的发现。巴斯德承认自己受到了詹纳的启发，但他也认识到，詹纳的方法只限于单一的天花病例，而他则将这种方法普遍化。巴斯德设想开发更多的疫苗，防治一系列传染病。事实上，针对麻疹、百日咳、破伤风、白喉、季节性流感、伤寒、狂犬病和脊髓灰质炎等各种传染病的疫苗已经研制成功。

一个问题不可避免地出现，即这一原理是否适用于所有传染病。巴斯德认为，决定这一原理能否适用于所有情况的限制因素是，从该疾病中自然康复的患者能否获得的强大免疫力，换言之，即该疾病的患者是否会复发同种疾病。对于康复病人仍能造成致命攻击的疾病，如霍乱和疟疾，能不能有一种有效的疫苗，这一点值得商榷。巴斯德认为接种疫苗是控制甚至根除许多疾病的有效策略，但他并未暗示它们将会成为万能的灵丹妙药。

巴斯德在研究引起鸡霍乱的细菌的过程中，在偶然的机会下发现了减毒作用。但是，正如他在1854年对里尔大学的科学家们所说，并一再告诫助手们的那样，"就观察而言，机会只青睐有准备的人"。一个炎热的夏天，他将一批细菌无接触地放置了一个星期。之后当他试图感染健康的鸡时，他发现培养物不会使鸡染上霍乱，这让他非常沮丧。当他使用新鲜的高毒力培养物重新开始实验时，不但为注射过"失效细菌"的鸡进行注射，还随机为一些其他的鸡注射。结果令人惊讶，他发现最初已被注射减毒疫苗的鸡仍然健康，换言之，它们已经有了免疫力。而随机组和之前没有注射过减毒疫苗的鸡都染病或死亡。

巴斯德重复了这个实验，得到了相同的结果，由此他得出结论，夏季的高温改变或减弱了培养物中细菌的毒力。这是公共卫生学的决定性发现之一——微生物的毒力不是固定不变的，可以被改变和控制，以提供抵抗疾病的免疫力。在更广泛的生命科学领域，巴斯德的贡献还在于他将生物学转变为在实验室中进行的实验生物学。他还发现了达尔文的变异和突变概念对病理学和医学的实际意义。

接种疫苗产生免疫力的方法随后得到进一步发展。1886年，美国科学家西奥博尔德·史密斯（Theobald Smith）也在研究鸡霍乱时发现，由热灭活而不是减毒的鸡霍乱细菌组成的疫苗也能诱导免疫力。从那时起，医学科学家们就开始使用灭活疫苗、减毒活疫苗来预防疾病。人们还开发出了不使用整个微生物，而是利用微生物亚单位的疫苗。

巴斯德通过对鸡霍乱的研究发现了减毒作用，他开始用同样的方法对其他疾病进行实验。在一项著名的医学实验中，他试图生产一种炭疽的减毒活疫苗。炭疽是一种人畜共患病，主要感染对象是绵羊、牛和山羊。炭疽杆菌是该疾病的病原体，已被罗伯特·科赫分离出来。巴斯德效仿了科赫对鸡霍乱的做法，将炭疽杆菌培养物加热到400℃。威廉·迪特勒（William Dieterle）在1936年的电影《路易斯·巴斯德的故事》中生动地描绘了这件事。1881年5月，在普伊勒堡，巴斯德首先给24只羊接种了这种减毒活疫苗。接下来他又用活的有毒力的炭疽杆菌攻击这些接种过疫苗的绵羊，同时设置24只未接种疫苗的绵羊作为对照组。所有接种疫苗的绵羊都保持健康；所有未接种疫苗的羊全部死亡。

随后，巴斯德通过发明其他减毒的手段，拓展了减毒作用的应用。从19世纪80年代早期开始，他尝试了一系列包括狂犬病在内的实验。现在我们知道，狂犬病是一种病毒性疾病，而不是细菌性疾病；但在当时，病毒还不为人所知，而且体积太小，即使经过放大也难以清楚观测。正如他本人所声称的那样，意外的发现得益于他"有准备的头脑"。通过一些尚不可见的未知微生物，巴斯德成功地减弱了狂犬病病毒。他的方法是将病毒从患狂犬病的狐狸中分离出来，然后将其转移到不易感染该病的兔子的体内。他给一批兔子接种了疫苗，获得了一种不同的培养物。这种培养物不会导致易感狐狸染病，但可以成功地使其对狂犬病病毒免疫，使其免受从其他狂犬病狐狸体内直接分离出的野生狂犬病病毒的侵害。狂犬病固然不是人类中具有最强影响力的疾病，但它是一种具有高度戏剧性和科学意义的疾病，因为它既令人痛苦，又有普遍的致命性。

狂犬病疫苗的人体试验发生在1885年7月，当时9岁的约瑟夫·迈斯特被一只疯狗咬伤。巴斯德的狂犬病疫苗尚处于试验和未经测试的发展阶段，甚至他的助手们还在"为迈斯特接种疫苗是否合乎道德"的问题上产生了分歧。他最有天赋的助手埃米尔·布克斯拒绝参加实验。但是巴斯德觉得迈斯特伤得很严重，这个孩子肯定会很痛苦地死去。这就为巴斯德打消了道德伦理的顾虑。考虑到狂犬病较长的潜伏期，巴斯德为男孩接种了他新研制的减毒狂犬病病毒。迈斯特幸存了下来，并作为有史以来第一个被患有狂犬病的动物严重咬伤后还活着的病人，广为人知。

巴斯德在鸡霍乱和狂犬病方面取得的成就对医学和公共卫生学的影响是显而易见的。法国政府意识到了这一点，于1887年成立了巴斯德研究所，由路易斯·巴斯德担任第一任所长。巴黎总部和其他地方的附属研究所进行的一系列生物医学研究，使开发疫苗成为一项公共卫生战略，也成为一种消除疾病的可能手段。

爱德华·詹纳发明了第一种疫苗，他也预见了用它来根除天花的可能性。近一个世纪后，巴斯德发展出了减毒免疫的方法，这使得针对多种病原体的疫苗研发成为可能。随着时间的推移，人们不仅可以通过接种疫苗来预防天花、炭疽和狂犬病，还可以接种诸如脊髓灰质炎、麻疹、白喉、破伤风、腮腺炎、百日咳和风疹等疾病的疫苗，而且接种疫苗的范围似乎越来越广。这一战略已根除了天花，而对抗脊髓灰质炎的战役即将迎来关键时刻。公共卫生方面的问题是，该战略可以推广到什么程度。接种疫苗是对所有传染病都行之有效的策略，还是只对某些特定种类的传染病有效？标准是什么？为什么在詹纳发明疫苗的两个多世纪之后，只有唯一一种人类疾病被成功根除？这些问题将在第 18 章中得到进一步讨论。

巴斯德研究所的成立为我们提供了了解现代医学另一面的机会：医学时常有成为民族主义竞争焦点的倾向。在 19 世纪，路易斯·巴斯德和罗伯特·科赫之间的竞争就是一个明显的例子，他们分别成为法国医学和德国医学的代言人。这场竞争不仅仅是两位科学家之间的竞争，还是巴黎的巴斯德研究所和柏林的罗伯特·科赫研究所，以及法国和德国的科学界之间的竞争。

罗伯特·科赫

罗伯特·科赫比巴斯德年轻二十多岁，是一位医生而不是化学家。他是建立细菌致病理论的第二位决定性人物。作为一名年轻的科学家，他转向微生物病原体研究是时代背景下的合理选择。在 19 世纪 70 年代，各种细菌理论处于科学辩论的最前沿，他在哥廷根大学医学系的教授雅各布·亨勒（Jacob Henle）是"活的触染物"观点的早期倡导者，亨勒认为有机生命体导致了疾病。

科赫的首项科学工作可以追溯到 19 世纪 70 年代中期，涉及炭疽和引起炭疽的杆状细菌的研究。炭疽在当时被广泛称为"脾热"，它在细菌致病论的建立过程中起着重要作用。出于种种原因，炭疽吸引了巴斯德和科赫的注意。首先是它对农业和畜牧业的经济影响。这种疾病在法国、德国、意大利、俄国、西班牙和美国的大部分地区流行，导致牛羊数量锐减，偶尔还会感染那些与牛羊密切接触的人，比如牧羊人、牧牛人和制革工人。例如科赫早年在韦尔斯泰因工作的四年中，就见证了炭疽带来的巨大破坏，当地 5.6 万头牲畜因此丧生。

炭疽杆菌在实验室中的使用也有技术原因。这种细菌的优势在于，其菌体异常巨大，以至于以 19 世纪 60—70 年代的显微镜能达到的放大倍率，就可以清楚地看到它。甚至在巴斯德和科赫之前，法国医生卡齐米尔·达韦纳就已经率先使用显微镜研究了这种疾病，并在被感染动物的血液中发现了可疑微生物。巴斯德和科赫的研究都建立在达韦纳的发现的基础上。

科赫首先检验了死于炭疽的羊的血液，并用这些血液为健康的动物接种。他观察到这些被接种的动物也染上了炭疽，还注意到它们的血液和组织中充满了炭疽杆菌。他的下一步研究是对这种微生物进行体外培养，并使其在体外培养基和健康的实验动物体内代代相传。接种后，所有这些动物都出现了炭疽症状，包括发烧、抽搐、肠道和呼吸障碍的症状。它们的死亡率很高，血液中也显示有炭疽杆菌存在。正如达韦纳在科赫之前所怀疑的，有明显的迹象表明这种细菌实际上就是疾病的病因。科赫的工作补充了巴斯德的研究，帮助证实了细菌理论，并将其建立在坚实的、可复制的实验基础上。

然而，在解析炭疽复杂病因的方面，科赫还迈出了更大的一步。他发现，在放牧过患病动物的田地里仍然有芽孢出现。由此他解开了牛、羊在患病动物出没的田地里吃草后感染炭疽的谜团。实际上，炭疽主要通过放牧传播，而不是直接在动物之间传播。作为预防措施，他建议焚烧患病动物的尸体，防止芽孢的形成和进一步传播。1876 年，科赫在他的第一篇论文《炭疽的病因学——论炭疽杆菌的生命周期》中发表了这些成果。这篇文章为科赫带来了国际声誉，也成为医学细菌学的基础文献之一。然而，事实证明，在引起人类疾病的各种主要病原体中，孢子菌并不常见。破伤风、霍乱和肉毒中毒则是其中的几种。

为了研究炭疽杆菌外可能致病的微生物，科赫发现当时的技术成了他的桎梏。其中有个人因素——经济状况不佳迫使他只能在自家后院的简陋实验室里进行炭疽实验。更重要的因素是当时显微镜技术的客观限制：放大倍数不足，照明不良，再加上细菌的透明性和它们在液体中的移动性。

科赫与卡尔·蔡司光学公司合作，使用了新型光学玻璃和油浸透镜，从而消除了显微镜上的像散。他还通过对溶液中的细菌进行干燥的方法，将其"固定"在载玻片上，解决了细菌移动的问题。同时他还用番红和甲基紫等染料对细菌进行染色，以此解决微生物透明的问题。不同种类的细菌会吸收不同的染料，因此染色也提供了一种区分细菌种类的方法。通过这些方法创新，科赫可以在更高的分辨率下观察微生物的形态细节，他也成了第一个发表细菌照片的科学家。

在炭疽论文发表后的三年中，科赫不但改进了显微镜，还开发了一种固体培养基。起初，和巴斯德一样，科赫曾采用在动物体内培养微生物的做法来获取纯净的培养物。然而，在研究炭疽病时，他设计了一种替代方法来实现实验室研究的目标，即通过简化研究环境并减少变量数量来增强科学家对微生物的控制。为此，他设计了一种固体培养基，能够有效地在动物体外培养微生物。首先，他将液体营养物倒入培养皿中；然后，他用明胶将其凝固；之后，他将含有他希望研究的细菌的液体倒入该固体培养基。这样可以更容易地分离不同种类的微生物，避免它们混合，并在显微镜下观察目标细菌的发展过程。这是微生物学作为一门学科的关键性一步，为研究传染病奠定了坚实的基础。最近一项研究的评论认为，其结果是"难以控制而令人困惑的细菌世界，如今可以受到研究人员的观察和控制"。[6]

科赫于 1879 年应邀前往柏林加入帝国卫生署，成为其中的一员，从而彻底改善了个人的研究条件。从那时起，他拥有了设备完善的实验室，以及三位孜孜不倦、才华横溢的助手——乔治·加夫基，彼得里和弗里德里希·勒夫勒，他们在后来的发现中发挥了关键作用。

有了这样的条件，科赫将研究重心转向当时最厉害的杀手——结核病。他格外在意的是一个令人纠结的谜团——与结核病有关的各种病症，如结核病的肺部疾病，以及现在所说的粟粒性肺结核或弥漫性结核病，到底是菲尔绍教授所说的几种不同的疾病，还是勒内·拉埃内克所主张的单一疾病。根据当时的证据，这场争论难以解决，因为尽管世界各地的实验室做出了不懈的努力，但仍未发现任何病原体。这种情况的主要原因在于，后来被称为结核分枝杆菌的微生物比容易看到的大型炭疽杆菌更难分离。

科赫发现，尽管结核菌比炭疽杆菌小得多，但问题不只是显微镜的放大倍数不够高。另一个难题是，结核菌不像其他细菌那样容易染色。他写道："似乎结核菌被一层具有特殊性质的壁包围着，只有当碱、苯胺或类似物质存在时，染色剂才能穿透这层壁。"[7]

在采用了适当的染色方法后，科赫第一个发现了神出鬼没的结核分枝杆菌，并观察到它存在于所有感染组织中。但是从逻辑上讲，他认为他需要的是比相关性更严谨的证明。他需要证明，在结核病中，结核菌的出现是病因而非偶然的相关性因素。即使此前他自己在炭疽方面的工作，也未曾达到这个更新、更苛刻的逻辑标准。

科赫为了证明分离出的细菌的致病作用，制定了一套严格的方案。他在1882年的论文《结核病病因》中宣布实验取得成功。无论对于确立细菌致病论还是推进更广泛的医学发展，这篇文章都堪称最具影响力的著作之一。科赫建立了四大标准，用来验证微生物是某种疾病的病原体，被称为"科赫法则"。（图12.2）这些标准很明确，当科赫和他的团队将法则成功地应用于实验室的结核病研究时，科学界已经相信他们确实在结核分枝杆菌身上找到了19世纪最重要疾病的病因。在此过程中，他还统一了微生物学的研究方法。

1883年，埃及暴发了亚洲霍乱，这为科赫提供了一个机会，他自信地认为可以利用新开发的方法分离微生物病原体，并证明它们在另一种主要疾病中的致病作用。来自德国、法国和比利时的几个国家委员会竞相赶往埃及，力求在这场国际竞争中率先获得新发现。起初，时机不佳的法国委员会遭遇了悲剧，其领导人染上了霍乱，一命呜呼，而疫情却逐渐消退

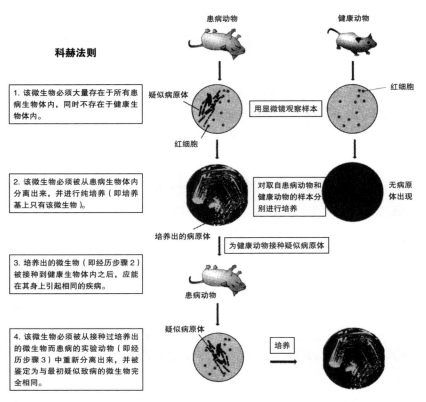

图 12.2 科赫法则：旨在确立疾病与导致疾病的微生物之间的因果关系。（图片由迈克·琼斯绘制，CC–SA 3.0；由比尔·纳尔逊改绘）

了。科赫和他的团队则继续前往印度，那里的霍乱疫情仍在继续。他们在那里分离出了霍乱弧菌，并提供了流行病学证据，证明霍乱弧菌就是该疾病的病原体。讽刺的是，尽管科赫无法满足自己提出的严格法则的要求，他还是宣布自己证明了新发现的弧形细菌的作用。因为霍乱只在人类之间传播，所以通过给实验动物注射疫苗来诱发疾病是不可能的。科赫法则在其可适用的情况下起着决定性的作用，但霍乱表明这些法则并非放之四海皆准。

到 1883 年，炭疽、结核病和亚洲霍乱的病原体都被分离出来，它们在疾病中的作用也得到证实。科学家们利用巴斯德和科赫的方法，迅速分离出一系列与人类疾病有关的微生物——伤寒、鼠疫、痢疾、白喉、破伤风、淋病和猩红热的病原体。1880年至1910年间的几十年因此被称为"细菌学的黄金时代"。在那期间，新的显微镜技术揭示了许多疾病病因学的奥秘，明确地证明了传染病学的合理性，并确立了细菌致病论的地位。

约瑟夫·李斯特

矛盾的是，由于医学仍然无法治愈传染病，了解流行病的病因对患者几乎没有益处。直至第二次世界大战后，由青霉素和链霉素开启了抗生素时代，这种状况才有所改变。但是，在细菌致病论的初始阶段，内科患者或许从中获益甚少，然而外科病人却绝非如此，他们是基于新知识的"外科手术革命"的直接受益者。这方面的决定性人物是建立细菌理论的第三位主要科学家——约瑟夫·李斯特（1827—1912）。

李斯特是爱丁堡大学的外科教授，他对手术成功却死于感染的患者人数感到震惊。巴斯德的观点及其关于细菌和土壤的类比，立即让李斯特意识到它们对外科手术有实用价值，足以拯救生命。如果外科病人的伤口能避免沾染空气中的灰尘，那么伤口中就不会出现细菌——就像巴斯德设计的鹅颈瓶可以避免培养物中出现细菌一样。

在李斯特之前，手术主要受到三个制约因素的严重限制：疼痛，失血和败血症。结果，除了创伤和战争引起的严重紧急情况外，人体主要的体腔（腹腔、胸腔和颅腔）被认为是手术禁忌。疼痛和失血在大体上依赖缓解措施。事实上，在19世纪40年代，化学为麻醉提供了最初的工具，也就是乙醚和一氧化二氮（又称笑气）。这使得1846年波士顿的麻省总医院和伦敦大学学院医院能够首次实施无痛手术。但是，伤口感染被认为是正常愈合中不可避免、不可补救的环节。当时人们还认为感染是垂死组织释放出毒素而自然发生的。

早在19世纪60年代，李斯特就参照巴斯德关于发酵和自然发生的思考，推断出他的思想对外科手术有着深远的影响。事实上，巴斯德后期的著作《细菌理论及其在医学和外科中的应用》提出了与外科手术有关的理论。感染不是病人体内自然发生的，而是由外界粉尘携带的微生物污染引起的。对此人们可以采取补救措施。巴斯德建议并由李斯特实现的一种解决方案是消毒。消毒是通过杀灭微生物来防止它们进入伤口。李斯特在1867 年的著作《论外科实践中的消毒原则》中提出了这一解决方案。他指出，患者通常在术后死亡，并非死于疾病或术后愈合过程，而是死于手术中感染的"附带损伤"。这是"医源性的"，或者是李斯特说的"医院病"。

李斯特的革命性方法是让医护人员在手术前擦洗双手，对手术器械进行消毒，并向病人周围的空气，以及伤口直接喷洒石炭酸喷雾，以防止术后伤口化脓。（图 12.3 和图 12.4）李斯特不懈地推广这种拯救生命的方法。他撰写文章，在英国和美国做了无数次演讲，试图说服业内人士。然而他的同行们一再嘲笑他，拒绝他的想法。外科医生不愿使用石炭酸喷雾，因为这会灼伤他们的手和眼睛。他们觉得给器械灭菌是一项费时的无用之举。他们还认为，所谓微小、不可见的生物导致健壮的成年人死亡的观点听起来匪夷所思。但是随着时间的推移，李斯特那里高得惊人的术后存活率证明了他的成功。产科医生纷纷效仿，产褥热患者减少。李斯特的工作还得到维多利亚女王本人的官方支持：首先是准许李斯特以自己的方法切开她腋窝处的一处脓肿并进行治疗；随后在 1883 年对李斯特封爵。外科手术曾是医生没有办法时的紧急治疗手段，如今它已成为一种常规操作。细菌理论在外科手术实践中获得了显著的成功。

但是，由这位爱丁堡外科医生开创的这套被称为"李斯特式"的操作流程，很快就遇到了科学上的对手。李斯特的杀菌方法结合了巴斯德从微生物学实验中得到的发现。然而，它还没有达到使外科手术完全符合新兴科学实验室的要求所需要的严格程度。首先，李斯特没有进行实验来测试其结论，也没有保留统计数据以验证治疗方法的有效性。他主张，引入石炭酸后，病人的康复频率更高了，但他并没有对这种新工具进行严格的审查。此外，正如我们所见，李斯特使用的喷雾设备"普芬比利"（Puffing Billy）并不好用，它释放一种使人刺痛的酸性喷雾。有批评者指出，实验表明石炭酸并不是一种高效的消毒剂。

更重要的是，在 19 世纪 80 年代，德国的外科医生发明了一种替代消毒剂的方法。他们的发明也建立在细菌理论的基础上，但并不是巴斯

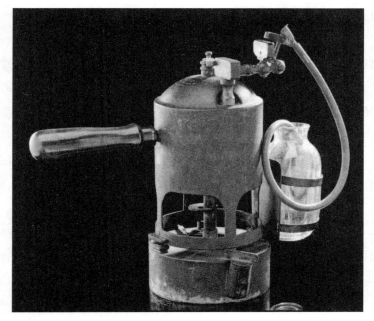

图 12.3 1871 年，约瑟夫·李斯特将这种石炭酸蒸汽喷雾设备用于手术消毒，当时他在治疗维多利亚女王的脓肿。喷雾剂使石炭酸蒸汽充满手术室，形成消毒环境。（藏于伦敦科学博物馆，CC BY 4.0.）

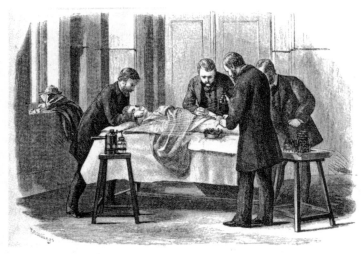

图 12.4 这张 1882 年的插图展示了李斯特对石炭酸喷雾设备的使用，其设备被戏称为"普芬比利"。（藏于伦敦韦尔科姆收藏馆，CC BY 4.0.）

德的细菌理论，而是科赫的。和巴斯德一样，科赫对当时被认为属于"发酵"的伤口感染很感兴趣。科赫证明了微生物是化脓的原因，还关注了微生物对手术的影响。然而，他的逻辑与巴斯德、李斯特的不同，他的技术被其追随者们称为"无菌化处理"，以强调与法国人、苏格兰人的"消毒"技术的区别。

"无菌化处理"着眼于科学实验室，努力以其基本原理指导外科手术。正如实验室通过减少可能影响实验的变量数量来保证研究者可以进行控制一样，无菌化处理的支持者试图通过将手术室改造成一个完全人造的环境，阻止细菌进入，以此保证外科手术的可控性。刚开始的时候，"消毒派"的外科医师常常徒手进行手术，身着便服，在患者家中，或在剧场的观众面前，仅仅依靠酸性喷雾剂来消灭细菌。科赫的无菌追随者们则从19世纪60年代早期的消毒手术中吸取了经验教训。他们自认为发明了更科学的操作方法，因为他们的消毒技术旨在使手术室的外科医生获得与实验室中的科学家一样有效的控制力。

原则上，尽管消毒和无菌手术技术都基于疾病的细菌理论，但它们却采取了截然相反的策略。在实践中，这两种方法随着时间的流逝逐渐趋同。到了19世纪90年代，自认为属于李斯特派的外科医生，也会戴上手套、面具，穿上专用的长袍，并对器械进行消毒。李斯特至今已有一个半世纪的历史，现在的"无菌派"外科医师也给他们的患者使用"围手术期抗菌药物"——这是一种纯粹的消毒措施，尽管没有使用石炭酸喷雾剂。在这种意义上，巴斯德、李斯特和科赫及其追随者的方法相互融合，共同对建立现代手术室产生了影响。

"实验室医学"与职业医学

正如克洛德·贝尔纳预言的那般，实验台成了新兴医学科学的象征和医学认识论的中心。在对希波克拉底和盖伦的经典著作敬畏了数千年，接着医院病房又称霸了一个世纪之后，医学权威转移到了实验室，那里有油浸透镜、染料、培养皿，还有专职的医学科学家和他们的助手。

细菌理论对医学界产生了重大影响。首先，它促进了医学教育方面的重大改革，各国的医学教育越来越多地效仿德国模式，以实验室和基础科学为基础。在美国，约翰霍普金斯大学、宾夕法尼亚大学、哈佛大学和密歇根大学等大学的医学院最先采用这种新观点。在这些机构中，医学也衍生出一系列专业的分支学科，诸如微生物学、寄生虫学、热带医学、药理学和细菌学。

如此严格的训练，再加上一系列科学发现带来的影响力，使对抗疗法派医生在与其他医学派别的竞争中获得了新的文化权威。以生物医学模式存在的医学也是知识和实用公共政策的有力工具，因此，国家、制药行业和公共卫生服务的关注提高了该行业的地位。

细菌理论也慢慢从根本上改变了医患关系。随着新技术的兴起，基于传统病史的整体叙述方法的诊断、治疗策略和病例管理已不复存在。医疗记录被简化成图表和数字，这些图表和数字来自温度计、显微镜、听诊器和实验室报告。医生往往倾向于治疗特定疾病，而不是治疗患者全身。

细菌理论对家庭生活的影响

正如南希·托姆斯在《细菌的福音》中讨论的，微生物世界的发现也改变了家庭的日常生活。正如我们在第 11 章中所见，卫生运动已经制定了第一批改革措施，呼吁消除对健康有害的污秽和有害气味。于是，作为家庭卫生工具，抽水马桶、排水沟、洗手盆和拖把陆续出现。

细菌理论带来的变化与污物致病论及卫生运动有着不同的概念基础。不过，在实践过程中，细菌理论所依据的种子和土壤的类比巩固了卫生运动的地位，后者主张消除那些导致腐败、腐烂和瘴气的污物。此外，类似于卫生观念，"细菌的福音"也通过报纸、杂志、小册子、通告和公开演讲向公众传播。针对单一疾病的运动，例如"抗击结核病之战"也开展起来。受此影响，普通民众开始将房屋视为危险之地，其中潜伏着随时可能入侵人体引发疾病的微生物。因此，家庭空间和个人卫生习惯都需要变革。

巴斯德和科赫的发现促进了人们对房屋的改造，以便更好地与细菌斗争。房屋改造工作涉及防水管道、隔土池、陶瓷马桶、浴室瓷砖、洗手盆和油毡厨房地板。这些改造并不包含在早期卫生运动消除污物的措施中，而是由对细菌的战争及其更严格的清洁标准所推动的。同时，人们意识到结核杆菌的存在，因此在咳嗽时注意捂住嘴巴，避免随地吐痰，并经常清洗手和身体。普通大众也开始对微生物产生了新的焦虑，这种焦虑有一系列表现："肺结核恐惧症"；拒绝在教堂礼拜中共用圣餐杯；一些作家的作品，比如布莱姆·斯托克（Bram Stoker）的作品。斯托克的短篇小说《巨人》和 1897 年的小说《德古拉》代表了维多利亚时代人们对传染病的恐惧的哥特式表达。

结　论

细菌致病论显然是医学史上的决定性进步。它标志着对疾病本质的新认识，显微镜技术的发展，疫苗接种的公共卫生战略，以及符合清洁要求的日常生活习惯转变。但是，它可能会带来两方面的负面影响。首先，细菌理论只将公共卫生运动局限在某种特定微生物的"纵向"方面，而远离了贫困、饮食、教育、工资和住房等社会决定因素的"横向"方面。在"纵向"的公共卫生运动中，除了攻击特定的病原体和它引起的单一疾病的被动目标外，人们可能忽略了促进整体健康和福祉的主动目标。卫生运动已经远离社会医学，工作场所和工资等相关因素全都被纳入狭窄的反对污物的战争。而细菌理论的出现更加剧了这种倾向，人们的关注点更加狭窄，只将微生物作为目标。

其次，细菌理论的另一个突出问题是它造成了伦理困境。在医学史上，实验室研究第一次需要使用大量的实验对象。巴斯德的研究依赖于给兔子、老鼠、豚鼠、羊、狗、牛和鸡接种疫苗的实验。科赫则需要给健康的动物接种剧毒且致命的微生物。在缺乏道德规范的情况下，结果就是很多研究动物遭受了不必要、无限制的痛苦。一些研究项目甚至还使用人体作为实验对象。直到纳粹所谓医学"科学"的丑闻和塔斯基吉梅毒实验曝光，这类研究才受到严格的审查和监管。

回眸 20 世纪后半叶，细菌致病论使人们对疾病本身的理解更趋复杂。长久以来，传染病和慢性病似乎分属于两个不同类别。然而，最近的发现表明，这种区分远没有那么清晰，因为许多"慢性"疾病也由细菌感染引起。人们首先是在消化性溃疡的研究中获得这种发现的，它引发了疾病理论和治疗方式的变革。最近的研究也探明了其他慢性疾病的类似机制，包括各种癌症、1 型糖尿病和阿尔茨海默病，这些疾病可能都是由微生物引发的。正是以这种方式，细菌致病论突破了其创始人的最初预想，再次更新了人们对病理学的认识。

13

霍 乱

印度次大陆是否有霍乱长期存在，恒河三角洲和雅鲁藏布江流域是不是霍乱的地方性发源地，这在学术上充满争议。对我们而言重要的是，到 19 世纪初，霍乱已在印度流行，在其他地方却不为人知，直到 1817 年暴发了一场大流行。此后不久，霍乱便离开印度次大陆，开始了它毁灭全球的旅程，于 1830 年到达欧洲。霍乱连续七次大流行的历史如下：

（1）1817 年至 1823 年：亚洲

（2）1830 年代：亚洲、欧洲、北美洲

（3）1846 年至 1862 年：亚洲、欧洲、北美洲

（4）1865 年至 1875 年：亚洲、欧洲、北美洲

（5）1881 年至 1896 年：亚洲、欧洲

（6）1899 年至 1923 年：亚洲、欧洲

（7）1961 年至今：亚洲、南美洲、非洲

19 世纪初，霍乱只在印度传播，因为引起霍乱的霍乱弧菌很脆弱且不易传播。（图 13.1）在接下来的几十年里，许多因素极大地增加了印度和西方之间的人口流动，同时彻底改变了旅程所需的时间。其中有三项至关重要的新发展：一是英国殖民主义，它促进了军队调动和贸易交流；二是宗教方面的朝圣和集市，例如印度穆斯林前往麦加朝圣；三是运输革命，包括铁路、轮船和苏伊士运河在内。

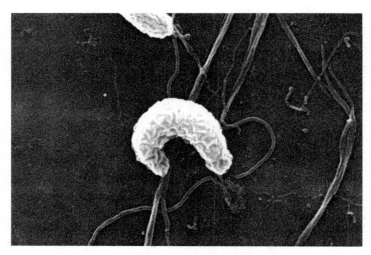

图 13.1　引起亚洲霍乱的形如逗号的霍乱弧菌，电子显微镜图像。（由路易莎·霍华德拍摄，达特茅斯学院电子显微镜系）

这些新发展使霍乱弧菌得以进入西方，但它们还需要合适的条件，以便落地生根，蔓延开来。一个社区暴发流行病从来都并非偶然，它与该地的社会、经济、政治和环境等特征相关。以霍乱为例，它是一种通过粪口途径传播的疾病，工业革命及其社会影响为霍乱的流行创造了有利条件。霍乱的传播就建立在早期工业发展的基础上，受到一系列因素的影响：混乱无序的城市化，快速增长的人口，拥挤的贫民窟，安全饮用水的缺乏，不合标准的住房，食物的短缺，无处不在的污物，以及排污系统的不足。欧洲的马赛、汉堡、瓦伦西亚、那不勒斯等港口城市都是霍乱暴发的绝佳地点。

鼠疫是 14 世纪到 18 世纪早期最可怕的疾病；天花则在 18 世纪取代了它的位置；而后霍乱成为 19 世纪最恐怖的疾病。事实上，早期霍乱引起的讨论大多围绕一个问题，即它的到来是否标志着"鼠疫的卷土重来"。人们对霍乱的通俗说法反映了它带来的恐惧——"病态霍乱""窒息霍乱""吉卜赛人""怪物""悲伤霍乱"和"霍乱君王"。

人们恐惧霍乱有多种原因。其中之一是它作为未知入侵者，来自东方，突然出现。事实上，它被称为"亚洲霍乱"。由于它可怕的症状，较高的病死率，发作的突然性，以及对正值壮年的成年人的偏好，人们产生了极大的恐慌。这种恐慌十分强烈，以至于引起了一系列社会反应，放大了霍乱造成的破坏。读者在前面的章节中已经很熟悉这些社会反应——大规模逃离、暴乱、集体歇斯底里、寻找替罪羊，以及经济混乱等。

19世纪是一个社会局势紧张的时代，爆发了一系列革命性事件，因此它常被称为"反叛的世纪"。这个世纪的历史进程曾被一系列剧烈的社会动荡打断：1830年的革命浪潮，1848年至1849年的革命，意大利和德国的统一，以及巴黎公社。由于霍乱和这些事件同时发生，无可置疑地加剧了政治紧张局势，历史学家们曾普遍怀疑欧洲各地的霍乱是不是革命的促成因素。然而人们目前已经清楚这种观点缺乏证据，它颠倒了因果关系。也就是说，革命、战争和社会动乱的爆发为霍乱的传播创造了理想条件。霍乱并不引发革命，它跟随革命而来。随着亚洲霍乱而来的是被动员起来镇压革命的军队，而不是发动革命的人群。

尽管现在人们很清楚霍乱并不是引起19世纪欧洲革命的原因，但却走向了另一个极端。有些人认为霍乱不仅没有引起革命，而且也没有产生任何持久的影响。按照这种看法，霍乱是剧烈的，并在短期内导致相当大的混乱与骚动。但从长远来看，它的影响不大，远不及鼠疫和天花等其他流行病的破坏程度。为了在这些冲突的观点之间做出抉择，我们首先需要探讨霍乱的病因、症状、治疗方法和流行病学。

病因学、症状学和艺术反应

霍乱是由霍乱弧菌引起的。1883年科赫发现了霍乱杆菌，众所周知，它的病理过程是可怕的。对于大多数摄入弧菌的人来说，消化道的胃液足以消灭病原体，并无不良影响产生。然而，若摄入的弧菌数量过多，或消化过程被先前存在的胃肠疾病破坏，或食用过熟的水果，或过度饮酒，那么入侵的细菌就会成功从胃部进入小肠。在那里，当弧菌繁殖并附着在肠黏膜上时，它们就造成了感染。

作为回应，人体的免疫系统会攻击细菌，但当细菌死亡时，它们会释放出一种肠毒素，这是自然界中最强大的毒素之一。它会使肠壁反向运转，不再允许营养物质从肠腔进入血液，而是允许血液的无色液体部分或血浆流入消化道，并通过直肠迅猛地排出。

这种血浆的流失是霍乱患者"米泔水样便"的来源，之所以这样命名，是因为它们与煮米锅中的液体相似。这种液体以每小时一公升的速度大量流出，通常还伴有剧烈的干呕，进一步造成液体的流失。据说，在干呕的过程中，液体从口中流出，就像水从水龙头里流出一样。结果在功能上病人遭遇了等同于失血导致的低血容量休克而死亡。

经过几小时到几天的短暂潜伏期后，从消化道猛烈排出液体标志着疾病的突然发作。在暴发性霍乱的极端情况下，体液的流失异常迅速，具有毁灭性，病患会立即死亡。在所有患者身上，发作都没有任何预兆。人们常常在公共场所突然发病，可怕和痛苦的病状可能会暴露在公众视野中，这使得霍乱与恐惧紧密联系在一起。霍乱与其他疾病的典型区别特征就是它在人体内的发作速度。某个看似强壮健康的人吃完午饭，可能却在晚餐前痛苦地死去；某个人登上火车，可能却在到达目的地之前死去。

这种突然发作也使霍乱成为一种特别的折磨，因为它更像是中毒，而不像大多数人熟悉的"普通"地方病。它的整个病理过程甚至类似于杀鼠药的效果。杀鼠药是一种 19 世纪广泛使用的白色砷粉，主要用来消灭啮齿动物。总之，霍乱带来的所有折磨都使人相信，它也许是人为犯罪，而不是自然事件。霍乱难以被治愈，19 世纪有近一半的患者因其死亡，这更增添了人们的恐惧。

霍乱令人震惊的症状，是体液流失和随之而来的全身破坏性影响的直接结果。19 世纪的医生认为，这种疾病在潜伏期结束后会经历两个阶段，分别是"发冷"（冰冷）阶段和"反应"（抵消）阶段。第一阶段具有高度戏剧性，持续 8 至 24 小时，病人身上会突然发生可怕的变化。发冷期越长，预后越差。当体液流失时，脉搏会逐渐变弱，血压骤降；当体温降到 35—35.6℃时，身体会变得冰冷。患者的面孔迅速呈现出死人一般或久病后的苍白、病恹恹的状态。通常情况下，人们将活着的病人身体描述为"状如死尸",无法辨认。病人毫无生气的眼睛是空洞的,周围有黑眼圈,眼睑下布满血丝,一直半闭着。皮肤起皱,双颊凹陷,牙齿从无法合拢的紫色嘴唇上脱落,舌头又干又厚,简直像鞋上的皮革。无休止的头晕、打嗝和难以抑制的口渴更让患者备受煎熬。

正如医生在尝试放血时所发现的那样,病人的血液会变成一种黑色的柏油状,黏稠到几乎无法循环。由于缺氧,肌肉会剧烈收缩,有时这种收缩会撕裂肌肉和肌腱,引起剧烈的腹痛。用维多利亚时代霍乱专家沃尔(A. J. Wall)的话说:"在极端情况下,几乎整个肌肉系统都会受到影响,包括小腿、大腿、手臂、前臂、腹部和背部的肌肉、肋间肌和颈部的肌肉。病人经常抽筋,痛苦不堪,几乎不能躺在床上,他的尖叫声使周围的人难以忍受。"[1] 痉挛本身常常会导致死亡,因为它会引起喉部肌肉的剧烈收缩,从而导致吞咽和呼吸困难。因此,病人会有一种近乎窒息的绝望感,他们会疯狂地来回翻腾,拼命地呼吸。对病人和旁观者来说,这种经历都极其痛苦,因为他们的大脑没有受到损害,每一刻的痛苦都完全能被清晰感受到,而心脏骤停和窒息在持续不断地蚕食着他们的生命。

那些熬过发冷期而幸存下来的病人进入反应期,虽然预后不佳,但反应期比较平稳。此时霍乱的临床症状减轻甚至好转。体温回升或转为发烧,抽筋和排泄减少,脉搏增强,肤色恢复。患者的整体表现像是正在康复。然而不幸的是,严重虚弱的病人,此时经常会精神错乱,出现一系列并发症,诸如肺炎、脑膜炎、尿毒症,以及手指、脚趾、鼻子和阴茎等肢端的坏疽。其中最致命的是尿毒症,它导致的死亡本身就占 19 世纪霍乱死亡率的近 1/4。该病是由患者的血液浓缩而引起的,它会物理性地阻塞肾脏的循环,导致肾功能衰竭、抑制排尿和出现毒血症。

即使在病人死亡之后,霍乱带来的恐惧仍在继续。这种疾病令人毛骨悚然的地方就在于活着的病人看起来像死尸,死亡的病人却像还活着。它的显著特征就是病人在死后还会发生剧烈的肌肉收缩,四肢长时间地颤抖、抽搐。在收尸人的推车上,病人的尸体仿佛还存在生命迹象,这就引发了人们对恶毒阴谋和过早埋葬的恐惧。(图 13.2)

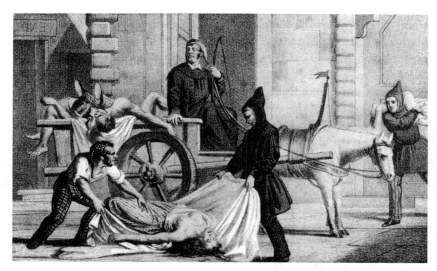

图 13.2 死者被装在手推车上，有时他们的肌肉仍带着诡异的抽搐。据说在 19 世纪 30 年代第二次世界范围的霍乱大流行期间，巴勒莫有 2.4 万人死亡。加布里埃莱·卡斯塔尼奥拉绘，《巴勒莫的霍乱》（1835）。（藏于伦敦韦尔科姆收藏馆，CC BY 4.0.）

因此，霍乱的病理性质以多种方式强烈地影响着人们对它的文化反应。这个东方入侵者过于肮脏，使病人屈辱难堪，以至于它无法像其他某些传染病一样，得到歌剧、小说和绘画的大量描绘。我们将在第 14 章中看到，结核病催生了大量的文艺作品。这种疾病恰恰是反思美丽、天赋和灵性的契机。无论结核病造成的实际痛苦是什么样的，它损伤人体肺部的方式都非常符合基督教神学所主张的"顺从"和资产阶级推崇的审美"规范"。

梅毒也有其浪漫主义的信徒。这是自相矛盾的，因为这种疾病会导致毁容，在道德上令人不安，而且往往是致命的。但它肆虐于社会的各个阶层，不分贵贱，甚至它隐含的放荡意味也使它容易让人联想到轻浮。自由主义者可以将"为爱鼓掌"视为打破旧习的荣誉徽章，是对虚伪习俗的蔑视，是对性征服的自由思考。举例来说，19 世纪的作家居斯塔夫·福楼拜（Gustave Flaubert）和夏尔·波德莱尔（Charles Baudelaire）大张旗鼓地为这种疾病张目。

即使是鼠疫这种所有灾难中最严重的疾病，也有其可取的艺术特征。它造成的极高死亡率，对人类一视同仁。与霍乱不同，它从上到下地折磨着社会的所有阶层。而且鼠疫的症状，无论多么痛苦，都不是直接充满污秽的。正如我们看到的，它促进了大量思考上帝与人的关系，以及生命的意义的作品的涌现。

霍乱却是一种肮脏的、外来的、低级的疾病。对于受害者和容忍这种肮脏和贫困的社会而言，霍乱的流行都是可耻、粗俗且污秽的。在后来的大流行中，当人们了解霍乱的机制及其粪口传播的模式时，必要的社会补救措施显而易见，和高尚扯不上关系。他们需要的是下水道、安全用水和抽水马桶，而不是忏悔或祈祷。同样，我们也无法想象一位身患霍乱的歌剧女主角在走向结局时，在舞台上倾吐内心，就像1896年首映的贾科莫·普契尼（Giacomo Puccini）的《波西米亚人》中患肺病的米姆那样，美丽地迎来死亡。

的确有对霍乱进行的艺术加工，但通常是以那些与众不同或是揭露丑恶的形式进行的。一种叙事策略是把重点放在疾病的社会影响上，忽略它在医学方面的特征。意大利作家乔万尼·维尔加（Giovanni Verga）通过他的自然主义小说《马斯特罗·堂·杰苏阿尔多》（1889），追溯了霍乱在西西里岛的发展过程，但他既没有描写病房，也没有涉及病人的痛苦。本着同样的精神，哥伦比亚作家加夫列尔·加西亚·马尔克斯（Gabriel Garcia Marquez）的作品《霍乱时期的爱情》（1985）则选择将霍乱作为一种隐约的背景，而不是需要进行肮脏描述的核心内容。

也许霍乱与其他流行病的最明显区别就显示在托马斯·曼（Thomas Mann）的两部不同小说之中——《魔山》（1924）和《死于威尼斯》（1912）。这位德国作家在《魔山》中描绘了一个优雅的疗养院，捕捉了其中的种种生活细节，追溯了主角汉斯·卡斯托普的整个治病和思想启蒙过程。然而，在1910年至1911年霍乱暴发的时候，曼以这种疾病为象征，展现了在两性关系上背德的作家古斯塔夫·冯·阿申巴赫最后的"兽性堕落"。然而，曼放过了冯·阿申巴赫，没有描绘他最后一次出现病状的屈辱情景，而是，让他成为在医学史上前无古人的，第一个在躺椅上安详地死去的霍乱病人。同样，电影导演卢基诺·维斯康蒂（Luchino Visconti）在 1971 年的电影版《死于威尼斯》中，也没有让霍乱的病态影响到他对威尼斯的电影美学描绘。毕竟霍乱描述起来太恶心了。

治疗方法

19 世纪的医生被霍乱的突然发作、严重程度和快速进程弄得不知所措。他们的医疗设备在减轻痛苦或挽救生命方面没有任何重要作用。为了挽救患者的生命，医生常常不得不依靠最具实验性和侵入性的干预治疗，但这些都无济于事。

治疗最初是基于体液学说，尤其是"自然治愈能力"及其相关理论，即疾病的症状本身就是它的自然疗法。希波克拉底和盖伦的学说表明，霍乱所致的剧烈呕吐和腹泻是人体清除全身毒素的方式。为了协助大自然的努力，医生们用上了已知最有效的催吐剂和泻药，催吐剂的成分是吐根，泻药的成分则是芦荟、番泻叶、药鼠李和蓖麻油。

遵循相同的医学哲学，医生还采用了传统的放血疗法。放血有许多优势。它是系统性的，背后的策略很明确，它使医生可以进行有效的控制，并经历了 2000 多年医学实践的验证。然而，在治疗霍乱患者时，放血疗法的问题在于，病人的血浆已经迅速流失，以至于血液几乎不流动，静脉也很难被找到。因此，必须要切开大血管、动脉和静脉。

由于在这种情况下放血毫无效果，医生们死中求活地采取了一系列实验性的方法。其中，19 世纪 30 年代发展起来的一种方法不但颇有前景，还非常尴尬地为现代霍乱疗法奠定了基础。这种方法就是补充液体。很明显，霍乱病人正以致死的速度流失体液，因此许多医生反正统观念而行，用替换体液的方法取代增加体液流动的方法。但是，直接给已经筋疲力尽的病人提供大量的饮用水，只会使他们吐得更厉害。它能起到的主要作用不过是加速死亡而已。

一种更具侵入性的替代方法，从概念来说就是反向的静脉放血，不是从静脉抽走液体，而是通过静脉进行输液。但是，这种早期的补液方式并没有改变患者的预后。医生不知道要补充多少液体，经常用药过量，导致病人心力衰竭。此外，由于他们不知道细菌的存在，也不知道水必须是无菌的，因此这项操作还会引发败血症。

另一个问题是盐度。人们理所当然地认为，替换体液就要使用与原本体液相近的等渗压的液体——也就是说，液体的含盐量需要和血液一样。而不幸的是，霍乱患者的身体组织只有在高渗盐浓度下才能吸收液体。在整个世纪中，经常重复出现的情况是，注入静脉的液体只是进入肠道，加重了本已剧烈的米泔水样腹泻。

直到 1908 年，英国内科医生伦纳德·罗杰斯（Leonard Rogers）才提出另外两种治疗方法。第一种方法，建造一种"霍乱病床"，这种病床中心有一个大洞，下面放置一只桶，这只桶可以用来收集米泔水，测量病人损失的体液量。这样医生就可以给病患滴注适量的液体，避免引起病人心脏骤停。罗杰斯发明的第二种方法也同样重要——以蒸馏水配制高渗盐水。这种溶液能够被人体吸收，并且不会引起败血症。这些治疗方法使霍乱的病死率减半，降至25%。一项后续改良方法是将盐、糖和电解质混在一起倒入清水中溶解以便口服补液。口服补液是有效的，因为溶液中的葡萄糖增加了肠道吸收盐和水的能力。这种简单、便宜、易于操作的方法进一步降低了死亡率，自20世纪70年代起，它被广泛采用，成为治疗霍乱的主要手段。

只有一个令人困惑的问题，那就是补液实验为何能在完全失败的情况下持续一个世纪之久。原因在于即使是不成功的补液也能产生看似神奇的短期效果。甚至重症患者也显得像是康复了。痛苦的抽筋，即窒息的感觉，以及体温的下降都突然减弱。他们能坐在床上，与人聊天，并且有时间在不可避免的疾病复发或恢复前重写自己的遗嘱。

然而，在19世纪治疗霍乱的所有方法中，最痛苦的可能是酸性灌肠。在19世纪80年代罗伯特·科赫发现霍乱弧菌后，医生们怀着过度乐观的心情采用了这种方法。乐观的医生们认为，他们终于知道敌人是谁，还知道敌人在体内的位置。既然他们知道霍乱弧菌很容易受到酸的影响，正如李斯特证明的那样，他们需要做的就是让肠道里充满石炭酸，以便消灭入侵者，恢复患者的健康。即使科赫本人从未认可酸性灌肠疗法，李斯特也已去世，但他们的一些意大利追随者在 1884 年至 1885 年的流行病期间曾尝试这样治疗。在他们看来，酸性灌肠是一种实验性的干预方式，符合科赫的发现和李斯特的实践逻辑。然而，令人沮丧的研究结果却表明，像细菌致病论这样的科学进步，如果鲁莽而急功近利地从实验室投入临床应用，就可能会造成致命的后果。

流行病学与那不勒斯的案例

霍乱弧菌无法在环境中独立生存。除了人类以外，它没有自然的宿主，只能依靠轮船和大规模的人流到达西方。它隐藏在船员和乘客的脏器内，借由床上用品、衣服、个人物品，以及他们的排泄物进行传播。到达欧洲或北美洲的港口城市后，这种微生物被带到岸上或排入港口水域。首批病例通常出现在途经或常去港口的人群中，天气温暖的时候尤其多见。第一批感染者是食用受污染的生贝类的消费者，港口附近城区旅馆、餐厅的老板，以及服务于水手和乘客的洗衣女工。他们的不幸标志着所谓"散发性霍乱"的开始，这与其被称为流行病，不如说是在社区、家族或家庭范围内，直接在人际传播的零星病例。1885 年的威尼斯就有这样一个例子，展示了霍乱暴发赖以出现并持续下去的方式。事情发生在一条街道上，店主在一楼准备食物，同时照顾住在楼上的儿子，她的儿子患了病，正在经历严重的腹泻和呕吐。之后，她没有洗手就回到楼下，完成顾客的订单。幸运的是，1885 年的威尼斯的情况恰恰是"散发性霍乱"，疫情逐渐消失，并未上升到城市级的大规模灾难。

不那么幸运的是，如果卫生条件合适，霍乱可以通过传播链向更远的地方传播。肮脏拥挤的贫民窟提供了适宜的环境。19 世纪那不勒斯的例子尤其具有典型性，因为这个大型的意大利港口是欧洲城市中最频繁遭到孟加拉国的不受欢迎的入侵者蹂躏的地方。1880 年，作为意大利最大的城市，那不勒斯已拥有接近 50 万的人口。更重要的是，它到那时为止还没有经过卫生改革。从 1884 年开始，它即将经历"漫长的 19 世纪"中最著名的 8 次霍乱流行病的破坏。

这座城市面朝那不勒斯湾，形似一个圆形剧场，被一分为二：下城区建在海平面上的平原，形成了露天剧场的"舞台"；上城区则建在背后半圆形的山丘上。上城区居住着那不勒斯社会的富裕阶层，常年不受流行病的侵袭，被认为是健康的住宅区。当地医生认为这是一座与众不同的城市。

但下城区却深受传染病的困扰。在那不勒斯著名的最贫困、最缺乏卫生条件的 12 个行政区中，有 4 个行政区位于下城区，包括默卡托、潘蒂诺、波尔图和维卡里亚。598 条拥挤的街道，4567 栋建筑，其中容纳了 30 万人。地方议会议员伦佐·德·泽尔比（Renzo De Zerbi）将这里称为"死亡区域"不无道理，每次霍乱都会在这里暴发，4 个行政区的死亡人数高得惊人。例如在 1837 年，那不勒斯全城的霍乱死亡率是 8‰，而波尔图行政区的死亡率却高达 30.6‰。相同的现象在 1854、1865—1866、1873、1884 和 1910—1911 年再次出现。

换言之，霍乱不同于结核病、梅毒、流感和鼠疫等折磨社会各阶层的疾病。霍乱通过粪口途径传播的方式标志着它是一种典型的"社会疾病"，感染的主要群体是穷人。该病容易在住房条件差、缺乏安全供水、生活环境拥挤、无法洗手、营养不良和受到社会忽视的人群中传播。

在这些城市疾病中，过度拥挤的状况在那不勒斯最为明显。那不勒斯下城区是老城的一部分，四周环绕着群山、沼泽和大海。到 19 世纪时，它已没有进一步扩张的空间。此外，自由放任的政策进一步增加了人口数量的压力。这座城市没有发展规划，没有住房法规，也没有卫生条例。因此，在建筑热潮中，下城区的花园、公园和开放的空间消失在山崩般的石头下。逼仄的街道两旁，高耸的房屋密集相连，三个人几乎不能并排走，太阳也永远照不到地面。许多仓促建造的建筑年久失修，就像一堆堆残破砖石："一个典型的例子是默卡托镇的维科菲科。这座建筑物长 50 米，宽 3 米，高 30 米。在它上面永远处处晾晒亚麻织物，有水滴在路过的行人身上。即使在仲夏，这里也遍布泥泞和湿气，一条恶心的黑溪沿着小巷中心，缓慢流过。这座城市的任何官员都不曾造访过这条小巷。"[2] 不出所料，游客们称那不勒斯是欧洲最难以忍受的城市。马克·吐温（Mark Twain）写道，那不勒斯的人口密度如此之高，就像三个美国城市叠在一起。到处都是"云集的人群""拥挤的人群""纷乱的人群"和"大量的人"，每条小巷都拥挤得像是纽约的百老汇大街。[3]

但是比起室外，建筑内部的状况更加触目惊心。1884 年《英国医学杂志》上发表的一篇文章描述道，这些"肮脏"和"淫秽"的贫民窟是欧洲最糟糕的贫民窟，只有开罗那些最肮脏的居住区可相提并论。维科菲科人满为患，7 个人住的房间平均只有 5 平方米，而且天花板很低，一个高个子几乎站不直。在这类公寓的地板上只铺着两张草垫，几个住户共用一张草垫。通常来说，在这样的贫民窟中，居民会与他们赖以为生的鸡挤在同一屋檐下。

显然，这种空间对健康是致命的，因为病房同时用作卧室、厨房、食品贮藏室和起居室。细菌有足够的机会通过未清洗的手、亚麻制品和餐具直接在人与人之间传播。此外，食物也被储存在这狭小的房间里，很容易被病人的代谢物污染。米泔水样粪便附着在物体表面时很难被发现，尤其是在那不勒斯半昏暗的公寓中。

约翰·斯诺于 19 世纪 50 年代首次破译了伦敦霍乱的流行病学原理（详见第 12 章），他强调了在拥挤且卫生条件不佳的住所中生活的工人阶级面临的危险。因为含有霍乱病菌的代谢物无色无味，而且屋中光线暗淡，被弄脏的亚麻布不可避免地会污染那些疏于清洗的手。因此，照顾霍乱患者的人在不知情的情况下吞下了少量干燥的粪便，并将其沾染到他们接触的所有东西上，传染给与他们共享食物或餐具的人。因此，斯诺认为，在这样的贫困家庭中，一旦出现第一例患者，霍乱就会迅速传播给其他人。

缺乏清洁设施加剧了患病的风险。下城区自来水匮乏，没有与下水道系统连接，房间里遗留着人畜的污物，因此卫生条件不佳。而且，与当时的瘴气理论相违背的是，当地的泔水被直接倒在外面的小巷里，散发着无处不在的恶臭。成群的苍蝇也帮助细菌四处传播。不可避免地，这样的房子里到处都是老鼠和各种害虫。

其中最为臭名昭著的是被称为"丰达奇"的廉租房，它们分布在下城区的贫民窟里，里面住着大约 10 万人。这样的情形向当代游客展现了人类痛苦的深度。瑞典医生阿克塞尔·蒙特（Axel Munthe）曾在 1884 年的流行病期间担任志愿者，他对下城区了如指掌，他把丰达奇描述为"世界上最可怕的人类居住地"。[4] 仿佛是为了印证蒙特的评价，《泰晤士报》对一间颇具代表性的房屋进行了描述：

> 想象一下，山洞般的入口，一路向下，一丝光亮也照不进去……在那里，四堵黑色的破墙之间，混杂着腐臭的稻草和污物，二到四户家庭生活在一起。洞穴最好的那边，也就是湿度最小的那边，被架子和马槽占据，里面还绑着牲畜……另一边，木板和破布组装成床铺。角落里是壁炉，地上摆放着家什。衣衫不整、蓬头垢面的妇女，一丝不挂地在污泥中打滚的孩子，以及摊在地上睡懒觉的男人，更增添了这里的可悲色彩。[5]

家庭内部的多种因素促进了霍乱弧菌的传播。此外，意大利南部港口也危机重重，由于用污水灌溉农作物，市场的农产品也威胁到了人们的生命和健康。就像 19 世纪的许多欧洲城市那样，那不勒斯腹地的园丁们清晨前往市区，从街道上收集人和动物的粪便，用作肥料。结果就是，市场摊位上出售的蔬菜在未经处理的粪便中生长，并在返回市区的途中通过园丁的手推车传播霍乱弧菌。种植者的另一种做法也增加了传播霍乱的风险。当时的人们经常在通往市场的路上，将生菜和其他绿叶农产品浸泡在露天下水沟里，因为尿液中的氨可以保持叶子的新鲜。食用这些农产品的人就极易感染传染病。

众所周知，相对于资源，城市人口过剩的另一个结果是工资水平下降，工人建立工会所必需的议价能力被削弱。意大利南部农业的萧条导致源源不断的移民涌入城市，每当小麦歉收或价格下跌时，这一趋势都会加速。因此，尽管那不勒斯几乎没有工业基础，也没有稳定的就业前景，但它始终对农村贫困人口有着强大的吸引力。用后来成为公共工程部部长的那不勒斯银行行长吉罗拉莫·朱索（Girolamo Giusso）的话说："尽管那不勒斯是意大利最大的城市，但它的生产能力与居民人数没有直接关系。那不勒斯是消费中心，而不是生产中心。这是民众痛苦的主要原因，也是这种痛苦会随着时间推移而以难以察觉的速度缓慢增加的主要原因。"[6]

根据美国国务院的评估，意大利人的平均工资是欧洲最低的，那不勒斯人的工资又是意大利主要城市中最低的。照美国领事的说法，一个普通工人的收入不足以每年购买一套换洗的衣服。在正常的 10 到 12 个小时的工作日中，一名非技术工人挣的钱不超过 4 公斤通心粉的成本。买一双鞋需要工作四天。但码头工人、工程工人、冶金工人与铁路和有轨电车工人等工作者拥有相对优越的地位。他们有幸拥有稳定的工作。

在社会等级金字塔的下层，大群男女挤在资金不足的小车间里，然而由于机器设备和移民涌入的竞争，这些作坊已陷入了日渐衰亡的旋涡。这些人之中有鞋匠、裁缝、铁匠、面包师、搬运工、制革工和帽匠，过着朝不保夕的生活。还有家仆、搬运工和渔民，对于一个已经被污染、被世代过度捕捞的海湾来说，这里居民数量实在是太多了。

那些在街上谋生的人的境况更加窘迫：报纸小贩；卖栗子、糖果、火柴和鞋带的小贩；信差；洗衣妇；运水夫；还有私人垃圾清理工，他们清理污水坑，以及家庭垃圾，收取一定的费用。他们靠兜售商品和劳动来维持生计，扮演着各种各样令人眼花缭乱的角色。他们被一些经济学家称为"微型企业家"，他们形成的庞大的流动人口是这座城市的显著特征之一。正是他们使那不勒斯成为一个巨大的商业中心。他们常常过着半游牧式的生活，在城市里漂泊，不断地更换工作和身份。

然而，最能说明那不勒斯贫穷程度的是所有阶层中规模最大、最赤贫的社会阶层——永久失业者。市议会成员指出，在 50 万人口中，有 20 万人（占总人口的 40%）处于失业状态。他们早上醒来，不知道什么时候能吃下顿饭。他们不幸沦为那不勒斯多得不成比例的乞丐、妓女、犯罪分子，以及疾病受害者之中的一员。他们的贫困与霍乱的易感性直接相关，因为营养不良会降低抵抗力，破坏免疫系统，招致传染病。

还有一个关乎霍乱传播的重要因素，那就是穷人赖以果腹的，往往是过熟的水果和腐烂的蔬菜这类最便宜的农产品。但是这样的饮食会引起胃功能紊乱和腹泻，缩短消化时间，使患者容易患上霍乱。这一点至关重要，因为胃部的酸性环境能破坏细菌，是人体抵御霍乱弧菌的第一道防线。正如我们看到的，先前存在的消化问题使弧菌能够在通过胃部时存活下来，进入小肠。

霍乱一旦进入下城区的贫困地带，便能以各种方式在人与人之间，以及住宅区间传播，形成"散发性霍乱"。水源的污染将这种零星出现的疾病转变成一种爆炸性、普遍性的流行病。上城区和下城区之间也有很大的不同，因为这两个地区的居民饮用的水源不同。在上城区，人们收集雨水并储存在维护良好的私人水箱中；在下城区，人们只能使用更危险的水源。最重要的是三条输水管道，每天输送4.5万立方米受到严重污染的水。只需看看卡米尼亚诺输水管道就能了解其中的风险。它将蒙特萨尔基奥的泉水输送到43公里以外的地方。这些水通过一条开阔的运河运输，运河流经乡村，穿过阿切拉镇，然后流向那不勒斯城门前的田野。运河在那里分流，通向下城区的2000个贮水池。居民们把水桶放在院子里的水箱那里，以获取饮用水和生活用水。

但是从源头到储水箱的每一处都有被污染的可能。树叶、昆虫和残渣被吹进露天的运河。农民们在河里沤麻，洗衣服，处理生活垃圾，甚至抛弃家畜尸体。同时，雨后地里的泥土和肥料通过多孔的石头渗出或直接排入水渠。更糟糕的是，输水管道支线和下水道干线在城市地下并排运行。由于它们都由多孔的石灰岩制成，所以两种管道内不同的水会慢慢地混合在一起。通常水在到达目的地时会变成褐色，沉淀之后会在庭院水箱的底部形成厚厚的淤泥。

在水箱里，污染仍在继续。水箱和输水管道一样都是由石灰石制成，地表水可以通过土壤渗入。在许多建筑里，水箱放置在靠近污水池的地方，这就使细菌的交换直接而不可避免。房客们倒污水时也不总是小心。污水池维护不善，污水经常溢出，漫进水箱。甚至人们用家庭水桶采水的最终环节也会产生不良的卫生影响。当人们用很少清洗的水桶取水的时候，向其中投入细菌比提水还成功，而他们得到的水也呈褐色，散发着恶臭，满是"惊喜"。

由于所有这些原因，以及令人不快的气味和肉眼可见的内容物，下城区水箱的水臭名远扬。一楼的住户最容易取水，他们通常把水箱留作备用，而从距离较远、不太可疑的公共喷泉取水。高楼层的居民则更多地使用储水池，因为对他们来说，大老远地提着水桶是一项繁重的工作，当然他们在死亡和疾病方面也付出了更沉重的代价。

那不勒斯的城市环境与 19 世纪卫生革命前的欧洲主要城市仅在程度上有所区别，霍乱在这里呈现出一种典型模式。在温暖的春天或夏天到来后，它首先以散发性霍乱的形式零星暴发，而城市当局往往不会注意到这一情况，也很少会有居民去看医生或上报市政卫生官员。接下来，疾病可能在邻近的传播链中传播数日，直到霍乱弧菌渗入供水系统。随后，正如约翰·斯诺在伦敦所论证的那样，一场大规模的流行病可能会暴发，受害者可能会首先出现在下城区那些贫困和不卫生的地方。在最严重的流行病高峰期，例如 1837 年和 1884 年，一天之内就有多达 500 人死于霍乱。高峰期总是出现在盛夏，因为这时人们更易口渴，饮水最多。

为什么霍乱感染者在几周后慢慢减少，最后消失，原因尚且不明，罗伯特·科赫称之为众多的"霍乱谜团"之一。不过，可能有某些因素发挥了重要作用。一是季节性因素。和其他胃肠道病原体一样，霍乱弧菌不耐寒，人们秋天的饮水量也比夏天少。此外，弧菌可以在汗液中存活较长的时间，因此天气的变化可能会使病例数明显不同。在秋天，人们也较少食用过熟的水果。正如我们强调的，全体居民的易感性也不尽相同。由职业、住房条件、既往的医疗条件、饮食习惯和体质造成的感染者，与感染霍乱的高危群体相一致。那些未受影响的人则对霍乱有一定程度的抵抗力。霍乱席卷了那些最脆弱、最易遭受危险的人群之后，就会像燃料耗尽的大火一样逐渐熄灭。

除了这些导致社区霍乱流行"自发"减少的原因外，市政当局和国家在 19 世纪采取的卫生政策可能也发挥了值得注意的作用。它们产生的影响有时是积极的，但不那么积极的则更加常见。在 19 世纪 30 年代第一次席卷西方的霍乱大流行中，各国的第一反应是通过卫生警戒线和隔离检疫，强制实施抗疫措施。意大利政府甚至在 1884 年不顾一切地试图封锁边境，防止微生物入侵。在 19 世纪 30 年代和 80 年代，这样的战略被证明适得其反，因为它只会引发大规模的居民逃离，破坏当地的经济，加速霍乱和社会混乱的扩散。于是，面对霍乱，人们索性放弃了防疫措施。

霍乱流行期间的其他政策取得了更为积极的效果。例如一些地方设立了志愿服务和市政服务机构，以分发毯子、食品和药品等形式进行援助。此外，市政当局还禁止大规模的集会，规范埋葬方式，组织清理街道和清掏粪坑的运动，点燃硫黄篝火，关闭产生恶臭的作坊，并为受灾群众开放隔离设施。

哪些因素是决定性的，在多大程度上是决定性的，现在还不得而知。然而，霍乱流行被证明是自限性的，经过数周的苦难和戏剧性的发展之后，它们逐渐消退了。在那不勒斯，1884 年的第一波流行病可能发生在 8 月下半月，到 9 月初全面暴发。最后一名受害者于 11 月 15 日下葬。这场疾病围困了城市两个半月，夺去了大约 7000 人的生命，共使 1.4 万人患病。

霍乱的恐怖：社会和阶级的紧张关系

霍乱在城市中的传播加剧了社会紧张局势，并经常引发暴力和叛乱。原因之一是痛苦和死亡的负担极不平等，正如我们看到的，这种负担绝大多数落在穷人身上。然而，对许多人来说，霍乱对富人这种明显的豁免似乎是神秘和可疑的。为什么医生、牧师和市政当局人员能够不被感染？他们在周围许多人遭受痛苦和死亡的社区走动，探望病人，执行健康条例，却能够安然无恙。

流行病学层面的原因为这一现象提供了合理的解释。那些在紧急情况下从外界干预疫情的人，他们的生活条件与疫情地区的居民并不相同。霍乱是不会传染的，除非以一种非常特殊的方式，因此很少有市政府、医疗界和教堂的来访者面临较高的染病风险。那些官员不住在他们走访的房子里，既不在里面吃饭睡觉，也不喝院子水池里的水。此外，他们的饮食也不包括当地市场上的水果、蔬菜或海鲜，而且他们还有条件洗手。

但是，对于如惊弓之鸟一般的居民来说，一切似乎都很可疑，谣言很容易四下散布。他们声称这些来访者是某个邪恶阴谋的代理人，他们正在发动一场真正的阶级战争，试图毁灭穷人。毕竟，霍乱的症状和它的突然发作都使人联想到中毒，严格的埋葬规定将社区的人排除在外，家庭成员的尸体会被毫不客气地运走，而死者的四肢还在活动，仍有明显的生命迹象。无论如何，为什么外来者会突然对穷人的健康和生活习惯感兴趣？这件事本就引人怀疑。随着霍乱患者在社区内数量激增，似乎外界干预得越频繁，这种流行病就变得越严重。在受害者的心中，因果关系和相关性混为一谈。

但在1884年的那不勒斯，流行的阴谋论取信于人的种种原因之中，最发人深省的也许是市政官员在疫情暴发的前几周的行为。市政府派出了一批人，也就是现在所说的卫生保健工作者和消毒队，他们的行为方式就像进占敌人领土的军队。为了炫耀武力，他们带着武器（有时是在晚上）来到公寓，命令惊慌失措的房客交出病危的亲属，送往一家遥远的、传言中被称为"死亡之屋"的医院接受隔离和治疗。他们还强迫房客的家庭交出珍贵的亚麻制品和衣物，将其焚烧，并用消毒剂进行熏蒸和清洁房屋。这些人的行为太过专横，受到新闻界的广泛谴责。新闻界肯定了他们的热情，却对他们的做法大加批评。正如市长后来承认的那样，这种方法起到的最大作用，仅仅是激起不信任和反抗的情绪。

居民们似乎难以相信这座城市在为他们的利益而行动。民众得出了自己的结论。按媒体报道的说法，下城区充斥着"阶级仇恨"，官员们抱怨他们所看到的"下层阶级对旨在拯救他们的措施有着难以形容的抗拒"，这都不足为奇。[7]公开而仪式化的挑衅在群众的反抗中非常重要，以各种形式反复出现。首先是饮食。市政当局张贴了告示，警告人们避免食用未熟或过熟的水果，并试图通过严格检查市场摊位和没收、销毁可疑产品来执行这一禁令。为此，那不勒斯人发起了一系列公开的饮食示威活动作为回应。人们聚集在市政厅前，把装满无花果、西瓜和各种水果的篮子放在地上。随后，示威者开始大量食用这些被禁止的水果，而观看的人则喝彩鼓掌，并打赌谁会吃得最多。整个过程中他们都会对着官员肆意辱骂。

当市政人员试图用硫黄篝火净化的方法来对抗流行病时，受到了人们的阻挠。人们厌恶这种方法，它不仅会制造刺鼻的浓烟，还会把成群的下水道老鼠赶到街上。一位亲身参与的法国志愿者写道：

> 我永远不会忘记……著名的硫黄篝火。平时，下城区的新鲜空气已经供应不足；随着霍乱的到来，即使在那不勒斯上城区的最高处，人们也无法呼吸。每当夜幕降临，所有的街道、小巷和通道里，公共广场的中央，到处都开始燃烧硫黄。我多么讨厌那些硫黄浓烟！硫酸会灼伤你的鼻子和喉咙，灼伤你的眼睛，使你的肺变得干燥。[8]

于是市民们聚在一起，阻止工作人员执行任务，并在他们点火时将其扑灭。

同样，下城区的居民无视禁止公共集会的市政法规。数百名头戴荆棘花冠、手持圣像的忏悔者组成游行队伍，踏上市镇的街道。他们拒绝解散，无视警察的命令。在 9 月当地圣徒的传统节日来临时，人们会以惯常的、以人群与大量的水果和葡萄酒为标志的方式庆祝。

更有争议的是对公共卫生条例的抵制，该条例规定所有肠胃紊乱即腹泻的病例都要报告给市政厅。但条例遇到了人们坚决不服从的阻碍。在霍乱流行的同时，隐瞒流行病也成为流行。在下城区的每一个地方，人们都拒绝告诉市政厅他们那里暴发了瘟疫，他们想保护自己的财产免受净化火焰的损害。当医生和武装警卫未经允许出现在居民家中时，房客拒绝让他们进入，还在房间里设置障碍。人们宁愿死在自己家里，也不愿被交给陌生人看管。很多时候，人群聚集起来，强迫倒霉的医生打开他们的小瓶鸦片酊和蓖麻油，吞下里面的东西，因为他们认为这些东西是毒药。

随之而来的是肢体暴力。医生和武装警卫的到来很容易引起骚乱。怀有敌意的人群聚集起来对抗外来者，谩骂他们，指控他们谋杀。有时医生和负责抬担架的人都被粗暴地推下楼梯，遭遇殴打，或者被投掷石块。在这些紧急情况下，当地报纸会报道关于"动乱""叛乱"和"叛变"的消息；这些报道将下城区的人们称为"野兽""乌合之众""白痴平民"和"暴民"。市长注意到，许多警卫和医生也被愤怒的居民投掷的物品打伤。

在某些时候，不必要的医疗干预会引发全面暴动。其中一个例子发生在默卡托，当时疫情刚开始蔓延。8 月 26 日，市政医生安东尼奥·鲁比诺（Antonio Rubino）和一名警察被派往有问题的公寓，检查染病的儿童的情况。他们在那里遇到一群人，拿着石头招呼他们，嘴里高喊着："抓住他们！抓住他们！他们是来杀我们的！"

一辆路过的扫街车召来了宪兵，解救了鲁比诺和那名警察。然而不断聚集的人群已达数百之众，军队的到来只是加剧了紧张局势。那些袭击医生的人现在也将石头砸向士兵，发泄他们的愤怒。一场巷战就此爆发，军队为了控制局面，不得不开火还击。

一天后，名叫塞尔维纳拉的杂货店店主在科诺奇亚医院因霍乱失去了年幼的儿子。塞尔维纳拉悲痛欲绝，确信他的孩子死于谋杀，于是他和兄弟们拿起武器，闯入病房，意图杀害主治医生。最终，牧师的介入平息了冲突，他成功地安抚了塞尔维纳拉等人，说服他们把武器交给护工。他们的行动阻止了最初几次对病房的入侵，入侵者的意图或是解救霍乱病房里还活着的亲属，或为死去的亲属报仇。

随着疫情在 9 月份达到高峰，霍乱医院迅速成为大规模骚乱频发的地点。那时，科诺奇亚医院已经人满为患，市政府又新开了两家医院——皮蒂格罗塔医院和马达莱纳医院。这些机构令所在的社区深恶痛绝。霍乱医院是市政控制霍乱流行运动中最可怕的部分。那不勒斯人将其视为死亡和恐怖的场所，没有人能从那里活着出来。在瘴气理论仍然流行的时代，这些机构被认为散发着致命的恶臭，威胁每个人的健康。将有毒气体的来源安置在人口稠密的社区中，此举显得不怀好意。

9 月 9 日，皮蒂格罗塔医院开业的第一天就爆发了骚乱。这家传染病医院是由军事医院改建而成的。人群聚集在医院周围，首次成功迫使一批抬担架的人放下担架，匆忙撤退。受最初成功的鼓舞，人群的规模不断增加，也有了更大的企图。为了抵抗市政厅，居民们匆忙架起了路障，拿起铺路石、棍棒和枪支来武装自己。大批警察到达后，一场激战接踵而至，直到身受重伤他们才撤退，取而代之的是骑警，他们试图强行开辟通道，但也被击退。直至教区牧师作为调解人介入，送来喜讯，人民取得了胜利，市政府不会通过医院来强行解决问题，人们才终于恢复了冷静。

一周后，马达莱纳医院开业，也上演了同样的一幕。抬担架的人遭到激烈的反抗，居民们聚集在楼上窗边，向下面倒霉的搬运工投掷桌椅、床垫和石头，其中一些搬运工受了重伤。人们再次封堵街道，迫使市内的医院停业。

同时，市内的两所监狱也发生了暴动。囚犯们认为自己已被放弃只能等死，于是袭击了警卫，并鬼使神差地在不同地点，近乎同时发动了骚乱，扣押了监狱长。囚犯们试图强行打开大门，从屋顶向下开火。直到全副武装的军队到达现场，监狱才恢复了权威和秩序。

这种普遍而暴力的反抗阻碍了城市公共卫生计划的实施，每一项市政倡议都会遭到强烈的反对，这使那不勒斯陷入了近乎无政府的状态。伦敦的《泰晤士报》评论说，这个港口城市正经历比霍乱更严重的疾病——"中世纪的无知和迷信"。[9] 9 月中旬，作为曾被教皇谴责过的王国中最大城市的非宗教界长官，那不勒斯市长请求当地的红衣主教伸出援手。在意大利教会和政府的合作下，公共卫生计划才缓慢地实行下去。教会的新支持也帮助防止进一步的暴乱。

由私人捐助者和慈善家创建的非政府组织（NGO）的 1000 名志愿卫生工作者的到来，为这座城市提供了帮助，旨在应对那不勒斯的紧急情况。19 世纪的白十字是现今无国界医生的前身。它的任务是响应紧急情况，在病人家中提供治疗，并向病人家属提供援助。它是国际性的非政府组织，与那不勒斯或意大利当局没有任何联系，因此迅速赢得了民众的信任，缓解了紧张的局势，并照顾了在 1884 年的灾难中受害的许多人。

许多遭受霍乱袭击的欧洲城市也发生了类似那不勒斯的动乱事件。然而，猜忌并不是单向的；在这个"抗争的"世纪，社会和经济精英对"危险阶层"普遍感到恐惧。穷人和工人阶级已经证明，他们在政治上、道德上都是危险的。如今，霍乱则揭示了他们在医疗上同样危险。

因此，我们可以推测，霍乱恰恰是那个世纪两个最惊人的极端阶级压迫案例的背景之一。这两个案例都发生在社会紧张局势最严重的巴黎，分别是 1848 年由路易-欧仁·卡韦尼亚克将军（Louis-Eugène Cavaignac）

指挥的军队对革命的暴力镇压，以及 1871 年的"流血周"，当时阿道夫·梯也尔（Adolphe Thiers）在一场疯狂的流血冲突中摧毁了巴黎公社。霍乱绝不是造成这些暴力冲突的直接原因，但当时霍乱刚刚过去，人们对它心有余悸的同时，也在它上面找到了另一个理由去畏惧危险阶级。也许这种憎恶在卡韦尼亚克和梯也尔的镇压中愈演愈烈，他们认为法国首都的工人阶级都应该被消灭。

卫生与霍乱：改造城市

尽管在 19 世纪初期，抵御霍乱的防疫措施基本上被废弃了，但这种疾病确实对公共卫生战略产生了持久性的影响。其中最著名、最有效的是 19 世纪 30 年代理论化的英国卫生运动，其实施一直延续到第一次世界大战。这点我们在第 11 章中已经讨论过，霍乱不是促成卫生观念形成的唯一疾病，但它是埃德温·查德威克仔细考虑的一个重要因素。在《卫生报告》和随后的城市改革运动中，防止霍乱再次来袭是其考虑的中心因素。

在欧洲的其他地方，这种卫生观念也在霍乱肆虐后生根发芽，但有时形式大不相同。其中最引人注目，也是影响最深远的努力，与其说是对巴黎和那不勒斯进行城市改造，不如说是对它们进行全面重建。

奥斯曼的巴黎

现代巴黎是霍乱留下的永久性遗产的一部分。在第二帝国时期，拿破仑三世（Napoleon III）委任塞纳省省长乔治·欧仁·奥斯曼（George Eugène Haussmann）负责拆除巴黎市中心的贫民窟，建立一座健康的现代化城市，使之成为名副其实的帝国首都。这个庞大的工程包括挖掘下水道，建造宽阔的林荫大道、一系列花园和公园、桥梁和雄伟的现代建筑。流离失所的贫困人口连同他们带来的城市问题一起被转移到城市外围。

重建城市的动机之中有许多与疾病无关。在一定程度上，奥斯曼是打算发起一个庞大的公共工程项目，为数千名工人提供就业机会。他还打算以此终结这座城市历史悠久的革命传统，因为新的林荫大道将有利于市

内的军队调动，同时也使建造路障不再可能。新城市将展示帝国政权应有
的力量和雄伟。然而，正如奥斯曼在他的回忆录中明确指出的那样，阻止
霍乱再次来袭的愿望也是关键的推动力。在第二帝国时期，来自亚洲的霍
乱是混乱与不文明的象征，这使法国人难以容忍。

重建那不勒斯——恢复健康

如果说公共卫生方面的考虑只是巴黎重建的一个组成部分，那么那
不勒斯的改造——所谓"恢复健康"（Risanamento）项目则完全是为了抵
御霍乱。那不勒斯的独特之处在于，这座城市是为单一医疗目的而重建
的，并符合特定的医疗哲学——巴伐利亚卫生学家马克斯·冯·佩滕科弗
（Max von Pettenkofer）的瘴气学说。

到 1884 年那不勒斯霍乱大流行之时，卫生设施和卫生条件的进步几
乎已将这种疾病从工业世界中消除了。因此，若某座城市遭到这个不速之
客的回访，就等于说它的卫生、住房、饮食和收入等条件很不理想。更为
尴尬的是，那不勒斯是 1884 年欧洲唯一遭受霍乱蹂躏的大城市。因此，
这座意大利著名海港吸引了国际媒体的密切关注，相关报道充分记录了下
城区社会的普遍状况。

即使流行病肆虐，翁贝托一世国王（Umberto I）还是走访了下城
区那些声名狼藉的廉价公寓，并呼吁采取"像外科手术一样的"干预措
施——开膛式拆除（sventramento）。在他的想法中，那些霍乱弧菌的温
床是需要被切除的对象。1885 年，意大利议会兑现了国王的承诺，通过
了一项恢复城市健康的法案。1889 年，该项目破土动工，在近三十年的
时间里，进展顺利，直到 1918 年完工。

根据冯·佩滕科弗的瘴气致病理论，霍乱弧菌对那不勒斯造成的危
害，并不是像约翰·斯诺和罗伯特·科赫所认为的那样，以污染城市饮用
水达成。佩滕科弗认为，疾病不是从霍乱弧菌进入人体肠道开始，而是从
它们进入城市地下水开始。在温度和湿度条件适当的情况下，它们在那里
发酵并释放有毒气体，污染人们的水源。然后易感人群会感染霍乱，其中
有一半的人会死亡。

根据瘴气学说，那不勒斯的规划者们设想了一个让这座城市永远摆脱霍乱困扰的方案。第一项措施是提供充足干净的水，这并非为了饮用，而是为了保护城市下方的土壤免受污水的污染，用来冲洗街道、排水沟和下水道，将携带弧菌的排泄物冲走，防止它们对健康造成危害。在提供了干净的水之后，工程师们在街道下面建造了用来处理污水的下水道和排水沟的巨型管网。

在地下建了自来水厂后，规划者们又把注意力转向地面。第一个任务是拆除过度拥挤的公寓，疏导人口，并利用碎石把街道垫高，从一层或地下层提升到二层。他们的想法是在土壤和居民之间铺设一个绝缘层，将水汽隔绝在地下，这样它们就不会污染大气。

最后，"恢复健康"项目还包括沿盛行风的方向建造一条宽阔的林荫主干道（称为"笔直大道"），贯穿遍布狭窄蜿蜒街巷的城市，将其一分为二。设计者还想修建一系列与这条林荫主干道垂直相交的宽阔街道，搭配间距适当的建筑物。这些道路一起构成这座城市的"健康风箱"，让空气和阳光进入城市中心，干燥土壤，吹散臭气，消除潜在危害。

这样既保护了地下又保护了地面，重建后的那不勒斯将不再受到亚洲霍乱再次来袭的威胁。它将成为有史以来唯一为战胜传染病而重建的大城市。

对重建的评估

难以避免地，人们会怀疑重建项目在实现抵抗霍乱的伟大目标方面，取得了多大的成效。就巴黎和那不勒斯而言，结果喜忧参半。巴黎的公共卫生防御措施于1892年第五次霍乱大流行到来时受到了考验。那一年汉堡暴发了严重的疫情，当时它是唯一遭受严重损失的欧洲城市。巴黎比汉堡幸运，但是它没有像其他北欧工业城市那样完全逃脱霍乱的威胁。重建后的巴黎市中心出现了散发性病例，但没有发生更严重的情况。另外，奥斯曼项目的主要局限性在于，它很少考虑被安置在郊区的工人的命运，他们的卫生和其他方面的生活条件受到了忽视。在那里，过度拥挤、不合标准的住房和贫困的问题依然存在。霍乱在1892年再次来袭，其严重程度足以使人质疑第二帝国的宏伟宣言。霍乱已经离开了市中心，但却逃遁到了城市周边。

那不勒斯面临的最终考验更为严峻。在 1911 年第六次大流行期间，"恢复健康"项目暴露了它在构想、执行层面的缺陷。在构想层面，重建计划已显得不合时宜。在工程启动的同时，作为其基础的医学哲学却已不再被国际医学界广泛接受。到 1889 年，佩滕科弗的瘴气理论在很大程度上已经被巴斯德、科赫的细菌理论取代。从新理论的角度来看，"恢复健康"项目一方面重视地下水、土壤和污水，另一方面又缺乏对干净的饮用水的考虑，这就显得陈腐过时。此外，该计划的执行也存在缺陷，实际上它从未完成。随着时间的流逝，该项目的大部分资金神秘消失，预算也逐年削减，原本雄心勃勃的计划不了了之。

因此，在抵抗霍乱方面，1911 年的那不勒斯不如 1892 年的巴黎，屈服于西欧最后一次重大的流行病。不幸的是，由于意大利国家和市政当局隐瞒、否认疫情的存在，这场灾难的确切情况变得更加复杂。对政府来说，承认亚洲霍乱的暴发实在太不光彩，等于承认了自己的落后。这也意味着承认重建项目的资金被部分挪用，从而坐实了反对党派——无政府主义者、共和党人和社会主义者提出的腐败指控。此外，这种承认将使意大利面临重大的经济损失，因为意大利的移民路线将被切断，意大利统一五十周年庆祝时期的旅游业收入也将缩减。意大利总理乔瓦尼·焦利蒂（Giovanni Giolitti）不愿冒险承担这些后果，于是下令实行沉默和编造统计数据的政策。霍乱再次蔓延，但却悄无声息。

新的生物型：埃尔托型弧菌

1905 年，一种新的霍乱生物型在埃及被分离出来，并以检疫站埃尔托（El Tor）命名，它是在从麦加返回的朝圣者的内脏中被发现的。这种生物型逐渐取代了引起以前六次大流行的古典生物型霍乱弧菌所占据的生态位。第七次大流行始于 1961 年，目前仍在持续，由埃尔托型霍乱弧菌引起，这改变了霍乱的性质。为了区分两种截然不同的生物型，我们把

19 世纪的致病细菌称为古典生物型霍乱弧菌，把导致第七次大流行的 20、21 世纪的病原体称为埃尔托型霍乱弧菌。

许多特征赋予了新菌株进化优势。最重要的是，它的毒力比古典型霍乱弧菌小得多。我们可以对比 1899 年至 1923 年的第六次大流行（最后一次由古典型霍乱弧菌引起的大流行）和 1961 年以来第七次大流行（第一次由埃尔托型霍乱弧菌引起的大流行），前一次的严重疾病（即重症霍乱）患者占比为 11%，而后一次只占 2%。埃尔托型霍乱的症状与 19 世纪相似，包括米泔水样便、呕吐和严重抽筋。但埃尔托型霍乱的病情较轻：发病不那么突然，症状不那么明显，并发症也较少，患者的预后也更为良好。此外，还存在大量无症状携带者和有传染性的康复患者，他们传播病菌的时间长达数月，这加速了霍乱的传播。

迈伦·埃森伯格（Myron Echenberg）在 2011 年出版的《霍乱时期的非洲》一书中写道，这种疾病"改变了面貌"，以至于它一开始被认为是"类霍乱病"，而不是真正的霍乱。

在 1991 年暴发的秘鲁流行中，流行病学家得出结论，3/4 的感染者没有症状。这种隐性病例的高发病率是该病的一个突出特征，它阻碍了控制该病的努力。当大多数患者看起来状况良好，只能通过实验室检查粪便才能被确诊时，隔离和检疫是无效的。埃尔托型霍乱因此被称为"冰山病"，因为被确诊的病例只是冰山一角，而被隐藏病例的数量要大得多，只是这些病例太过温和，不易察觉。

所有这些特征都极大地增强了霍乱的传播能力，与 19 世纪的霍乱截然不同。对 19 世纪的霍乱来说，患者能够被迅速控制自由，其中 50% 的病例死亡，而康复患者不再具有传染性。霍乱弧菌作为一种粪口途径传播的微生物是致命的。在自然界中，微生物并不必然呈现降低毒力的进化趋势，但粪口传播的微生物对宿主的活动能力具有很强的依赖性。因此，这就对无法移动又高度致死的病原体施加了巨大的选择压力。埃尔托型霍乱弧菌的突变成功地填补了古典型霍乱弧菌曾经占据的进化生态位。

第七次霍乱大流行的开始

到 1935 年，埃尔托型霍乱曾作为西里伯斯岛（苏拉威西岛）一种地方性病原体来到印度尼西亚。然而，直到 1961 年，它才抵达更远的地方。霍乱开始了一段缓慢但残酷的西行之旅，最终席卷整个世界。20 世纪 60 年代初，该菌株在中国、韩国、马来西亚、东巴基斯坦（现孟加拉国）和整个东南亚暴发流行。到 1965 年，霍乱蔓延至伏尔加河流域、里海和黑海沿岸，苏联城市阿斯特拉罕尤其遭殃。随后，这种疾病席卷了伊拉克、阿富汗、伊朗和叙利亚，遍及整个中东地区，袭击了土耳其、约旦和黎巴嫩，并蔓延到北非，埃及、利比亚和突尼斯都暴发了大规模疫情。

1970 年，世界卫生组织报告，有 27 个国家遭到埃尔托型霍乱的侵袭。然而，许多国家由于担心在国际社会留下耻辱名声，造成对他们的出口的禁运并给其旅游业带来影响，所以违反国际卫生公约，隐瞒疾病暴发的信息。因此我们无法得到霍乱发病率和死亡率的准确统计数字。但是，按照人们广泛接受的估计，感染者人数在 300 万至 500 万之间，其中有数万人死亡。

在埃尔托型霍乱大流行的前二十年里，发生了三件大事。一件是积极的：口服补液疗法的发展。在 20 世纪早期，伦纳德·罗杰斯已经证明了补液作为一种挽救生命的方法的潜力。然而，不幸的是，静脉注射高渗盐水需要训练有素的医务人员，而在贫穷的国家，这些医护人员是稀缺的，因此多数霍乱患者都无法得到这种医治。1963 年，巴基斯坦的医学科学家完善了口服盐和葡萄糖补液的替代方法。它的成本极低，任何人都易于准备，也便于实施，只需干净的水即可。巴基斯坦的医生们宣称，如果霍乱患者的心脏还在跳动，给他们一包混合了盐和糖的干净水，他们就不会死去。

相比之下，大流行早期还出现了另外两个负面事件。一个是在 1971 年，霍乱首次蔓延到撒哈拉以南的非洲地区。这种流行病先是袭击了几内亚，然后席卷了整个西非，仅在那一年就造成了 1 万例病例和数百人死亡。正如公共卫生官员立即认识到的那样，受影响国家的社会和经济条件助长了埃尔托型霍乱的猖獗，使之蔓延到整个非洲大陆，并成为这里的地方病。他们颇具先见之明，推测这种疾病在非洲的传播会对拉丁美洲构成威胁，而这正是第二个主要的负面事件。

埃尔托型霍乱弧菌引起的流行病没有古典型霍乱弧菌引起的流行病那么严重。但是，由于贫困、过度拥挤、缺乏卫生设施和不安全供水条件的问题无法解决，霍乱疫情在全球范围内变得更加频繁。霍乱曾经是一种"社会疾病"，现在却沿着国际范围内受忽视的薄弱地带连续暴发，特别是当这个地区存在被世卫组织称为"复杂紧急情况"的政治危机时。

丽塔·科尔韦尔和霍乱的环境基础

第七次大流行最惊人的发展是霍乱从外来入侵者转变为本土地方病。1970 年以后，在亚洲和非洲，埃尔托型霍乱都没有消退的迹象。埃尔托型霍乱不再是亚洲特有的疾病，而是在整个发展过程中成为世界各地的地方病。

从 20 世纪 60 年代末开始，微生物学家丽塔·科尔韦尔（Rita Colwell）及其同事逐渐揭开了埃尔托型霍乱的发病机制。科尔韦尔发现，毒力减弱并不是埃尔托型霍乱弧菌拥有的唯一进化优势。还有一个重要因素是它在环境中生存的能力。古典型霍乱弧菌只能生存在人类的肠道中。埃尔托型霍乱菌株则可在咸水和淡水的环境中生存，包括近海水域、河口、河流、湖泊和池塘。正如科尔韦尔所证明的，埃尔托型霍乱弧菌通过所谓"人—环境—人"的方式进行传播。这种模式并没有完全取代众所周知的粪口传播途径，但对其进行了补充，而粪口传播曾是古典型霍乱的唯一传播模式。

一旦霍乱出现在环境里，它就有能力永久性地"散布"到人群中。每当社会、气候和卫生条件允许，该病就会恢复旧有的传播模式，即通过被粪便污染的食物和饮水实现人际传播。

在温带和热带气候条件下，未经处理的污水排入河流和沿海水域，受污染的粪便进入水环境，霍乱弧菌就能在变形虫、浮游生物和桡足类动物体内成功繁殖，并与它们建立共生关系。水生动植物不会感染该病，因为霍乱仅是人类的疾病。

弧菌的首选宿主是浮游生物和藻类，当它们被双壳类、鱼类或水生鸟类（海鸥、鸬鹚和苍鹭等）吃掉后，弧菌就转移到这些新的宿主和病媒体内。尤其是鸟类，它们能将微生物携至内陆河流和湖泊，然后微生物从它们的脚、翅膀和粪便上散落，来到远离海岸的地方。在霍乱弧菌的生命周期中，浮萍、藻类和水葫芦等淡水植物占有重要地位。除此之外，弧菌也能在水底沉积物中生存。

霍乱弧菌向人群的传播取决于气候因素和人类活动。温暖的天气、升高的海水温度和藻类的大量繁殖促进了细菌的繁殖，当人们吃鱼、甲壳类动物，或者当人们洗澡或饮用受污染的水时，这些细菌就会被人体吸收。气候变化、夏季，以及诸如厄尔尼诺这样的气候决定因素加速了温暖的地表水循环，并使洋流带来丰富的营养物质，从而促使弧菌大量繁殖，然后这些弧菌会被人类食用。

秘鲁的现代霍乱

埃尔托型霍乱的发病机理是在其最重要的一次疫情——1991 年开始的拉丁美洲大流行中被仔细地记录下来的，正如流行病学家在 20 世纪 70 年代目睹第七次大流行蔓延到非洲时所预料的那样，秘鲁是疫情中心。在踩躏了该国后，霍乱在整个南美洲的传播强度开始降低。这种流行病完全出乎人们的意料，因为 20 世纪 70 年代霍乱的预兆已被遗忘，而且拉丁美洲已有一个世纪未曾暴发过霍乱，人们的注意力早已让位于其他更紧迫的公共卫生问题。

因此，秘鲁的医生们措手不及，他们对霍乱的了解仅限于他们从医学院教科书中获得的知识。1991 年 1 月 22 日，秘鲁医生瓦尔特·奥尔蒂斯治疗了一位名叫丹尼尔·卡基的重病农民。卡基跟跟跄跄地走进钱凯医院，表现出了令人困惑的症状，看上去像是食物中毒、蜘蛛咬伤或肺炎。南美第一位面对埃尔托型霍乱的医生奥尔蒂斯说："我尝试了所有的常规治疗，但他的情况越来越糟。我不知道那是什么。"[10]一周后，成千上万的秘鲁人患病，卫生部随即宣布出现霍乱流行。丹尼尔·卡基是官方确认的第一个受害者。

面对疫情，流行病学家最初从传统思路考虑，认为霍乱来自国外，并把重点放在从亚洲驶来的船上，怀疑其船底排放的污水带来了污染。然而，事实证明并没有船只把霍乱带入美洲。流行病学也排除了某个单一事件导致霍乱的可能性。埃尔托型霍乱不是在秘鲁的一个地方暴发，然后以古典型霍乱的方式传播，而是在秘鲁600英里海岸线上的6座不同城市暴发——皮乌拉、奇克拉约、特鲁希略、钦博特、钱凯、利马。

随后的基因组调查确定，秘鲁的病原体来源于非洲，可追溯到20世纪70年代非洲人的大规模移民。他们也证实了在秘鲁水环境中存在非洲埃尔托型霍乱分离株。为拉丁美洲微生物之灾奠定基础的，是其在环境中的持久存在而非外界的输入。

1991年1月，随着夏天的到来和厄尔尼诺现象的持续，秘鲁水域的气候条件成了弧菌的理想之选。最适合弧菌繁殖的季节是炎热的夏季，与此同时人们会饮用大量的水解渴，无论这些水是否安全。当渔民在岸上销售他们的捕获物时，弧菌也被带出。在完成了"人—环境—人"的循环后，弧菌通过软体动物和鱼类的尸体到达城镇。然后，它采取另一种人际传播模式。生鱼和海鲜如同特洛伊木马，它们的内脏携带弧菌，进入利马和其他城市的居民体内。当时最让人怀疑的是酸橘汁腌鱼，这是一种用酸橙汁、洋葱、辣椒和香草腌制的生鱼。酸橘汁腌鱼是人们的主食，因为鱼是蛋白质的主要廉价来源，而价格也比猪肉和鸡肉便宜很多。卫生部禁止出售酸橘汁腌鱼，并试图说服秘鲁人不要食用这种食物。

在接下来的一年中，尽管这种疾病已经被很好地了解，而且可以通过口服补液来预防和治疗，但2200万人口中仍有30万人感染了霍乱。原因是秘鲁城市普遍存在贫困、人口密集和卫生条件差的状况。这让人想起19世纪的欧洲城市，如伦敦、巴黎和那不勒斯，它们都曾是霍乱弧菌的温床。事实上，利马新闻杂志《面具》在1991年3月就明确地进行了这种比较，当时每天都有1500人被疾病折磨。杂志评论道："可怕的是，19

世纪伦敦的健康状况与今天的利马极为相似。"[11]

秘鲁首都的基础设施因城市发展而不堪重负。利马的人口激增至700万人，其中400万人居住在缺乏空间、水和下水道的贫民窟。正如《纽约时报》的描述，利马的贫民窟"只不过是一排排的硬纸板棚屋，没有屋顶，没有电，没有水，地板肮脏不堪"。[12]孩子们在遍布垃圾的街道上玩耍，野狗在成堆的垃圾中觅食。200万居民只能从被排放了未经处理的污水的河流或运输卡车上取水，然后把水储存在肮脏的蓄水池和水箱里。

不幸的是，整个20世纪80年代，利马的贫困人口都在呈指数级增长，而秘鲁的经济却以媒体称之为"自由落体"的形式直线下降。工业和农业生产下降；失业和不充分就业的人数激增，达到了劳动力总人数的80%；每年的恶性通货膨胀率高达400%；实际工资则降到了原来的一半。营养不良和饥饿广泛蔓延，结核病和肠胃炎等传染病的发病率急剧上升。

在经济危机的刺激下，持续的游击战使情况恶化。这场战争在双方的暴力冲突中进行，秘鲁军队挑起战争的目的是对抗两支组织良好而相互对立的革命军，他们分别是成立于1980年的毛派反政府游击队组织"光辉道路"，以及以印加最后一位君主图帕克·阿马鲁（Túpac Amaru）命名的革命军。多达两万人在冲突中死亡，农村缺乏安全保障，农业生产受到破坏，这促使人们向已经拥挤不堪的城市移民。

民主党众议员罗伯特·托里切利（Robert Torricelli）主持了国会对拉丁美洲疫情的调查，他得出的结论是，秘鲁医疗危机的起因毫无悬念。他解释说，霍乱是典型的针对贫困人群的"社会疾病"。他指出，在20世纪80年代，世界银行、国际货币基金组织和美国国际开发署一直宣扬"结构调整"，迫使第三世界国家采取自由放任的经济政策。在此刺激下，拉美各国政府倾向于放任自由的市场力量，同时大幅削减医疗、住房和教育方面的公共支出。接踵而至的贫困而非经济增长，就使得霍乱猖獗起来。托里切利解释说：

> 霍乱流行是债务问题在人身上的体现，也是对十多年来指导发展政策的涓滴效应理论的否定……

它的发生完全是因为卫生设施不足，人们无法获得干净的水。这是拉丁美洲'失落十年'的结果。[13]

托里切利忽视了一件事情，在霍乱暴发前夕，秘鲁总统阿尔贝托·藤森（Alberto Fujimori）实施了一项被称为"藤森紧缩"的极端财政措施，正是这项措施把经济危机推向了最后的高潮。就连藤森的经济政策顾问赫尔南多·德·索托（Hernando de Soto）也对其后果感到惋惜，并在1991年2月明确宣布"毫无疑问社会正在走向崩溃"。[14]

20世纪90年代的拉丁美洲也清楚地揭示了现代霍乱与古典霍乱的区别。埃尔托型霍乱弧菌引起的流行病远不如古典型霍乱弧菌引起的流行病那么致命，因此它们不会引起世界末日般的恐慌、骚乱和大规模逃离。自20世纪60年代以来的几十年间，拉丁美洲、非洲和亚洲都没有重现类似19世纪亚洲霍乱造成的欧洲城市的社会动荡局面。

另外，霍乱给现代社会留下了持久而痛苦的后遗症。最为直接明显的是，它造成了极大范围的痛苦，以及居高不下的死亡率。此外，它还给脆弱的卫生保健系统增添了负担，将稀缺资源转移到其他用途上，并通过对贸易、投资、旅游、就业和公共卫生的影响摧毁了经济。在基督教的背景下，它还引起了宗教热潮。例如在秘鲁，霍乱的传播被广泛视为降临在人民身上的"神的诅咒"。记者报道说，人们普遍认为它"出自《圣经》"，相当于埃及瘟疫的现代版本。杂志《奎哈萨》曾明确表达了这一观点："我们正在经历的事情，堪比埃及法老和他的七灾。"[15]

但是，最令人难以忍受的遗留问题是霍乱再次来袭的持续威胁。与传统霍乱不同，第七次大流行已经持续了半个多世纪，并没有任何减弱的迹象。只要某些地方存在贫困、供水不安全和卫生条件不佳的情况，霍乱疫情就有可能暴发。事实上，世卫组织在2018年报告说："全世界每年约有130万至400万例病例，2.1万至14.3万人因此死亡。"[16]

这种持续存在的威胁主要集中在亚洲、非洲和拉丁美洲。气候变化还为其带来了额外风险。由于缺乏成功的疫苗接种等技术措施，并且不发达国家难以推行有效的社会与卫生改革，全球变暖无疑将加剧埃尔托型霍乱弧菌的肆虐，使霍乱疫情变得更频繁、更严重。可以说，现代霍乱远未被消灭，而是不断复发，不断重现。

2010 年以来的海地

海地的霍乱疫情始于 2010 年，一直持续到 2018 年。它为人们敲响了现代霍乱的警钟。作为联合国维和任务的一部分，尼泊尔士兵抵达伊斯帕尼奥拉岛的时候，也将霍乱带到了加勒比海地区。由于联合国担心承担政治和财政责任，事后才承认，尼泊尔分遣队中有一部分人患上了轻微的霍乱。不幸的是，维和部队处理排泄物的方式十分草率，直接将其排入阿蒂博尼特河。这条河为居住在沿岸山谷里的人们提供家庭、农业和饮用水源。用评论家的话说，以这种方式将污染物排入阿尔邦尼特河，当然会引起一场大混乱，就像在一片干燥的森林里点燃火焰会引发大火一样。

2010 年 10 月，当"火柴"被点燃时，海地这个西半球最贫穷的国家为霍乱提供了极为理想的环境，使其迅速生根发芽。这个国家的公民缺乏健康生活所需要的基本条件。他们饥肠辘辘，营养不良；他们不同程度地遭受着与贫困有关的众多疾病的折磨；他们只享有最初级的医疗与卫生基础设施；他们没有"群体免疫力"，无法抵抗这种一个多世纪以来从未在西半球出现过的陌生疾病。

2010 年 10 月的大地震为细菌的传播铺平了道路。地震使人们流离失所，破坏了陈旧的供水和排水系统，也破坏了海地脆弱的诊所和医院系统。埃尔托型霍乱弧菌被引入新的人类宿主中，如果不被排斥，就会成倍地繁殖。地震发生后的几周内，全国所有省份都出现了疫情，其中 15 万人感染了霍乱，3500 人因此死亡。

此后的疫情证明，为控制流行病所做的一切努力都难以奏效。对大多数人来说，没有安全的饮用水，诊所很快就耗尽了口服补液包、静脉补液溶液，也耗尽了抗生素。同时，国际公共卫生界还在针对霍乱疫苗的伦理和功效进行无休止的辩论。疫苗没有被批准分发，而且供不应求，以致难以发挥应有的作用。缺乏人身安全也严重妨碍了救援工作。

　　除了地震以外，自然灾害也在这场卫生危机中发挥了致命的作用。一场罕见的暴雨导致河流泛滥，接着在 2016 年 10 月，4 级飓风"马修"又在此登陆。它使成千上万的人无家可归，破坏了医疗设施，毁坏了现有的下水道和排水网络。同时，随着霍乱疫情的持续，霍乱再也无法引起国际媒体的关注，捐赠者的慈善意愿日益疲乏，非政府组织也纷纷撤离。截至 2018 年，拥有近 1000 万人口的海地，据保守估计已经有 100 万例病例，1 万人死亡。这些数字很惊人，但它们还不是最终的结果，海地的疫情仍在发展。截至本书写作的 2018 年春季，最新的数据显示，2 月份新增 249例，3 月份新增 290 例。[17]

　　但是与此同时，海地的疫情也唤起了人们对毒力减弱的埃尔托型弧菌的担忧。尽管低水平的毒力为它提供了达尔文式的选择性优势，但无法保证未来的霍乱流行病是否会重新获得更加致命的毒力。在海地，轻度和无症状病例的比例明显低于第七次大流行之前的情况。医生指出，重症补液患者很多，或者说重度霍乱的发病率明显较高。最近的研究表明，霍乱基因组的一个特征是它"很容易变异，伴随着广泛的基因重组……从而导致基因组序列的漂移和转换"。[18]埃尔托型霍乱的高变异性使其发展方向不可预测，因此人们无法确定，未来的霍乱流行病是否会以 19 世纪的回忆录里那样猛烈的方式再次暴发。

14

作为肺痨的结核病

浪漫主义时代

结核病是历史最悠久的疾病之一，由结核分枝杆菌引起。由于分枝杆菌类疾病同样能够感染动物，所以目前的相关理论认为结核杆菌是在人类进化早期跨越了物种屏障，从动物界进入了人类社会，从此开启了结核病不断侵扰人类的征程。新石器时代（约始于公元前 1 万年）智人患结核病的证据数量不断增加，为这一论点提供了支持。此外，更有证据表明，结核病在古埃及和努比亚一度盛行，在人类遗传物质、艺术品和木乃伊残骸中留下了深刻的烙印。自古以来，无论人类在何处大量聚集，都会不间断地记载这一疾病。它所蹂躏过的地区遍及古希腊、古罗马、阿拉伯世界、远东，以及中世纪与近代早期的欧洲。

18 至 19 世纪，在西方国家，工业革命刚刚结束，大规模城市化紧随其后，结核病疫情的猛烈程度史无前例。结核病是一种呼吸道疾病，主要通过空气传播。在 1780 年至 1914 年的 "漫长的 19 世纪"，欧洲西北部和北美拥挤的贫民窟为呼吸道流行病的传播提供了沃土。人口密集的公寓和劳动条件恶劣的血汗工厂，整日通风不畅，空气中充满了颗粒物，环境卫生状况糟糕，同时人们的免疫力受到贫困、营养不良和基础性疾病的削弱。

在这种情况下，结核病的发病率和死亡率一路飙升。当代的医生们首先依靠尸检的证据发现，原来几乎每个人都暴露在这种疾病的危险中，或多或少都有肺部损伤——但大多数情况下，这些损伤都会在人体的免疫反应下恢复，并不会发展为活动性疾病。在结核病高发期，英国、法国、德国、比利时、荷兰和美国等工业化国家的感染人数占总人口的 90% 以上。正因如此，所有的国家都曾记载过"人性的可怕的结核病化"。[1]

不可避免地，如此大范围的感染导致这些工业化国家的发病率和死亡率达到灾难性水平。例如在 1900 年，结核病一跃成为美国人的首要死因，每年杀死约 7.5 万人，也就意味着每 10 万居民中会有 201 人死于结核病。工业化和结核病之间的密切关系，使得结核病是一种"文明病"的观念，在 19 世纪广为流传。在西方这一时期，结核病超过所有疾病，成为"所有这些死亡之人的领袖"，正如作家兼布道家约翰·班扬（John Bunyan）所称的那样。也正是肺痨使恶人先生（班扬著作《恶人传》的主角）走向了坟墓，成为他虚度一生的代价。[2]

几个世纪以来，结核病在工业化世界的激增引发了人们的思考：结核病究竟是一种地方性疾病还是一种流行病？单从任何一代人的角度来看，这种疾病年复一年残酷地夺走人们的性命，它的消长和发展，均未表现出在人类社会传播的流行病特征；甚至在单个患者体内，结核病的进展也令人难以捉摸。它会时不时发作，纠缠患者数十年，完全不像鼠疫、流感、黄热病、霍乱等疾病那样突然和剧烈。实际上，在患者的眼中，结核病更像是一种慢性疾病，他们只能重新安排自己的生活，以应对这种疾病，为恢复崩塌的健康而全身心地努力。

从长时段视角来看，结核病虽然病程漫长，但是符合流行性疾病的模式。就单个患者而言，结核病现在被认为是一种传染病，但人际传播速度较慢，通常发生在长时间接触后，而且典型特征是在人体内部反复攻击、损伤致病。同样，在整个社会中，结核病也可以被视为一种缓慢的流行病，甚至在同一地区持续数世纪之后，才在几代人的更替中神秘地逐渐隐退。那些经历过 19 世纪结核病高峰期的人认为，它是一种流行病，人们还借用鼠疫的隐喻，将其描述为"白色鼠疫"。

工业化及其带来的混乱在很大程度上能够解释现代结核病的暴发年表。在"第一个工业国"即英格兰，结核病流行的浪潮从 18 世纪初开始，一直持续到 19 世纪 30 年代，之后随着住房条件、工资、饮食和卫生条件的改善，开始缓慢而稳定地下降。对于那些工业化起步较晚的国家，如法国、德国、意大利，结核病的激增现象出现也较晚，直到 20 世纪初，工业发展让位于经济现代化，结核病才开始减少。

这进一步证实了肺结核和经济转型之间的关系。首先是在欧洲北部率先完成工业化的国家中，结核病成了最主要的杀手，但在诸如意大利和西班牙等仍以农业为主的国家中，结核病对公共卫生的影响则不太显著。事实证明，结核病在各国的发病率的地理分布遵循经济发展模式。在意大利，这种疾病主要影响了北方工业城市，如米兰和都灵，而在南方的农业社会中，人们多从事户外田间的劳作，就较少受到结核病的折磨。用美国权威肺病学家莫里斯·菲什伯特（Maurice Fishbert）1922 年的话来说："感染的频率与文明程度息息相关，或者说，对原始民族来说，就是与和文明人的接触相关……唯一没有结核病的地区反而是那些尚未与文明接触的原始民族的居住地。"[3]

结核病现代史以 1882 年为分界线，可划分为两个不同的时期。1882年，罗伯特·科赫发现了结核分枝杆菌，成功地提出了疾病的细菌理论，并证明结核病具有传染性。这两个时期在理解和体验疾病的方面、在疾病对社会的影响方面，以及在公共卫生反应方面都有深刻的区别。本章节着重介绍 1750 年到 1882 年"肺痨"的浪漫主义时代；下一章将详细阐述现代结核病。但我们首先要讲讲这种疾病的病因学和症状。

病因学

结核分枝杆菌由罗伯特·科赫在 1882 年发现，因此，结核分枝杆菌又称"科赫氏杆菌"或"结核杆菌"。人类感染结核病主要通过四种完全不同的传播方式。其中有三种相对少见，在现代流行病中多为次要传播方式：（1）母婴之间经胎盘传播；（2）擦伤或共用针头感染；（3）食用感染的牛奶或肉类。

第四种传播方式占压倒性的重要地位——患者在咳嗽、打喷嚏或说话时呼出带有结核分枝杆菌、通过空气传播的飞沫。健康人一旦吸入这种飞沫，科赫氏杆菌就迅速进入肺部细支气管和肺泡之中，它们是呼吸道末端的通道和囊泡，每次呼吸都由此吸入空气。

杆菌随着呼吸进入肺部深处组织，在大多数情况下都会引起原发性肺部感染。但感染并不意味着生病，大多数健康人的体内都能够发生有效的细胞介导免疫反应。被激活的巨噬细胞（从血液中聚集到初始病变部位的活动白细胞）吞噬入侵的细菌组织，产生结节或肉芽肿。同时，其他被称为上皮样细胞的吞噬细胞围绕在肉芽肿周围，将肉芽肿隔离。数周或数月内，90% 的患者都能痊愈。感染被抑制，无法进一步发展为活动性疾病或出现其他症状。此刻，虽然病变已得到持续控制，患者却尚未意识到，而肉芽肿内的杆菌只是遭到了隔离，未被消灭。它们仍然具有活性，在之后任何时候，只要人体免疫力大幅降低，它们就可能引发疾病。在重新激活或再次感染之前，这种被人体阻止的疾病被医生描述为"顿挫型结核"，患者被称为"潜在结核病患者"。

在杆菌入侵后的最初五年内，约有 10% 的病例会发展成临床上严重的疾病。在这些情况下，结核杆菌成功地战胜了巨噬细胞，同时躲开了包围它的吞噬细胞。"活动性结核病"因此发病，由此出现一系列症状和并发症。这是几种可能的意外事件共同作用的结果：或是结核分枝杆菌的入侵菌株毒力较强；或是入侵菌株数量庞大；或是身体免疫系统受到其他因素的危害或抑制，如营养不良、糖尿病、艾滋病、酒精中毒、疟疾、药物滥用、硅肺或者化疗。在这些病例中，无数的结核杆菌侵入肺部周围组织，或渗入淋巴系统和血液，之后被带到身体的其他部位。这就是"粟粒性"结核病的传播过程——就像在耕地上播撒粟种一样。这种扩散总是致命性很强，可在未及时治疗的原发性感染中立即发生，也可发生在之前的顿挫型结核患者体内，随着其免疫系统后续受到损害，原发性病变就被重新激活。又或者，顿挫型结核患者会因最初感染未留下相应免疫力而再次感染。

症状和病程

在粟粒性结核病中，入侵的科赫氏杆菌可从肺部的初期病斑转移，遍及全身，但由于分枝杆菌有时可以通过摄食、接种、母婴等不同传播途径进入人体，它们可以在肺部以外的部位开启初始感染，也就是说可造成多个部位感染。这使得结核病成为所有疾病中形态最多变的一种，能够攻击人体的任何组织或器官，包括皮肤、心脏、中枢神经系统、脑膜、肠胃、骨髓、关节、咽喉、脾、肾、肝、甲状腺和生殖器。因此，结核病可能有各种各样的伪装，模仿其他疾病出现，令医生的诊断变得异常困难，这一点众所周知。直到 20 世纪，可靠的诊断测试手段终于出现，但此前医生们经常感到困惑，将结核病误诊为伤寒、支气管肺炎、霍乱、支气管炎、疟疾、败血症、脑膜炎等其他疾病。

由于肺结核，或者说痨病是这种疾病最常见和最重要的发病形式，本文仅详细讨论肺部病情。结核病的第一个特征是：体内发展十分反复无常，发病原因依然成谜。在极端情况下，结核病的病程可呈暴发性，症状迅速发展，几个月内致死。这也就是 19 世纪人们描述的"猝然""险恶""病如山倒"的肺痨。

结核病有时候也表现为慢性疾病，病程进展缓慢，长达几十年，病情时而缓解，时而复发，有些患者莫名其妙地痊愈，有些却难以遏制地恶化。虽然在抗生素出现之前，各年龄段都出现过自愈或被治疗痊愈的患者，但 80% 左右的患者在经历了 1—20 年的病程之后，最终会死亡。

我们可以用生活于 19 世纪的两名英国著名作家的例子互相对比，描绘一下结核病患者的可能体验。其一是约翰·济慈（John Keats），他的事例见证了肺痨发病迅疾的特征，他于 1820 年 2 月染疾，一年后去世，享年 26 岁。这位浪漫主义诗人成了肺痨与艺术、天才的关系的象征。整整一个世纪，人们耳边都流传着他在照顾垂死兄弟时染上结核病的故事，他不顾一切地离开英国，去罗马寻求适宜恢复健康的气候，与心爱的芬妮·布朗恩经历生离死别，在最辉煌的诗歌创作盛期病逝于罗马。他短暂的一生，常常被比作流星、彗星或是燃烧的蜡炬，成为人们对 19 世纪中期结核病的社会想象的关键。肺痨成为高雅文化的象征，感性和天才的标志，而济慈就是其代言人。

位于结核病光谱另一端的是苏格兰作家罗伯特·路易斯·史蒂文森

（Robert Louis Stevenson）。与济慈不同，史蒂文森与疾病抗争了几十年，从疗养院进进出出，还周游世界，为恢复健康进行了不懈的努力。1894年，44 岁的史蒂文森去世。相比之下，他的寿命更长，作品更丰富，死因也很有可能不是结核病，而是中风。

19 世纪，医学界认为肺结核共有三个连续的阶段，每个阶段的区别并不容易观察，且不同阶段的症状有所重合。在可靠的诊断工具（如痰检、结核菌素皮肤试验和 X 射线）出现之前，医生只有到了病情晚期阶段才能够做出明确的诊断。此外，还有不少患者在第三阶段之前死亡，又或在晚期恢复健康。综合结核病的特征可知，每个阶段的持续时间均无法预测，病情恶化也并非必然。结核病引起的肺部感染可能呈现在双侧或单侧，单侧感染更为常见，且左肺比右肺更为常见。借用肺病学家菲什伯特的话说，这种疾病的多变性体现为：

> 在慢性结核病的例子中，病情持续恶化直至患者死亡的情况，或病情好转直至痊愈的情况，都不太常见。患者的典型经历是，要么罹患顿挫型结核，要么罹患急性结核。慢性结核病通常发病不连续，可以说反复无常，以症状的急性或亚急性加重期或者缓解期为标志，缓解期的症状有所减轻，患者会自我感觉较好。[4]

这些阶段都是可变的，因此在某种程度上，我们的划分比较武断，仅仅是提示性的，并非截然分明。

第一阶段：初期结核病

活动性结核病的发病通常呈渐进态势，但早期有个典型症状，容易与普通感冒混淆：剧烈干咳，影响睡眠，伴有清嗓动作。干咳症状可能会在夜间消失，在清晨复发，有时发作剧烈，持续到胸腔痰液尽数咳出才能停止。若干咳完全无效，就可能持续一整天，夜晚渐趋激烈，扰乱患者睡眠，导致失眠、疲惫、胸痛和咽喉疼痛。有时干咳也导致恶心，引发不同剧烈程度的呕吐症状。在这一病程阶段，中等强度的运动也会使患者呼吸急促、体重减轻、脸色苍白、工作或学习效率下降、食欲减退和淋巴结肿大。

持续疲倦是结核病初期的主要临床表现，通常是能够引起患者注意的第一症状。这种疲倦感至今未得到合理解释。20世纪早期，结核病学家查尔斯·米诺（Charles Minor）简洁地描述过其特征："全身似乎充满了'倦意'；甚至正常呼吸都需要付出很多努力，如果患者躺下休息，这种疲倦则像是能够穿透他的四肢。四肢乏力至疼痛……睡醒之后，无论患者平时多么精神蓬勃，此时都会觉得没有休息好，提不起精神，也没有心思工作。"[5]

第二阶段：中等程度的晚期结核病

结核病的第一、二阶段病程之间没有明确界限。第二阶段，咳嗽更频繁、更折磨人，肺部结节增多，并逐步出现空洞和发炎症状。痰液增多，呈绿色黏液状，伴有恶臭。痰量因人而异，一天内最多可达1品脱①。清除痰液后，患者症状稍有缓解，但随之而来的是越发频繁、越发痛苦的咳嗽。

随着病程持续，患者会出现一些其他症状，如"痨病热"，体温每天升高一次到两次，达到39.4—40℃，伴有畏冷和大量盗汗。盗汗使多数患者十分苦恼，浑身湿透，疲惫不堪，睡眠紊乱。但不同病例发烧的温度曲线变化也有所不同，通常而言，结核病发烧是间歇性的，但预后不良会导致持续性发烧，相反，预后良好则可以完全避免发烧。

另外，有些患者即使不发烧，也会出现心率达每分钟120次以上的心动过速，还会出现无法通过睡眠缓解的严重疲劳、声音嘶哑、无法张口说话、关节和胸部疼痛、眩晕、头痛、轻微用力后的呼吸困难，有些女性患者还会出现闭经、痛经等月经失调症状。通常来说，多数患者会咯血，尤其在用力或者情绪激动后，咳出鲜红的血沫，这是所有患者及其家属最害怕的症状，咯血的出现意味着结核病确诊无疑且情况不妙。据说，疗养院中的结核患者在看到其他病友咯血后，所产生的焦虑，也会诱发其咯血症状。

---

① 1美制湿量品脱约等于473毫升——编者注

最终，结核病的这个阶段可以对病人的人格产生影响。中等程度的晚期肺痨患者通常会对自身的健康状况表现出不切实际的乐观，对生活充满热情，对未来充满信心，且性欲增强。这些特征相加，就在诊断中被归纳为一种所谓的结核性人格，即毫无根据的乐观主义。

第三阶段：晚期结核病

在可靠的检测方法出现之前，结核病只有发展到第三阶段才能确诊。此时，患者的身体已留下了疾病的烙印，很容易识别。患者普遍体态羸弱、瘦骨嶙峋，也正是因此，结核病有了两个众所周知的同义的名字"肺痨"（consumption）和"痨病"（phthisis），后者源于希腊语词根"消瘦"。在晚期阶段，身体的肌肉逐渐流失，丧失肌肉张力，渐渐变成一具枯骨。这个消耗性的过程还会被其他并发症加剧，进而带来营养不良、厌食、腹泻等症状，咽喉部形成传播性感染，吞咽伴有严重的疼痛，最终发展成吞咽困难。相反地，患者体重增加也是预后最佳的表现之一。

该阶段的结核病患者呈现出典型的"肺痨面相"：脸颊及眼窝凹陷、眼球突出、脖子细长、面部肌肉萎缩、面容苍白、肩膀关节突出。此外，患者胸腔还会有多处畸形，由于每一次呼吸都压迫着血液流过患病组织，肺、气管和心脏在胸腔内移位，胸腔对称性遭到破坏，肋骨之间深深凹陷，锁骨突出，肩胛骨呈现出明显的翼状外观。循环衰竭加重导致的水肿使患者四肢肿胀、冰冷，负担着向肺供血重任的右心室膨大。

如此种种都会在患者的身体和外貌上留下清晰可见的疾病印记。1816年，勒内·拉埃内克发明了单耳听诊器，随后"间接听诊"成为一种技艺，医生为患者听诊时，这些过程更加清晰可闻。1819年，拉埃内克将他的听诊方法总结成体系，写出了著名的《论间接听诊》。拉埃内克及其追随者使用一套特定的词汇描述患者胸腔的声音：喘息声、鼾音、喘鸣、吸气、喘气、胸膜摩擦音等。不过最重要的是他们详细地描述了"啰音"的种种分类，有粗、中、细啰音，还有湿啰音、粗糙啰音、小水泡音、哮鸣音、捻发音、爆裂音、开锅音、痰鸣音等。这些细微的差异使接受过乐理训练、具有敏锐音感的诊断医生占有优势。正如进步主义时代的结核病专家弗朗西斯·波登格（Francis Pottenger）在描述他所听到的结核病声音时写道："有时听起来像青蛙呱呱叫、步枪的咔嗒咔嗒、猫咪咕噜咕噜、小狗哀叫，以及低音提琴的较低音。高音往往持续较短，低音占多数。"[6]

伴随着清晰可闻的肺部严重损伤，最痛苦的症状就出现了：呼吸受到抑制，持续缺氧，即如今所说的急性呼吸窘迫综合征（ARDS）。这种令人窒息的综合征尤其常见于双侧肺结核患者和患有气管咽喉基础疾病的患者人群。在后续并发症中，结核杆菌侵入气管，导致气道变窄，阻碍呼吸。1875 年，一位医生曾写道："这种症状让病人出现呼吸困难，但更要命的是病人对空气的强烈渴望。"[7]菲什伯特细致地记录了一位呼吸困难患者的死亡情景，他写道：

> 他咳嗽之后，感到胸口一阵剧痛，如此突如其来，犹如晴天霹雳。他觉得好像"有什么东西消失了"，身边流过一阵寒意。他立刻坐到床上，用手捂着胸口，大口喘气。突发的呼吸困难令他痛苦不堪，脸色苍白，心率加速且脉搏渐渐微弱，四肢湿冷。还有一些其他的症状，表明病人的生命正在消亡。他的面部表情极度痛苦，眼球突出，嘴唇发青，前额湿冷。[8]

未经治疗的病例死亡率高达 50%，病人可能直接因胸腔积液窒息而死亡。但是，晚期肺结核患者的死亡也存在着其他密切相关的诱因。其中最明显的是心力衰竭和阵发性心动过速，病人心率升至每分钟 200 次；另外咯血也是一大诱因，肺部大血管感染会导致大出血或动脉瘤破裂；突如其来的气胸或肺萎陷同样也会导致窒息。痨病晚期的病人的结局总有些可怖，通常是在经历漫长起伏的病程之后，忍受极度痛苦，最后窒息而死。

肺痨的医学理论

拉埃内克用其作品对肺痨做出了最全面的"浪漫主义"解释，成为浪漫主义时期的权威理论。1826 年，拉埃内克本人也死于结核病，他用短暂的一生倾听着内克医院结核病人的胸腔，并将这些声音与解剖台上观察到的病变相互联系。他为人们认识结核病做出了多方面的贡献，他发明了"间接听诊"，还通过追踪、仔细解剖身体各处的结节，确认了一件重要的事，即结核病虽然表现出不同器官的病变，但这些病变确实是一种单一疾病的表现。他把结节确定为结核病的首要病征，将此前一系列人们认为不相关的病理学理论整合起来，因此成为统一的结核病理论之父。此外，拉埃内克对后世影响最大的是他的本质主义医学哲学，该理论在科赫发现结核杆菌之前一直受到专业人士和大众的普遍信赖。该理论解释了疾病在人体内的深层原因即本质，以此得名。

作为热忱的反传染主义者，拉埃内克认为，肺痨是可遗传的，由人体内部原因发展而来。他将疾病归因于人体的体质。用他的原话说，这是个人的先天禀赋决定的。这种遗传的、天生的缺陷是导致个体易患结核病的最终原因，它们使这类易感体质的人群对环境影响或者直接的"刺激性"原因更为敏感，因而更易患上此病。在拉埃内克看来，肺痨是一种命运：它是个人无法逃脱的宿命，从出生起就印刻在某些人的身体里。这样一来人们就不应该责备结核病患者，况且与梅毒或天花患者不同，结核病患者对周围的人来说也并不危险。

拉埃内克信奉自然发生说，认为人的体质是内发型疾病的根源，但他更强调外部刺激和次要原因的直接作用。如果说体质是结核病的最终根源，那么其诱因则千变万化。拉埃内克强调情绪冲击和"强烈的悲情"的重要性，这些情绪包括悲伤、希望破灭带来的失望、宗教狂热和得不到回报的爱情，它们能抑制人体的"生物能量"。在医学界看来，由过度工作和"不适宜的野心"带来的心力透支，也可能引发类似的疾病。

还有一种说法认为，某些身体因素也可能在疾病中起决定性作用。爱好说教的医生特别喜欢指责因过度性行为而患上疾病的人，并教导人们过度性行为会导致必要体液的流失，从而削弱机体免疫力，为疾病开辟道路。最重要的是，手淫成为医生们怀疑的对象。肺病学家艾迪生·达彻（Addison Dutcher）曾怒斥手淫是"自我污染"和"人类群体的罪魁祸首……与战争、纵酒、瘟疫和饥荒"对健康造成的恶劣影响不相上下。[9]

某些"结核病学家"也痛斥酒精在现代流行病中的负面作用。19世纪轰轰烈烈的禁酒运动不仅源自道德和宗教的戒律，也是基于酒精与"白色鼠疫"之间的联系。实际上，英国医生兼小说家本杰明·理查森在1876年的著作《海吉亚：健康之城》中提出构想，在他的医学乌托邦中，结核病及散播这种疾病的公共场所都消失无踪。法国医生雅克·贝蒂荣（Jacques Bertillon）提供了令人信服的统计数据，证明疾病与饮酒的关系，明确指出结核病对酒馆老板和邮差等职业产生了极大的危害，因他们经常酗饮。

肺痨、阶级和性别

人们认为肺痨是一种遗传性的、非传染性的疾病，因此它没有给患者造成污名的危险。患者本身没有过错，传播疾病也非他们本意。此外，肺痨与社会阶层或种族群体没有明显的关联。众所周知，尽管在现代流行病学话语体系中，结核病经常折磨那些在拥挤、肮脏环境中生活和工作的穷人，但在18—19世纪的整整二百年间，结核病却也感染了大量的社会、文化和经济领域的上层精英。19世纪的结核病受害者名单里不仅有济慈和史蒂文森，还有其他杰出的人物，如席勒、契诃夫、勃朗特姐妹、爱伦·坡、巴尔扎克、肖邦、雪莱、德拉克洛瓦和帕格尼尼。肺痨的传播方式在其患者的社会结构中起着至关重要的作用，这种通过空气传播的疾病显得十分"民主"，对所有人一视同仁，比起通过粪口传播的、限于贫困人口的霍乱和伤寒，它更有可能影响特权阶层的生活。

这种疾病带来的讽刺之一就是，令人痛苦、破坏性强乃至致命的结核病拜访的都是些身居高位、天赋高超、优雅精致的男女，人们甚至认为结核病为他们的美丽、天才和性感锦上添花。这种流行的观点带有高度的性别特征，对男性和女性分别有着不同的含义。对女性而言，肺痨强化了一种全新的贫血型女性的理想形象——身量苗条、体形修长、弱柳扶风、面色苍白透亮。亨利·德·图卢兹-罗特列克（Henri de Toulouse-Lautrec）在1887年的画作《米粉》（又名《桌畔的年轻女子》）中完美地捕捉了这种肺痨的理想身材。画中是一位苗条的女子（可能是他的情妇苏珊娜·瓦勒登），正在米粉罐前梳妆打扮。画家根据当时的潮流将她的脸画成了肺痨式的苍白色。（图 14.1）同样，拉斐尔前派画家也特意选择患有肺痨的模特，如伊丽莎白·西达尔是但丁·加百利·罗塞蒂（Dante Gabriel Rossetti）最喜欢的模特，珍·伯顿是威廉·莫里斯（William Morris）经常使用的模特，后来还成为他的妻子。这种结核病美学一直延续到 20 世纪初，阿美迪欧·莫蒂里安尼（Amedeo Modigliani）的肖像画就展现了一位女子在薄纱笼罩下苍白的面庞与天鹅似的优雅脖颈。

济慈在民谣《无情的妖女》中将肺痨描绘成红颜祸水：迷人、完美、令人不可抗拒。就连诗人也无法反抗这种美，屈服在她的魅力和"甜美的呻吟"之中。只有在"被她迷得睡着"之后，梦境才揭示了他沦陷的事实——"啊！倒霉！"——沦为她的"奴隶"，连同"国王和王子，还有无数的骑士，都苍白得像是骷髅"。[10]

这时期的歌剧和文学作品一致赞美这种令人难忘而空灵的美人，比如普契尼的歌剧《波希米亚人》中的女裁缝米姆，改编自亨利·缪尔热的故事《波希米亚人》中的穆塞塔；又如小仲马的小说《茶花女》中的妓女玛格丽特·戈蒂埃；还有薇奥莱塔，威尔第在歌剧《茶花女》中为玛格丽特塑造的对应角色。医生威廉·古尔（William Gull）在 1873 年的一篇论文中提出广为接受的术语"神经性厌食症"，受到结核病的影响，这种厌食症在年轻女性中迅速蔓延，她们以诗歌、绘画、戏剧、小说和歌剧中"宣传"的那些空灵的结核病式理想女性为美的标尺。

追求时尚促使这种以消瘦为特征的结核病病态美成为女性的理想。这种趋势体现在饮食、举止、服饰和美容各方面，历史学家卡罗琳·戴（Carolyn Day）称之为"肺痨时尚"。假装病态成为社会地位的标志，雍肿和强壮则会显得庸俗。戴评论道："健康已经过时，即便没有真得上结核病，不少女性也会想尽办法假装得病的姿态。"换言之，结核病引发了"疾病的风行一时"。[11]本质主义学派主张肺痨源自遗传，这一观点增加了假装被肺痨折磨的吸引力，因为它更有利于一名女性在上流社会获取一席之地。

当然，肺痨的时尚只是说说而已，并不是真打算身体力行。人们一方面希望避免得病，另一方面又高调地赞颂疾病的贵族气质，这丝毫也不

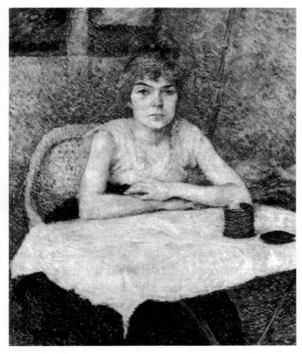

图14.1　19世纪，有些女性将带香味的米粉涂在脸上，模仿时髦的肺痨苍白面容。亨利·德·图卢兹-罗特列克绘，《桌畔的年轻女子》或《米粉》（1887），阿姆斯特丹梵高博物馆（梵高基金会）。

自相矛盾。为了达到所需标准，健康的女性会假装成憔悴、娇弱的样子，暗示自己是一个内在感性、富有智慧、生活精致的女子。她们避免体育锻炼和重体力活动，在餐桌上疯狂克制食欲，同时故意口齿不清、步态蹒跚，以假装肺痨患者的食欲不振、无精打采。此外，时尚女性也很注意自己的着装。许多人跟风杂志，在眼睑处涂上颠茄制剂，放大瞳孔，模仿肺痨患者那种硕大突出的眼睛，作为美丽的标志。她们还会在眼睑上涂一点接骨木果汁，让眼睑变暗，突出眼球，巧妙地修饰眼妆。此外，我们刚才已经提到，米粉可以帮助皮肤变成半透明的苍白色，这一步必不可少，嘴唇需要一层薄薄的红色涂料，模仿午后潮热和发烧时的脸色，同时，脸颊必须保持苍白。

　　优雅女性转而注意着装的要求。医生们记录下明显的肺痨症状，例如全身消瘦、胸腹部扁平、腰部纤细、脖颈弯曲，以及肩胛骨明显突出。女装就要模仿这种外观设计。礼服的背线压低着肩膀，露出肩胛骨，呈现出"翅膀的形状……仿佛刚刚抬起，振翅欲飞"。[12]有些礼服的背部还刻意设计了微微隆起的部分，让穿着者显得俯身向前。勒紧的束腰和加长的胸衣重塑了女性的躯干，V形紧身胸衣搭配蓬起的袖裙，凸显出腰部的纤细。

斯托夫人1852年的小说《汤姆叔叔的小屋》中，小伊娃就是典型的浪漫主义文学女主角，关于美丽又令人振奋的死亡，再没有比她更清晰有力的例子了。这部小说不仅描述了奴隶制，也描述了当时的疾病。小伊娃被肺痨折磨得奄奄一息，但她的死是如此美丽又发人深省，丝毫不同于现代医生例如菲什伯特所描述的窒息的可怕结局。对当时的读者而言，小伊娃的死具有丰富的文化意义，但在某种程度上困扰着如今的临床医生。斯托夫人反复强调伊娃处于短暂的生命巅峰时的美丽，她写道：

> 这个幼小的灵魂的告别之旅显得那么光明平静，一阵醉人芳香的轻风，正把她生命的小舟吹向天国的岸边。难以置信，这正是死神逼近的时候。孩子没有痛苦的感觉，只有几乎觉察不到的日渐增加的平静和虚弱。她显得那么美丽，那么可爱，那么信心十足，那么幸福快乐，使人不由得受到她周围那种抚慰人心的、清白平和的气氛的影响。圣·克莱尔也觉得自己的心境分外平静。它不是希望，希望是不可能的；它也不是放弃，它只是一种安于现实的平静。这种平静是那么美丽，使他不愿担忧未来。它正如在秋天阳光温和的森林里，我们感觉得到的那种万籁俱寂的平静。那时候森林里只见满树红叶，小溪旁还残留着最后一批野花；那时候我们更感到享受，因为我们知道美好的秋天景色很快就要过去了。[13]

如果说虚构文学中女主角的美丽成为影响当时女性的审美标准，那么结核病对男性的影响则是前所未有地激发了他们的创造力。就创造力而言，我们已经看到，济慈可以称作男性艺术家的理想典型。据说，济慈在罗马度过的最后一年中，持续发烧，但也正是这段时期造就了他创造力的惊人成熟。高烧侵蚀了他的躯体，却使他的思想和灵魂到达了新的高度。倘若没有患病，济慈恐怕不会有如此成就。有一个八成虚假的故事，说法国小说家维克多·雨果的朋友常常开玩笑揶揄他，遗憾他没有患上肺痨，不然就能成为更伟大的作家。

同理，20 世纪初美国的结核病疫情逐渐退去后，布鲁克林的医生阿瑟·雅各布森（Arthur C. Jacobson）在其著作《结核病和创造性思维》（1909）中表示了担忧，认为美国文学会因此质量下降。雅各布森在书中认为，痨病引起的身体痛苦，早已被随之而来的艺术恩泽弥补，结核病作为"天才的催化剂，为整个知识界带来了很大裨益"。雅各布森在结核病的特殊临床特征的基础上，解释了结核病作家群体的非凡精神创造力，他们表现出的是一种无穷无尽的内在精神力量和乐观主义。结核病患者的人生，"虽然物理上的长度缩短了，但心灵的旅程却相反，愈加广阔"。在他看来，这就是一种"天赐的补偿"。[14]

在本质主义理论中，肺痨唯一令人羞耻之处在于患者的婚姻。由于人们认为结核病具有遗传性，医生通常会明智地建议采取预防措施，阻止患者结婚生子，防止他们把不健康的体质遗传给下一代。其中最危险的是两个均有家族结核病史的人想要结婚。19 世纪 70 年代，艾迪生·达彻就是一个典型，他认为自己有责任向罹患肺痨的患者们解释易感体质可能带来的隐患。他希望这样能够避免"损害健康人群的疾病代代相传，并阻止那么多人过早地走向坟墓"。[15] 在科赫发现结核杆菌之前，婚姻和优生学方面的公共政策就以这种本质主义理论为依据。

肺痨与种族

人们对肺痨与才智优越之间关系的强调，体现出种族、阶级和性别的差异。当时的医学种族主义认为肺痨是一种文明病，这种观点支持了两个核心主张。第一，不同人种在生物学上差异巨大，大多死于不同的疾病。由于肺痨是智力过人的标志，当时的人们认为只有白人才会感染。这也是结核病被称为"白色鼠疫"，甚至被更露骨地称为"白人的灾祸"的原因之一。美国人则普遍认为，非裔美国人感染的是与结核病不同的另一种疾病，他们甚至都懒得命名这种疾病，这充分说明流行的种族等级制度何等根深蒂固，以及有色人种很少获得医疗救治。诊断为肺痨是白人至高无上的专利。塞缪尔·卡特赖特医生（Samuel Cartwright，1793—1863）是一位赫赫有名的胸腔科专家，曾在新奥尔良和密西西比州的杰克逊行医。他坚持不懈地为黑人奴隶制度辩护，将其称为上帝赋予的制度。借用美国内战前南方社会的主流观点，卡特赖特指出：

> 只有在极罕见的情况下，黑奴才会感染……痨病……痨病是一种卓越的疾病，病人多气质出众，肤色白皙，拥有红色或亚麻色的头发，蓝色的眼睛，血管膨大，胸骨却小到无法容纳肺部完全自由地呼吸……痨病是优等种族疾病，不属于奴隶种族。它是优等种族的特有灾祸，伴随着血液循环系统过度活跃，大脑接受超正常水平的氧气，活跃的血氧作用，充足的思考精力，丰富的想象力，顽强的意志力，以及对自由的热爱。相反，黑奴的体质不适合痨病。[16]

严格来说，美国人关于种族和肺痨的第二个主张与前一个主张矛盾，似乎否定了只有白人才会染上肺痨。该原则认为黑人对结核病免疫是由于社会原因，而非生物学原因。医学种族主义盛行，捍卫着奴隶主的正义，它认为黑人一直受到奴隶制的保护，才能免受结核病及其诱因即现代生活压力的困扰。换言之，美国内战前的南方非裔美国人所谓免受结核病侵扰，并不是从生物学角度被决定的，而是"特殊体制（指黑奴制度）"的仁爱之处的证明，它显示出黑奴制度恰好满足了下层人民的需求。这种观点与废奴主义针锋相对，在其看来，废弃奴隶制将会导致黑人种族灭亡——没有白人的保护，黑人将会惨死于结核病的毁灭性侵袭。

浪漫主义

肺痨所产生的文化共鸣体现在它对浪漫主义的情感、隐喻和象征手法的贡献上。并不是所有的重大流行病都会对文化和艺术产生显著的影响，像是流感和亚洲霍乱，对文化的贡献就十分有限，但正如我们所见，黑死病在这方面却产生了颠覆性的影响。肺痨是对艺术产生过巨大影响的另一个例子，与其他瘟疫相比，它的情况又有很大不同。在欧洲人的脑海中，鼠疫首先是一场突如其来招致大规模死亡的噩梦。

然而，对肺痨患者来说，病痛之苦并非不知不觉间到来，他们也有足够的时间来厘清复杂的境况与心绪。因此，肺痨在他们身上唤起的是完全不同的东西，不同于突如其来的死亡和恐怖。肺痨唤起的是他们对于人生苦短、韶光易逝的伤感，尤其因为那些才华横溢的艺术天才们在其创作鼎盛时期纷纷夭折。肺痨与鼠疫不同，它令人感到振奋，触及人的灵魂领域，为那些受到死亡折磨的人敲响警钟，又给予他们足够的时间处理他们与上帝和周围人的关系。济慈在一首著名的十四行诗中表达了对人生短暂的忧郁情绪：

> 在我的笔收集丰富的才思前
> 我担忧生命就此停息，
> 来不及把文字变成高高堆起的书籍，
> 如同丰饶的谷仓储藏饱满、成熟的谷粒；
> 当我凝视着，繁星满天的夜幕上，
> 浩瀚云彩所象征的非凡情韵，
> 即使是出现神来之笔
> 此生我也无法描绘它们的云影；
> 当我意识到，转瞬即逝的佳人，
> 也许我再也不能见到你，
> 无法领略受爱情驱使的梦幻魅力
> ——于是，在辽阔世界的岸边
> 我独自伫立，思虑
> 直到爱情与名誉没入虚无里。[17]

许多浪漫主义文学的重要主题表达了接近于肺痨影响下的世界观的感受：对青春易逝的深刻体味；无处不在的悲伤；对过去已逝的人、事的怀恋；对崇高和超越的追寻；对天才与英雄个体的崇拜；对内在自我和灵魂状态（即拉埃内克所言的本质）的着迷，希望跳脱到物质、庸俗、腐化的生活之外。秋天是浪漫主义文学中反复出现、发人深省的比喻。秋天不再是丰收和馈赠的季节，伴随着早逝的感伤，秋天成了落叶飘零、花朵枯萎的季节。

在《阿多尼斯》这首挽歌中，雪莱就为济慈哀悼，把他比喻为"一朵苍白娇花"——"含苞初绽的花瓣，起舞摇曳前，已被掐断，怀着结果的希望，幻灭死去"。就肺痨的伤感美学而言，浪漫主义艺术家常把肺痨作为核心主题。反过来，浪漫主义把崇高的想象置于肮脏的事实之上，无视了现今经验主义医学观察到的恶心、不体面的症状，这也是浪漫主义对肺痨现象的社会文化重构的特征。

肺痨对社会的影响

通过比较不同时代的两种不同传染病，黑死病与结核病，我们发现疾病带来的不仅是死亡。相反，每种疾病都会造成独特的社会反响。从1347 年鼠疫首次造访西欧开始，一直到它最后几次严重暴发，分别是在1720 年至 1722 年的马赛和 1743 年的墨西拿。正如我们所见，鼠疫成为许多现象的代名词，包括群体性歇斯底里、寻找替罪羊、逃离、经济崩溃和社会混乱。

相比之下，肺痨并没有造成这些现象，它持续存在，以缓慢的速度扩散传播，从未造成大幅升高的死亡率，也从未令人们感到外来侵犯的恐慌。在肺痨流行时期，人们无须逃离与遭受强制隔离，因为患者本身被认为是无害的，是否生病则取决于个人命运——毕竟肺痨是遗传的产物。在一座受到"白色鼠疫"而非黑死病侵扰的城市中，政府各部门依然会坚守岗位，贸易往来与商业活动丝毫不受影响，公众的生活也一如既往地继续。肺痨对社会确实产生了深远影响，但不可能造成那种充满戏剧性的鼠疫围城场景的重现。肺痨通常引发个体恐慌，而非民众恐慌。用历史学家凯瑟琳·奥特（Katherine Ott）的话来说："肺痨的累积发病率和死亡率比任何流行病都高，但是由于日常事务不受其影响，很少有人会感到担忧。"[18]

肺痨难以引起人们的警觉还有一个原因，与其他疾病相对比，它造成的死亡至少在某种程度上是"美丽的"。它并不像天花那样可恶地损伤患者的面容，它的症状虽然也让人痛苦，却比亚洲霍乱造成的腹泻使人更有尊严。与肠道症状相比，肺部症状明显优雅体面得多。

体弱病残

肺痨对社会最明显、最普遍的影响之一，就是留下了许多体弱病残的病人。正如阿布德尔·欧姆兰（Abdel Omran）在 20 世纪 70 年代所说，在著名的"流行病学转型"或"健康转型"理论中，这个时期的慢性疾病比较少见，传染病则是常态，除了肺痨以外，其他病程漫长的疾病也不多见。因此，由于病程延绵伴随终身，肺痨就成为长期慢性疾病的新标准。一经诊断，患者未来的人生就变得不可预测，他们不得不面对职业、婚姻和家庭等一系列痛苦的抉择，搁置正常生活中的责任、友谊与渴求，承担起新的任务。这项任务会消耗他们全部的精力，而结局只有两种：要么恢复健康，要么接受死亡。

肺痨病人的生活的本质特征，在安东·契诃夫（Anton Chekhov，1860—1904）的戏剧中得到许多暗示。这位身兼医生职业的俄国作家本人就是一位痨病受害者。在得病后，他不得不放弃了莫斯科的戏剧生涯，前往克里米亚，试图在气候温和的黑海海岸重获健康，但事实证明一切都是徒劳的。契诃夫在患病期间完成了他最著名的五部戏剧——《伊凡诺夫》（1887—1889）、《海鸥》（1896）、《万尼亚舅舅》（1897）、《三姊妹》（1901）和《樱桃园》（1904）。只有第一部作品《伊凡诺夫》明确涉及了肺痨，但其他四部作品都把肺痨造成的体弱病残作为不明示的隐藏主题。戏剧中的五位主角，全都如肺痨患者那样无法行动、身陷困境，在苦苦等待中对自己的结局无能为力，这并非巧合。

1904 年，契诃夫完成了《樱桃园》，不久便与世长辞，他在这部作品中审视了角色的命运：他们所忍受的神秘莫测又无法改变的停滞不前。学生彼得·特罗费莫夫永远无法完成他的学业；商人叶尔莫拉伊·罗巴辛始终无法向心爱的人求婚；女地主柳鲍芙·郎涅夫斯卡雅在财产被游手好闲的情人独占之时，却无力保护其不受侵犯；而地主鲍里斯·西米奥诺夫皮希克则眼睁睁看着自己的土地被高筑的债台侵吞，连一个应对计划都不愿实施。疾病缠身的契诃夫在第一幕中，借西米奥诺夫皮希克之口，为自己和其他所有角色做了一番宣言："我本以为，我已失去所有，我已彻底完蛋，没想到他们又修建了铁路，横穿我的土地……他们给了我补偿。事情总会有转机，不在今天，就在明天。达申卡会赢得 20 万，她有一张彩票。"[19]

作为病人，契诃夫是"漫长的 19 世纪"典型的中上阶层肺痨患者。肺痨导致了这一时期规模最大的人口流动之一，患者纷纷搬离原来的环境，开始"治愈之旅"。自从希波克拉底的名著《论空气、水和处所》问世以来，改变外界环境一直被认为是治疗干预的有效措施。因此，医生给肺痨病人的建议多为"气候疗法"：去有益健康的地方旅行。

医学界对气候的作用及其原理有不同意见。医生经常敦促肺痨病人旅居山间，在那里他们可以深呼吸，拉长吸气的时间，使呼气更彻底。那里稀薄的空气还使阳光更多照射人体，晒黑皮肤，加快血液循环。"灿烂的阳光和壮丽的山景能给人注入新的希望和勇气。"[20]据说旅居山间可以使病人食欲大振，以此弥补肺痨造成的可怕消瘦。另一些医生更看重海平面附近的温暖干燥的天气，还有些则觉得温和平稳的气候更有利。一种流行观点认为，气候变化对于肺痨病人的恢复有特殊效果；另一种观点则认为，气候变化只是一种辅助手段。医生们还会根据疾病的阶段与患者的年龄情况，适当调整不同的旅行目的地。此外，还有医生认为旅途本身比目的地更重要，旅行有某种治愈的力量，因此，远洋航行就能够使"肺部充分换气"，而晕船则能起到清洁污浊体液的作用。就连长时间骑马旅行，也被认为十分有益。

这些观点的背后都有一个基础假设：流行病本质上就是一种"被刺激"和"亢奋"的状态，通过空气及饮食进行适当的补救措施，能够达到消减性的"抗刺激"效果。因此，富有的欧洲肺痨患者一度喜欢旅行到阿尔卑斯山、法国里维埃拉、意大利和克里米亚。济慈和雪莱去了罗马，托比亚斯·斯摩莱特去了尼斯，伊丽莎白·勃朗宁和罗伯特·勃朗宁夫妇去了佛罗伦萨，肖邦去了马略卡岛，保罗·埃利希去了埃及，而契诃夫去了克里米亚。这种通过迁移寻求"治愈"的做法，在大批医书、谣言和名人逸事中口口相传，引发"连锁迁移"效果，并随着铁路局和蒸汽机公司印发的宣传册更加声名远扬。

在美国，肺痨同样引发了汹涌的移民浪潮，以至于美国历史上因此出现了新的医学版"边疆假说"，尤其是在 19 世纪 70 年代横贯大陆的铁路网建成后，为寻求健康而出现的"州际移民"就更加泛滥成灾。在著名的科泉市和帕萨迪纳市，均出现了全由结核病人建立的社区。南加州作为治愈疾病的麦加圣地，被誉为"大自然的大疗养院"和"新肺之乡"。

在因结核病"西进"的移民浪潮中，最著名的是西部经典枪战 OK 镇大决斗的传奇英雄人物，怀亚特·厄普的朋友——约翰·亨利·霍利迪"医生"。霍利迪原本是乔治亚州的一名牙医，伴随着持续不断的咳嗽，被确诊为肺结核，随后就搬到了堪萨斯州的道奇市，而后又搬到亚利桑那州的墓碑镇。搬家的尝试最终失败，没能挽救他的生命。在美国西南地区定居后，霍利迪因为咳嗽失去了许多病人，因此放弃了牙医生涯，沉迷于赌局与枪支。他曾试图用酒精和鸦片酊来自我治疗，最终还是无法治愈结核病，死于 1887 年，年仅 36 岁。

那些没有条件移居他处的结核病患者，只好采取更加近便的治疗方式。其中"吸入疗法"为患者带来了远方环境中的生命精华，患者在家中或医生办公室即可享受。医生为方便病人坐着接受治疗，使用吸入器、雾化器或蒸馏器，为病人的鼻咽肺部提供喷雾、烟熏或水流治疗。正如气候疗法的理念为病人的目的地提供了多种选择，同样地，吸入疗法添加的有益成分也多种多样，如杂酚油、氯仿、碘、松节油、石炭酸和各类汞化物。还有一种替代疗法，与旅行疗法不同，也更为奇特，被称为"高度疗法"，患者坐在热气球下面的吊篮里，可以呼吸山间高处的清新空气，同时省去旅行的昂贵开销与诸多不便。

有个有趣的推测，可能人们认为在家里必须接受严苛的治疗，才会那样喜爱旅行疗法。至于吸入治疗，需要吸入大量的酸性喷雾，过程十分痛苦，况且这种疗法除了起到安慰剂的作用，对于病情也少有缓解。19世纪还有一些其他的家庭治疗标准方法，如通过静脉切开放血术、拔火罐和催吐来净化体内的污浊，调整身体的体液系统；采用蔬菜、鱼肉和冷汤烹制的消炎性、抗炎性饮食，同时对其他有刺激效果的肉类保持忌口；尽可能地减少运动量，尽可能地舒缓压力。杂酚油、盐酸、牛胆汁和胃蛋白酶一度被当作促进食欲的内服药，用来增加患者体重，治疗肌肉松弛。即便体液理论已经走下神坛，医生在实际操作中也没有多少能替代其历史悠久的疗法的新选择。当然，也有医生开始采取对症治疗的方法，用吗啡、鸦片来止痛，用奎宁、马钱子碱和阿托品为发烧的病人降温，或者用鸦片、黄连茶治疗咯血。

15

作为传染病的结核病

非浪漫主义时代

从 19 世纪 60 年代到 20 世纪初，肺结核的医学和社会意义发生了转变，即从"肺痨时代"到"结核病时代"的过渡。肺痨是浪漫而迷人的遗传病，只属于美丽而富有创造力的精英们；而结核病则是肮脏而有污名的传染病，只属于卑贱而贫穷的底层民众。正如上一章所说，《汤姆叔叔的小屋》中小伊娃之死，完美地传达了肺痨的意象：一种难以言说的美好与空灵，使病人形象高贵，使探访病房的人深深着迷。相比之下，安德烈·纪德（André Gide）则以实证主义的视角将结核病描述为痛苦、恶心和危险的折磨。在 1902 年的小说《背德者》中，患有结核病的主角米歇尔发现自己的状况令人厌恶，与小伊娃升华式的死亡相反，米歇尔回顾自己身患疾病的痛苦人生，语气中没有丝毫浪漫主义的痕迹。他说出了伊娃和米姆从不会说出口的话：

> 为什么要说起最初的日子呢？如今还剩下什么？可怕的记忆是无声的。我不再知道自己是谁，也不清楚自己身处何地……死神的翅膀掠过我的生命……数小时后，我艰难地走在阳台上，竟然开始流血……我感到无法呼吸，于是比平常更深地吸气，血液突然充满了我的嘴巴……这次出血不是鲜血直流，而是涌上一块厚实可怕的血块，我感到一阵恶心，吐在了地板上。
>
> 我转过身，弯下腰，拿起稻草，把血块移到手帕上。我出神地望

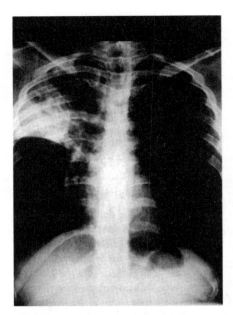

图 15.1　结核病患者的胸部 X 光片，右肺上叶轻度萎陷。（藏于伦敦韦尔科姆收藏馆，CC BY 4.0.）

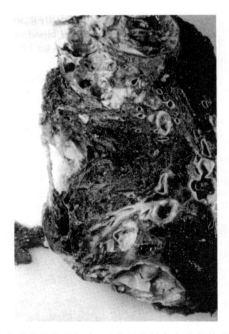

图 15.2　慢性纤维化肺结核的肺标本。（藏于伦敦韦尔科姆收藏馆，CCo.）

着它，这血块微微发黑，令人毛骨悚然。[1]

斯托夫人和纪德的不同叙述显示出了肺痨和结核病之间的区别：前者感人肺腑，似乎使病人形象崇高；后者则肮脏可憎，毁坏病人的双肺并夺走他们的生命。（图 15.1 和图 15.2）造成这两种叙述的因素有许多，这些因素共同决定了医学治疗和公共卫生防治对该病的态度。

传染性

肺痨不是遗传性疾病，而是传染性疾病，这一事实令它的浪漫色彩黯淡消退。率先揭去肺痨的浪漫主义面纱的人是法国军医让·安托万·维尔曼（Jean Antoine Villemin，1827—1892），他发表了两部具有里程碑意义的著作，分别是 1868 年出版的《结核病研究》和 1869 年出版的《痨病的传播途径》。维尔曼在著作中挑战了当时有关结核病的两种主流医学理论：本质主义认为结核病是由病人的"先天禀赋"引起的；遗传主义认为结核病是一种遗传性疾病。维尔曼则指出两者都存在循环推理的逻辑缺陷，阻碍了人们对结核病的科学理解和预防医学的发展。本质主义和遗传主义都主张，结核病的根源是人体对疾病的先天倾向，这种论断会造成难以接受的结果。现存数据显示，当时法国每年有 16 万人因结核病丧生，本质主义和遗传主义却使医生束手无策，无力寻求治疗方法。此外，这两种理论召回了自然发生论的幽灵，主张疾病发自体内，病症的结节也悄然神秘地出现在病人身上。但是，维尔曼却坚信，结核病是一种传染病，发自外部，在入侵人体之后，以结节的形式进行扩散传播。

除了逻辑上的循环论证和医学上的无能为力之外，在维尔曼最熟悉的军队环境中，体质与遗传的理论都无法解释结核病的流行病学特征。维尔曼指出，19 世纪中叶的法国士兵绝大多数是农民，原本身强体壮的他们却大量感染结核病，甚至死亡。这不可避免地引发了严肃的病因学讨论：如何从体质与遗传的角度探究其病因？这些身体健壮、精力充沛的年轻人并没有任何家族病史，却突然间在拥挤的军营中染上顽疾。对维尔曼来说，既然部队的人口结构与病人的家族史都无法解释病因，那么只有传染主义理论符合当下的事实——这些人暴露在军队的传染源下，营房的集体生活又为结核病的人际传播提供了有利条件。

为了验证该假设，这位法国医生进行了一系列实验来证实结核病的传染性。他将取自人和牛的结节的物质分别接种在兔子身上，兔子果然受到了感染。维尔曼又进行了另一组实验，把取自病兔结节的物质接种在其他健康的兔子身上，结果这些兔子也都生病了。维尔曼认为这些实验结果证实了结核病的传染性，它是由一种肉眼无法看到的"细菌"（维尔曼称之为"病毒"）引起的。

维尔曼的观点得到了理论推理、流行病学证据和实验数据的支持，非常有启发性，他的这项发现标志着现代细菌理论的出现，同时人类在与传染病的斗争中再次迈出了决胜一步。但是，与英国的约翰·斯诺一样，维尔曼依然无法识别出致病病原体，这使他无法得出完全无懈可击的结论。要验证他的假设，只能等待显微镜技术发展到罗伯特·科赫勇担重任的时候。

正如前面章节讲过的那样，现代细菌理论的领军人、微生物学家罗伯特·科赫的加入起到了决定性的作用（详见第 12 章）。1882 年，科赫发现了结核分枝杆菌，他依据著名的假设进行了严谨的论证，证实了结核分枝杆菌的致病作用。这一证实过程意义非凡，表明人类终于能够确切地认识本世纪最具传染性的致病病原体，也标志着科赫、路易斯·巴斯德等"传染主义者"的胜利，他们终于在这场斗争中击败了以马克斯·冯·佩滕科弗为代表的"反传染主义者"。

然而，毫无疑问，普通大众无法一夜之间醍醐灌顶，他们对致病病原体的理解过程势必漫长曲折。1914 年（《背德者》出版后的第 12 年），托马斯·曼仍然会写出《魔山》这种作品，以浪漫主义的笔调描述结核病。作品中，优雅的绅士们仍然选择前往瑞士阿尔卑斯山达沃斯度假疗养，在谈天说地中浪费时间。除此之外，迟至 1922 年，萨默塞特·毛姆（Somerset Maugham）的短篇小说《疗养院》也传达了一种苏格兰语境下的"本质主义"观点。

　　由于结核杆菌的发现并未带来预期的防治效果，传染主义发展得十分缓慢，将结核病视为穷病的新认识难以普及。科赫本人也在不经意间播下了怀疑的种子。1890 年，被乐观情绪冲昏头脑的科赫误认为自己已具备结核病病因的知识，发明了使用结核菌素的特殊疗法——"科赫淋巴液"。实际上，结核菌素是结核分枝杆菌的衍生物，基本没有治疗的功效，科赫使用的这种制剂还会带来严重甚至致命的副作用。这一治疗方案的失败，导致了大众的幻灭。虽然结核菌素后来为结核病的高效诊断奠定了基础，但公众的信心已经很难恢复。医生们依然无法摆脱维尔曼和科赫时代之前的困境，在抗击结核病的斗争中束手无策。直到二战后链霉素被发现，抗生素时代来临，这种状况才有所好转。

　　结核病的病原特征掩盖了其传播方式，使人们难以相信这是一种传染病。当患者无症状时，漫长的潜伏期掩盖了细菌与患病之间的联系。有时无症状患者的潜伏期竟能长达数月甚至数年，这是史无前例的，令细菌理论的普及变得更加举步维艰。

　　整体主义和体液理论始终根深蒂固。即使是接受细菌学说的医生有时也会转向这些传统观念，因而认为结核分枝杆菌只是结核病的另一个"诱因"。较为年长的医生身上往往更容易出现这种情况，他们没有接受过细菌学和显微镜的相关培训，没有机会接触科学实验室，并坚持认为细菌学无法提供任何有用的治疗方法。同时，这些固守传统的医生难以接受新的理论与定量分析的紧密联系，也对显微镜、染色方法、载玻片、琼脂等令人不安的新技术避而远之。希波克拉底学说没有被一举倾覆，但其地位日渐动摇。

　　本质主义与遗传主义的医学哲学被缓慢而持续地瓦解，它们让位于更科学可靠的传染主义理论——如果说这个过程是人们改变对结核病的态度的主要原因，那么另一个原因则是人们对结核病及其社会形象进行了诸多流行病学和统计学方面的研究。这些研究显示，结核病确实感染了许多社会精英，但它首先是一种社会疾病，感染者多属于"危险阶级"，如劳工群体、城市贫民等。1922 年，一份来自德国汉堡的报告称，该地区结核病的死亡率与缴税金额成反比；在巴黎，贫困的第二十区的结核病死亡率最高，富人区的死亡率则最低。新世纪初的一篇典型评论与纪德的作品遥相呼应，果断地打破了本质主义理论和 19 世纪的"肺痨"形象，称结核病是"是一种粗俗的、常见的疾病，在口臭、污垢、肮脏中滋长……美丽而富有的精英们之所以患病，全是丑陋的穷人们惹的祸"。[2]

同样，纽约市某些棚户区的肺结核疫情也很严峻，以至于人们将那里称为"肺病街区"。（图 15.3）雅各布·里伊斯（Jacob Riis）的新闻摄影著作《另一半人的生活》（1890）生动地呈现了其中拥挤肮脏的生活条件。1908 年，纽约市公共卫生倡导者赞助了"结核病展览"，吸引了 300 多万人前来参观。展览的目标是揭露脏乱、拥挤、黑暗和通风不良导致城市中 3 万租客感染肺结核。展览还把病人遭受病痛损害的肺器官保存在酒精中，作为"可怕案例"展示给公众。此外，会展方发出了 60 万张粉红色的"禁令卡"，宣传科赫提出的两项主要原则："不要把结核病传染给其他人，也不要让其他人传染你。"在这方面，包括纽约在内的美国主要城市与

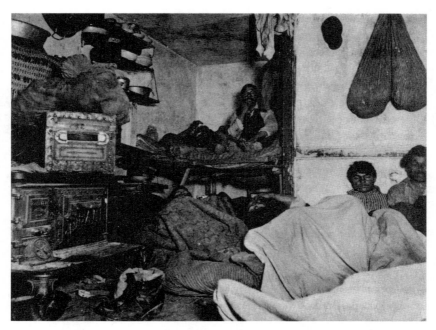

图 15.3 雅各布·里伊斯拍摄，《蜗居在贝亚德街拥挤棚屋里的人》，选自《另一半人的生活：纽约棚户区居住研究》（1890）。

欧洲城市之间的唯一区别在于，美国的疾病与贫困之间的关系还具有明显的种族特征：纽约受到感染的人多为爱尔兰和意大利移民。

继科赫于1882年在科学界投下的重磅炸弹之后，另一个因素推动了一场影响深远的结核病的全新社会建构——欧洲列强之间日益紧张的国际关系。这是个社会达尔文主义的时代："争夺非洲"的帝国展开霸权之争；民族主义主导的国家之间开始进行经济竞争；以法国丧失阿尔萨斯与洛林为标志，法国与新近统一的德国结下深仇大恨；英德两国开始军备竞赛；冲突与不安催生出两个相互敌对的集团——俄国、法国和英国三国组成的协约国集团，与德国、奥匈帝国和意大利三国组成的同盟国集团。结果，各国虽然深刻意识到了国家的脆弱性和国防的必要性，却忽视了抗击疫情，因而纷纷陷入出生率降低、生产力下降、军事实力削减、各类资源浪费的不利局面。由此看来，结核病不仅对患者本人及其所在的社区构成了威胁，而且给国家经济发展和人口增长带来了十分不利的影响，破坏了帝国争霸的大计，甚至威胁到了民族存亡。

在这种情况下，确诊意味着即将面临十分艰难的处境。恐慌引领了时代，所有结核病确诊病人，甚至持续咳嗽的人都惨遭回避和污名化对待。美国报刊媒体称，公共卫生部门四处传播的信息使越来越多的人罹患了所谓"痨病恐惧症"或"结核病恐惧症"。无数的宣传册和海报纷纷警告大众肺病带来的危险，医生和护士在诊疗时也在强调这些信息。

在接受了结核病具有传染性这个全新的认识之后，民众开始认为持续咳嗽的人是危险的，甚至是"不爱国的"。结核病患者因此备受排挤，很难获取居所、就业机会或保险，状况严重者甚至无法结婚。学生家长也纷纷要求上学前测体温，只要孩子的体温高于37℃就被遣送回家。

公众的抓狂还影响到了其他方面，人们甚至会为舔邮票的可怕后果恐慌不已。许多城市居民怀疑图书馆藏书可能携带上一个读者的致命结核病菌，他们要求对所有书籍进行熏蒸、消毒处理，再进行回收。迫于公众压力，纽约公共图书馆将所有借后归还的书送到了卫生委员会。"（他们）在高压条件下使用甲醛气体对书籍消毒。他们把这些书悬挂在密闭隔间中，使书页松散下垂，确保页面与甲醛充分接触。"[3]出于同样的原因，银行迫于"货币清洁社团"的压力，开始对硬币消毒。财政部也收回旧币，重新发行未受污染的替代货币。纽约研究实验室的测试结果显示，平均每个用过的硬币携带 26 个活菌，纸币的携菌量更是高达 7.3 万个！

几乎风靡整个 19 世纪下半叶的蓄须时尚也失宠了。细菌会在胡须里滋长，趁人们亲吻时传播到对方嘴上或掉在食物中。事实上，一些公共卫生部门甚至认为接吻过于危险，应该完全避免。1902 年，《亚特兰大宪报》在城市街头对男性路人进行了一次非正式调查，调查结果显示"只有 5% 的人还在蓄须，与几年前百老汇高达 1/3 的蓄须率大相径庭"。报纸忧虑地评价说："不久之后，我们便会与拿破仑时代的人们一样集体不蓄须了。"[4]

结核病的恐惧情绪同样蔓延到了教堂，教徒们开始反对在仪式中共用圣餐杯或圣水。反对公共饮水处重复使用同一金属饮水杯，反对冰激凌店循环使用玻璃杯与金属杯等容器的运动同样此起彼伏。多地居民呼吁关闭社区中的肺病病房和药房，他们担心到处活动的病人及家属会将病菌带到交通工具上，沾染安全带、把手和地板。任何一个受到结核病威胁的社区，房价都会暴跌。

法国和意大利的海滨地区，一度被有钱的肺痨病人视为疗养胜地，但是当地时尚酒店的老板们已决定用最明确的态度同结核病划清界限，打破肺痨的美好形象。科赫的发现一经公布，这些酒店便纷纷宣布，它们不再欢迎结核病人，老板们认为，病人的咳嗽声会吓跑其他顾客，威胁到员工的健康。毫无疑问，这一时期的结核病已不再拥有浪漫色彩。但是，1901 年的《纽约论坛报》认为，事情已经过火了：

> 美国人民及官员的做法并不是基于医学知识，而是凭着狂热的情绪，他们在'追捕'结核病人的过程中不知不觉地走向了一种残酷的极端。大众了解结核病的传染性之后，就更倾向于恐慌，表现得像我们在社区看到的焚毁传染病医院那么糟糕。

加利福尼亚州和科罗拉多州，出现了有关禁止其他国家或地区久病者入境的谣言。局势日益危急，中世纪典型的那种冷酷无情因为人们对肺结核的普遍焦虑再次蔓延。[5]

尽管如此，这种流行的新观念将结核病视为整个社会的健康与福祉的威胁，仍在持续吸引着人们。1908 年，纽约市卫生专员托马斯·达灵顿（Thomas Darlington）将结核病描述为具有"巨大的破坏力"的威胁，它给美国带来每天多达 400 人的死亡，而每年耗费在控制和治疗结核病方面的费用高达 3 亿美元。达灵顿认为，尽管公众对结核病的危机意识终于有幸觉醒，但相比于 1906 年瓦尔帕莱索的毁灭性地震这样的重大自然灾害，结核病的破坏力更为强大，仍未充分展示出来。

结核病在人道主义、卫生、爱国，以及经济方面造成的威胁，已使其成为国家级紧急事件。在这种意识的推动下，整个工业世界的强大利益相关方在 19 世纪末到 20 世纪初对结核病发起了一系列"战争"。这些努力可以说是迄今为止针对单一传染病所采取的最有力措施，参与的利益相关方组织因国家和地区而异，包括但不限于慈善机构、医疗组织、商会、公共卫生官员、教育工作者，以及国家、地区（或美国的州）和地方各级政府。

在描述抗疫努力的时候，无处不在的军事隐喻式表达，反映出了当时紧张的国际局势。就像苏珊·桑塔格（Susan Sontag）在她出版于 1978 年的《疾病的隐喻》中所说的那样，当时的媒体被"战争""运动""武器"和"战斗"等词汇支配着。同样，海报上也流行描绘用刺刀枪支等武器对付恶龙般的结核病魔的画面。1914 年之后，结核病在法国常被冠以敌国的形象，被戏称为"德国人"。

向结核病宣战

整个西欧和北美所进行的防治结核病的战争，从 19 世纪末一直持续到第二次世界大战后链霉素出现的时候。不同国家和地区在不同阶段采用的组织形式、资金水平和策略都有所不同，然而总体来看大同小异，其部分原因在于各国都面临着相似的问题。促进合作的另一因素就是医学和公共卫生界基于共同的科学理解而运作的学科国际化。此外，各国也积极效仿其他国家"最好的措施"。一系列统一的国际结核病大会自 1905 年开始召开。第一届大会在巴黎开幕，具体目的是促进经验交流、科学研究和机构安排。

美国的抗结核运动在当时处于国际领先水平，为国际范围内抗结核运动提供了典范的组织方式。美国的抗疫计划起初推行于地方一级，通过纽约、费城、芝加哥和波士顿的医学协会实施。作为美国国家结核病协会的领军人物，西格德·阿道夫·诺普夫（Sigard Adolphus Knopf）于 1889年拉开了抗结核运动的帷幕。与此同时，由赫尔曼·比格斯（Hermann Biggs）领导的三位纽约医生向市政卫生部门提出了一系列控制疾病传播的建议，他们的建议很快被采纳。这一最初步骤具有重要的象征意义，然而这场运动在这个世纪的最后十年里，才有了稳定的组织结构。

1892 年，费城成立了第一个抗结核协会，即宾夕法尼亚州预防结核病协会。该协会的成立是一个决定性的事件，它是第一个专门为预防结核病而成立的机构，不仅为 1904 年的全国性组织的成立提供了基础，也为另外两个重要的地方组织树立了榜样。两家采用了费城模式的地方性组织即纽约市结核病委员会和芝加哥结核病研究所，分别成立于 1902 年和1906 年。

由爱德华·利文斯顿·特鲁多（Edward Livingston Trudeau，1848—1915）担任主席的全国结核病协会是在这三个地方组织的基础上产生的，其目的是为全国的运动提供领导、协调和激励。截至 1920 年，美国各州与哥伦比亚特区都有了结核病协会分会。

由美国国家结核病协会赞助的抗结核运动采用了许多有效的手段和方式，如建立疗养院、药房和推行健康教育，它们很快成为其他发达国家的榜样。英国、法国、德国、比利时、葡萄牙、加拿大、丹麦、瑞典、俄罗斯、日本、挪威、澳大利亚和美国都将它们作为首选武器。

疗养院

从戈尔伯斯多夫到萨拉纳克湖

在所有针对结核病的措施中，疗养院疗法是最独特、最重要的一种。最早提出结核病疗养院设想的是德国医生赫尔曼·布雷默（Hermann Brehmer，1826—1889）。他于 1859 年在西里西亚的戈尔伯斯多夫建成了疗养院的雏形。19 世纪中叶，还是柏林大学医学生的布雷默不幸感染结核病，医生建议他通过疗养方式恢复健康。对于预后感到悲观的布雷默选择前往喜马拉雅山尝试高原疗法，然而，令他惊讶的是，病情果真有所好转。布雷默将这种神奇的效果归因于开阔户外空间的活动，并打算推广自己的疗养经验。回到柏林后，他完成了结核病相关的医学研究与论文，论文标题就是他从自己的病痛与治疗过程中得出的略显轻率的乐观推断："结核病可被治愈"。

居住在西里西亚的布雷默决定建立一家致力于为结核病患者提供相似治疗的机构，而机构中采用的三种他在印度山区发现的特殊疗法，足以证明他论文中的理论是正确的——户外生活、充分休息和良好的营养有利于恢复健康。为了严格地实施疗养计划，布雷默开设了戈尔伯斯多夫疗养院，其中有许多小屋，可容纳数百名患者，院内采用他从印度学到的治疗模式。他曾经的病人兼门徒，彼得·德特威勒（Peter Dettweiler）遵循他的做法，于 1876 年在福尔肯贝格开设了同样的陪伴型疗养院。

尽管德国有这两家疗养机构开创先河，但美国医生爱德华·利文斯顿·特鲁多所做的努力才真正使疗养院疗法成为公共卫生防疫的主要措施之一。特鲁多初出茅庐时，结核病正在严重损害着国家利益，人们对结核病的全新认知促进了抗疫运动：为了国家的福祉，抗击结核病迫在眉睫。民众还坚信，既然人类能够锁定共同的敌人是科赫所发现的结核杆菌，那么科学合理的武装部署必将击退疫情。各国政府和卫生官员不再无所作为，在这种志在必得的必胜气氛中，特鲁多成为布雷默最有影响力的追随者。

像布雷默和其他结核病人一样，特鲁多也遭受过结核病的伤害，他的生活因这种疾病发生了天翻地覆的改变。在拿到哥伦比亚大学医学学位之后，特鲁多开始照顾因结核病而奄奄一息的兄弟，而他本人也在19世纪70年代不幸被确诊结核病。当时，他以为自己难逃一死，于是像布雷默一样，来到阿第伦达克山脉萨拉纳克湖的野外碰运气，自己进行户外疗养。在那里，他终日在户外休息，还乘着独木舟打猎。不久，特鲁多感觉身体状况开始好转，最终恢复了健康。

自此，特鲁多便全心投入抗击结核的事业中。他系统了解过布雷默开创性的疗养院疗法和科赫的科学发现。被这些知识武装起来的特鲁多下定决心推广疗养院模式，以帮助那些结核病的主要受害者——城市中的穷苦病人。在慈善家的资助下，这位纽约医生于1884年建立了一家面向穷困肺痨患者的木屋式疗养院。萨拉纳克湖的病人拥有大幅度的医疗费用补贴。拥有一定经济实力的病人可以半价支付疗养费用，特别贫困的病人则由该机构的捐赠基金资助。

布雷默在其追随者的小圈子之外仍旧默默无闻。但特鲁多不仅是医生和人道主义者，在宣传其医疗观点的方面，他也是一名技术娴熟、态度坚决的公关专家。从一开始，他就将萨拉纳克湖打造成了宣传疗养院理念的典范。它的建成标志着疗养院运动的开端，成为美国内外抗结核病战役中强有力的新武器。截至1922年，仅在美国就出现了700所疗养院，可容纳10万张以上的病床。

美国国家结核病协会出版的《美国结核病疗养所、医院、日间营地和预防机构名录》指出，这些机构在组织形式上各不相同。[6]有些是私人机构，其余则是由联邦政府或州、县、市级政府进行管理的机构。有些疗养院的入院标准较高，专门提供价格昂贵的私人护理，但多数疗养院依然坚持为穷人服务，免除医疗费或根据个人支付能力收取费用。1930年，亚利桑那州普雷斯科特市外的私人疗养院从免费治疗到平均每周收费约150美元不等。多数县级或州级疗养院向公众开放，但也有许多会按种族、性别、年龄限制病人入院，比如非裔通常会被拒之门外，或是被安排在分隔开的耳房、偏楼，甚至临时建筑里，享受"单独但平等"的照顾。一些州县设有色人种分院，马里兰州立疗养院就在亨利顿设立分院，专为

"Negroes"（对黑人的蔑称）提供治疗。

　　许多疗养院依据特定人群（包括外来移民、儿童、退伍军人、印第安人、犹太人）、特定职业群体、工会类别和基督教宗派对病人进行划分。有些机构专为特定公司员工提供治疗服务，比如，专供保险业巨头大都会人寿保险公司，专供知名电影艺术家，或是像圣路易斯"日夜休息营"那种家长式的说明那样，专供"疲惫的上班族女孩儿"。疗养院通常是独立的机构，但也有相当多的疗养院借用某一综合性医院、监狱或精神病院的耳房或临时建筑。也有些疗养院设在城市里，但典型的疗养院通常建在郊野，优先选择地势较高且靠近火车站的地方，占地多达上百英亩^①。

　　病人容量也是疗养院的重要区别。有些实力雄厚的疗养院可同时容纳数百人。1931 年美国最大的两个疗养院（位于明尼苏达州的亨内平县疗养院和位于密歇根州诺斯维尔的底特律市政疗养院）分别可同时容纳 704 名和 837 名结核病患者。有些疗养院则实力较弱，位于佛罗里达州西棕榈滩的有色结核病之家只有 12 张病床，位于加州圣地亚哥的高山疗养院里也只能容纳 20 张病床。除去刑事机构中的结核病疗养院，包括科罗拉多州在内的许多州政府从未为公立疗养院提供资助，而是把病人转诊到私人疗养院和指定场所。

　　除此之外，各疗养院还有与患者的症状和病程相关的入院条件。大多数采用萨拉纳克湖疗养院模式的机构，只接受处于病程初期或"轻微"阶段的肺部结核病患者，但也有一些疗养院对"所有阶段的肺部、泌尿生殖系统、咽喉和肠结核的病人"都予以收治，洛杉矶县橄榄景疗养院和加州蒙罗维亚波登格疗养院就是如此。明尼苏达州工商名录中关于结核病治疗的条目，清晰地介绍了现有的各机构：

　　　　除了联邦医院的床位之外，（明尼苏达州）共有 2463 张病床专供结核病。有 16 所公立机构，包括 1 所州立疗养院、14 所县立疗养院和 1 所市政防疫学校；另有 6 个私立和半私立疗养院、1 个供非活动性结核病人生活的寄宿旅馆；联邦政府还开设了退伍军人医院和专

① 1 英亩约等于 0.004 平方公里——编者注

供印第安人的疗养院。此外，州立精神病院、癫痫与精神治疗机构也接收结核病人，前者可为 169 名患者提供帮助，而后者可容纳 30 人。州立刑事机构可收治 19 名结核病患者。

然而，美国所有的疗养院都以遵循"疗养院疗法"的一般做法为己任，一心效仿萨拉纳克湖的疗养院模式。

预防教育

在特鲁多看来，萨拉纳克湖疗养院同时实现了预防和治疗两大目标。就预防而言，疗养院把贫困的结核病人从拥挤不堪的工作和居住环境中分离开来，避免他们通过咳嗽、吐痰和呼吸把结核杆菌散播到空气中，加快传染。特鲁多估计，纽约每位结核病人平均每年可以传染 20 个健康人。疗养院模式把病人从城市转移到人烟稀少的郊野，成功地阻断了病菌的传播链，其预防功能相当于鼠疫期间的隔离策略。

此外，萨拉纳克湖疗养院试图通过对病人进行"结核病礼仪"教育，降低结核病发病率，减少出院后的康复病人感染他人的机会。病人通常会在疗养院居住六个月，有些甚至居住多年，在这段时间里，疗养院一有机会就向病人传授那些需要他们坚持的卫生习惯，比如要求他们尽量忍住咳嗽，若是咳嗽加剧忍无可忍，应以随身携带的手帕遮挡咳嗽飞沫。

作为防传染的重点，吐痰也被给予同样的关注。病人们被告诫，痰液与飞沫一样可能携带致病菌，而随地吐痰会增加他人感染的风险。人们坚信飘浮在空气中的细菌会传染结核病，这引发了一种国际性的"尘埃恐慌"。1899 年，西格德·阿道夫·诺普夫说过：

> 痰液不干，风险就相对较小，然而病人把痰吐在地板、街道或手帕之后，痰液会快速风干，变为粉尘，与多种细菌一起随空气进入人体呼吸道。这些细菌里最危险的就是结核杆菌，其毒力在干燥状态下可保留数月。[7]

因此，病人必须做到"不随地吐痰"，疗养院教育病人必须随时在口袋或手提包里备好自己专用的纸制痰杯，以及时收集痰液，并且每晚将痰杯及其中积累的微生物一起烧掉。

由于病菌能够依托粉尘的空气传播，病人还要学习改变居家卫生习惯，并且在康复回家后向房客、亲友和邻里传授这些知识。疗养院教育病人，用扫帚扫地是极为危险的，因为扫地会把受污染的灰尘扬到空中。卫生而聪明的做法是用拖把代替扫帚。为了打破病菌的传播链，萨拉纳克湖的病人以多种方式学习、实践和向周围的人传授相关知识。

治疗方案

同时，特鲁多认为疗养院的治疗作用不可忽视。虽然他无法提供精准无误的数据作为论据，但萨拉纳克湖疗养院的统计数据表明，活动性肺结核的"治愈率"高达 30%，与疗养院外的普通结核病人群体相比拥有绝对优势。活动性肺结核在当时几乎普遍致死，虽然病人通常需要忍受很长时间的煎熬。然而，萨拉纳克湖疗养院这些乐观的统计数据却具有严重的误导性，因为疗养院有意地只接收发病初期的轻症病人。他们拒收重症和危重病人的理由是疗养院的治疗对轻症病人更有效果。

因此，特鲁多治愈的病人在整个结核病人群体中不具代表性。既然疗养院进行过严格的病人分拣，人们也就无法确定病人痊愈到底是归功于疗养院的有效治疗，还是归功于分拣部门已经将无法治愈的病人拒之门外。特鲁多本人意识到，在确诊结核病相当于被判死刑的年代，萨拉纳克湖疗养院的首要目标不是治愈多少人，而是为病人提供希望。该机构的格言也体现了这一方针："时得治愈，常有舒缓，永为慰藉。"

另外，特鲁多和他的追随者及广大医学界同人将萨拉纳克湖及所有疗养院看作有治疗能力的机构。的确，19 世纪末的许多肺病专家纷纷认可结核病是可以治愈的，但前提是要尽早诊断，采用合适的治疗方案并严格落实。美国权威专家诺普夫在 1899 年宣称，结核病是"治愈率最高的疾病之一"。[8] 理想的疗养院治疗需要尊重布雷默的最初设想，综合特鲁多的系统化理论。

在其他场合（如医院、药房和家里），人们也开始尽量对结核病人采用疗养院疗法，但并未忽视这种疗法不可避免的缺陷和劣势。20 世纪上半叶，疗养院疗法充当了结核病治疗的基石，所有地方的治疗都建立在四项基本原则的基础上：户外疗养、充分休息加上循序渐进的运动、健康饮食和医护人员对患者的全面监控。不过，也有一些医疗时尚在基本原则之上增加变化。

户外疗养　疗养院疗法的基础是布雷默所谓荒野疗法。在制定治疗策略时，特鲁多在萨拉纳克湖中部的小岛上进行了一项实验，该岛后来被称为"兔子岛"。特鲁多将两组兔子圈养在生活条件完全相反的围栏中。第一组实验中，他再现了城市疫情中心的贫民窟：环境肮脏、交通拥堵、室内通风不良；同时，第二组兔子始终生活在岛内原有的户外环境下。不久，贫民窟组的兔子逐一死去，户外组的兔子却活了下来，特鲁多由此得出环境治疗有效的结论。兔子实验从科学角度来看说服力不强，却侧面证明了特鲁多结论的正确性，为之提供了生动的例子。

在萨拉纳克湖，以及世界各地的疗养院中，首要原则是无论天气如何，病人都应该生活在户外。多数机构有两种截然不同的建筑模式，要么是平房，要么是露台系统。萨拉纳克湖及类似的私立机构——例如 1896 年在纽约州自由镇建成的卢米思疗养院，就采用了典型的平房建筑模式。这种平房式疗养院通常由 20—30 座彼此相隔 100 英尺的平房组成，每间可住 4—8 名病人。在那里，病人的清醒时间几乎都是独自或三四成群地斜靠在小门廊的蒸汽椅上度过的。他们可以躲避雨雪，裹着御寒的毛毯，但主要是沉浸在令人神清气爽的户外环境中。

露台系统下常有 75—100 名患者住在同一建筑中，一条长长的露台贯穿整栋建筑。病人们在这个公共空间的躺椅上度过他们的疗养时光。（图 15.4）有时疗养院会建造许多不同的露台，并通过带顶的长廊将它们连接起来，以便病人在恶劣的天气下也能散步。

世界各地很快出现了一大批露台式疗养院，露台的建造成本远低于结构复杂的平房，但无论病人是处于半隔离状态还是处于集体生活之中，露台和平房其实都强调户外休养。萨拉纳克湖疗养院的手册在"病人管理

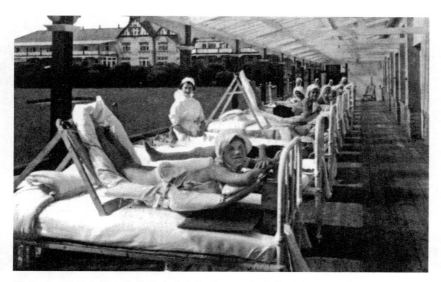

图 15.4　斯坦宁顿儿童结核病疗养院于 1907 年在英国开业。照片展示了户外露台，病人在那里度过疗养的大部分时间。(藏于伦敦韦尔科姆收藏馆，CC BY 4.0.)

条例"中明确规定："病人应该生活在户外，每天保持 8—10 小时的户外活动……病人应遵循规定，从上午 9 点到中午 12 点 45 分、下午 2 点到 5 点 45 分进行户外活动。下午睡在外面被认为符合这一要求。"此外，即便身处室内，病人也需要开窗睡觉，"不管风吹日晒、寒冬酷暑"，因为"如果病人希望早日康复，就应该尽量呼吸纯净新鲜的空气"。[9] 1902 年，英国疗养院的两位主任医师把这种做法解释为"来自天堂的纯净空气能够击败结核病魔"。[10] 同时，无论平房还是露台，人们开始非常关心室内的灰尘，从而改变了这些建筑的构造和装潢：所有的棱角都被削圆，防止积灰；为了方便冲洗，粉刷墙壁代替了墙纸；所有笨重的家具和地毯全被禁止；地板也换成了便于擦拭的硬木地板；同时，扫地是绝对禁止的行为。

　　休息与循序渐进的运动　疗养院生活的第二个关键特征是运动量和运动方式的规定，在这个问题上各国有不同的习惯。美国的规定与萨拉纳克湖疗养院类似，体温高于 37.5℃或心率大于 100 次 / 分钟的病人必须进行彻底休息，杜绝劳累身体的任何运动；体温维持在 36.5℃的病人每天可以进行半小时的运动，但这半小时要扣掉一些最简单的日常活动花费的时间，如走路到食堂吃饭、上下床和站立。

英国人普遍认为，生了病的工人（结核病患者大多数是工人阶级）一旦习惯于彻底休息的状态，他们的道德品性就会受到损害，不利于他们日后的生活生产。于是，布朗普顿疗养院进行了一系列探索，开展了"分级运动"项目，根据病人的体温调整运动量，随着他们的身体状况改善，运动量循序渐进地增加。他们还铺设一些配有长椅的小路，病人走累了就可以随时坐下休息，并且他们根据小路的难易度进行了颜色编码，小路的坡度依照绿、蓝、红的顺序递增。

饮食　疗养院运动的第三个治疗原则是明确了强化饮食的价值，充足的营养能帮助病人抵挡病态消瘦，增强抵抗力。萨拉纳克湖疗养院鼓励病人每天吃四顿饭，每隔两顿加一杯牛奶。这种饮食结构强调牛肉和碳水化合物的重要性，许多有厌食倾向的病人得以每天摄入约 3500—4000 千卡的能量。

食疗是最古老的医学治疗手段之一，希波克拉底和盖伦也曾系统采用过饮食疗法。在对抗结核病的进程中，神奇的是，食疗治疗结核的策略既不涉及体液学原理，也不涉及通过食物的冷热干湿调整体内失衡。特鲁多时期人们经常采用对症治疗，增加热量摄入，以对抗消耗生命力、降低抵抗力的厌食。医学监察的重要职责之一是消除普遍存在的误区，当时人们普遍认为消耗性疾病患者最好不断地狼吞虎咽来填饱肚子。但疗养院坚持认为，疗养院的主要作用是指导患者正确选择合适的食物，这比吃多少更重要，同时，为了确保病人的依从性，适时监督也是必要的。

封闭式机构　疗养院疗法的另一个特点是封闭式管理，病人住院期间需要接受医护人员的持续管理和监督，确保在生活的方方面面都遵循治疗方案。在这段时间里，病人的本职就是恢复健康，任何错误或偏差都有可能危及生命。为了保证治疗方案有效落实，疗养院制定了全面而复杂的规则体系，帮助病人恢复健康，同时也使他们免受外来的情绪刺激或其他病友们那里的负面信息的干扰，保持良好的精神状态。

相应地，疗养院严禁病人擅自出入，严密监视来访者，还会审查病人的邮件，保护他们免受负面信息的侵扰。作为"心态疗法"方案的一部分，疗养院图书馆的读物也经过了精心挑选，帮助病人保持乐观积极的心态。出于同样的原因，病人也不能相互交流病情，社交活动仅限于吃饭和一小时的被批准的聊天。

为了进一步缓解病人的情绪压力和体能负担，疗养院还对病人进行性别隔离，不倡导病人建立情感关系或性关系，此外还有规定严禁赌博、说脏话和抽烟。在这种近似修道院的生活中，接受治疗的病人都必须严格遵守纪律。疗养院的布局就像杰里米·边沁设计的圆形监狱那样，病人在门廊和阳台上"一字排开"，类似于囚犯，便于管理和监督。违反规定的病人将面临严重的处罚，即被强制驱逐出院。美国肺病学家弗朗西斯·波登格把这种做法解释为：

> 疗养院是可以最大限度地利用户外卫生条件、饮食和科学治疗的机构，尽管有些病人不进疗养院也能恢复得不错，但其他医疗机构都不可能如此严格地控制患者的行为。患者与医师之间存在一种密切关系，他们相互关心和合作，这种快乐源自彼此牺牲、为同一目标奋斗、不断寻找同伴和群体——疗养院的心理疗效是无法估量的。[11]

疗养院的吸引力　疗养院的家长式的等级管理显然是刻意为之，这使医务人员拥有极高的权威，高效实践布雷默和特鲁多所提出的治疗和教育方面的愿景。对于很大一部分患者来说，这样的生活方式有着巨大的吸引力。在抗生素面世的时代之前，疗养院被人们广泛接受，充当使病人从致命而可怕的疾病中康复的唯一希望。大部分肺痨病人都是穷人，疗养院为他们提供了一个安全的地方，让他们吃饱喝足，免受负面信息骚扰。此外，疗养院常常会考虑病人出院后的经济状况，给他们提供建议、推荐工作，还会开设实用技能课程和组织培训。疗养院有时可以为病人提供进入慈善性质的公司的机会，如 Reco 制造公司和 Altro 制造公司，这些公司专门雇用肺痨患者，让他们在有限的时间内从事服装、手表和珠宝等相对轻松的工作。

萨拉纳克湖的疗养院不出所料地收到了大量入院申请表。1920 年，平均每个房间的申请人数达到了 20 人。疗养需求过大，为了满足那些被疗养院拒之门外的肺痨病人的需求，商业经营的"休息室"如雨后春笋般出现，甚至使疗养院所在的城市进入了一个显著的发展繁荣期。这些机构大力宣传疗养院疗法，遵循由特鲁多的医护团队——甚至包括时任镇长的特鲁多本人——提出的建议，并接受其监督。它们提供专门的疗养设施，为拥有社会地位和富有的病人、意大利人或女性专设疗养屋。

　　萨拉纳克湖疗养院并没有给大众留下恐怖的印象，相反，疗养院以其乐观主义、乐于助人的精神和特鲁多个人的善良闻名于世。许多病人甚至在康复后再次寻求入院，足以证明疗养院的吸引力。病人往往会对疗养机构及其日常生活产生依赖性，试图延迟，甚至避免出院。于是，工作人员就要面临新的问题：如何区分病人的问题是患结核的身体疾病，还是被诊断为"神经衰弱"的心理状态。后者表现为"模棱两可的肺结核"，出现很多类似结核的症状，尤其是具备"结核人格"的患者——头痛、疲惫、失眠、倦怠、情绪易怒。尽管这种病人没有任何需要治疗的生理性疾病，但他们却希望能够继续住在疗养院里。这种问题相当普遍，以至于有些权威人士建议采用简朴而经济的照料方式运营疗养院，不要给病人过于舒适的环境，让他们"直面属于自己的生活环境与状态"。[12]

　　历史文献最近的趋势却与这些对疗养院的积极反馈背道而驰。有学者认为，疗养院实质上是基于福柯式不可告人的动机的强制手段，并不能真正改善健康状况，而只是使用社会控制手段，减轻医务人员的负担，迫使病人适应社会层级。其中，影响力最大的文献来自欧文·戈夫曼（Erving Goffman），他在1961年的研究报告《避难所》中提出，疗养院应该被视为"全面控制机构"，其纪律和控制方法类似于监狱、集中营、战俘营和精神病院。这些解读似乎建立在对医学评论和患者信件的绝对否定和政治化解读之上。此外，这些学者还忽略了一个关键——与其他机构中的病人不同，疗养院中的所有成年病人（除了部分身处监狱或庇护所），都有随时离开此地回家的自由，他们是自愿待在疗养院的。

　　结核病权威波登格和诺普夫的作品很容易被误读。他们两人都强调医生需要拥有对病人的权威，波登格甚至提出要"绝对管控病人及其行为"，但是他在原文中也表示，这种控制仅仅是为了实现治疗目标，而且管控的同时要有乐于助人的精神，创造"医患之间彼此关心、相互合作的亲密感"。[13] 诺普夫认为，疗养院的纪律"不必太严厉"，只需要强调恢复健康所必须遵循的规定即可。[14] 疗养院运动发端于结核病流行的高峰期，它认为治愈是可能的，但必须在最严格的条件下才能够达成。管理病人活动的广泛权力不是社会控制的手段，而是生死攸关的问题。疗养院运动早期，一位分析员及其疗养医生曾称，康复"是一项非常艰难的任务，任何其他的事情都必须为康复让路"。[15]

其他疗法　户外疗养、充分休息和健康饮食是疗养院治疗方案的基础，在特定的时代里，特定国情的影响之下，一些额外的干预措施逐渐在某些机构中流行起来。疗养院作为肺结核病人护理的专门机构，自然获得了专家学者的关注，也成了他们尝试实验性治疗方案的最佳场所。

有些实验是微创的，如空气疗法和"胸腔体操"，这种疗法教病人通过深呼吸，为血液提供充足的氧气，增强肺功能。"肺柜"是一种流行的做法，病人在局部真空中静坐2—8分钟，刺激双肺更强烈的收缩舒张；水疗也是当时的一种时尚疗法，试图用冷水激发患者的应激体能、提升抵抗力；日光疗法则鼓励病人在天气晴朗时享受充足的日光浴。

两次世界大战间的休战期，美国迎来了外科手术干预的全盛时期，这种做法更加激进。标准化的程序治疗方案无助于提高结核病的治愈率，这让某位外科医生下定了决心：既然内科医生数千年来都没找到结核病的有效治疗手段，那么是时候让外科医生接手这项工作了。当时在结核病外科手术中，最流行的是人工气胸，将空气或氮气注入病人的胸膜腔，使双肺在外界压力下塌陷。19世纪80年代，卡罗·福拉尼尼（Carlo Forlanini）在意大利首次开展了气胸手术，但由于当时人们对该技术缺乏信心，直到20世纪20年代，气胸手术才在各地获得了广泛的临床使用，尤其是北美地区。气胸理论主张，就像给断肢打石膏一样，双肺塌陷手术可以让病肺完全休息，是疗养理念的局部应用。有些外科医生在此基础上进行了改良，通过切除肋骨、麻痹膈肌、切断膈神经等方法，让肺部永久塌陷，同样大胆的手术还有让双肺都出现部分塌陷的双侧气胸。

有些医疗机构的外科医生甚至尝试过肺叶切除，切除病人的部分肺或整片肺，以期减少肺部的细菌负荷，并辅以治疗，加强治疗功效。然而不幸的是，手术切除法引起了很多并发症，病人死亡率一路走高。到1940 年，医生们不得不放弃这种理论上很诱人、实践起来却无效甚至致命的结核病外科治疗方案。

在与疗养院生活相关的所有文字中，产生最大负面影响的是 A·E·埃利斯——德里克·林赛（Derek Lindsay）的笔名——在 1958 年出版的自传体小说《行刑台》。他以这部作品向托马斯·曼在《魔山》中的浪漫而陶冶人心的描写做出了苦涩的回应。在埃利斯看来，自己在法国阿尔卑斯山的生活与酷刑无异。正如医疗总监布鲁诺医生在主角保罗企图自杀前对他所说的那样：“就当是神明为了测试人类的忍受能力，在你身上做了个实验。”[16] 保罗和他的同胞忍受着没完没了的、痛苦无比的外科手术，诸如气胸、胸腔镜、胸腔成形术、穿刺、肺叶切除术，这些手术给他们带来的只有无尽而绝望的疼痛、伤口感染、化脓和恶臭。埃利斯笔下的保罗“身陷行刑台”：

> 一次又一次的输血，一次又一次的化脓……持续不断的脓液让保罗的胸内压越来越大，他必须定期接受抽吸胸腔积液的治疗。其间……索尔·米里亚姆会前来进行静脉注射或抽取 5cc 的血液用以测血沉（全称“红细胞沉降率”）……他每天都要打十几次针，满是针孔的屁股和大腿疼痛难忍，他觉得自己就像躺在残火犹存的余烬中……

> 白天和黑夜仅仅是散落在发烧周期中的时间碎片。虽然他的神志依旧清醒，但他的实体却是疼痛而灼热的血肉所凝成的聚合物，他觉得自己不过是这团血肉的功能与感觉的总和。[17]

然而，在考虑这些痛苦的目录时，人们应该记得，埃利斯所叙述的并不是由布雷默和特鲁多开创的，传统的疗养院式生活。布雷默和特鲁多的时代，治疗建立在以休息为主的原则之上，而且只进行药物治疗。埃利斯所描述的，则是疗养院日渐式微的岁月，当时许多机构将护理工作委托给外科医生，并将手术室而非疗养院作为其中心加以推广。需要指出

的是，在现实生活中，德里克·林赛在布里塞的可怕的生活，正是他于
1946 年退伍后才开始的。

药 房

　　疗养院运动之后，对抗结核病的第二大运动是建立药房，这些机构
可以定义为专门的结核病保健站，与疗养院网络同时建立，作为完成任务
的手段。疗养院位于农村，其功能是将患病的劳动者从拥挤的社区转移到
这里。而药房则与之相反，把专门的临床服务（诊断、治疗和预防）引入
了结核肆虐的城市。

　　1887 年，爱丁堡建立了世界上第一个结核病专门药房——维多利亚
州胸科疾病与结核病药房。它与 19 世纪早期同名的医疗机构存在本质
差别，后者是万能的门诊，负责"分发"药物，并未在抗击结核之战中
发挥作用；爱丁堡的维多利亚药房则是结核专家罗伯特·威廉·菲利普
（Robert William Philip，1857—1939）的杰作，他有意使药房在更大规模
的抗击结核病运动中拥有更加清晰的定位，发挥更加明确的作用。若干年
后，在建立一家疗养院或者说维多利亚肺结核病医院——他一直认为结核
病诊疗所和疗养院两种机构是相互联系的——的时候，菲利普同样发挥了
重要作用。继苏格兰的创举之后，1896 年，美国第一家药房在纽约开业，
经过一段时间的蓬勃发展，截至 1911 年，美国国内各城市的药房已经超
过 500 家。

　　药房提供了协助诊断的方法，帮助病人在注意到症状之前尽早识别
出初发病例。为达成这个目标，药房在正常工作时间之外提供免费便捷
的步入式测试，记录测试者的病史，使用显微镜对痰液进行化验，结合
体检、结核菌素皮肤试验和 X 射线作为诊断依据。（图 15.5）此外，药房
抛弃了坐等病人上门的做法，要求当地护士主动为确诊病例家庭提供电话
随访，说服密切接触者（即使没有症状）进行检测。当时，人们普遍相
信，只有结核病病程初期的病人才能从疗养院治疗中受益，而药房恰好
成为筛查感染者和转诊的媒介。纽约药房活动领导者伊丽莎白·克罗威尔

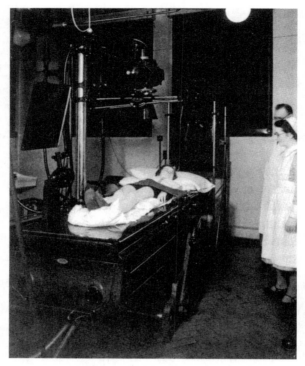

图 15.5 X 射线是诊断结核病的重要环节。("西米德兰兹结核病疗养院与公开资料",由艾德里安·维塞尔提供。英国国家医疗服务信托基金会中心部门,CC BY 4.0.)

(Elizabeth Crowell)断言,针对潜在病人的筛查与检测对战胜疫情十分关键,"如果没有能说会道的护士反复规劝,不会有病人来疗养院"。

不幸的是,多数结核病人没有进入疗养院的资格。官方禁止许多类型的病人进入疗养院,包括那些晚期确诊患者、无法治疗的患者和从疗养院返家后只需家庭护理的静止期疾病患者。不同于疗养院,药房会为这些病人提供治疗。出于保护病人的目的,就诊者需要首先体检,确诊疾病的阶段,之后才可以进入药房,接受一系列医疗和社会方面的服务。

为每位患者制订治疗计划的第一步就是关注其病史,但当时的病史分析与现代的医院诊所有许多不同。药房不仅看重病人的症状,还关注他们的居住条件、房租价格、家庭关系、职业情况、薪水高低、债务问题、饮食习惯、环境卫生和家庭通风条件等诸多个人生活状况。当时是护理行业蓬勃发展的阶段，家访护士（全部都是女性）通过家庭检查为上面所列的病史补充更为完整的数据，比如家庭拥挤程度，家中所有居住成员的健康及财务状况。

有了这些信息，药房就开始为入院的新病人制定治疗方案。在 20 世纪 40 年代抗生素的时代到来之前，针对肺痨病人的疗法，往往都是在人口稠密且贫困的环境之中，尽可能再现疗养院的护理效果，药房的目标也是如此。为此，必须实行药房所说的"社会治疗"。这种做法的根据是，如果让病人回归最初使其生病时的不卫生环境，就等于给他们判了死刑。药房有意识地重拾 19 世纪早期的"社会医学"学说，不仅要治疗个别的病人，还要治疗他们所处的社会、经济和物质环境。

即使在最拥挤的区域，药房也争取为每个结核病人提供单人居住的独立病房。专用病房内没有任何容易积灰的家具，而且经常消毒，病床放在房间正中央，以便看护人监督管理。窗户（如果有）要敞开，让充足的光线和空气进入室内。这些做法，构成了城市版疗养院疗法，药房还会提供足够的寝具被褥，帮助病人温暖过冬。同时，社会治疗要求所有病人使用一次性痰盂咳痰，禁止病人不遮口鼻直接咳嗽，限制来访者且避免病人过劳，并对长期休息和完全休息做出了细致明确的指导。

如果条件有限，不能提供单人病房，药房就会为病人寻找更合适的住所，以保证其有机会康复。同样，如果病人家庭的经济状况不允许他们严格遵守治疗方案，药房还会向慈善家及慈善机构寻求赞助，帮助病人负担部分房租、赎回典当的衣物家具，以及偿还债务。药房还会借助其社会影响力为结核病人及其家庭成员寻找合适的工作，防止他们因病被解雇。家访护士还会监督病人的饮食、确保房屋定期清洁，并进行家访，监测病人的体温和脉搏。

此外，社会治疗离不开健康教育——帮助病人及其家人自我防护。护士向受感染家庭的邻居普及结核病常识，强调痰液和灰尘的危害；确保病人不与家属共用病房，同时提醒病人与家属，由于结核病人家庭时时承担着重大风险，所以病人家属有必要定期去药房接受检查。护士们还会分发海报，向病人宣传近期将会开始的各类结核病防治讲座和展览，以及卫生部门和医学会举办的相关活动。

防痨疗养院

20世纪初，为了向贫困社区进行宣传，药房推动了一种名为"防痨疗养院"的新机构的出现。科赫的结核菌素皮肤试验，使人们在流行病学层面对结核病有了新的认识，构成了防痨疗养院的医学基础。作为结核病的治愈手段，饱受争议的结核菌素已被抛弃；然而在进步时代，结核菌素却成了检测"隐藏"的结核病的标准手段。阳性反应能够检测出密切接触者与无症状感染者。该方法获得的大量检测结果出人意料地表明，这种潜伏性疾病在儿童中普遍存在，成人发病的原因往往不是新发感染，而是被童年时期不知不觉感染上的疾病触发了。诺贝尔奖获得者埃米尔·冯·贝林（Emil von Behring，1854—1917）总结得言简意赅："成人的肺痨不过是歌曲的尾声，它的序曲在婴儿的摇篮里就已开始。"

儿科医生据此提出了一项构想，如果结核病在世界范围内大流行的根源就是儿童时期产生的病变，那么从战略上来看，预防儿童原发性感染，就是一种有效对抗结核病——甚至可能将其根除——的手段。为了达成这一目标，当时的人们找到了两种手段：其一，把孩子交由护士和教育工作者照顾，让那些检疫隔离后确认未感染结核病的孩子们一起生活，以便尽可能地减少易感儿童与家庭中结核病人的接触；其二，利用从疗养院学到的所有经验，通过增强儿童的免疫力来提高他们的抵抗力。因此孩子们应该被统一安排到卫生条件良好的环境中，保证营养均衡的饮食，早睡早起，按照严格控制的计划坚持锻炼，通过保证教室的空气流通、不论天气如何都坚持在门廊上睡觉、增加户外活动等手段达成户外生活的效果。在孩子们离家期间，护士则跟进家访，监督其家庭改善卫生状况。

各国纷纷依照本国国情建立了一些机构，成为后来发展完备的防痨疗养院的前身。其中最早的一个是法国成立于1888年的儿童结核病协会，它率先提出了儿科结核病设施的理念。此后，加拿大的布雷默防痨疗养院也于1905年开始运营。这两所开创性机构都相信，无论婴幼儿罹患何种重大疾病，都能导致其成为结核病易感者。因此从结核病中拯救"患病儿童"的唯一方法是，保证他们在漫长的康复期之内不受到任何严重的感染。不过这两所机构都没有尝试过固定的预防方案，也不曾严格遵循某一学派的医学理念。

结核病专家们却从这两个先驱者身上得到了启发——针对儿童的预防措施是控制肺痨疫情的关键。于是，美国于 1909 年实施了决定性的新方案，把第一批 92 名儿童送到了新泽西州莱克伍德市的一座新建成的防痨疗养院，《田纳西人报》报道称这是一家"绝无仅有的机构"。这个项目能够在全国范围内引起轰动得益于众多名人的支持：慈善家内森·斯特劳斯、工业巨头安德鲁·卡耐基、社会改革家和新闻摄影家雅各布·里伊斯、著名医师亚伯拉罕·雅各比和赫尔曼·比格斯，以及纽约主流媒体记者。结核菌素皮肤试验带来的医学革命争取到了一些支持者，另一些支持者的动机则来自对贫穷孩子的同情，当然，也有一些人的支持基于这样的计算：与医疗机构和药房向成年人提供的昂贵护理相比，如果防痨疗养院运作成功，能够节省大量资源和金钱开销。动机各有不同，不过所有人都同意的一点是：是时候为处于风险当中的贫困儿童创办一所空气清新的寄宿制学校了。

继第一所防痨疗养院之后（它后来从莱克伍德迁至法明代尔），美国国内外纷纷建立了类似的设施，自此，抗击结核病运动继治疗之后，又引入了预防，并且在疗养院和药房的基础上增加了一种新的机构。此外，随着防痨疗养院运动发展壮大，其种类和形式也日趋多样化。大多数防痨疗养院是处于严格医疗指导下的学校，但也有一些以夏令营的形式存在。纽约市有许多流动的日托机构，比如为曼哈顿的孩子们提供纽约港一日游服务的渡轮，其中包括贝尔维尤日营船和曼哈顿日营船，它们从第四码头出发，为营养不良或暴露于结核病环境中的儿童服务。

健康教育：卫生意识

健康教育带来的效果远远超出了药房和预防机构的预期。人类与结核病之战需要大量持久的努力，在了解细菌危害的基础上培养广大民众的卫生意识。在此，结核病协会在市政卫生部门的协助下发挥了领导作用，它们在火车站、邮局、工厂、医院和学校的墙壁、公共汽车和有轨电车的车厢侧壁占据了大量空间，宣告禁止"随意吐痰"和无遮挡的咳嗽的潜在危害。在当时，雪茄和咀嚼烟草在男性当中十分流行，吐痰行为无处不在，尤其是在维多利亚时代和进步主义时代的美国。1842年，查尔斯·狄更斯在美国街道上发现到处都是黄色的痰液，于是，他用文字表达了内心的厌恶。"在美国所有的公共场所，人们都认可这种肮脏的行为习惯。在法院，法官有法官的痰盂，作家有作家的痰盂，证人有证人的痰盂，囚犯有囚犯的痰盂。陪审员和旁观者都在这种环境下接收着暗示：我必须一直吐痰。"[20]

马里兰结核委员会认为，纽约市在严管严控上堪称楷模，立令禁止"在公共建筑物地面、高速列车里、火车站、台阶、人行道上随地吐痰"。[21]为了严格执法，纽约市政府派出便衣警察混入人群，依法逮捕违规者，治安法官有权对违规者处以500美元的罚款和一年以内的监禁。除了禁止吐痰以外，社会活动家们还组织讲座、编写卫生手册并在报纸上发表文章。从1904年开始，具创新性的事情一件接着一件，美国国家结核病协会和国际结核病大会组织了关于该病各个主要方面的定期及流动的展览，展览包括结核病的历史、种类、代价、传播、预防、流行病学原理及治疗手段等内容。为了展示这些信息，组织者安排专家或名人演讲，在装满甲醛的玻璃瓶中展示被结核病破坏的肺脏。这些展览吸引了数百万游客参观，是"战争"期间影响力最大的说服形式之一。

为了进一步扩大影响力，美国国家结核病协会出版了三本重要期刊：《结核杂志》（1899年开始发行）、《户外生活杂志》（1903年开始发行），以及《美国结核病评论》（1917年开始发行）。前两本旨在向大众进行普及宣传，第三本则面向医学界。该协会还拍摄了电影《摩洛克神庙》（1914），解释了关于结核病的新知识。该电影以戏剧形式进行教育，讲述了陶工及其家人的不幸遭遇：贫困的处境、无法获取有效的医疗救助，使得他们注定成为可怕的邪神摩洛克的人祭，摩洛克对活人血肉的无尽贪欲就象征着结核病。

评估战果

这场"战争"对结核病有何影响？在社会的某些方面，"战争"发挥了决定性作用。这场运动使公众相信结核病是一种主要由穷人传播的危险传染病。我们已经看到，新的医学哲学彻底改变了肺痨的文学表现形式、服装时尚、胡须样式、室内装饰、家庭清洁卫生，以及图书馆书籍的处理方式。

但是，大众的这种觉醒也无意间引发了污名化现象，人们开始对患有结核病的人产生病态的恐惧。媒体将这一结果比作中世纪对麻风病人的态度，以及较早时代鼠疫受害者遭遇的歧视。结果就是，社会进一步使已经处于弱势的穷人和少数族裔群体更加边缘化。然而，当代人将结核病比作麻风病与鼠疫的做法在两个重要的方面显得夸大其词：结核病的受害者并没有像麻风病患者一样遭到强行驱逐，他们也没有遭受鼠疫期间曾经施加给女巫、犹太人和异族人的暴力侵害。整个社会对待疾病的态度通常是生硬的，令人不快且带有歧视性，但社会秩序没有被扰乱。关于猎巫和骚乱的言论与其说有所实指，不如说仅是隐喻性的表达。

由于科赫的发现和"战争"的成效，人们对结核病有了新的科学认识，这深刻地影响了医学实践。人们逐渐放弃了希波克拉底式的疗法，比如静脉切开放血和催吐等调整体液和内部平衡的方法。取而代之的是新鲜空气、休息和饮食的三合一疗法，它们在家庭、医院中被广泛应用。此外，在两次世界大战的中间时期，美国的结核病外科治疗也勇于尝试实验性的手段。

然而，就患者的预后而言，当时还没有证据表明该阶段的疗法比传统的体液疗法更有效。医师和机构对治疗能力的提升持乐观态度，但他们依然是凭借经验与直觉，缺乏可靠的统计依据。此外，关于潜伏期病情进展的机制始终未得到充分描述。第二次世界大战后，胸科专家在回顾历史时认为，这场十字军东征般的运动调动的医疗武器可能并没有什么效果，虽然它们可能也没有造成伤害（手术干预除外）。实际上，我们有理由怀疑，疗养院的兴起，是否真的使患者至少在心理上受到了其乐观主义的激励。

药物本身的变化并不明显，明显的是医患关系的变化。针对结核病的"战争"彰显了新的要务——医生对患者的绝对权威对于其康复至关重要。只有医生（而非患者）才能正确地解读由显微镜、温度计或 X 射线扫描出的结果，捕捉到听诊器里传出的结核病体征。因此，也只有医生可以评估疾病的进展并确定合适的治疗方案。胸科专家对其"绝对控制"的需求就体现了这种权威性的主张，这种渴望在疗养院规定的细则中体现得淋漓尽致，医生拥有对违规行为进行制裁的权力。

然而，最重要的问题无疑与麦基翁理论引起的争论有关（详见第 11 章）。结核病疫情在 19 世纪中叶的英美等先进工业国家和 20 世纪初的几乎所有西欧国家都有所衰退，那么人类针对结核病的"战争"究竟在多大程度上促成了其衰退呢？如果有人认为工业国家结核病疫情的大幅衰退是由公共卫生官员、活动家和医生的自发性政策决定的，那就大错特错了。结核病开始衰退的时间点早于"战争"的发动，而迅速稳定的衰退进程很难用抗疫运动的机制来解释。麦基翁无疑是正确的，他强调了疗养院、药房和教育之外的更加实质性的因素。饮食改善、住房条件改善、卫生条件提高、识字率提高、工作时间减少、童工立法加强、工资提高、工会发展，以上种种因素都极大地改善了作为主要受害者的劳工男女们的生活水平，减少了诱发结核病的不良因素。

同时，根据现代流行病学的理解，结核病"战争"把大部分精力投到了与结核病病因基本无关的问题上。例如这场运动的重点是吐痰、灰尘和尘螨。与咳嗽、打喷嚏、说话或吸入飞沫的主要传播方式相比，这些都是传播疾病的次要方式。这项运动的很大一部分资源都用于系统地预防传播，但是根据后来的流行病学回顾，这些方式的效果十分有限，甚至可以忽略。

另外，尽管前面做了许多说明，但如果据此认定"白色鼠疫"死亡率和发病率的急剧下降与"战争"手段的实施完全无关，这显然也是错误的。由于相关变量的可靠统计数据无处可寻，根本不可能得到精确的数字，所以其结论必然以主观推测为主。不过根据当时的形势不难推知，"战争"手段发挥了无法量化却很重要的作用，以疗养院为例，它们的存在使贫民窟的患者离开了拥挤的城市，有效地将他们进行了隔离，防止传染其他人。只是，根据 1910 年的数据，在美国这样一个居民超过 9200万的人口大国里，在疗养院居住的总人数只有 10 万，因此，其积极作用也十分有限。换言之，疗养院的实际作用是，使那些另有原因的趋势得到加强。

在 1908 年，国际结核病大会估计，美国活动性肺结核病例将会维持在 50 万例。依据这项估计，如果没有疗养院隔离 1/5 的结核病患者，那么现在的发病率必然有显著的不同，因为如果不采取有效的预防或治疗措施，每个结核病患者每年都可能会传染 20 人。因此，尽管这样的机构并不能阻止这一流行病，但可以通过减缓传播来降低疾病的影响力。抗结核运动的其他手段同样收效甚微。500 家药房、几十家预防诊室和广泛的健康教育，加上疗养院的收治隔离功效，却也无法在结核病大流行的形势下力挽狂澜。

换言之，改善卫生条件、提高工资、改善住房和提升教育等因素直接促使结核病的发病率和死亡率走低，而抗结核运动所发挥的重要作用，则是令这一势头得以保持和加强。进一步抗击结核，则需要实验室提供全新的助力。20 世纪 40 年代，抗生素尤其是链霉素的出现，使控制结核病的进一步发展成为可能，为人类描绘出根除结核病的诱人前景。当然，结核病的消退不是单一因素作用的结果，社会和卫生改革、及时可靠的护理、建设病例追踪和隔离的医疗保健系统，以及技术工具的发展及应用，这些都是实现最终目标的必经之路。

尽管如此，这场抗疫还是在公共健康领域留下了无法估量的持续影响。正如我们所看到的，抗击结核病运动创造了大量新词汇，用以描述社会中一系列的现象——社会治疗、社会工作、社会医学、社会问题、社会关怀、社会阶层、社会疾病、社会前景。1901 年，国际结核病大会在伦敦召开，会议标志着结核病进入另一个时代，正如结核病大会主席美国人爱德华·托马斯·德温（Edward Thomas Devine，1867—1948）所强调的那样。与大多数医学会议不同，这次抗击结核的会议把"社会"放入了标题的独立部分之中："结核病的卫生、社会、工业和经济影响"，还邀请了致力于社会工作和社会改革的德温做主旨演讲：

> 这一部分之所以存在……正是因为医生和卫生学家们最近越来越能理解他们的事业，从深度、高度和其他各个方面衡量他们的宿敌。也许他们已经把目光从病人自身拓展到了其家属与邻居身上……或许在这一部分里，我们无法从医学专业角度给出证据……它终于使人们意识到，要战胜结核病，需要的不仅是针对病人个体的治疗，也不仅是执行最明智的卫生条例……我们还将要求司法和医学界的权威人士进行研究，确定国家应当依据什么样的原则行使其治安权力以保护民众健康……同样，防治结核病运动也必须毫不留情地扩大到这些领域。[22]

结核病不再是单一的医学话题，它成了社会、医疗等多领域的话题。在人类尚且不具备其他防御能力的时候，抗疫运动也给人们带来了希望。抗击疫情运动至少获得了一定程度的成功，这一点不会有多少人质疑。半个世纪以来，抗疫运动一次次不知疲倦地提醒人们：这个时代最致命、最普遍的疾病，是可以凭借预防措施、医疗服务和社会改革进行对抗的。护士伊丽莎白·克罗威尔曾说过，药房护士在"技术护理"上花费的时间和精力"很少"。"到目前为止，她们大部分工作都是指导性和社会性的。只有无限的智慧、耐心和毅力，才能将卫生安全及其基本原则灌输到那些抵触、不感兴趣、带有偏见和未受教育的头脑中。"[23]

不难想到，这场针对结核病疫情的长期抗击运动，也是二战后西欧得以构建"社会国家"的因素之一。从那时起，欧洲各国纷纷采纳德温和克罗威尔的倡议——为每个病人提供结核病的治疗机会，就连美国也开始着手建立国家医疗保障体系，但哈里·杜鲁门总统坚持认为国家在健康和冷战军备上无法两全，于是美国退缩了。

战后时代与抗生素

第二次世界大战后，结核病防控方面始终流行一种纯粹的乐观主义，这种乐观思潮一直持续到 20 世纪 80 年代。这份自信并非基于疗养院体系、药房制度和疾病健康教育等传统策略；相反，"战争"的部署很快就因无效和多余遭到废弃，因为人们发现了两种全新的科学武器：一种用于预防，一种用于治疗，它们的结合不仅让人们看到控制疫情的希望，也让人们对根除结核充满信心。

其中，卡介苗（BCG）是预防的关键一步。卡介苗的研制方法综合了爱德华·詹纳的天花疫苗和路易斯·巴斯德的狂犬疫苗，以一种活性减毒牛型结核分枝杆菌为基础，这种杆菌能引起牛结核病，并对结核分枝杆菌产生交叉免疫，原理与詹纳的牛痘引发大天花免疫相似。

20 世纪 30 年代，美洲原住民保留地首次开展了大规模的卡介苗人体实验。印度事务局结核病科负责人约瑟夫·阿伦森（Joseph Aronson）虽然没有拿到过确切的统计数据，但在报告中称，卡介苗的接种有效率可达 80%。根据这种乐观的调研结果，世卫组织和联合国儿童基金会开始推广卡介苗接种，并把它作为防控全球结核疫情的办法。这两大组织与斯堪的纳维亚国家联合发起了史上规模最大的公共卫生项目之一——国际结核病运动（ITC），在世界各国普及疫苗接种。这是新成立的世卫组织开展的首次大规模公共卫生运动，为此后其他国际疫苗接种计划提供了良好范例。

国际结核病运动在组织协调方面取得了显著成果，成为后续许多国际运动的标杆。1948 年 7 月 1 日至 1951 年 6 月 30 日，ITC 在 22 个国家和巴勒斯坦难民营进行了 3000 万次接种前的结核菌素试验，并且在结核菌素试验阴性被试者中接种了 1400 万次疫苗。就预防效果而言，此次试验结果并不理想。123 份报告都未能就疫苗疗效这一核心问题有所定论，主要原因是在试验开始时人们并未掌握结核分枝杆菌的多种菌株，而且卡介苗疗效取决于菌株特异性，其有效率最高可达阿伦森所说的 80%，也可能较低或完全无效。试验结果还被发现在其他情况下难以重复。

卡介苗非但没有成为消除结核病的最终武器，反而引发了诸多争议。有些国家（尤其是美国）以疫苗效力尚未得到证实为由，拒绝参加试验。美国官员还辩称，卡介苗有误导接种者的危险，接种者会误以为他们已经受到保护，无须采取其他预防措施。因此，作为有史以来覆盖面最广、持续时间最长的公共卫生举措，ITC 却没有获得明显的效果。不过，正如 ITC 疫苗试验的早期支持者所宣称的那样，这项运动至少没有带来害处。

抗生素的发现，以 1928 年亚历山大·弗莱明（Alexander Fleming）发现青霉素为起点，从此开启了医学上的新纪元，也让医学的前景更为光明。随后，青霉素自 1941 年开始被应用于临床治疗。它与结核病之间不存在特殊的相关性，但青霉素的出现为人们开发一系列其他的"灵丹妙药"开辟了道路，并使人们相信会有一种惊人的技术，能在全球范围内根除结核病。1943 年，塞尔曼·瓦克斯曼（Selman Waksman）在罗格斯大学发现抗生素链霉素，随即成为首个适用于结核的"神药"。1944 年，一名危重结核病人首次试用链霉素，随后病人快速痊愈，瓦克斯曼也因链霉素在 1952 年获得诺贝尔奖。随后，50 年代早期，异烟肼问世，1963 年利福平研制成功。

有了这些新式武器，医学界开始相信，已为祸三个世纪之久的结核病终于成为一种易于控制、可以治愈的疾病。美国结核病发病率下降了75%，从 1954 年的每年 8 万多例下降到 1985 年的 2 万例。美国政府预测，2010 年就能根除国内的结核病，到了 2025 年结核病的身影就会在全世界范围内消失。为了紧跟时代潮流，美国国家结核病研究和预防协会改名为美国肺部协会，英国的《结核病杂志》也更名为《英国胸部疾病杂志》。同时，结核抗疫的部署纷纷被废除，疗养院日渐冷清，逐个关门，药房也显得多余起来。针对结核病的研究日渐减少，用于防治结核的公共卫生资金也开始萎缩。

结核新危机

不幸的是，20 世纪 80 年代美国与全球的疫情衰退趋势放缓后不久，

又开始急速反弹。1985 年，美国结核病发病率曲线趋于平稳，当年只有
22 201 例新发活动性病例，创史上最低。1986 年至 1987 年，发病率略有
上升，但随后，整个 20 世纪 90 年代的发病率却急剧攀升。1991 年新发
26 283 例，比 1985 年增加了 18%。最令人警惕的是纽约市成为疫情中心。
卫生委员玛格丽特·汉堡（Margaret Hamburg）敲响了警钟：“纽约市正
面临着严重的结核病流行危机，目前尚未出现任何缓解的迹象。1991 年，
报告的病例数接近 3700 例，比 1980 年增加了 143%。纽约市的确诊病例
几乎占全国的 15%，它的发病率是全国平均水平的 5 倍。”[24]

　　促使结核疫情在美国迅速反弹的因素是多方面的：艾滋病流行、结
核病高发国家的外来移民、耐药性现象泛滥、患者无法严格遵守标准的治
疗方案（尤其是那些无家可归、精神病患者或贫困人群）。但最要紧的是，
美国人自信地认为抗生素可以根除结核，草草结束了结核防治运动。1993
年，加利福尼亚州国会议员亨利·韦克斯曼（Henry Waxman）也谴责联
邦政府的冷漠，未能对此次危机做出正确的回应：

　　　　结核病并不是一个谜团或意外……其暴发一直被监测记录。我们
　　反复强调快速应对的必要性，但迟迟无法落实。由于资金缺乏，我们
　　什么也做不了。如果存在公共卫生渎职法庭，那么联邦政府难辞其
　　咎，它故意无视结核病的疫情。在一段时间内，人们什么都没做，问
　　题当然就变得更加复杂。1988 年，公共卫生服务机构估计每年用于
　　结核病控制的费用为 3600 万美元，而总统当年的预算只够 1/10。[25]

　　但从全球范围来看，受疫情影响最严重的地区是东欧、东南亚和撒
哈拉以南的非洲。1993 年，世卫组织非但没有预言结核病将被根除，反
而采取了前所未有的举措，宣布结核病疫情正在失控，全球进入紧急状
态。联合国数据显示，2014 年，960 万人患上结核病，150 万人死亡，其
中包括 14 万名儿童。被宣布为“可防可治”的疾病却造成了这样的结果。
那么问题就来了，从“可防可治”到疫情失控，这期间到底发生了什么？
又是什么击垮了全球抗疫的信心与乐观？

　　这实际上是多种因素共同作用的结果。其中，最重要的是同时期的

艾滋病全球大流行（详见本书第 19 章和第 20 章）。结核病很快成为艾滋病最重要的机会性感染，成为艾滋病人死亡的主要原因。作为免疫抑制性疾病，艾滋病激活了处于潜伏期的结核病的病人和带菌者，使之转化为活动性结核。同时，艾滋病将病人再次置于极大的感染与再感染风险之中。因此，全球艾滋病大流行引燃了结核病大流行。它们合在一起，也就是现在为人熟知的"艾滋合并结核"。

在某些资源最贫乏的国家，特别是非洲南部，艾滋病与结核病是普通民众的主要疾病，是发病率与死亡率上升、社会困境与不平等现象的主要原因。但发达国家的情况则截然不同：在那里艾滋病通常不会感染普通民众，而是徘徊在边缘化和相对贫困的少数人群之中，包括少数族裔群体、外来移民、疗养院居住者、监狱人口、无家可归者、静脉注射吸毒者，以及因非艾滋感染（如糖尿病）导致的免疫系统受损的人群。

尽管艾滋病可能是结核疫情大面积反弹的主要因素，却并非唯一因素。国际社会面临的另一个困境是结核杆菌出现了耐药性。在选择性进化压力下，结核分枝杆菌对一系列"神药"产生了耐药性。最早在 20 世纪70 年代，结核分枝杆菌首先对一种抗生素产生了耐药性，随后就开始出现对所有一线治疗药物均有耐药性的杆菌，即多重耐药结核杆菌（MDR-TB）。每当人们过量使用抗生素或中断治疗过程，即使病人的症状能够得到缓解，但依然无法完全康复。这种情况下杆菌的耐药性出现了演变更快、更加强大的趋势。通常，肺结核的治疗需持续 6 到 8 个月，但由于病人在三周后开始好转，许多人会选择停止治疗。复发之后，52% 不遵医嘱的患者会感染耐药性结核病。近年来，多地出现广泛耐药结核病（XDR-TB）。根据一些尼日利亚医生的看法，中断或不恰当的结核病治疗比完全不治疗更糟糕，"因为寿命延长的病人排出结核杆菌的时间更长，而且他排出的病菌现在可能有了耐药性"。[26]

除了艾滋病病毒和耐药性之外，患者当地的生活境况也在结核疫情的紧急情况中起到了一定的作用。由于战争、经济灾难、政治压迫和环境灾难，民众大规模流离失所，聚集在卫生条件很差的难民营中。人们饮食匮乏，再加上其他因素，导致肺部疾病时常出现。同样，"禁毒战争"，以及由此导致的高监禁率使监狱牢房愈发拥挤，非常利于疾病传播。随着主要共产主义国家解体，东欧的医疗服务体系崩溃，人们难以甚至根本无法获得治疗，这也助长了疫情。

为了应对结核疫情紧急情况，世卫组织和联合国儿童基金会开始推广一种据称新颖有效的方法，这种方法也被认为成本较低，并且不依赖新的技术或科学发现。虽然没有经过疗效试验也无法确定具体效用，两大组织还是在 1994 年推出了名为"直接面视下短程督导化疗"（DOTS）的治疗方案，将其作为官方指定的万灵药。该方案基于一种假设：结核病患者不遵医嘱的问题可以通过公共卫生人员的监督来解决，以此保证他们做到在整个 6 至 8 个月的疗程中接受标准化的"短期"抗生素治疗。世卫组织呼吁各国做出政治承诺，保证药品供应，通过痰涂片分析发现病例，并进行后续评估。近年来，DOTS 还得到了 DOTS Plus（为耐多药结核病病例提供二线抗生素鸡尾酒的项目）的补充与支持。

当然，DOTS 并不新奇，它依然遵循结核病治疗的基本原则——对治疗方案的遵守情况进行全面监测。这与疗养院策略如出一辙。它的确仍是一种可选择的治疗方式，但在问世后的十年内，它已经表现出了在资源贫乏环境下的严重局限性。受结核病影响最严重的贫困国家无法充分实施 DOTS，这些国家往往缺乏公共卫生设施和训练有素的人员。民众未受过足够的教育，不了解治疗方案的原理，还经常缺少药物。人们需要克服重重困难，如就诊距离过远、交通出行不便、请假克扣工资、健康状况过差等，这令他们难以承受。在这种情况下，人们通过随机研究发现，DOTS 的患者和自行用药的患者在完成治疗方面几乎没有差别。这种旨在解决患者不遵医嘱问题的新策略常常在最需要它的地方遭遇失败。

与此同时，DOTS 显示出了根本性的战略缺陷。DOTS 的出发点与疗养院制度相同，都是把结核病当作一种独立的流行病来处理。从这个意义上说，在艾滋病同时流行的情况下，DOTS 治疗方案显然不合时宜。也就是说，它实际上并没有提供具体的策略应对与结核病共同流行的艾滋病，而这种共同流行正是结核疫情的主要推动力。此外它也没能提供改善相关经济与社会条件的策略，这些条件决定了两种疾病蔓延的可能性。随着 21 世纪中叶的到来，结核病的流行显然需要人们尝试新的研究，发现新的工具与方法。

16

第三次鼠疫大流行

香港和孟买

现代大流行

鼠疫的第三次大流行始于中国云南省，最早可追溯到 1855 年。此后，鼠疫疫情不断出现，并于 1894 年蔓延至广州、澳门和香港。几个国家派遣微生物学家团队，沿用十年前处理埃及霍乱疫情的方式展开调查，目标明确，即确定致病病原体、分析流行病学原理、采取措施防止疫情进一步扩散。1894 年 6 月，法国和日本的两位微生物学家，亚历山大·耶尔森与北里柴三郎分别开始独立调研，互相竞争，近乎同时得出了同样的结论：鼠疫杆菌就是引发鼠疫的病原体。但科学上的重大突破并不能使鼠疫不治而愈，也未能转化为切实可行的公共卫生策略。于是，鼠疫从香港再次出发，沿着航线一路向东、西、南行进，踏入了全球几大港口城市。

1894 年至 1900 年间，鼠疫向东蔓延至日本神户和长崎，之后横跨太平洋，到达马尼拉、檀香山和旧金山，在合恩角附近暴发，随后扩散到桑托斯、布宜诺斯艾利斯、哈瓦那、新奥尔良和纽约。同时，疫情向南方和西方继续扩散，影响了悉尼、孟买、开普敦、马达加斯加、亚历山大、那不勒斯、波尔图和格拉斯哥。就这样，第三次鼠疫大流行演变成了第一场真正的全球性大流行，又称"海洋"大流行，通过主要港口波及了全球五大洲。轮船运输的变革与铁路的出现大幅缩短了旅行时间，但同时也把鼠疫杆菌首次带进了美洲大陆。

第三次鼠疫大流行（也称"现代"大流行）的情况与查士丁尼瘟疫

及黑死病完全不同。随船到达港口的老鼠和寄生在老鼠身上的跳蚤下船后，早期的鼠疫表现为在港口大规模暴发，随后以不可抗拒的方式蔓延，通过陆地、河流和海运，无视阶级、种族和宗教团体，造成规模巨大的死亡。前两次鼠疫大流行来去迅速，社区一旦崩溃瓦解，瘟疫也随之销声匿迹。海洋大流行的发展方向则截然不同。不同于前两次鼠疫，现代大流行带有明显的社会不平等特征，死亡率也表现出自限性。在工业化世界，疫情主要集中在海港城市，极少出现大规模暴发。通常，一个季度后依然会有零星病例出现，甚至可以长达数年，却不会演变成如野火般迅速蔓延和猛烈燃烧的传染态势。

欧洲的代表城市是位于葡萄牙的大西洋港口波尔图，该港口是工业化世界中疫情最严重的城市。1899 年 6 月上旬，鼠疫杆菌通过从印度运往伦敦、利物浦、汉堡和鹿特丹的织物和谷物抵达这座城市。人们衣物上携带的跳蚤和偷渡而来的老鼠成了疾病传播的病媒。葡萄牙第一批有记录的受害者是从孟买卸货的搬运工。6 月 5 日，葡萄牙政府宣布疫情出现，此后这里的鼠疫持续了超过一年时间。但与黑死病不同，现代波尔图的鼠疫患者集中在市中心人满为患、害虫遍地的贫民窟。此外，美国海军医疗署的外科医生费尔法克斯·欧文（Fairfax Irwin）称，该疫情并未导致严重、不可控的流行病暴发，"进展相对缓慢"。[1] 从 8 月到年底，波尔图每周平均确诊人数不到 10 人，病死率在 40% 左右。1900 年 2 月，葡萄牙政府过早地宣布疫情解除，但整个夏天和秋天依然持续不断地有病例出现。

相比于西方工业国家，第三次大流行给中国、马达加斯加、印度尼西亚等国家带来了深重灾难，尤其是英属殖民地印度。这些地方遭受的灾难使人不禁联想起黑死病，它引发的大规模死亡、逃离、经济崩溃、社会关系紧张，以及文艺复兴时期严苛的防疫措施。第三次鼠疫大流行影响的人群大多徘徊在国际贫困线与饥饿的边缘，因此疫情加剧了不平衡的苦难。从 1894 年暴发开始，北美死亡人数数百，西欧数千，南美却高达两万。而在地球的另一端，印度正承受着全球最严重的疫情，第三次大流行中全球 95% 的死亡病例均在印度。印度的 3 亿人口因鼠疫杆菌而损失了

2000 万，病死率近 80%。由于这种独特的分布及所涉及的种族范围，当代西方研究者将第三次大流行称为"东方鼠疫"或"亚洲鼠疫"。

现代鼠疫对经济的影响也千差万别。在不同的国家和城市中，鼠疫并非无差别地侵袭，而是偏爱折磨穷人的身体。马尼拉、檀香山和旧金山的鼠疫患者绝大多数是中国"苦力"和日本劳工；在疫情中心孟买，欧洲人的病死人数不足一提，但当地贫民窟居民和"原住民"（印度教徒、穆斯林和少数印度拜火教徒）却境况悲惨。同样地，疫情在孟买的分布也有所差异，最严重的地区是卫生条件差、经济发展落后的地区，比如臭名昭著的曼德维、多比塔拉格、卡马蒂普拉和纳格帕达。在这些瘟疫肆虐的社区，低种姓的印度教徒最易感染。相比之下，鼠疫饶过了富裕、优雅、宽阔林荫大道附近的"另一个孟买"，此处的少量印度精英全都是商人、银行家、实业家或者专业技术人员，他们的死亡率与欧洲人一样低。

种族差别对疫情的影响如此明显，再次强化了医学界疾病种族化的观点。医生与国家卫生部门认为疾病证明了种族之间先天具有不平等性。这种论调公然无视了欧洲查士丁尼瘟疫与黑死病的历史，认为白人对这种疾病享有与生俱来的基因上的免疫力。拥护这一观点的人认为，这场瘟疫只针对肤色黝黑、文明落后的人群，以及不幸与土著生活在一起的欧洲人。除非不走运，否则所有白人都是安全的。这便构成了种族隔离的合法性依据。

新闻界一再暗示，贫困人群和患病人群都要为自己的疾病承担责任。1894 年报纸上的文章以耸人听闻的方式传播了一些偏见，例如当时清朝的中国作为现代流行病的起源地是一个"停滞不前的东方国家"和"地球表面卫生状况最差的国家"。[2] 持有这种观念的人相信，中世纪欧洲流行的黑死病将在 20 世纪结束时彻底击溃东方国家。他们认为，瘟疫源于"对卫生条件的漠视"和清廷拒绝接受"向西方文明与启蒙开放"的做法。[3] 他们觉得东方国家在过去的几个世纪中什么都没有学到，因此走向落后的悲剧下场。中国因此被谴责召回了 1665 年至 1666 年的伦敦大瘟疫的幽灵，正如丹尼尔·笛福所描绘的那样。文章还认为，中国是一个落后的国家，不信奉基督教，并且"为民族的不洁和错误信仰付出了巨大的代价"。[4]

这种殖民主义的观点是科学界傲慢倾向的基础。国际医学界提出了两个主张，令西方人松了口气。第一，欧洲和北美受到文明与科学的保护，罗伯特·科赫称鼠疫总是在文明的进军面前彻底溃退。第二，即使在东方，倘若那些未受过教育的人能够合作，逐步加深对鼠疫的科学理解，殖民当局也能将其消灭。1900 年，美国卫生局局长沃尔特·怀曼（Walter Wyman）发表胜利宣言：科学拥有"消除"鼠疫所需要的全部知识。他认为，这次鼠疫与随后发生的事件几乎没有任何关联。"这次鼠疫惊人地佐证了现代医学的科学进步，鼠疫的本质是什么，我们直到 1894 年才拥有相关知识。而现在，其发病原因、传播方式及阻断传播的手段已成为科学界的共识。"[5]

香港在现代流行病的全球传播中发挥了关键作用。作为世界第三大港口，香港通过贸易、移民与各大洲的港口城市联系在一起。当鼠疫在 1894 年春天从云南省首次到达香港地区，就具有了全球传播的危险。确实，在檀香山、马尼拉、孟买和波尔图等地区暴发的疫情可直接追溯到从香港来的轮船。1894 年春天，鼠疫首次侵袭香港地区，当年 9 月，疫情平息。清廷竭力隐瞒，英国政府无法获得准确的确诊人数，因此统计数字实际上被大大低估了。根据官方数字，从 1894 年开始，鼠疫从香港的 20 万人中夺走了 3000 条生命，剩下的人中还有一半逃离了香港岛。《英国医学杂志》倾向于认为，官方数字只占实际数字的一小部分，实际死亡人数估计在 1 万人左右。

这场鼠疫的受害者几乎都是居住在太平山贫民窟的中国"苦力"。这里是香港的"第五疫区"，人口密度达 960 人／英亩；而位于欧式繁华街区的"第三疫区"，人口密度仅为 39 人／英亩，居住其中的 1 万白人几乎无人因病丧生。除了驻军和水手之外，欧洲人居住在通往"山顶"（香港岛最高峰，海拔 1800 英尺）的丘陵地带。此处的别墅容纳着香港社会的经济和种族精英。媒体指出，山顶居民"拥有几乎万无一失的免疫力"。[6]

第三次鼠疫大流行的显著特征在于，它会在疫区根深蒂固，作为季节性流行病，持续几十年反复出现。鼠疫在 1894 年暴发后，第二年没有

重来，而在 1896 年再次暴发，此后每年 2、3 月反复出现，通常每次都在
初秋消退，一直持续到 1929 年。同时，每年的疫情暴发严重程度差异很
大。在某些年份，我们很少看到鼠疫致死的病人，而在 1912 年、1914 年
和 1922 年，香港却重演了 1894 年的惨剧。其间，香港当局总计报告了约
2400 例病例，病死率高达 90%。换言之，香港居民有 10% 的人死于鼠疫，
而每年的中心疫区都在太平山附近的贫民窟。

　　曾有一家日报刊登过歧视性的错误观点，即鼠疫的责任在于中国
"苦力"，他们"对合租屋有着深厚的嗜好"，十分喜欢与数百人共同挤在
"为欧洲一户普通家庭建造的房屋中，他们对住宿条件最大的要求就是有一
副够大的床板，能够让他们躺上去抽鸦片就好"。[7] 英媒也曾抱怨，这些龟缩
在棚窝里的中国人执意只听信当地的"庸医"，坚持认为"荒诞的汤药比欧
洲医生提供的常识性建议还要好"。[8]

细菌理论、瘴气与鼠疫

　　在香港工作的欧洲医生和医疗机构，以及他们的当地同事经常遭到
人们的误解。人们认为这些人接触不到欧洲科学的最新进展，他们对鼠
疫的解释反映了医学上的落后观点。但实际上，在 19 世纪 90 年代，医
学是所有专业领域中最具备国际化特征的，大英帝国的庞大势力范围内的
医生们认真学习并参与医学界的讨论。尤其在鼠疫的防控与治疗方面，香
港最先发现了鼠疫杆菌，北里和耶尔森向当地卫生委员会出谋划策，并
与相关人员就卫生政策展开广泛讨论。香港有不少公共卫生领域的权威人
士，如詹姆士·康德黎（James Cantlie）和洛森（J. A. Lowson），他们是
国际医疗机构中影响颇为深远的人物；香港总督威廉·罗便臣（William
Robinson）也密切关注着鼠疫的医学研究进展。他们的观点都能反映出最
新科学认识。

　　因此，1894 年细菌理论占据了香港医学哲学的主流，亦如该理论在
其他大都市和大英帝国全境一样。鼠疫杆菌的发现立即受到广泛的赞誉。
但是，北里和耶尔森在宣布鼠疫为细菌性传染病时，其实还远没有颠覆

人们对鼠疫的原有理解，只是进一步证实了巴斯德和科赫的观点。这样一来，鼠疫就被加入微生物导致的流行病（如炭疽、结核病、霍乱和伤寒）的名单中。

但令人困惑的是，后来人们又发现鼠疫与其他已鉴定出致病细菌的微生物疾病不同。鼠疫是一种病媒传播疾病，其病因学更为复杂。把鼠疫杆菌鉴定为病因的确至关重要，但若仅局限于此，不免有所欠缺。1908年至1909年，印度鼠疫委员会确定了老鼠和跳蚤的复杂角色，在此之前，鼠疫的流行病学解释一直是未解之谜。随着第三次大流行席卷香港并开始在全球传播，人类依然面临着待解决的关键问题。鼠疫杆菌是如何进入人体的？为什么穷人和居住在拥挤贫民窟中的人大量罹患此病？为什么鼠疫能够在当地持续存在，还会每年定期复发？在两次疫情暴发之间的数月中鼠疫杆菌去了哪里？《英国医学杂志》也不禁发问，"正如所有战疫者熟知的信条里的说法"，鼠疫能够被"扑灭"吗？ 9

大量医学家倾向于相信，疫情当地的管理和随之而来的卫生条件改善，正是解决难题的关键。他们认为，被感染区域的土壤就像巨型培养皿，孕育着鼠疫杆菌。如果土壤能够像某些医生描述的西方文明社会中的那样洁净，那么鼠疫杆菌就无法繁衍生息。在这种卫生条件下，鼠疫的暴发只会造成一些零星病例，很快就会彻底消失。另外，在遍地污秽的不发达国家，城市之下的土地往往混杂着泥土、腐烂的有机物和污水等污染物，结果为鼠疫杆菌提供了肥沃的培养基，使其在适宜的环境中不断滋生。

北里和耶尔森分别宣布，他们在1894年考察香港时就证实了这一假说。6月份，两人分别独立地发现鼠疫杆菌之后，当地卫生委员会就要求他们检测太平山地区的土壤。两位微生物学家再次展开竞争，并同时在当地土壤样本中发现了病原体。他们的这项发现似乎让人想起了炭疽。北里更容易觉察两者的相似性。1885年至1892年，北里一直在科赫实验室工作，致力于研究炭疽，发表了一些相关的医学论文（科赫与巴斯德共同发现了炭疽）。

1881年，巴斯德在普伊勒堡宣布了著名的理论，即被患病绵羊污染过的田地会残留炭疽杆菌（后来被确定为孢子）。即使经过数年时间，田地中的炭疽杆菌也还能感染健康而没有免疫力的绵羊。类比来说，北里认为，鼠疫杆菌一旦初次移植到香港贫民窟的肥沃土壤中，不需要新的来源，就能实现年复一年的传播。相反，鼠疫杆菌能够长久地存活在太平山最肮脏的微环境里，如土壤、地面、排水沟、墙壁，等待芽孢出现。北里和耶尔森两人都努力地寻找鼠疫孢子，尝试与炭疽进行完美的类比，但没有成功。他们推测，香港鼠疫的传播机制与普伊勒堡炭疽大致相似。当温度、湿度和营养条件允许时，城市中存在的鼠疫杆菌将在健康的穷人中繁衍，引发疫情。该理论提供了一种解释，似乎能解开多年来鼠疫在同一地区反复暴发的谜团，因此在第三次鼠疫大流行的前十年中始终被奉为"真实再燃理论"。

真实再燃理论的追随者认为，鼠疫传播主要有三种方式。首先，人们赤脚行走在施过肥的土地或肮脏的地板上，给了鼠疫杆菌入侵脚部伤口的机会。其次，睡在地板上的人为鼠疫提供了重要入口，即裸露的鼻孔。最后，鼠疫杆菌可以通过粉尘颗粒或四散的臭气，被吹到空中。尽管粉尘或蒸汽本身无毒，但它们携带鼠疫杆菌，并被人类吸入，就会成为致命之物。鼠疫杆菌首先被生活在地面附近的啮齿动物吸入，然后在稍高的地方被人类吸入。人们在一系列矛盾概念之间找到了惊人的联系，将鼠疫定义为一种能够通过瘴气传播的细菌性疾病。

对鼠疫病因学的概念梳理，主要有利于公共卫生策略的制定。香港卫生委员会弄清 1894 年流行的疾病是鼠疫之后，立即采取了严格的防治措施。香港港口出现感染者后，应急部门迅速对到达船只和乘客进行检疫，派出军队搜寻可疑病例，在偏远的坚尼地城建立了隔离区，将可疑病例强制送往那里，对其住所进行封闭和消毒，烧毁他们原有的衣物。病死者的尸体则被填埋在指定的鼠疫坑中，上面覆盖石灰。这些措施违背了大众的宗教信仰，很多人开始逃离，绝望的谣言到处流传：殖民政府是"外来的魔鬼"，正在散播瘟疫，消灭穷人，把穷人的身体器官用作试验材料，还允许"野蛮的"士兵将妇女带走，满足他们"肮脏的企图"。[10] 事实证明，什罗普郡军团的军事部署和海港里的炮舰，在保证民众遵纪守法、防止暴乱方面发挥了关键作用。

卫生委员会认为这种严格的程序非常有必要，但还应该做出更多努力。他们认为，这些措施可以防止鼠疫杆菌通过港口进出，减少城市内的传播，从总体上降低发病率和死亡率，尤其是还可以保护欧洲居民。然而，细菌侵入城市的土壤及污物，依然潜伏在传统防疫措施无法触及的地方。鼠疫杆菌虽然被部分遏制，却没有被"根除"，每当出现有利时机，它就会死灰复燃，引发新一轮的鼠疫流行。

正如真实再燃理论所说，历史似乎提供了一种解决方案。1665 年至1666 年的伦敦瘟疫是英国出现的最后一次鼠疫。在第三次鼠疫大流行的早期阶段，公共卫生部门从细菌理论的视角回顾过去的伦敦瘟疫，认为鼠疫消退的原因是那场大火。1666 年 9 月，一场大火紧随鼠疫而来，吞噬了中世纪的伦敦城，这场大火被认为是净化的烈焰，彻底清洁了这座城市及其土壤，从而"扑灭"了反复暴发的鼠疫。按照严格的逻辑，相关性和因果性是完全不同的两回事，但是火灾与鼠疫终结的时间关联如此密切，使得这一假设有着无法抗拒的吸引力。

香港总督罗便臣充分把握了疫情历史与相关的科学理论，根据 17 世纪伦敦的防疫经验制定了相应政策。1898 年，罗便臣在退休前封锁太平山贫民窟，用火把将其点燃，以期清除积聚在建筑物和污物之中的细菌，并对该区域的土壤进行消毒灭杀。卫生委员会成员艾尔斯（J. Ayres）博士在疫情暴发初期就提出过建议："整个社区都应该被摧毁，用火烧，越快越好。"[11]《多伦多环球报》也报道过，"政府接管了疫区，用大火烧毁了每座建筑，填埋了所有的地下居室"，文章评论还认为，"总体而言，当局与民众的行动是英国殖民行政史上辉煌的一页"。[12]

由于空闲土地的价值往往更高，香港的住房市场也助推了政府放火防疫的决定。20 世纪的太平山就这样在罗便臣总督指挥下的大火之中化为废墟，得到净化。罗便臣是香港唯一一个没有被用来命名街道作为纪念的总督，从这一点，我们不难看出中国居民对他的极端做法的不满与抗议。这种情绪当然有充分的理由，在 1903 年的《印度时报》中就得到过描述："这些庞大的街区土崩瓦解，成千上万无家可归的人又算得了什么呢？现在非疫区出现了房间过度拥挤的怪异场面，租金上涨了 50% 到

75%。原本供一个家庭居住的房间，现在居然装着两三家人。"[13]

真实再燃理论并不是一种只适用于异域和特殊地区的医学理论，在伦敦的历史证据和香港有力控制疫情的案例支撑下，它在第三次鼠疫大流行早期就在许多地方得到过应用。1899 年末，檀香山的唐人街地区燃起过许多场"灭菌大火"，结果由于火势随风蔓延，造成了"1900 年唐人街火灾"，火灾面积超过 38 英亩，烧毁了 4000 多所房屋。1903 年，《芝加哥每日论坛报》刊登了标题为"英国放弃抗击鼠疫"的文章并评论道：

> 火是在东方的白人最喜欢使用的净化剂，也是一种残酷无情的手段，尤其在霍乱和鼠疫期间加剧了亚洲人对外来者的仇恨……（政府）坚信是当地居民的肮脏环境造成了瘟疫蔓延，便肆意将火炬投向他们，但事实证明这没有用处。[14]

孟买的毁灭

鼠疫现代大流行的中心疫区是孟买。作为著名的世界化大都市，孟买曾是大英帝国的第二大城市、纺织和行政中心，拥有大型深水港。在1896 年遭受鼠疫侵袭前，这座印度港口有 80 万人口，之后它的感染者人数与死亡人数超过了世界上所有的城市。如果我们要考察疫情环境、抗疫政策，以及城市贫民如何绝望地抵抗殖民地政府施加的严格措施，孟买是一个必不可少的样本。

尽管孟买从未弄清楚第一例患者（"零号病人"）的身份，但有一点可以确定：正是 1896 年从香港偷渡至此的老鼠将鼠疫带到了孟买。最早出现的确诊病例居住在海滨曼德维附近的贫民窟里，这里的人们将小麦和大米装入麻袋，带入城市做买卖，使疫情快速扩散。不久后，印度鼠疫委员会这样解释道：

> 孟买的所有大型粮仓都位于曼德维……粮仓数量众多，粮食储备充足，并且……只能在规定的工作时间内开仓……储存的粮食不用金属容器储存，而是用麻袋封装，一袋袋从地板堆到天花板，为老

鼠大量繁衍提供了良好的环境。它们拥有营养丰富的食物，麻袋之间适当的缝隙还提供了完美的庇护所，一旦有风吹草动，它们就迅速躲起来。所有这些条件都使老鼠繁殖出惊人的规模。[15]

9 月 23 日，印度医生维埃加斯（A. G. Viegas）接诊了疑似患者并报告了病例，这标志着孟买鼠疫的正式暴发。但早在 7 月份人们就发现曼德维粮仓中频现死亡的老鼠。8 月初，粮仓上方公寓中的居民中暴发了神秘疾病。这些情况都被轻描淡写地诊断为"腺热""弛张热"或"淋巴腺热"，而不是鼠疫。这样的安慰性说法主要受到势力强大的商人、工厂和地方机关的操控，他们希望避免麻烦，不然欧洲海港就会停运孟买的船舶，从而带来重大的经济损失。当时人们认为鼠疫是东方野蛮人的产物，市政府也竭尽全力压制确诊病例的新闻报道。因此，从 7 月下旬开始，孟买采用的第一个公共卫生策略就是掩盖和欺骗。到了 9 月下旬，实验室检测出大量病例，逼迫政府进入紧急状态。鼠疫在孟买的岛上暴发，数周的掩盖信息和无所作为使它成了印度的第一个疫情中心。（图 16.1）

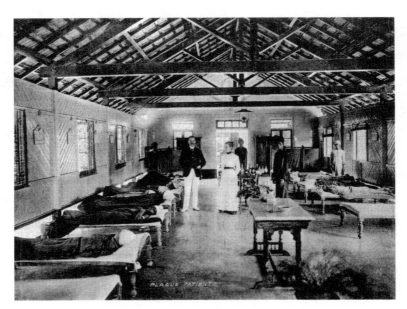

图 16.1　孟买鼠疫医院内（1896—1897）。（照片归伦敦克利夫顿公司韦尔科姆收藏馆所有，CC BY 4.0。）

从 1896 年秋天到 20 世纪 20 年代，鼠疫以第三次大流行的特有模式席卷了这座印度最大的城市，香港鼠疫悲剧再次在此上演。每到 12 月天气转凉，鼠疫就再次袭来，之后又随着来年 5 月份的炎热消退。鼠疫的周期性暴发主要是因为"东方"鼠蚤或印鼠客蚤的繁衍对于温度和湿度都有要求。热带地区夏季的高温，以及 6 月到 9 月潮湿的季风天气，都会降低跳蚤的活性。鼠疫来得突然，去得也匆忙，如此有规律，以至于每年的 12 月到次年 4 月被称为"鼠疫季"。

根据《印度时报》的记录，鼠疫季期间的死亡率在 1903 年达到顶峰，其中 1、2 月份死亡率最高，每周死亡人数超过 2000 人。当时许多病例无法被纳入统计，这个数字只是保守估计。时居孟买的著名医生亚历山德罗·卢斯蒂格（Alessandro Lustig）曾说：

> 在印度，人们无法得到精确的统计数字，许多大城镇的居民过着流浪的生活，他们在野外、街道和广场上随地而睡，没有固定居所。当时许多印度教徒的尸体会被投进河里或者神圣的池塘，以便完成某种仪式，又或者会被扔进灌木丛烧掉。因此我们很难估算出死亡人数的近似值，当地政府即便想要过问，也缺乏准确信息。[16]

鼠疫迅速超出海岛范围，蔓延至整个孟买管辖区，并向远方迈进，一路到达波那（现在的浦那）、卡拉奇、加尔各答及东部、北部的无数城镇村庄，这些地方通过公路、铁路与孟买相连，与孟买有着密切的贸易往来，也有许多劳务移民和朝圣群众，死亡率一度飙至大港口城市的水平。

在维多利亚时代晚期，孟买繁荣的经济带动农村贫困人口涌入城市，他们大多是搬运工、纺织工、码头工、清扫工和建筑工。大量的移民使孟买变成了世界上最拥挤的城市之一。加尔各答的每英亩人口为 208 人，伦敦某些地区为 221 人，但孟买则猛增至 759 人。由于缺乏垃圾处置的相关规定，也没有建筑规章，城市逐渐被马厩、家畜、制革厂、肉铺和乌烟瘴气的工厂所霸占。高楼大厦间，有着阳光难以照射到的狭窄巷子，露天排水沟和下水道四处铺展。尽管干牛粪臭气熏天，穷人们还是把它们做成块状，作为燃料来买卖和使用。排水不畅、通风不良、四处污秽、营养不良、害虫肆虐，最重要的是交通拥挤，这些因素都导致了鼠疫在孟买最臭名昭著的棚户区暴发。这些棚屋是政府为外来移民匆忙建造的廉价住处。印度鼠疫委员会将这些房屋描述为：

> 这些建筑像兔子窝一样狭窄密集，许多公寓的通道十分狭窄，彼此相连。房间又小又暗，基本上无法通风。地板上混着灰泥和牛粪，据说是某种宗教仪式的一部分……当地人认为这种地板能让居民在赤脚时感到愉悦而凉爽……另外，这里的夜晚特别拥挤，地板上躺着的人数不胜数。[17]

房东经常不见踪影，疏于公寓的维护和管理，楼体本身也很不结实。小小的独立单元内拥挤不堪，里面的人为防止憋闷窒息，只能敞开大门。

英国殖民地抗鼠疫运动

经过最初几周的迟滞与惶恐，9月23日，孟买政府开始实施一项超常规的公共卫生政策，通过严格的措施遏制疫情。1897年2月，《流行病法案》赋予了中央鼠疫专项委员巨大的权力。根据北里和耶尔森的研究，专员们认定鼠疫是一种传染病，重新采取第二次大流行的严苛隔离手段，即强制隔离确诊病例及接触者，迅速埋葬病死者。新的抗疫措施将要推行的谣言刚一出现，就引起了民众的恐慌，激起了强烈的反对情绪，反对封城的声音越来越强。在官方做出的表态使运动升级为群体溃逃之前，男女老少早已开始逃离孟买。到12月，已有20万人离开，而且人数还在飙升。到了1897年2月，逃离人数已达到40万，约占本城人口的一半。而这些逃离者又不可避免地包含部分病菌携带者。比起鼠疫本身，人们的惶恐与逃离更容易引发英国当局采取更严苛的管控措施。

同时，由于港口停运，商贸往来停止，英国公布了一系列军事政策，令民众忧心忡忡。这些政策将孟买划分为不同的地区，然后新任命的警戒委员会发布了"刺激公众情绪"的宣言。宣言提出了如下要求："授权官方人员进入建筑物进行清扫，处理被污染的物品，强制那些被鉴定为患者的人集中住院，以及隔离患者的房屋。"[18] 根据这一授权，委员会派出了由卫生官员组成的搜查队，陪同他们的有车夫、印度兵、英国巡警和治安法官。他们每天清晨出发去寻找病例，不经事先通知即进入居民房屋，搜查所有疑似病例。他们无视种姓和宗教传统，跟随着鼠疫的"踪迹"，对所有人进行身体检查，甚至包括深闺中的女性——穆斯林和印度教徒不允许女性在家中接待外人。

在发现疑似病例后，搜查小组给房屋做标记，用圆圈涂抹外墙，在门口涂上字母"UHH"（不适合人类居住），然后用推车或带轮子的担架将新发现的病人运到亚瑟路上可怕的市传染病医院。（图 16.2 和图 16.3）同时，他们将所有同住的接触者带到羁押所，把他们关进匆忙建立的"隔离营"。疏散的人员被安置在帆布或木棚搭建的小屋里隔离，无暇顾及那些针对不同种姓、信仰、种族和性别的印度传统规定。英国当局将病人与家人分开，以西医治疗，隔断接触，这违背了孟买的社会和宗教习俗。

墙上的涂圈与 UHH 标志的用处，与丹尼尔·笛福在《瘟疫年纪事》中提到的红十字的用处不同。伦敦的红十字用于警告路过的行人，禁止进出这些"被封闭的"建筑物，而孟买所用的标记的作用是为防疫人员标明需要采取更严格措施的场所。正如香港的情况一样，孟买抗击鼠疫的医学理论基于当时的正统观念，即鼠疫的传播能够"真实再燃"。这种根深蒂固的观念支持着人们在别人的房屋上涂抹油漆。防疫人员将大量居民驱逐到隔离营，这些隔离营都建在适合为穷人提供紧急居所的乡村和小镇。就像在香港和檀香山那样，他们随后将感染者居住的房屋烧毁。实际上这就是打着公共健康的名义进行驱逐和破坏。从现代视角来看，这种政策适得其反，受到火焰惊吓的跳蚤和啮齿动物会四处逃窜，寻找新的家园。

而且这种政策在类似孟买的大城市中是行不通的。在紧急情况下，政府不可能临时敲定并执行如此大规模的安置方案。从长远角度出发，孟买建立了城市改善信托基金，以图整体更新城市的面貌。用卫生官员特纳（J. A. Turner）的话说："我们必须……将其当作一种地方性疾病来对待，努力消灭适合病菌生长的环境，从而找到降低病菌活力的方法。"[19] 最终，英国当局在采取即时防疫措施时，不得不考虑孟买的现实情况和条件。他

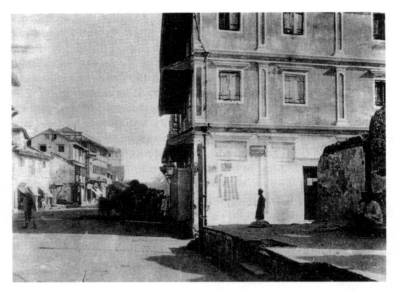

图 16.2 1896 年，孟买一处带有标记的鼠疫房屋。空心圆代表有鼠疫死亡病例，有叉的圆代表因其他原因死亡。标记向政府表明此处需要采取卫生措施。（藏于伦敦韦尔科姆收藏馆，CC BY 4.0.）

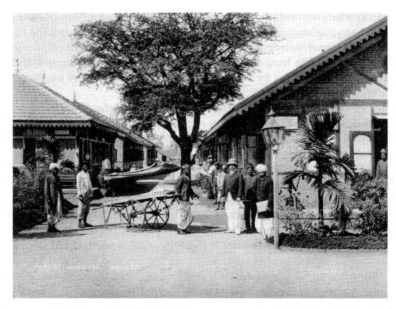

图 16.3 孟买鼠疫医院外的轮式担架（1896—1897）。（照片归克利夫顿公司韦尔科姆收藏馆所有，CC BY 4.0.）

们开始追踪病菌污染过城市哪里的环境，然后将其彻底杀灭，不过不再通过放火焚烧建筑物、街区等方式来进行。

按照这种逻辑，孟买当局烧毁了患者的携有病菌的床上用品、衣服和家具。硫黄烟熏法作为一种净化空气的手段已有很长的历史，于是孟买当局还对建筑物进行了熏蒸和消毒。同样，当局还派工人用消毒剂（高氯酸汞、石炭酸和氯气）浸透墙壁，杀菌灭毒。他们还挖出了 6 英寸深的泥土，用高氯酸汞浸透土壤进行净化。对于上层的房间，他们拆除了屋顶，在墙壁上开洞，让阳光和空气进入，驱散病菌。

除了室内消毒工作，卫生工作人员也没有忽视室外消毒。工人们用稀石灰水和蒸汽处理墙壁，清扫街道、排水沟和下水道。无论鼠疫患者的尸体在哪里被发现，都会有人立即将其运走，快速火化，丝毫不顾及印度拜火教徒对火化尸体的禁忌。

印度的不幸在于 19 世纪末的鼠疫遇上了最严重的饥荒，给印度人带来了永生难忘的记忆，《纽约时报》称这场饥荒为"印度有史以来最严峻、最可怕的灾难"。[20] 从 1897 年开始，季风连续三年未到达印度，引发了一场旱灾，使庄稼颗粒无收，牲畜与人纷纷饿死。如《圣经》的《出埃及记》所写的那样，旱灾由于蝗虫聚集和老鼠所携带的"瘟疫"而加剧。干旱和饥荒持续了整整十年，一直到 1906 年才结束，其间共有 1 亿印度民众受到饥荒的影响。仅在 1897 年至 1901 年之间就有 500 万人活活饿死。这也对鼠疫产生了巨大的影响，在重灾区孟买管辖区，人们瘦骨嶙峋且营养不良，对鼠疫几乎没有免疫力。鼠疫在穷人中大肆流行，天花和流感也是如此。更加讽刺的是，由于老鼠和跳蚤躲在谷物中繁衍，用来缓解饥荒的小麦和大米反而加剧了疫情。

抵抗与暴动

防疫人员在这座饱经风霜、饥肠辘辘的城市中不断巡逻，有关英国人的邪恶目的的谣言也随之而来。一种流行观点认为，英国人故意无视印度教徒、穆斯林和印度拜火教徒的教义与信仰。许多印度人认为，他们这样做的目的是削弱土著宗教，加强基督教和英国在印度的统治地位。出于同样的考虑，这种观点还认为英国人迫使印度人接受西式疗法，彻底摧毁印度的传统医学。此外，一场私下流行的运动促进人们产生了更加险恶的猜想——这种流行病不是天灾，而是人祸。换言之，这是英国研制的一种毒药，用于解决人口过多和社会贫困问题。还有一种观点认为，维多利亚女王是想通过献祭印度人的尸体来安抚鼠疫之神，从而保护英国不受神罚，却完全不管印度死活。有谣言说，这种赎罪的方式需要牺牲 3 万印度民众。

这种思想在种族主义和殖民主义引发的信任危机下蓬勃发展，得到了印度民族主义的早期拥护者的积极传播。这种言论之所以能够扎根发芽，是因为印度的穷人和未受教育者对北里和耶尔森都没有任何了解。他们很少了解医学知识，没有理由执行那些动机可疑的外来者的政策。饥饿和恐惧进一步消磨了他们的耐心。事实证明，防疫搜查人员、警察和士兵滥用了鼠疫法规赋予他们的权力，更容易引起人们的愤怒。关于工作人员行为不端的报告日益增多，如士兵对印度女孩实施性骚扰，警察从垂死者手中偷走手表，搜查员收取贿赂作为不在房屋外涂漆的条件等。

在这种充满政治色彩的环境中，防疫小组的到来迅速成为暴力事件的爆发点。整个孟买的人纷纷隐瞒病患情况，保护亲戚、朋友和邻居免受伤害和谋杀。由于民众不合作，当局无法估计疫情的严重程度和疫区位置，很难采取及时有用的卫生措施。此外，除了消极的不配合之外，孟买的市民经常以更坚决的手段反对鼠疫政策。

在遍布拥挤小隔间的城市里，一栋楼最多可以容纳 1000 人。居住空间如此狭窄，谣言消息总是能迅速传播。不久，居民们就聚集起来，用污言秽语驱逐搜查人员。1896 年 10 月，1000 名愤怒的印度教徒袭击了亚瑟路医院。码头工和运输工发起罢工活动，纺织工和纺纱工也随之加入。1897 年春，英国移民社区发生了令人震惊的恐怖事件。鼠疫委员会的兰德和其他三名官员被枪击，因为他们实施了严厉的政策，遭到了报复。《纽约论坛报》警惕地将此时的印度描述为"像是一座火山"。[21]

鼠疫大流行中戏剧冲突最激烈的事件就是骚乱。这些骚乱引发了

《印度时报》和其他英语记者的焦虑，他们担心英属印度正处于"印度觉醒"或大规模暴动的边缘。最著名的反抗活动发生在 1898 年 3 月 9 日，地点在孟买北部的贫民窟，利彭路从中穿过。8 万名穆斯林纺织工居住在那里，忍受着高耸烟囱下暗无天日的小隔间。工厂主引发了计件工作的劳资纠纷，拖欠数月的工资，却要求工人们更遵守劳工纪律，这一做法引燃了编织工和纺织工的情绪。磨坊工人们普遍饥肠辘辘，时而有工作，时而没工作，不得不债台高筑。他们为疫情恐慌，不信任政府，抵制来访的官员。

3 月 9 日的清晨，由两名英国警察和两名助手组成的搜查小组，在一名英国医学生的指导下，访问了利彭路的社区。他们发现了一个发高烧、精神错乱的年轻女子，外表像是患了鼠疫，但她的父亲坚决不同意陌生英国人为她进行检查。搜查人员叫来更多人帮忙，有穆斯林的医师，还有一位英国女护士，但是这位父亲毫不妥协。喧闹而不满的人群逐渐聚集，搜查小组只好撤退，数百人紧跟其后，一边辱骂，一边向他们扔石头。

搜查小组仓皇逃走，但人群却继续聚集，手持竹棍和石头等武器走上街头，开始大肆攻击欧洲人，放火焚烧救护车，还杀死了两名碰巧在现场的英国士兵。在此期间，英国派增援部队（警察、军人和印度兵）镇压示威者。一位治安官命令人们散去，人群只是发出了更大的嘘声，投掷了更多的石块。终于，士兵开枪了。之后示威人群慌乱逃窜，现场留下了12 名死者和重伤者。

《印度时报》报道称，在孟买"土著区"，骚乱以"东方式的速度"蔓延开来。[22] 印度教徒、穆斯林和印度拜火教徒也摒弃前嫌，团结一致，抵抗英军。暴乱持续进行，当地人不断袭击欧洲人，特别是正在赶赴现场的落单的警察。示威者还围困了亚瑟路上的鼠疫医院。最初，他们试图放走病人，烧毁检疫站，就像英国人放火烧毁他们家园那样，用这种意味深长的做法逆转他们的社会地位。这天的暴乱最后导致一百多人伤亡。

类似的示威和暴乱陆续蔓延到浦那、加尔各答、卡拉奇，以及许多城镇、村庄，这些地方多是英国当局实施军事化强制防疫措施的地区。最终，英国人做出了两方面的反应，在政治领域进行镇压，在医疗领域则同意让步。在政治方面，英国人关闭了那些煽动叛乱的报社，在未经审判的情况下，将参与的人员驱逐到偏远的安达曼群岛罪犯流放地，以煽动骚乱的罪名起诉他们。新闻界认为，英国人为了制止暴乱，发动警方突袭的频率与沙俄时代的镇压不相上下。

为了消除民愤，消除普遍流传的阴谋论，孟买总督桑德赫斯特（Sandhurst）勋爵制定了一项意在调和的抗疫政策。政策规定，强制性措施仅适用于小城镇中有限的疫情，而不适用于大城市中肆虐的流行病，因为那里有大批群众抗拒安保部队。如果陷入全面对抗的局面，英国人就将处于不利地位，因为在整个印度境内，英国仅有23万士兵。

印度鼠疫委员会发布的报告，将放弃强迫措施变得更为简单。报告认为，从维持公共秩序的角度来看，中世纪的严苛措施收效甚微。鼠疫并未消失，而是在每个凉爽的季节重新暴发，扩大疆域。此外，严苛的抗疫措施也对经济造成了灾难性打击。1898年，桑德赫斯特废除了严格管控的规定，他认为这样做不仅危险重重，效率低下，而且代价高昂，转而呼吁民众自愿合作。

抗击鼠疫运动的新方向

桑德赫斯特的宣言落实之后，所有形式的强制性公共卫生措施（搜查小组、强制体检、一刀切治疗，以及亚瑟路的强制隔离）均告终止。检疫站虽然还存在，却要执行新规定，每个本土宗教团体都有权开设自己的小型社区医院。这些场所向教徒的亲朋好友开放，由传统医师提供治疗，尊重种姓和性别习俗。在现代鼠疫彻底消失前，孟买出现了31个类似的机构。为鼓励民众自觉隔离，英国设立了可自由支配的救济基金，用于赔偿因检疫隔离而带来的经济损失，补偿被消毒剂破坏的个人物品，并为寻求过治疗的患者支付丧葬费用、提供家庭救济。

血清与疫苗

比起依靠武力强制要求，上述疏导方式减轻了群众的紧张情绪，几乎使革命的势头戛然而止。然而事实证明，疏导措施对于降低鼠疫发病率和死亡率没起到任何效果，即便在遵循自愿原则的新世纪也是如此。终结鼠疫的希望最后落在了实验室研发的新工具和迅速发展的免疫学上面。首先，抗鼠疫血清出现了。耶尔森和卢斯蒂格认识到，实验中感染鼠疫杆菌的马并不一定生病。他们利用这一发现，成功地从有免疫力的马的血浆中提取了抗菌血清。耶尔森和卢斯蒂格的血清最初被作为重症患者的救命疗法，之后拓展到预防领域，均取得了有限但积极的成果。在一项有 480 位鼠疫患者参与的试验中，卢斯蒂格的血清治疗康复率达 39.6%，而对照组的康复率则是 20.2%。在没有更好选择的情况下，实验结果促使亚瑟路医院大量地使用两种血清。

　　另外，孟买当地开发出的疫苗是人们战胜鼠疫的一大法宝。在鼠疫大流行初期，孟买管辖区决定资助著名科学家沃尔德马·莫德凯·哈夫金（Waldemar Mordecai Haffkine，1860—1930）开展鼠疫研究。哈夫金是乌克兰人，詹纳和巴斯德的追随者。印度疫情暴发时，哈夫金已经因参与研制霍乱疫苗而享有较高的国际声誉。1897 年，哈夫金在孟买政府的鼠疫研究实验室工作，研制出了能有效灭杀鼠疫细菌的疫苗，该疫苗先后在老鼠和人类志愿者身上通过了功效和安全性测试。在这两种试验中，疫苗对鼠疫细菌展现出的只是局部而暂时的免疫力，但这却给人类提供了抗击疫情的紧缺武器。因此，1898 年，英国鼠疫委员会决定发起哈金夫疫苗的大规模接种运动，此举受到印度鼠疫委员会的鼓舞。印度鼠疫委员会在此之前就已经宣布，在哈夫金的实验取得突破性进展之前，所有的方法都是无用功，仅有哈夫金的新疫苗能给人们带来一丝希望。

　　不幸的是，疫苗接种运动未能达到预期的效果。原因之一是技术水平有限。哈金夫的疫苗需要多剂量注射，所有注射均需接受过专业医学训练的医护人员操作，但这些医护人员数量有限。于是，如何确保大众都能得到接种，成为孟买管辖区的一项艰巨挑战。此外，民众对接种的配合意愿不高，抵触情绪很大。在某种程度上，民众的反对是由于这种疫苗只能使人部分免疫，大家很快发现接种过疫苗的人仍可能感染鼠疫。此外，该疫苗还产生了一些副作用，如眩晕、头痛、淋巴结肿大、疫苗接种部位持续疼痛性肿胀等，这些副作用使人们更加疑心英国人是不是在毒害当地人。

　　一个重大意外事件也令民众的焦虑情绪激增。由于要在短时间内生产大批量疫苗，鼠疫研究实验室无暇顾及安全标准。结果，1903 年 10 月，穆尔科瓦尔发生事故，实验室的一批疫苗被破伤风杆菌污染。因为他们还省略了添加石炭酸进行消毒的安全保障措施，错误就变得更加严重。结果，19 人因为接种这种受污染的疫苗而悲惨地死去——不是死于鼠疫，而是死于破伤风。在这一系列紧急政策中，血清和疫苗的效果并不比中世纪抗疫措施更好。

"没有老鼠，就没有鼠疫"

　　抗击鼠疫的最后阶段开始于 1898 年，保罗-路易斯·西蒙德关于鼠疫传播的鼠蚤联系理论此时获得了迟来的承认，印度鼠疫委员会一度对该理论持怀疑态度（详见第 4 章）。然而，重新考察鼠疫的生物学和流行病学特征之后，委员会改变了立场。现在他们转而接受西蒙德的观点，此观点通过广泛的研究被证实，确定了鼠蚤传播方式，成为医学界的新主流。持续十四年的抗疫运动均以失败告终后，新的防控计划近在眼前。接下来，以西蒙德理论为要点的相关政策将灭杀鼠群（所谓"灰色危险"）作为抗疫的优先任务。这次抗疫运动的口号是"没有老鼠，就没有鼠疫"。

　　特纳于 1909 年在孟买发起了灭鼠运动。人们先在城市地图上勾画出圆圈，每个圆圈代表工作人员在此处负责三天的清理与围堵。猎鼠团队被派往社区行动，带着扫帚、捕鼠器、消毒桶和冲洗机。猎鼠人员在第一天清晨上街，清除沟渠、排水沟中的垃圾，这些都是老鼠们的食物。到了下午，每个团队都设置好数百个陷阱，用鱼肉、面包块蘸上糖粉和面粉做诱饵，加点砷或士的宁，还要加上磨砂玻璃。根据调查员的观察，哪里有老鼠出没，哪里就要设置陷阱。第二天，猎鼠人员回到原地，不论老鼠是死是活，他们都会用锡盒将它们送到实验室进行解剖实验，每个老鼠身上都有标明来源地的标签，最后这些老鼠会被焚化。第三天，猎鼠人员带着扫帚和冲洗机返回，对实验室内所有区域进行清扫消毒。如果实验室的老鼠出现任何症状，则研究人员会在第四天返回现场进行进一步消毒。整个流程结束后，猎鼠人员开始转移到新的社区行动，他们的目标是将幸存的老鼠赶出巢穴，阻止它们返回。英格兰、南非、澳大利亚、菲律宾和日本均成功地采用灭鼠战略，增强了人类必胜的决心。

1910 年，也就是孟买大规模捕鼠的第二年，研究人员已捕捉了 50 万只老鼠进行检查和灭杀。市政实验室（可能过于乐观地）估计已消灭全城 1/4 的鼠群，且疫情正在消退。那年鼠疫仅造成 5000 人丧生，而"正常"的年份则会有 1 万至 1.5 万人病死，最严重的 1903 年甚至达到了 2 万人。1910 年，人们终于开始考虑，鼠疫是否已经消退。

然而，减少老鼠数量并不是根除鼠疫的最终策略。老鼠繁殖能力强，聪明机警，很容易逃离捕捉，有些甚至学会了避开诱饵，使得陷阱和毒药的作用日益降低。更严重的是印度教徒相信动物的生命不可侵犯，因此固执地抵抗灭鼠行动，甚至还帮助老鼠摆脱陷阱。这件事的麻烦之处在于，许多印度人依然怀疑英国人蓄意毒杀当地人。在他们看来，是英国人设置的陷阱（而非老鼠）传播了瘟疫。此外，特纳也未曾预料到灭鼠行动会适得其反。驱赶老鼠虽然减弱了某个地点的鼠疫疫情，却导致鼠疫更广泛地传播。如此一来，疫情没完没了。尽管传播速度有所减慢，但每年冬天疫情依然会顽固反弹，夺走成千上万人的生命。最后，从 20 世纪 20 年代开始，每年的病死人数逐渐下降，在将近半个世纪之后的 1940 年前后，病死者才完全消失。

全球经验与重点

疫情消退后，人们不禁产生了新的焦虑：鼠疫是否会再次入侵这座城市？毕竟，最初使孟买变得如此脆弱的社会和经济条件仍然存在——贫困、拥挤的贫民窟和啮齿动物。幸好鼠疫没有再次出现。除了啮齿动物数量变少之外，鼠疫消失还归功于政策与生物学的进步。在政策方面，第三次大流行期间，人们了解到老鼠和轮船在传播全球性流行病中的作用。西蒙德发现鼠蚤联系理论之后，国际社会在轮船上开展灭鼠工作，以防止啮齿动物通过轮船旅行散播病菌。

1903 年的第一步是确定了啮齿动物在疫情全球扩散中的作用。从佐治亚州的萨凡纳和佛罗里达州的坦帕开始，人们用硫黄熏蒸新抵达的轮船，灭鼠服务铺天盖地展开。烟雾将啮齿动物驱逐出巢，也生动地证明了环球贸易路线上藏匿的老鼠数量之多。通过捕捉和检查这些动物，研究人员也最终证明了海运中的大量老鼠都携带鼠疫，55 个国家的数百艘船被官方宣布为传染源。

在海港区遏制鼠疫成为各个国家的经济和公共卫生优先事项，国际社会迅速就实践措施达成了共识。运输公司负责部署科学的防鼠灭鼠服务，氯气和氰化氢是主要的手段。密封舱壁和天花板能够更永久地防止老鼠来回逃窜与躲藏。造船厂也开始根据预防啮齿动物进入和存活的要求来建造轮船。通过这些努力，到 20 世纪 20 年代之后，全球海洋已成为啮齿动物不可逾越的障碍，而不再是它们畅通无阻的高速公路。

两种生物学因素也在默默地发挥作用，结束了印度长期的悲剧，并防止其再次发生。其中一个因素是褐鼠或挪威鼠的生物入侵，它们从印度次大陆的生态位上赶走了本地的黑鼠。结果就是印度不再容易遭受鼠疫的威胁。褐鼠虽具有攻击性，但遇人会退缩，因此它在人与啮齿动物、跳蚤之间制造了新的安全距离。这一点影响深远，因为某些印度人总是把黑鼠当作宠物，而非有害的动物。不同种类的啮齿动物之间的激烈斗争对人类健康具有深远影响。

第二个生物学因素尚未被证实，但可能是极其重要的：人们猜测啮齿动物的免疫力或许在缓解孟买疫情中发挥了作用。鼠疫的持续存在，使孟买管辖区的老鼠经历了数代严重的进化压力。一种可能的结果就是，老鼠产生了群体免疫力和针对鼠疫杆菌的抵抗力。如果原本就远离人类的褐鼠也部分地得到了这种抗体，那么鼠疫的人际传播速度就将急剧下降。可能正因如此，疫情逐步退却，迄今为止鼠疫都很难重新暴发。

但有个问题仍未得到解决：为什么第三次大流行遵循的流行病学模式与第一、二次大不相同？由于人们尚未对该问题进行全面研究，任何答案都只能够适用一时。人们已知鼠疫菌株有多种，而造成现代大流行的菌株绝大多数依赖老鼠和跳蚤传播，很少依赖飞沫传播或人传人的方式。而前两次大流行中，鼠疫菌株的毒力更强，并以这些方式进行传播。这种差异使第三次大流行的传播速度较慢。在某种程度上，现代菌株的毒力也较小，因此鼠疫可能在已被驱逐但尚未灭绝的啮齿动物种群中流行。如此一来，鼠疫就可以在香港和孟买埋下永久的传染源，等待适宜的温度和湿度条件，每隔一段时间就重新暴发。其他未知的变量也可能影响了老鼠身上的跳蚤及其作为病媒的传播效率。极有可能正是这些因素综合在一起制造了像第三次大流行这样的鼠疫，它传播速度慢，反复出现，且总的来说致死性低于查士丁尼瘟疫和黑死病。

17

疟疾和撒丁岛

历史的利用与滥用

疟疾是人类最古老的疾病之一，某些学者认为，疟疾也可能是历史上给人类造成最大负担的疾病。主要有两个原因：与鼠疫、天花和霍乱不同，疟疾自人类物种存在以来就相伴我们左右；而且它几乎没有地理范围上的限制。

如今，尽管疟疾已可防可治，但它仍是人类面临的最严重的疾病之一。2017 年，世卫组织的严谨数据表明，全球一半人口（32 亿人）面临着感染疟疾的风险，2.19 亿人确诊，106 个国家中的 43.5 万人死亡。受影响最严重的是撒哈拉以南的非洲地区，疟疾发病率达 92%，死亡率达 93%，尤其是尼日利亚、莫桑比克、刚果民主共和国和乌干达这四个国家。据估计，全球几乎每分钟都会有一名儿童死于疟疾，这使得疟疾与艾滋病、结核病一起成为主要突发公共卫生事件。

毫无疑问，现实情况要比统计的死亡和患病数据更严重。疟疾是妊娠期的主要并发症，导致高流产率，因出血和严重贫血而引发产妇死亡，也可导致胎儿出生后体重过轻等后遗症。疟疾还可以通过母婴垂直传播的方式感染未出生的婴儿。

此外，疟疾也是一种主要的免疫抑制性疾病，即疟疾患者极易感染其他疾病，特别是结核病、流感和肺炎等呼吸道疾病。在热带地区，它能够持续全年流行高发，高危人群每年都面临着初次感染、再次感染与重复感染的风险。幸存者会获得有限的免疫力，但他们往往要付出高昂、持久的代价，因为疟疾的反复发作常会引发严重的神经功能缺损和认知障碍。结果，疟疾导致贫困无法消除、文盲率上升、经济发展减缓、社会文明停滞及政治不稳定。据估计，每年仅在治疗、患病和过早死亡方面，疟疾造成的直接损失就达 120 亿美元，间接损失虽然难以估量，但很有可能是直接损失的数倍之多。因此，疟疾加剧了南北半球发展的不平衡及第三世界的依附性困境。发现疟疾的蚊虫传播机制的英国诺贝尔奖得主罗纳德·罗斯（Ronald Ross）认为，疟疾奴役了那些尚未病死之人。

疟原虫及其生命周期

人类的疟疾不是单一的疾病，而是由五种不同的疟原虫引发的五种不同的疾病。在流行程度、发病率、死亡率，以及对人类历史的影响上，五种疟原虫中的两种造成了不可忽视的影响：恶性疟原虫和间日疟原虫（其他三种分别是卵形疟原虫、三日疟原虫和诺氏疟原虫）。这些寄生虫无法在环境中独立存活，需要寄生在人类或某些按蚊属物种体内完成复杂的生命周期。

疟疾是一种典型的病媒传播疾病，由被感染的雌性按蚊传播。它们就像飞行的注射器一样，通过口器刺穿人体皮肤，直接将疟原虫接种到血液当中，从而按下了疾病的触发键。完成接种后的疟原虫为了逃避人类免疫系统的攻击，不会留在血液中，而是迅速转移到肝脏部位的安全区域，逃避人体免疫的检测。疟原虫在肝细胞中复制繁殖，直到达到临界数目，使宿主细胞破裂，此后再次回到血液中，开始下一个生活循环。间日疟原虫和恶性疟原虫的重要区别是前者会继续在肝脏中筑巢，数月或数年后可以引发新的感染。从这个意义上说，一个完全康复的间日疟疾患者，即使不再被重新感染，此后生涯中依然容易复发。

进入血液后，所有类型的疟原虫都会攻击并侵入红细胞。随后，疟原虫以类似变形虫的方式在红细胞内进行无性复制，同时破坏和摧毁红细胞，新产生的疟原虫再次排入整个身体的血液之中。不同的疟原虫在血液中按照不同的固定间隔时间（以 48 小时或 72 小时为一轮）重复这个攻击红细胞、复制和返回血液循环系统的过程。

疟疾的潜伏期长短不一，但恶性疟原虫通常潜伏 9 到 14 天，而间日疟原虫通常潜伏 12 到 18 天。不断以几何级数复制的疟原虫达到激活免疫系统所需的临界数量时，潜伏期结束，疾病就发作了。最初的症状是间歇性高烧和畏寒，症状并不持续，因此疟疾又被有些人称作间歇性发烧。疟疾的决定性特征之一是，患者每 48 或 72 小时就会出现发烧，而发烧正标志了疟原虫每次回到血液中的时间。对受到间日疟原虫和恶性疟原虫感染的患者来说，发烧间隔时间为 48 小时，因此发烧被称为"间日热"，历史上可以分为"良性日间热"和"恶性日间热"。

经过无数次无性复制、重返血液系统后，疟原虫进入了新的生命周期阶段，产生了"配子"（分为雄性细胞和雌性细胞）。这些配子具备有性繁殖的能力，但无法在人体中完成繁殖。为完成生命周期，疟原虫需要再次回到蚊子体内。雌性按蚊在吸食人血时，也顺便从血管中吸走了配子，之后，配子在蚊子体内交配产生后代，后代疟原虫在蚊子肠道中生长，最终转移到蚊子的口器上。这些"子孢子"随时都可能被接种到人类血液之中，继续完成它们在人体内无性复制和在蚊子体内有性繁殖的完整周期。

症　状

疟疾的典型症状是间歇性发烧，伴有高热、畏寒、大汗、头痛，呕吐、严重腹泻和谵妄也很普遍。恶性疟疾中最致命的一种情况，就是血浆中的疟原虫达到了令人体不堪重负的密度，人体 40% 的红细胞被感染。重症患者通常会有贫血，身体十分虚弱。恶性疟原虫会让红细胞变得黏稠，黏附在血管壁，红细胞会凝结内部器官的毛细血管和小静脉。这会导致栓塞和出血，继而导致其他一系列严重的感染，这使疟疾在症状学中成为所有疾病中最变化莫测的疾病之一。如果是儿童或孕妇，或者大脑、肺或胃肠道感染了疟原虫，结果也会迅速致命。疟疾是妊娠期最严重的并发症之一，可能引发孕妇流产、流血致死。在严重情况下，急性呼吸窘迫、导致昏迷的低血糖症和严重贫血也可引发死亡。

在病情较轻的恶性疟疾，以及大多数间日疟疾和三日疟疾案例中，疟疾出现了自限性。间日疟原虫和三日疟原虫并不无差别地攻击所有红细胞，明显偏好幼小或衰老的红细胞。结果这类疟疾的感染水平低得多。尽管复发（间日疟原虫的特征）很常见，免疫系统中不断巡视的白细胞还是能够成功地吞噬疟原虫，并把它们从循环系统中消灭。但疟疾产生的是非常不完善且代价高昂的免疫力，因此在疟疾高发地区经常出现再感染和多重感染的情况，即血液中同时存在一种以上疟原虫的疟疾病例。在这种情况下，通常患者每天会出现一次由不同疟原虫轮流引起的发烧，历史上称之为"日发疟"。

即使是良性疟疾也经常会导致慢性残疾。患者经历了痛苦的脾脏肿大、消瘦、乏力、贫血和精神障碍，最终可能引发恶病质状态——冷漠、丧失同情心。患者行动困难、双眼失神，常遭受神经疾病的困扰。意大利博物学家、作家乔万尼·维尔加在他的短篇小说《疟疾》中就描绘了这种不幸：

> 疟疾并不毁灭一个人。有时，人真能长命百岁，就像西里诺一样，他既不是国王也没有封地，既没有智慧也没有希望，无父无母，流离失所，风餐露宿……既不服药，也未曾发烧。人们无数次发现他躺在路中间，似乎已经死去，人们不得不把他扶起来；但最后疟疾离他而去，无法给他增添更多的痛苦。疟疾吞噬了他的大脑和小腿，让他的腹部肿得像水袋，然后这种疾病就像复活节那样快活，像蟋蟀那样欢歌，乘着灿烂阳光离开了他。[1]

显然，疟疾的后遗症让人在学业上精力涣散，在工作中缺乏生产力，而且难以参与社会生活。通过这些方式，疟疾破坏了疫区国家和地区的经济，大幅加剧了教育水平低下和贫困问题。

除了典型的抑制免疫外，"间歇性发烧"还降低了患者对肺部慢性职业病的抵抗力，如煤矿工人的尘肺病（黑肺病）和玻璃工人的硅肺病。

传　播

多种多样的按蚊充当了人类疟疾的有效病媒。它们在生态环境中占据不同的位置，饮食习惯也各不相同：有些在淡水中繁殖，有些则青睐咸水；一些会叮咬人类以外的恒温动物，另一些则完全只吸食人类的血液；有些蚊子会进入室内觅食，有些则只在室外；有些只在晚上吸血，而有些只在白天。但无论什么情况，所有的雄性按蚊都以果蜜为食，雌性则依靠血液来获取蛋白质，以供蚊卵成熟。

按蚊把卵散布在水面上。有时它们会选择沼泽地那种开阔水面，但那些最有效率的病媒甚至不需要大范围的沼泽，它们可以在池塘、河床和河岸的水坑里，甚至在牲畜踏出的雨水坑中繁荣昌盛。从历史角度说，疟疾对大片积水的依赖基本上决定了农村地区成为它重点侵袭的对象，尽管所有病媒中最可怕的冈比亚按蚊已经向着在城市和近郊地区繁殖的方向进化了。

孵化后的蚊卵产生幼蚊，随后发育成蛹，最后变为成虫。蚊子的飞行能力较弱，活动范围大约是孵化地周围的两英里。按蚊会通过空气中人类排出的二氧化碳含量的高低来定位人类居住地。距离够近时，它们还能够通过汗水散发出的气味和体温来检测猎物。最后，当按蚊准备着陆时，它们的眼睛会对周围活动和裸露的肌肤做出反应。如果此人已经患有疟疾，那么蚊子就会处于有利条件，因为病人通常会静养，不太可能打扰它们吸血。如果此人的血液中有配子，蚊子也会受到感染，尽管蚊子的肠道中存在的疟原虫使这种感染没有明显危害。

按蚊吸血饱餐一顿后，并不会就此满足。经过休息和消化，它们会再次叮咬人类，有效地传播疟疾，并寻找适合繁殖下一代的水面。

当然，疾病传播的强度会受到一系列因素的干扰。按蚊及其传播的疟原虫只能在狭窄的温度范围内进行繁殖：寒冷的天气不利于繁殖；热带气候则十分理想，能保证它们全年传播；温带气候通常有一年一度气候温暖的疟疾季节，使疾病感染的人数更加不确定。死水的存在也发挥着重要作用，干旱或人为干预的排水能够减缓甚至阻止疟疾扩散。另外，大量森林砍伐造成的气候恶化导致洪水泛滥，使蚊虫大量繁殖。气候变暖也进一步延长了蚊虫的繁殖和传播疟疾的季节。

此外，住房条件起着决定性作用。若房屋多通透，就容易出现飞来飞去的蚊虫；许多人拥挤在同一空间也会加剧疟疾。战争与自然灾害同样是蚊虫传播疟疾的理想条件，因为人群这时会聚集在户外的帐篷或难民营中。

被叮咬对象的体质状况是决定其能否染病的另一个重要因素。贫困人口多数营养不良，免疫系统受损，这就增加了其被蚊虫叮咬后感染疾病的可能性。缺少合适的衣服、遮蔽物和蚊帐，也利于蚊虫反复叮咬，协助了疟疾的传播。在疟疾高发地区，人们每天都会被叮咬多次，受到感染的比例很高。

鉴于以上所述的种种因素，疟疾成了一种复杂的疾病，具有多重特征。它既是职业疾病、环境疾病、贫困疾病，也是战争疾病和人类灾难。

撒丁岛的全球重要性

在 1944 年至 1945 年期间，第二次世界大战刚刚结束，战争带来的毁灭性后果将意大利拖入了疟疾流行的深渊。在 1871 年统一后，通过某些种类按蚊传播的疟疾就成了意大利的主要公共卫生问题，甚至被称作"意大利的国家病"。自 1900 年以来，消除疟疾始终是从根本上减轻疾病负担的多方面运动的目标。第二次世界大战前夕，消除疟疾运动的最终目标似乎有望实现。不幸的是，反疟疾运动本身却成了一场死伤无数的冲突事件，操控了人力和资源。战后，疟疾流行病又猛烈侵袭了撒丁岛。1944年，撒丁岛上 79.4 万人口中，约有 78 173 人染上了疟疾，而且大多数牺牲者患上的是恶性疟疾（所有疟疾中最致命的一种）。

这次紧急情况为美国洛克菲勒基金会的科学家提供了在欧洲参与公共卫生工作的机会。该基金会长期以来一直为控制疟疾进行着全球范围的努力。早在 1925 年，它就已经将意大利作为研究基地，甚至在撒丁岛的托雷斯港建立了一个野外观测站。随着第二次世界大战的结束和撒丁岛的疟疾大流行暴发，该基金会决定进行实验，彻底消除撒丁岛上的疟疾，同时还展示了令人瞩目的美国技术。洛克菲勒基金会的科学家们忽视了意大利本土在战前的抗疫运动，说服美国、意大利政府各自行动，实施他们的替代战略。他们希望能仿照战胜轴心国的方式，组织一场新的灭蚊军事行动。

这次军事行动的攻击目标是按蚊，按蚊是该地区传播疟疾的主要病媒。洛克菲勒基金会疟疾学家弗雷德·索珀（Fred Soper）曾经成功灭除来自巴西和埃及的冈比亚按蚊，但他从未尝试过消灭意大利当地的按蚊。这项名为撒丁岛项目的实验计划于 1945 年进入规划期，并于 1946 年正式启动，受到为此新创的撒丁岛抗按蚊斗争地区性机构（ERLAAS）的资助。这项工作一直持续到 1951 年。1952 年，撒丁岛宣布为无疟疾地区——这是自腓尼基人于公元前 1200 年到达该岛以来首次消除疟疾。尽管还有少数按蚊存活了下来，但是疟疾的传播终于被阻断了。

讽刺的是，撒丁岛项目还击垮了意大利医学传统。20 世纪上半叶，疟疾学一直被所谓意大利学派主导，该学派由安杰洛·切利（Angelo Celli）、乔瓦尼·巴蒂斯塔·格拉西（Giovanni Battista Grassi）和埃托·马尔基法瓦（Ettore Marchiafava）等科学家领导。这些科学家掌握了疟疾的病因学、流行病学和病理学之后，曾发起一项全国性的抗疟运动，依靠综合协调部署，将健康教育、化学疗法、环境卫生、社会进步和农业改善结合起来。

美国对撒丁岛的干预成功，主要归功于将农药 DDT 作为其唯一抗疟武器，行动的成功也标志着意大利学派抗疟运动流产。美国的做法体现了20 世纪 30 年代哈克特提到的"美国观点"：仅采用消灭蚊子的技术就可以彻底消除疟疾，无须解决复杂的社会和经济问题，直接阻断该疾病的传播。随着 DDT 的发现，人们会很容易认为，疟疾的复杂奥秘可以被归结为"昆虫学问题，而不是社会问题"，昆虫学问题就应该用这种独一无二的"昆虫界的原子弹"来解决。[2]

化学家保罗·赫尔曼·穆勒（Paul Hermann Müller）在 1939 年发现了 DDT 的杀虫特性。第二次世界大战结束后，DDT 先后在意大利的沃尔图诺堡、彭甸沼地和台伯河三角洲进行了实验性使用，这些早期试验的成功激发了人们在撒丁岛进行更大规模部署的热情，撒丁岛自我隔离式的地理特征和版图大小刚好契合实验者的需求。该岛位于偏远的经济欠发达地区，也令实验者十分满意，因为实验的最终目的是为第三世界提供一种抗疟方法。此后，撒丁岛的抗疟经验为世卫组织引领下的 1955 年至 1969 年全球抗疟运动提供了模型，具有重大的国际意义。

撒丁岛的抗疟胜利标志着"美国学派"抗疟方式的胜利，其对技术的重视超过了曾经占主导地位的意大利学派（意大利学派强调关注疾病的社会、教育和环境因素发挥的决定作用）。美国在撒丁岛的胜利开启了为期五年的喷洒运动。1953 年，约翰·洛根（John Logan）撰写了《撒丁岛项目：根除当地疟疾病媒的实验》，详细介绍了通过灭蚊消灭疟疾的开创性尝试，他预测这种方法将永远"推动前沿的公共卫生实践"。[3]

洛根的成功受到了洛克菲勒基金会疟疾学家的启发，其中最前沿的研究者是曾在巴西和埃及消灭蚊子的索珀和保罗·罗素（Paul Russell）。罗素曾就洛根对 DDT 的描述进行了回应，在其 1955 年的同名书中谈论"人类对疟疾的掌控"，并敦促墨西哥城第八届世界卫生大会发起抗疟的"DDT 时代"。世卫组织总干事马戈林诺·戈梅斯·坎道（Marcolino Gomes Candau）引用撒丁岛的经验，呼吁大会利用 DDT 这种一劳永逸的方法开展全球根除疟疾运动。埃米利奥·潘帕纳（Emilio Pampana）负责指导世卫组织工作，在其 1969 年出版的《消除疟疾教科书》中介绍了疾控前的准备、攻击、巩固和维持四个步骤与具体策略。

然而，与撒丁岛项目不同，世卫组织的运动以失败告终，并于 1969 年被迫放弃。但这场运动却使疟疾学迎来了无与伦比的狂妄时期，狂妄成为传染病学界的主流。从 1945 年开始，直到新发疾病再度来袭的 20 世纪 90 年代为止，人们一度认为传染病很容易被根除。在疟疾学的带领下，大众普遍认为，可以利用技术进一步开发消灭传染病的有力武器。撒丁岛实验助长了一种天真的期望，即人类对全球流行病的征服将是迅速而没有痛苦的。

公共卫生政策需要以史为鉴。如果在制定政策时忽视历史或总结出错误的历史教训，往往会导致严重的后果和巨大的资源浪费。世卫组织在全球根除疟疾计划中误用了撒丁岛的历史经验，就充分显示出这种做法的危险。本章审视了撒丁岛项目及其引发的对 DDT 效果的过度自信。对撒丁岛项目中 DDT 本身功效的津津乐道，长期以来掩盖了原本复杂的历史，结果滋养了人们对"灵丹妙药"和以病媒控制作为唯一抗疟方法的盲信。撒丁岛的成功其实取决于很多因素，远比洛根、索珀、罗素和世卫组织所提及的更多。DDT 杀虫剂虽然是一种有效的工具，但它只是多方面防疫措施中的一种。

疟疾成为撒丁岛的代名词

自古以来，疟疾就一直困扰着撒丁岛居民，但 19 世纪末期，意大利统一后，疟疾才真正开始在意大利肆虐。正如撒丁岛的疟疾史学家所描述的那样："到本世纪末，疟疾开始牢牢地控制着撒丁岛，这是意大利统一后才出现的一种现象……"[4] 国家统一、铁路普及和人口增长是现代化的标志，但同时也导致了乱砍滥伐等环境灾难，进而对公共卫生造成了可怕的影响。撒丁岛的地形崎岖不平，遍布着丘陵和山峦，其中又有无数河谷，激流奔腾，农业发展以小农户为主，水文系统极易受到毁林的影响。

人口增长、公共土地的圈用，以及繁重的累退税制度带来的压力，迫使农民到越来越高的山坡上开荒拓土，在原始的肥沃土壤中种植小麦，直到土壤被侵蚀才会罢休。同时，铁路的发展和国内市场的兴起扩大了木材市场，加快了山林被砍伐的速度。许多山林被斧头、大火、犁具和鹤嘴锄全面入侵，山羊群和绵羊群也会破坏山毛榉、松树、栗树和橡树森林，损坏森林在调节水土方面的多种功能。树冠能阻挡强降水，宽阔的叶片表面能够加速蒸腾一定的水分；树根和地表植物能固定表层土壤，保护下面的石灰岩不受风雨侵蚀。如今，乱砍滥伐导致树冠缺失，倾盆大雨冲刷着剥落的山坡，引起的山洪暴发携带着泥土和岩石，往往还伴有山体滑坡，并淤积在下游河床。大量雨水、泥土和碎石涌入，下游河水和溪流不断溢出，在山谷和沿海地区形成积满死水的池塘或水坑。意大利城市奥里斯塔诺的卫生委员会的报告分析了 19 世纪 80 年代的这种现象："撒丁岛曾经因其古老而茂盛的森林而富庶一方，如今由于贪婪的投机者肆意破坏，这片土地已成为荒芜干旱的草原。对金钱利益的热爱让投机者们将无数植物燃为焦炭，这些植物经过数百年积累，保存着丰厚的自然遗产。"[5]

　　农业大规模发展的同时，由于缺乏固定土壤或控制排水的补偿措施，结果产生了很多不流动或流动缓慢的死水，而这正是蚊子繁殖的理想环境！根据撒丁岛项目记录，海平面以上有超过 100 万个这样环境优渥的繁殖地，最集中的是在山谷之间和狭窄的沿海平原上，那里土壤肥沃，在农忙时节与疟疾高发季节，聚集了大量的农民和农场工人。岛上不断恶化的环境为疟疾的主要病媒羽斑按蚊提供了理想居所，这种蚊子可以在海拔3000 英尺的山间池塘、溪流、河流及附近地区和沿海的淡水、咸水中进行繁殖。它们白天休息，晚上就开始吸食人类血液。

　　随着铅、锌、铁、银、铜、锑和锰矿的开采，羽斑按蚊还充分利用了采矿业发展带来的机会，向地下世界拓展地盘。当时，社会各个方面都为采矿业提供了发展动力：自由政权的法案结束了王室对土地及地下空间的垄断，放开了土壤勘探和开采权；大陆工业发展对原料的需求，以及使大陆市场变得容易进入的交通运输革命。因此，在 19 世纪末的数十年中，采矿业呈指数级增长。在 1860 年到 1900 年间，产量以吨计算，增长到了原来的五倍，劳动力则增长到了原来的三倍，从 5000 增长到 1.5 万。不幸的矿工把蚊子带入矿井，让它们在潮湿的矿井中不断繁殖，而贫困、饥饿和恶劣的住房条件则是引发疟疾大流行的首要危险因素。到了 1900 年，疟疾已成为矿区人口的首要健康问题，比如在蒙特瓦尔基的采矿中心，疟疾就是人们去公司医务室就诊的主要原因。1902 年，有 70% 的矿工报告说他们上一年患过疟疾。

　　在森林砍伐和采矿业发展的大环境下，撒丁岛的悲剧再一次证明了疟疾与人类不幸之间的密切关系——该岛的人口主要是贫困的农民。他们需要在山谷和沿海平原的疟疾高发季节从事户外体力劳动；大多居住在多孔且易受蚊虫入侵的房屋中；营养不良损害了他们的免疫系统；他们没有足够的衣服遮蔽身体；未受教育者大量存在，对卫生的无知导致他们无法通过知识来保护自己。

疟疾与贫困之间的紧密关系对于卫生官员是众所周知的。例如著名医生朱塞佩·扎加里（Giuseppe Zagari）曾经强调，所有撒丁岛人的身上都带有慢性疟疾的疾病烙印——体形消瘦、脾脏肿大，这是一种病态的肿胀。岛上的穷人们以豆类、玉米面和蜗牛为食，所遭受的苦难远远大于他们稍微富裕的邻居。他们还遭受了恶病质的折磨，这是由疟疾引起的极端神经系统缺陷，它使患者对其周围环境漠不关心，无法正常工作、学习或参与社会生活。

刚刚统一的意大利王国实行的自由市场经济，加剧了阶级不平等和社会贫困，直接损害了撒丁岛居民的健康。统一和现代运输手段将该地区整合为一个国内乃至国际市场，对经济产生了严重影响。意大利南部资本不足的农业无法与北部及美国中西部的现代农场相互竞争。农作物产品价格暴跌，失业率飙升，营养不良盛行。这场农业危机在 1880 年至 1895 年间对意大利造成了严重的打击，极大地加剧了相对占据优势的北方与经济落后、物资匮乏的南方之间的不平等。

在这种情况下，南方意大利人的不满导致意大利出现了历史上的"南方问题"，这种说法代表了南方所感受到的不公正。对于许许多多的南方代言人而言，随着疟疾演化成这一地区性问题的象征，这种疾病也成为该地区主要的公共卫生问题。撒丁岛不幸沦为意大利疟疾的标志性地区。事实上，有种广为流传的说法，每个撒丁岛人都长着个肿胀疼痛的肚子，"撒丁岛"沦为"疟疾"的同义词。

第一次抗疟运动：DDT 之前

疟疾是意大利最主要的公共卫生问题。19 世纪末，疟疾每年造成 10 万人死亡，这并非偶然，疟疾学作为一门学科成为意大利医学界的骄傲。意大利科学家在疟疾研究中发挥了领导作用，由卡米洛·高尔基（Camillo Golgi）、安杰洛·切利和乔瓦尼·巴蒂斯塔·格拉西领导的意大利疟疾学派占有国际领先地位。最重要的是，格拉西和切利在 1898 年证明了蚊子传播理论，再加上奎宁在国际市场上的供应出现，为人们发起根除疟疾运动奠定了基础。

奎宁是存在于安第斯山脉金鸡纳树皮中的天然抗疟药，早就被当地居民所熟知，但它的特性直到 17 世纪才被欧洲人发现。随后，耶稣会士带着树皮回到欧洲，奎宁的漫长提取历史就此拉开了帷幕。金鸡纳树皮是奎宁的来源，当奎宁随着血液流通循环时会杀死疟原虫。因此，奎宁也被用于感染暴露前的预防工作及治疗发烧。但一直到 19 世纪末，南美洲的树皮供应还十分有限，这是因为金鸡纳树对生长环境十分挑剔，难以移植到其他地区。但是金鸡纳树成功在爪哇和少数印度地区成功种植，在很大程度上使情况得以改变，使其大规模使用成为可能，从 20 世纪初开始，意大利战胜疟疾的最大功臣就是这种"发烧树"。

伴随着对奎宁的信念，其他措施也在发挥作用：人们开始对疟疾造成的经济、健康和社会损失有了新的认识，疫情对开明的房东、矿主和铁路企业家必然产生一定的压力，他们的业务因疫情和生产力降低而受到损害。

意大利议会因此感到急需采取行动，在 1900 年至 1907 年间颁布了一系列措施，发起了世界上第一个消除疟疾的全国运动。奎宁成为灵丹妙药之后，意大利坚决地把抗击疫情的战役进行到了 1962 年，直到宣布意大利无疟疾，取得胜利为止。最初采取的策略非常单一：为疟疾高发地区和处于疟疾高发季节的全体人群提供奎宁药物。奎宁能够杀死血液中的疟原虫，因此是预防和治疗中均可使用的药物，可以此切断疟疾的传播链。预防性给药奎宁，可以防止人们被蚊子叮咬后感染该疾病。同时，在治疗中使用的奎宁可以对被感染人群的血液进行"消毒"，在蚊子吸血时，确保蚊子不受感染。如此一来，奎宁提供的化学屏障彻底阻止了疟原虫的繁殖，蚊子和人类都不会受到感染，传播也终于停止了。意大利学派包括格拉西在内的研究者都乐观地预言，这种方法能够在几年内取得胜利（格拉西称其为"疟疾的终结"）。

从理论上讲，将奎宁作为单独的抗疟手段在实践过程中是无效的。

那些处在偏远地区的人群不容易得到医疗服务，毫无遗漏地向人群投药的可能性就变得微乎其微。为了使所有人群都能接触到奎宁，该运动建立了一些全新的机构——农村卫生站，它们成为清除疟疾运动的主要站点。撒丁岛各省遍布了卫生站，其中有许多内地来的医生、护士和医学生为人们提供护理和治疗。

但是，奎宁疗法耗时冗长而操作复杂，需要严格遵守流程。此外，奎宁经常会带来令人难受的副作用，包括眩晕、恶心、耳鸣、皮疹、精神错乱、视力模糊、呼吸窘迫和头痛，所有这些副作用都对下一步治疗不利。因此，患者通常会连续服用药物，等到退烧就马上停药。未受教育的人群总是无法理解疟疾这种疾病的机制，以及必须进行的定期检查，因此难以配合治疗。防疫人员迅速吸取这一教训，提出了抗疟疾教育应当与奎宁同等重视的方针。农村卫生站之外很快就出现了另外一个机构：农村学校。学校解决了儿童和成年人中大量存在的教育水平低下问题，特别强调促进"健康意识"和对疟疾基本知识的了解。据说，只有通过医生和教师的携手合作，疟疾才可能被战胜。

抗疟运动因此调整了路线，从最初重点使用奎宁解决疟疾的单一策略，转向了解决疟疾的"社会影响因素"。第一步，通过医疗站的护理和农村学校的教育来建立管理奎宁的环境。不久，其他机构应运而生，如疟疾管理机构和儿童夏令营，引导人们从风险最大的地区撤离，并向他们提供饮食、衣物和防控疟疾传播方面的指导。随着时间推移，"抗疟战争"的任务进一步增加，拓展为改善工作条件、提高工资待遇、改善居住环境、加强地面排水和保护环境卫生（包括管控和清除农田中的积水）。

从理论上看，1922年墨索里尼夺取政权后，自由主义政权过渡到法西斯独裁政权，标志着反疟疾运动在策略上的转变。法西斯主义认为这种疾病的持续存在是自由主义政权失败的证据，因此，消除疟疾就成为一种对政权合法性的考量标准。对于法西斯主义者来说，自由意大利像所有议会民主国家一样，软弱而优柔寡断，只有极权主义才拥有坚定的意志来推动该项目取得胜利。1925年，医学专家阿基里·斯克拉沃（Achille Sclavo）将法西斯主义出现前的意大利形容为"头脑简单、松松垮垮"，他向民众保证，法西斯主义必定能够实现政府对撒丁岛的诺言。[6]他还声称，新政权用"领袖"征服一切的意志取代了民主政权的软弱。墨索里尼将帮助意大利摆脱疟疾的困扰——疟疾是可耻的落后标志，也是对追求伟大的"种族"的持久威胁。

此外，墨索里尼还向撒丁岛许诺了他对新罗马帝国的伟大构想。人烟稀少的撒丁岛在疾病治愈后将成为意大利人口和领土扩张的组成部分。意大利第二大岛可以容纳在大陆实行多生育政策所产生的新人口。提高人口出生率、领土扩张和消除疟疾都是新罗马帝国目标的不同层面。

尽管法西斯主义言论引发了民众的轰动，但反疟疾政策发生的实质性变化却并没有许诺中那么大。从理论上讲，法西斯主义对付疟疾的方法是以土地复垦、安居人民和农业的集约化（又称"综合治理"）来打击疟疾的。实际上，这种方法需要巨大的前期和资源投入，从未有任何国家严肃认真地实施过。但是，在意大利有两个地区的环境符合沼泽密布和人口密度低的条件，因此十分适合这种"综合治理"政策。它们分别是彭甸沼地和撒丁岛，这两个地区被用来展示墨索里尼的努力和成果。法西斯综合主义在彭甸沼地取得了巨大成功；而撒丁岛上的利益纠纷、巨大开支和官僚主义盛行，则带来了巨大的失败。

第二次世界大战前夕，彭甸沼地已成功清除所有积水，解决了土地问题，疟疾得到了很大程度的控制。相比之下，撒丁岛却处处是排水遗留的小绿洲和密集耕地。整个岛屿仍处于环境退化、水系无序、耕种过度的状态，疟疾依然顽固存在。虽然抗疫运动取得了进展，但是进展缓慢，而且采取的是公认的传统方法，而非意大利政府承诺的"极权主义"解决方案。

综上，法西斯主义时代在撒丁岛的抗疟运动其实是自由主义时代开创的抗疟工作的继续——分发奎宁，建立农村卫生站和农村学校，改善局部环境卫生。当然，法西斯时代有选择地采取了一些其他方法，如通过掠食性食蚊鱼对疟原虫幼虫进行攻击、喷洒绿色杀虫剂，以及所谓"完整的土地开垦、定居及耕种计划"，确实取得了一定的抗疫效果，但效果是渐进的，与"法西斯革命"大声疾呼的方式有根本上的不同。

不幸的是，众所周知，意大利抗疟运动的统计数据并不可靠，撒丁岛的统计数字自不必说。距离远、通信条件差、无法得到医疗服务、实验室设施短缺，以及疟疾症状与其他病症重合而出现的误诊和漏诊，这些因素都会妨碍对疫情进行准确的统计分析，特别是发病率而非死亡率，毕竟，死亡率数据总是比发病率数据更可靠。

了解了这些准确率的漏洞，官方按地区划分的每 10 万居民的"疟疾发烧与恶病质"的年平均死亡率能够确定三个关键点。第一，在全国范围内，抗击疟疾运动取得了可观的持续效果。第二，尽管运动产生了一些效果，但撒丁岛上的疟疾在法西斯主义时代结束时，仍然是当地的重大公共卫生难题，以致于撒丁岛虽有一定程度的发展，依然相对落后。第三，撒丁岛一直没能摆脱"最悲伤之地"的名号，依然是意大利疟疾疫情最严重的地区。

整个意大利，特别是撒丁岛，疟疾展现出的另一个特点是死亡率急剧下降，但这并不意味着发病率也急剧下降、疫情传播减慢。这是因为抗疫依赖奎宁。杀死疟原虫意味着即使不完全治疗也可以痊愈、即使病人带有传染性也不会死亡。因此，尽管没有可靠的发病率数据统计，但疟疾死亡人数急剧下降，而发病率仍然居高不下。

第二次世界大战后的危机

防治疟疾的进展并未出现不间断的线性发展。相反，每年夏季疟疾流行的严重程度根据天气的变化有所不同。连年阴雨和夏季高温都是蚊子繁殖的理想条件，但防治工作遭遇的最严重、最持久的挫折来自战争的恶果。两次世界大战都使数十年的耐心努力功亏一篑，直接导致疟疾一度成为大流行性疾病。

战后的公共卫生灾难，其背后的原因是多样的，且彼此之间相互联系。由于医务人员应征入伍，国际上奎宁供应不足，使抗疫工作丧失了主要工具，可以说，战争有效地阻止了抗疟运动。

公共卫生受严重影响的第二个方面，就在于撒丁岛经济的两个支柱产业：农业和采矿业。农业方面，世界大战将资源系统性地从农村转移到工业与军事使用当中，征用了大量牲畜和器械，男子应征入伍，化肥、零件、燃料和设备短缺，投资停止，土地排水无人顾及，妇女和儿童代替了原本应在田中耕地的年富力强的男子。妇女和儿童缺乏免疫力，他们几乎从未从事过农业生产，居住在高处的城镇中，远离疟疾肆虐的平原和山谷，很少暴露在疟疾环境下。至于牲畜，它们本身是健康的，但它们的消失剥夺了蚊子的口粮，导致蚊子只能选择袭击人类来饱餐一顿。由于各种物资短缺，粮食产量急剧下降，灌溉和排水系统的基础设施也遭到忽视。此外，由轮船、火车、汽车和马车构成的运输系统崩溃，破坏了供应网络，即使供应充足，粮食短缺的情况也同样会加剧。粮食价格疯狂上涨，在囤积居奇和黑市交易的影响下，问题急剧恶化。

战争同样给采矿业带来了毁灭性的影响。由于物资、设备和运输都无法保障，关闭的矿业竖井无人维护而被水淹没。工人遭到解雇，采矿业处于瘫痪状态。失去了工作，矿工的生活情况并不比奴隶好到哪里去。

此外，军事行动毫无疑问地引发了疫情危机。在意大利和巴尔干半岛的疟疾流行地区，大量年轻士兵居住在拥挤肮脏的军区，容易受到感染。墨索里尼的军事冒险行动使大批年轻人的健康受损。1943 年 9 月 8 日，意大利退出轴心国，加入同盟国阵营。战争失利、军队溃散、领土被占，这些都把意大利半岛地区转变为战区，进一步削弱了当地的农业、工业和运输系统，造成大量人口流离失所。意大利作为被占领国，遭遇了德国政策的压迫，成为其掠夺原材料、工业厂房和劳工的地方。盟军对撒丁岛的一系列空袭也造成了大规模破坏，引发了洪水泛滥。这些都是破坏抗疫运动的重要因素。

1945 年，ERLAAS 项目开始之初的形势非常严峻，撒丁岛遇到了有史以来最严重的干旱，农业生产进一步遭到重创。雪上加霜的是，1946 年的天气依然异常干旱，每种作物的每英亩单产仅仅达到了战前水平的一小部分。由于土壤干硬而无法耕地或种植，大片土地就此荒置。饲料作物也出现歉收，牲畜们要么被宰杀要么活活饿死，而幸存的公牛又太瘦，根本拖不动犁。森林大火在干旱的土地上燃烧，摧毁了果树、葡萄园和其他农作物。同时，大批蝗虫和草蜢涌现，与《圣经》中的灾难如出一辙。通货膨胀不可避免地发生了，消费者陷入了空前的危机，虽然体力劳动者的工资比战前上涨了 9 倍，但物价却上涨了 20 倍。

撒丁岛的居民也面临着饥荒，国家配给的口粮将撒丁岛人的日平均能量摄入量降低到了 900 千卡（正常为 2600 千卡），政府只能提供让人苟活下去的食物。1945 年至 1946 年的危机时期，几乎每个家庭用于购买食物的开销就达到他们总收入的 90%。面对空无一人的商店，人们没有钱，只得穿着褴褛的衣衫，赤着脚离开。生活水平的下降在这次公共卫生危机中展现得淋漓尽致。至此，疟疾和结核病成了最严重的问题，医疗部门也面临着其他疾病暴发的威胁，如成年人的沙眼、梅毒、肠胃炎和儿童的疥疮、维生素缺乏症、百日咳。

此外，撒丁岛犯罪率飙升。退伍军人、前游击队员和战俘纷纷涌入该岛，这些人面临着失业和饥饿的风险。他们与失业的农民工一起，逃脱罪名，结伙流窜，带着从战场得来的手榴弹、步枪和冲锋枪，抢劫、绑架、勒索和谋杀，而人手不足的警察则焦头烂额，忙于应付。

第二次抗疟运动：ERLAAS 和 DDT

随着社会稳定、经济发展和医疗体系陆续出现危机，美国对撒丁岛的政策也在不断调整。首要任务是防止公共卫生体系受到几种流行病的同时困扰，而公共卫生体系的大坝一旦溃堤，社会经济将受到极大冲击，政府维护稳定的工作就会更加复杂。斑疹伤寒、伤寒和结核病都引起了公众的关注，引来了政府的干预，但最大的威胁仍然是疟疾。ERLAAS 正面临着战后最大的公共卫生危机。

我们不妨从政治和公共卫生的角度来看待 ERLAAS。撒丁岛决定部署 DDT 时，冷战爆发，而灭杀按蚊的运动也同时拉开了序幕，该运动反映出西方世界与共产主义之间深层逻辑的冲突。领导 ERLAAS 的洛克菲勒基金会怀着真诚的人道主义关怀，十分关注促进公共健康。但与此同时，该基金会也充分意识到，医学、科学和公共卫生不仅是减轻痛苦的手段，还将是增强美国霸权的一种"软实力"手段。在撒丁岛率先实施的 DDT 防治疟疾，之后会在全球范围内应用，将令世人臣服于美国展现出的科技力量。

人们受到启发，意识到自身利益的重要性，这为战后全球市场经济保证了健康的消费者和生产者，廉价而迅速的健康保障手段必将带来持久的利益。杜邦和孟山都等美国公司也将在提供 DDT 方面发挥重要作用，使这一计划的前景更加诱人。此外，抗疟中的"美国解决方案"让当局者不再为持久存在的贫困人口和环境恶化问题而忧心忡忡，否则这些问题就可能会被社会主义医学和社会主义者们利用。

ERLAAS 政策的设想始于 1945 年，1946 年至 1947 年在撒丁岛首次付诸实践，依靠军事手段控制疟疾，其内部文件使用了军事术语和隐喻，遵循军事等级原则，并采用了军事装备。这"第二次诺曼底登陆"与随后的准军事占领一样，不顾撒丁岛的历史、人口生活状况、经济状况，甚至无视了早在 1900 年就已经开始的抗疟运动的经验记录。组织者将撒丁岛划分为一系列等级分明的行政单位：区、组、分区、分组、小分区。其中，小分区是最重要的实践单位，即每个喷洒 DDT 的队伍一周内平均可处理的区域。

撒丁岛一共被分为 5299 个小分区，制图人员针对按蚊的分布区域，将侦察员分配到不同的建筑物中实地调查。按蚊常聚集在房屋、矿井、公共建筑、教堂、商店、谷仓、桥梁、猪圈、马厩、鸡舍，以及被称为"努拉吉"的撒丁岛特有的古老塔楼，就连洞穴和石窟也要进行消毒。明确了任务和工作范围之后，ERLAAS 从当地居民中招募了喷药小队，因为他们对于当地的地理状况掌握得更加清晰。每个分区雇用一个小组，小组成员均配有手动式肩背喷雾器，以及浓度为 5% 的 DDT 油悬浊液。他们要保证每座建筑的墙壁和天花板都洒满浓度为每平方米 2 克的 DDT 溶液，这既能当场杀蚊灭虫，又能利用 DDT 的残留物长久灭蚊，效果长达数月。之后他们再进行下一轮的喷雾消杀。

这一最初战略基于 DDT 超强的杀伤力，且按蚊的生活习性与人居环境密切相关，即在吸食血液之前和之间的大部分时间，它们都在室内筑巢产卵。因此，该战略的目标有两个：第一，立即杀死目前存在的所有蚊子，阻止它们进一步产卵；第二，消杀所有场所，在 11 月到次年 2 月期间的疟疾发病淡季中，让越冬的蚊子失去栖身之所，从而减少春季出现的繁殖和传播。此外，该战略还制订了进一步的改善计划，在每周喷洒药物之后，侦察员返回原地，检验喷雾是否按照所要求的密度喷洒，捕捉依然存活的蚊子并进行计数。项目主管们在卡利亚里的一间"战时办公室"中，将收集的信息投影到撒丁岛的地图上，以此计划之后的消杀运动。他们还对消杀效果显著的工作人员实施奖励措施，同时惩罚那些工作懈怠的人，逐渐培养出团队之间的竞争精神。

但是，来自昆虫学家的证据很快表明，按蚊的生活习性并不像项目之初设想的那样。实际上，撒丁岛上的蚊子不只会躲在室内，还经常居无定所，难以捉摸，它们在户外休息或飞入居室，主要是为了方便天黑后吸血。这就证明企图利用农药残留来消灭它们的想法不切实际。因此，从1947 年开始，ERLAAS 将室内喷药放到次要位置，开始重视利用春夏两季彻底消毒按蚊的室外繁殖场所。最初一批患者在 5 月确诊，6 月和 7 月期间确诊病例数陡然攀升，并在 8 月达到顶峰。随着喷雾消毒行动的开展，感染者到 11 月逐渐消失。

消杀小队依据海拔高度进行气候分区。3 月份，按蚊开始在沿海地区繁殖，消杀小队随即开展地面工作，随着天气逐渐变暖，小队也慢慢向海拔更高的地区转移。虽然消杀工作从户内移至户外，但管理部门依然按之前的划分方式来进行工作，灭蚊行动依然十分依赖喷雾器和侦察员团队；消杀重点对象从成年蚊子转变为蚊子幼虫，从人类建筑物转移到山塘、河床、水坑、溪边、沼泽、湖畔、灌溉渠和水井。

室外喷洒药剂比室内劳动强度大得多。在整个按蚊繁殖季，人们必须坚持每周重新喷药一次。此外，撒丁岛上有 100 多万个按蚊繁殖地，其中许多繁殖地都隐藏在厚厚的荆棘丛下。因此，在喷药之前，工作人员必须先排干沼泽、清理溪流，收拾河床以增加水流。室外作业需要一系列室内不需要的设备——刷子钩、斧头、铁锹、镐、镰刀、船、筏、拖拉机、割草机、水泵和炸药。此外，有些水域面积太广，人力无法有效处理，只能改为空中喷洒，意大利空军飞行员不再运载炸药，取而代之的是满油箱的药物喷剂。

此外，户外喷洒工作还导致了普遍的耐药性的出现。ERLAAS 对自由主义时期奎宁使用产生的耐药性只字未提。学校和卫生站利用广播通告的方式，使人们意识到了抗疟措施的必要性；DDT 凭借其驱虫杀毒的强力功效声名鹊起；喷雾式军队的建立又同时极大地刺激了经济复苏。但依然有某些地区的人坚决反对灭蚊运动。牧人和渔民担心 DDT 会杀死他们赖以生存的牲口和鱼类，他们向工作小组隐藏某些水域，有时甚至用步枪与军方对峙。土匪不断地袭击 ERLAAS 的资金派发部门，共产主义者也谴责整个计划中美国帝国主义的居心叵测。面对重重阻碍和数千平方英里的崎岖地形，ERLAAS 雇用了大量撒丁岛居民，一度高达 3 万人，其中 2.4 万人从事着繁重的排水与清理的体力劳动。

撒丁岛项目的严格部署在 1947 年到 1948 年达到顶峰，整个岛上的室内室外都在进行大规模消毒。1948 年到 1949 年出现了转折点。侦察员报告称，大片地区的检测表明已经达到户外"幼虫阴性"与室内"成虫阴性"的双重成就。因此，1949 年的工作重点从全面喷洒转移到消灭那些侦察员报告为"阳性"的区域。到 1951 年，所有种类的蚊子的数量都大幅下降，但按蚊还是会时不时冒出来。鉴于该项目的最初目标是消灭本地按蚊，从技术层面来看，该项目的结果是失败的。但从公共卫生的角度来看，传播链已被打破，撒丁岛已摆脱疟疾，因此项目也随之停止。用洛克菲勒基金会的话来说："在项目末期，仍然可能发现一些按蚊，所以有人不认为这场消杀运动彻底成功……但是尽管如此，从保障公共卫生安全的角度而言，该实验的收效显著，非常鼓舞人心。"[7] 官方统计的病例数量急剧下降，从 1946 年的 75 447 例下降到了 1948 年的 15 121 例，到了 1951 年只剩下 9 例。洛根注意到该项目已引起"全世界的关注"，早在 1948 年，他就自信地预言过："它（这个项目）将为迄今为止尚未实现的大规模应用防疫技术指明道路。"[8]

根除疟疾的其他因素

人们普遍认为 DDT 是根除撒丁岛疟疾的有效因素，但不应误认为只用 DDT 就能完成根除疟疾的任务。在战后喷洒 DDT 药剂的同时，多重干预也在进行，而这些在洛根的描述和之后的历史记录中均无记载。人们很容易忽视的一点在于，ERLAAS 的建立改变了撒丁岛的劳动力市场。户外喷洒需要雇用数万名工人，而且工资高于政府规定。因此，ERLAAS 的实施非常有助于消除贫穷和失业人口，而这恰好是撒丁岛居民易患疟疾的两个重要的社会先决条件。ERLAAS 总共花费了 1100 万美元，刺激了该地区的经济发展。就这一点而言，DDT 的使用悄无声息地将第二个重要变量引入了实验项目当中，洛克菲勒基金会的理事甚至指出，项目支出标志着该岛的"经济复兴"。

此外，即便是"疟疾学的 DDT 时代"的支持者保罗·罗素也指出，喷洒药剂为实验进一步引入了不同的变量。在他看来，撒丁岛项目引发了一种螺旋式上升的过程，在此过程中，减少蚊虫和改善农业生产条件两者形成了相互促进的关系。早在 1949 年，罗素就写道，喷洒程序带来了"撒丁岛的附加利益"，农民能够"开辟新的农业用地"，并"继续进行原本受到疟疾影响而无法开展的经营活动"。[9] 这种环境卫生和农业生产的改善本身就是重要的抗疟措施。

ERLAAS 和洛克菲勒基金会的记录并未承认撒丁岛项目之前持续了半个世纪的抗疟工作。他们留给外界的印象是：美国的干预是撒丁岛抗疟史上的头一回。因此，相关文件不可避免地带有某种制度视角下的偏见，以表明仅使用 DDT 来消除疟疾的"美国"技术非常有效。但实际上，ERLAAS 的大部分成功要归功于撒丁岛半个世纪以来的准备工作。一个重要的例子就是喷洒药剂的人员工作起来阻力不大。他们虽然遭遇了土匪、牧人和共产主义者的反对，但是从官方文件中，我们不难看出，撒丁岛的绝大多数居民都十分欢迎 ERLAAS 工作人员来他们的田地和家中。这种热情的接待与世纪之初医师、公共卫生官员分发奎宁胶囊时民众的广泛敌对形成了鲜明的对比。当时的人们普遍认为奎宁是一种毒药，是国家针对穷人来解决贫困问题的阴谋手段。撒丁岛人的健康受到疟疾的严重损害，发烧变得司空见惯，患者常常对疟疾一无所知，拒绝吞下政府分发的抗疟药片。亦如之前的鼠疫时期一样，乡下到处散布着关于毒药和邪恶阴谋的谣言。

第一次抗疟运动之初，最大的困难之一就是那些最需要服药的人群表现出的顽强抵抗。农民、农场工人、矿工和牧人从不踏足岛上新开的诊所。他们设置路障，困守家中，拒绝去见医生和护士。有些人虽然接受了政府提供的"可疑药品"，但目的是囤积药物进行转售，或用作换取香烟的货物。一旦医护人员离开，这些人就将胶囊吐在地上，把药片喂猪。一部分受补贴的意大利奎宁流入了黑市，通过再出口满足了北非疟疾高发地区的用药需求，而意大利的奎宁由于纯度较高，价格也相应地更昂贵。有时父母乖乖吞下自己的药，却不给孩子吃药。还有一种情况最常见：重症患者服用了足够剂量的奎宁后不再发烧，但却就此停药，也不再参与其他治疗方案。公共卫生人员在 1909 年估计，分发的奎宁有一大部分都被浪费了。

民众的这种疑心和无知增加了抗疟工作的复杂性，工作人员需要多费许多努力来克服这些问题。他们采取的措施包括教育、推广奎宁的布道、前面说过的卫生站，以及公共卫生宣讲，在这些宣讲中，许多乡村名人公开吞服奎宁来表明自己对政府的信任。从 1900 年到 1945 年的ERLAAS 项目开始，不懈的抗疫运动增进了公众健康意识，这才是 DDT喷洒能够受到公众热烈欢迎的背景。从某种意义上说，奎宁让撒丁岛人做好了接受使用 DDT 的必要性的准备。

撒丁岛项目之所以能够有效部署侦察员，顺利使用药剂喷洒，也是因为人们之前受到了卫生教育。参与 ERLAAS 项目的员工，此时已经十分了解疟疾传播的基础原理及分发药品的重要性。洛克菲勒基金会也深知，想要根除疟疾，必须以有效的组织为保障，确保抗疟运动能够像机器一样高速运转。撒丁岛已经就疟疾对大众进行过健康教育，涉及范围之广，人员数量之大，只有在这种情况下，项目的机器才能平稳运行。

ERLAAS 实际上继承了此前疟疾公众教育的遗产，在项目实施期间，政府为受雇人员提供每周一次的课程，内容包括按蚊在疟疾传播中发挥的作用；同时为学校提供教学大纲，使所有撒丁岛的儿童也能了解这方面的知识；播放有关疟疾的节目，以及根除疟疾的任务；印制传单、海报和公告，在全岛分发。ERLAAS 还在岛上部署了卫生警戒线——这是公共卫生兵器库中最古老的武器之一。项目实施后，卫生当局为了防止外地蚊子入侵，在所有外来的船只和飞机上采取了消杀措施。

因此，忽视漫长的公共卫生工作史为战后抗疫所做的准备，就会使人们误解撒丁岛项目的效果。此外，由于只记录了与 DDT 实验有关的记录和档案，ERLAAS 项目的历史遭到了扭曲。约翰·洛根的官方清单像对待一个孤立进行的项目，忽略了 ERLAAS 项目以外当局所采取的防疫措施。这些措施并非服务于医学目的，却极大地改善了人口在疟疾面前的脆弱性。在理解撒丁岛项目时，最好考虑到应对危机的社会、经济和医疗层面的综合努力。

与撒丁岛项目同时进行的最重要的干预措施来自联合国善后救济总署（UNRRA），该机构于 1945 年至 1947 年间在美国的资助下来到意大利开展工作，后来被马歇尔计划替代。与撒丁岛项目一样，UNRRA 和马歇尔计划提供的援助结合了人道主义与冷战方面的综合考虑。就撒丁岛项目而言，UNRRA 的作用更为关键，因为它与抗疟斗争更紧密地联系在一起，只有在它战胜按蚊之后，马歇尔计划的作用才开始显现。换言之，UNRRA 帮助撒丁岛项目取得了胜利，而马歇尔计划则巩固了胜利的果实。

UNRRA 为意大利设定了长期和短期的目标："救济"作为当前目标，必须与"疾病""混乱"进行斗争。"混乱"指的是罢工、示威、骚乱、意大利左翼政党的势力扩张，还有迫使工人农民支持左翼工会和政党的经济困境。这项任务既是人道主义的"国际责任"，也是用来遏制革命的"世界保险"。

平息混乱的首要任务是赈济饥饿的平民，以及遏制通货膨胀。美国人认为，可以通过大量进口货物来保证意大利普通家庭维持健康的必需品。"一日三船政策"应运而生，每天载有美国货物的三艘船会抵达意大利港口，卸下急需物资，每艘船的运力相当于 550 节意大利铁路货运车皮。随后，这些物资会被运输到意大利的八个地区。

物资到达特定地区后，由当地知名人士组成的委员会（包括市长、教区牧师、医生、教师、商业领袖及政府其他机构的工作人员）分配给有需要的人，如此一来，这些人的社会地位与权威也能通过分发物资得到提高。饥饿的撒丁岛人领到了面粉、奶粉、猪油、蔬菜、粗小麦粉、糖和鱼罐头。显然，维持粮食供应，以及抑制通货膨胀的措施不仅对政治稳定和减轻民众的痛苦有着重要意义，而且对增强人们的抵抗力也起到了重要作用。改善撒丁岛贫困人口的饮食习惯、提升他们的购买力，是撒丁岛项目成功的有力保障，有人将其誉为像是"给一盏将灭的灯添满灯油"。[10]

除了这些间接方法，UNRRA 还提供了抗疟医疗援助，包括建立医院、提供医疗用品。尤其是人工合成抗疟药奎纳克林，在战后的抗疫行动中基本取代了奎宁。奎宁被留作状况最严重的昏迷患者的静脉给药。通过 DDT 阻断病媒的同时，意大利也重新开始了传统的抗击血液中的疟原虫的努力。同时，UNRRA 在海边和山区为疟疾患者建立疗养院，为儿童设立夏令营，保护他们免受蚊虫叮咬，为他们提供合理膳食，还安排了预防疟疾的基础教育课程。UNRRA 还为孕妇和哺乳期女性提供了定制的食物、衣服和鞋子。在其他方面，UNRRA 也为房屋受损的难民和流浪者提供住宿。人群中最易感染的大部分人都得到了救助，部分地免受感染。

除"救济"以外，UNRRA 还强调"善后"，目标是改善意大利破败萧条的经济环境，使其工业和农业恢复到战前的生产水平。战后的美国人深信，两次世界大战之间的欧洲和二战中出现的极权政权的根源在于大萧条和专制的经济政策。因此，为了防止共产主义的蔓延和战争的再次爆发，美国为恢复意大利的生产提供了大量帮助，使该国重新融入了全球自由市场经济体系。

对撒丁岛而言，美国的这种干预主要体现在农业方面。UNRRA 提供了种子、肥料、燃料、机械设备，以及相关援助，帮助撒丁岛修复、完善了灌溉和排水系统。同时，该组织还为农作物喷洒杀虫剂，驱走蝗虫，以直接的方式增加了粮食产量。此外，这些干预措施还以间接的方式为防控疟疾提供了保障，例如发展集约化农业，更好地管理水源，消除蚊子的繁殖地。

UNRRA 还采取了两种措施，为抗疟运动做出了贡献。其一，美国商品销售利润被无偿捐赠给意大利政府，建立了莱尔基金会，保证了公共卫生体系正常运转。莱尔基金会是 ERLAAS 的经济支柱，有了资金来源，UNRRA 更广泛的救济活动才没有后顾之忧，人们对撒丁岛项目的理解也才更加深入。其二，这批资金还帮助恢复了战前抗疫的基础设施，抗疟委员会、卫生站和学校重新开始运营，向民众分发奎纳克林。从这个意义上说，撒丁岛项目并不是孤立进行的，它继承了战前抗疫运动的传统。

结　论

撒丁岛在消灭疟疾上取得的成功具有重要意义，为人类战胜这种致死致残的疾病增强了信心与希望，这种疾病已经蔓延到世界大部分地区，尤其在撒哈拉以南的非洲格外来势汹汹。如今，虽然这种流行病已经可防可控，但全球每年依然有 100 多万人因之死亡。疟疾仍然是危害最大的热带疾病之一，与艾滋病、结核病一起，被称作世界上最严重的传染病。

因此，人类要从撒丁岛的经验中吸取教训——真实的历史总有借鉴价值。世卫组织和国际社会最初对撒丁岛经验的理解有所偏差，得出了逻辑上有问题的结论：由于疟疾的根除是在喷洒 DDT 之后出现的，所以 DDT 就被认为是根除疟疾的原因。

但是，撒丁岛项目的现实情况更加复杂。奎宁和 DDT 确实发挥了重要的作用，也证明了技术工具的重要性。疟疾的控制需要持续不断的科学研究和对其结果的推广应用。另外，撒丁岛和意大利农村卫生站的抗疟运动者早在第一次世界大战之前就知道，仅仅依靠科学的武器并不能解决问题。他们在报告中说，疟疾是最能反映人与环境，以及人与人之间整体关系的传染病。在他们看来，疟疾既是贫困、环境恶化、营养不良、住房条件差的恶果，也是教育水平低下、轻忽、人口迁移和农业技术落后造成的疾病。

作为第一种"灵丹妙药",免费的奎宁发挥作用也有其前提条件,即改善住房、提高工资待遇、降低文盲比例、保证民众营养均衡、国家做出道德承诺等一系列的背景措施。这些因素在抗击疟疾方面的重要性不亚于奎宁本身。疟疾随着社会公平的提升和技术手段的强大而逐渐消失。即便我们拥有最强大的技术,问题仍然存在:什么样的环境才能使这些技术发挥作用?

抗疟运动的奠基人之一安吉洛·切利有一条座右铭,可以回答这个极富当代意义的问题:"专注于一件事,但不要忽视其他事。"[11]正如切利所言,撒丁岛的成功可能是有效的抗疟计划与社会多方面的改善结合在一起的效果。人们需要学会建立伙伴关系,在利益面前坚守道德良知,推行公众健康与自我保护教育,为民众提供负担得起的医疗救助,努力改善环境卫生,以及善用基础科学研究所提供的工具。此外,切利的座右铭还让我们从撒丁岛项目中吸取另一条教训:控制疟疾需要长期的坚持,而不是"速战速决"。经过半个世纪抗疟运动的不懈努力,撒丁岛才实现了根除疟疾的目标。最后,撒丁岛的成功也再次证明了国际援助的重要性。撒丁岛在美国的财政和技术支持下实现了根除疟疾的最终目标,这使我们意识到:疾病是一个国际问题,国际社会对此发挥的作用至关重要。就像所有流行病一样,疟疾不是某个国家独有的危机,而是威胁着人类命运共同体的重大危机。

尽管根除疟疾的过程困难重重,但撒丁岛项目还是给人类提供了充满希望的抗疫模板,也就是努力挖掘某地区的优势资源,以便帮助根除运动的推行。战后撒丁岛的发展就建立在根除疟疾的基础上,疟疾再也不会对这片土地施加负面影响,再也不能阻碍生产力、干扰教育、消耗资源或者加剧贫困。今天的撒丁岛是一个鲜明例证,它向我们证明,一旦摆脱疟疾,原本落后的地区在社会、经济和文化方面能够展现何种潜力。

18

脊髓灰质炎及根除问题

  第二次世界大战结束后，"根除主义时期"的到来标志着全球范围内涌现针对小儿麻痹症（或称脊髓灰质炎）的根除运动。在这几十年中，人们欣喜若狂地达成了一种共识：人类与微生物之间长期斗争的决定性战役已经到了最终的决胜阶段。毫无疑问，这一愿景在美国人心中扎了根，战争的胜利使他们对科学和技术的力量充满信心。时任国务卿的乔治·马歇尔（George Marshall）在1948年宣布，这个世界已具备消灭所有传染病的能力；1969年，美国卫生局局长威廉·斯图尔德（William H. Stewart）也宣称，眼下是"抛开传染病书籍"的时候了。

  这种全新的精神面貌反映在与脊髓灰质炎斗争的努力中。许多与疾病做斗争的主要人物都是参与过其他运动的老兵，他们秉承根除主义的观点。弗雷德·索珀和亚历山大·朗缪尔（Alexander Langmuir）是疟疾学的先驱人物，亨德森（D. A. Henderson）曾是全球抗击天花运动的医学领袖；艾丹·科伯恩（Aidan Cockburn）则从理论上预测了所有传染病的终结。

  此外，抗击脊髓灰质炎的运动受到了美国总统富兰克林·罗斯福的鼓舞，发展势头迅猛。罗斯福三十多岁时患上了一种麻痹型疾病，当时被诊断为脊髓灰质炎。罗斯福通过自己建立的两个慈善组织——佐治亚州温泉基金会和举足轻重的美国小儿麻痹症基金会，推动了抗击脊髓灰质炎的运动。美国小儿麻痹症基金会后来更名为出生缺陷基金会，主要为脊髓灰质炎研究、患者护理和教育宣传筹集资金。戴维·奥辛斯基（David

Oshinsky）曾说："美国小儿麻痹症基金会是私人慈善机构的黄金典范，它是有史以来规模最大的志愿健康组织，重新定义了美国私人慈善机构的社会定位与工作方向。"[1]

脊髓灰质炎

脊髓灰质炎是由三种脊髓灰质炎病毒毒株引起的高传染性疾病。由于康复的患者往往会对其中一种致病毒株产生强大而终生的免疫，但对其他两种毒株依然易感，因此区分毒株变得尤其重要。此外，脊髓灰质炎1型病毒比其他毒株毒力更高，大约是85%的麻痹瘫痪或丧命病例的原因。

1型病毒主要通过粪口传播，也就是说，当一个人接触到受污染的食物和水源，或接触污染物后用未清洁的手接触口鼻，他就极有可能感染。此外，该病毒也会通过飞沫进行人际传播，正常人一旦接触到感染者咳嗽或打喷嚏时产生的痰液或飞沫，就有可能感染。这种病毒会在喉部和下消化道的黏膜组织中繁殖，患者潜伏期通常为1—3周。在大多数情况下，感染者无症状，丝毫意识不到自己携有病毒。但是，对脊髓灰质炎的流行病学来说，无症状感染者至关重要，因为这些人是无症状的病毒携带者，仍然会传播病毒。

在感染者中，约有1/4的人会出现严重程度不同的症状，最终发展为不同类型的脊髓灰质炎。病毒从肠道进入淋巴系统，然后随着血液蔓延至整个身体，攻击几乎所有的人体器官。然而，在大多数情况下，感染者均为轻症，出现类似流感的发热、头痛、无法通过休息缓解的疲劳、咽痛、恶心、腹痛，通常持续两周左右。"顿挫型"和"非麻痹型"的脊髓灰质炎往往传播性更强，因为这类患者不了解疾病的严重性，具有高度传染性，而且在无保护措施的情况下，对周围的人群构成更为严重的危害。

每200名顿挫型脊髓灰质炎患者中，平均会有1例发展为更严重的麻痹型脊髓灰质炎。发病时，患者常出现感觉异常，四肢有"针刺"感，这是中枢神经系统（脊髓和大脑）受到病毒攻击的信号。最常见的是"脊柱脊髓灰质炎"，这种情况下病毒侵入脊髓的运动神经元。实际上，"脊髓灰质炎"（poliomyelitis）这个 19 世纪构造出来的词语，来源于几个希腊语词根："polios"（苍白）、"myelos"（骨髓）和"itis"（炎症）。正因如此，人们最初将其描述为一种累及脊柱白色骨髓的疾病。

目前我们对脊柱受疾病影响的确切机制尚不清楚，但有一点是确定的：一旦病毒侵袭脊髓，就会破坏负责全身肌肉运动的运动神经元。结果，失去了来自神经元的电刺激，肌肉失去功能并迅速萎缩，导致肢体一处或多处瘫痪，经常出现呼吸肌与膈肌瘫痪，从而引发死亡。这种麻痹发病突然，程度或轻或重。瘫痪可能是部分的、暂时的，但也经常是彻底的、永久性的。患者一侧或两侧的肢体变得松弛无力，受影响的四肢、足部和脚踝产生变形。这就是"急性弛缓性麻痹"症候群的起源。

与脊柱脊髓灰质炎相比，牵涉大脑的情况较为少见。"延髓型脊髓灰质炎"是发生于脑干的疾病，主要影响控制视力、吞咽、呼吸和舌头运动肌的神经中枢，引发痛苦而致命的后果：呼吸道出现大量黏液而导致窒息。此外，延髓型脊髓灰质炎还导致异常反射、严重头痛、痉挛、精神障碍和注意力无法集中。

那些患过麻痹型脊髓灰质炎又康复的病人，往往在此后的生活中备受折磨。他们的身体因疾病的侵蚀而残疾畸形。此外，在初次染病后的15—40 年期间，大约有 1/3 的患者会留下后遗症，且病情呈恶化发展趋势。一开始，他们只是感到肌肉和关节疲乏无力、无法忍受寒冷，但之后却会出现肌肉萎缩、关节退化、呼吸和吞咽困难、骨骼畸形，以及精神方面的困扰，如情绪波动大、易沮丧、记忆力减退。

现代脊髓灰质炎

工业化国家的经验

历史上，脊髓灰质炎一度被称为"小儿麻痹症"，被视为一种针对幼儿的外来疾病。尽管该疾病存在致死致残的危害，但其受害者人数并不多。然而，从 1890 年到第一次世界大战期间，欧洲与北美的状况发生了巨大变化，脊髓灰质炎的易感人群突然扩大，它演变为一种流行病，在大

龄儿童、青少年和许多青壮年之间流行。随着这种疾病在工业化国家持续
肆虐整个夏天，人们不禁将这种疾病与结核病联系起来，越来越发现它带
有"瘟疫"和"致残"的特征，"新脊髓灰质炎"和"现代脊髓灰质炎"
的称号也应运而生。

　　历史上的第一次脊髓灰质炎大流行开始于 1881 年的瑞典，紧接着是
1894 年的美国佛蒙特州、1905 年的斯堪的纳维亚半岛、1907 年的纽约和
1908 年的维也纳。1916 年，现代脊髓灰质炎再次大规模席卷纽约及美国
东北大部分地区。此后，该疾病反复在工业化西方国家流行，形成了明
显的夏季复发特征。美国的相关疫情在 1950 年到 1954 年期间突破峰值。
（表 1）

　　现代脊髓灰质炎引发恐慌的原因有许多：突然大流行、缺少治愈方
法、患病与死亡的代价都太高。同样令人不安的还有这种疾病的致残、致
畸和致死力。1935 年，《妇女家庭杂志》的一篇代表性文章称，脊髓灰
质炎造成的"残疾比死亡还糟"，这一点比其他任何流行病都更令父母们
恐惧。[2]

　　在各种各样的流行病之中，脊髓灰质炎给人类留下了深刻的烙印，
许多年轻的身体被萎缩的肌肉折磨，只能由卡钳和金属架支撑，被禁锢在
轮椅上，或者始终无法摆脱铁肺（铁肺是患者使用的辅助呼吸机）。乔纳
斯·索尔克（Jonas Salk，1914—1995）是最早发明出脊髓灰质炎有效疫
苗的人，他曾辩称："在所有的传染病中，我们对麻痹型脊髓灰质炎的独
特性了解最为深入。在某种程度上，这种恐怖与悲剧的不寻常组合与疾病
发生的频率很不相称。"[3]人类社会首次被迫面对一度遭到忽视的残疾问题。

　　笼罩着脊髓灰质炎的神秘感也加剧了人们对于这种疾病的恐惧心理。
1916 年，脊髓灰质炎在纽约暴发时，所有的医生都对其主要特征百思不
得其解。人类对这种疾病几乎没有任何科学或医学上的了解。医生寻不到
治愈方法，没有作为权宜之计的保守疗法，也没有预防性的保护措施，为
残障人士提供的康复策略更是无从谈起。脊髓灰质炎的传播途径、侵入门
户、病理学——这一切都是未解之谜。

表 1　美国关于麻痹型脊髓灰质炎病例的报告（1915—1954）

年份	病例数	病例数（每 10 万人）
1915	1639	3.1
1916	27 363	41.4
1917	4174	5.0
1918	2543	2.9
1919	1967	2.3
1920	2338	2.4
1921	6301	6.1
1922	2255	2.0
1923	3589	2.9
1924	5262	4.6
1925	6104	5.2
1926	2750	2.2
1927	10 533	8.8
1928	5169	4.2
1929	9220	7.5
1930	9220	7.5
1931	15 872	12.8
1932	3820	3.0
1933	5043	4.0
1934	7510	5.9
1935	10 839	8.5
1936	4523	3.5
1937	9514	7.4

年份	病例数	病例数（每 10 万人）
1938	1705	1.3
1939	7343	5.6
1940	9804	7.4
1941	9086	6.8
1942	4167	3.1
1943	12 450	9.3
1944	19 029	14.3
1945	13 624	10.3
1946	26 698	18.4
1947	10 827	7.6
1948	27 726	19.0
1949	42 033	28.3
1950	33 300	22.0
1951	28 386	18.5
1952	57 879	37.2
1953	35 592	22.5
1954	38 741	24.0

资料来源：美国小儿麻痹症基金会，《1957 年脊髓灰质炎：年度统计数据评论》（1957 年，N.p.）

　　在西方，脊髓灰质炎带来了一种令人困惑的现象，那就是患者的社会形象十分不确定。卫生状况、社会阶层、住房标准与疾病感染之间似乎没有任何关联。《妇女家庭杂志》指出："脊髓灰质炎不是贫穷病……一旦疾病缠身，有多少财富都无法豁免。林荫道中养尊处优的婴儿与阴沟里的乞丐相比，并不会更安全，一旦疫情大肆蔓延，没有人能够幸免于难……没有哪一种人类瘟疫像如今折磨着我们孩子的这种疾病一样神秘莫测。"[4]

因此，与许多其他主要流行病不同，脊髓灰质炎不是富人可以逃脱的"社会疾病"，反而表现出截然相反的富贵病倾向，经常发生在富裕的社区、郊区和乡村地区。在美国，脊髓灰质炎感染最多的不是少数族裔人群，而是白人儿童，这就使它更加引人注目。1948年的一项民意调查显示，美国人对脊髓灰质炎的畏惧之深，恐怕仅次于对核战争的畏惧。

脊髓灰质炎在俄罗斯和美国同时掀起了大规模疫情。这种源自痛苦与恐惧的压力促使人类跨越冷战的隔阂，美国方面的阿尔伯特·沙宾（Albert Sabin）、多萝西·霍斯特曼（Dorothy Horstmann）与苏联方面的米哈伊尔·楚马科夫（Mikhail Chumakov）、斯莫罗金采夫（A. A. Smorodintsev）开展合作，共同推动了首批大规模口服疫苗试验项目。1959年，楚马科夫接手针对沙宾实验室为100万名苏联人分发减毒脊髓灰质炎病毒毒株的监管工作。面对第二年夏天新流行暴发的威胁，楚马科夫成功地说服了俄罗斯科学院及其政治领导人，这种疫苗不仅可以预防疫情暴发，还可以根除脊髓灰质炎。虽然冷战局面进一步恶化，武装冲突一触即发，美苏科学家却努力推进大规模的合作项目，谋求信息交换、和平合作，共同应对微生物的威胁。

作为一种粪口传播的普遍的流行病，随着工业国家卫生水平的提高，脊髓灰质炎也出现了一些变化。在特有的卫生防护措施下，婴幼儿感染脊髓灰质炎病毒的概率大幅降低，但也因此未能获得免疫力。结果人群中的易感人群越来越多，为此后周期性的大规模流行提供了条件。这种机制恰好印证了耶鲁大学流行病学家约翰·保罗（John Paul）所描述的"现代脊髓灰质炎"，它已不能再被称为"小儿麻痹症"。

第三世界的脊髓灰质炎

现代脊髓灰质炎加快了在西方肆虐的步伐，但也有证据表明，资源贫乏的热带国家遭受了沉重的苦难。这是相当令人惊讶的。20世纪中期盛行的旧教条认为，脊髓灰质炎是一种现代化和过度卫生的疾病，因此不会引起发展中国家的公共卫生危机。但实际上，在第二次世界大战期间的埃及和菲律宾等第三世界国家，英美两国的军队中令人惊讶地出现了大量感染病例。（表 2）这就表明，脊髓灰质炎并非发展中国家所面临的"次要问题"。

　　血清学检查、直肠拭子，以及对第三世界下水道微生物的实验室研究证实了这种观点。更令人不安的是，20 世纪 70—80 年代在印度等国家进行的"残疾"调查显示，发展中国家与西方国家的弛缓性麻痹发病率几乎持平。实际上，阿尔伯特·沙宾在 1983 年也曾提出，在疫苗时代之前，热带地区的麻痹型脊髓灰质炎发病率远高于发达国家。

　　接触传播与粪口传播使脊髓灰质炎在热带城市中盛行。尽管发展中国家每年都有许多人因此瘫痪或死亡，但他们所受的煎熬——即脊髓灰质炎造成的瘫痪及其后果——却从未进入公众视野。这些国家和地区的贫困孩童无法获取医疗救助，未经培训的医生很难对这种新型疾病做出正统医学的诊断，而且身为穷人的患者根本没有引起社会关注。

表 2　美国陆军确诊的麻痹型脊髓灰质炎病例（1942—1945）

年份	病例数
1942	48
1943	248
1944	350
1945	680

资料来源：R. 普伦蒂斯，《给阿尔伯特·沙宾的信》，1949 年 10 月 17 日。（俄亥俄州辛辛那提市，阿尔伯特·B. 沙宾档案馆，第 3 系列，第 23 栏，第 294 项）

　　在西方国家，脊髓灰质炎患儿往往表现出带有支架、卡钳、拐杖、轮椅和铁肺的典型形象，这种形象经国家基金会大力宣传之后更是深入人心。然而，在发展中国家，那些饱受疾病折磨的婴儿，或死亡或残废，却始终没有引起公众关注，他们被逼无奈加入新德里、开罗和雅加达街头乞丐的行列。人们之所以对他们的苦痛视而不见，一方面是因为穷人坚持认为自家的孩子遭罪是一种宿命；另一方面则是因为正统医学否认这种疾病的存在，选择了无视与逃避。正如沙宾所称，脊髓灰质炎给第三世界国家带来的冲击，唤醒了冷漠的政府和卫生官员，促使他们开始努力在全球范围内根除这种疾病——脊髓灰质炎因此成为所有国家和地区的当务之急。人们开始重新认识该疾病在传染方面"隐藏的普遍性"，意识到根除疾病能够为国际社会每年在免疫与治疗方面节省 15 亿美元的开销。

新的科学认识：从希望到消沉

战后数十年，随着工业化国家和发展中国家的战疫紧迫感，一种乐观主义情绪获得了新的存在理由，即人们认为能够实现根除脊髓灰质炎的现实目标。20 世纪之初，脊髓灰质炎的几次大流行及其成千上万的后遗症患者引发了医学界与公共卫生机构的严密关切。但尽管如此，"新型脊髓灰质炎"依然充满谜团。虽然卡尔·兰德斯坦纳（Karl Landsteiner）已经在 1908 年发现了脊髓灰质炎病毒，但直到 1948 年人类才理解了该疾病的自然史。问题依然存在：这种疾病的确切传播方式是什么？病毒通过什么途径侵入人体？病毒以什么形式存在？是单一还是多种血清型和毒株？

同样，人体的免疫机制如何应对这种病毒也依然是未知的。实际上，西蒙·弗莱克斯纳（Simon Flexner）率先在猴子身上开展了病毒实验，但他的失败经验误导了医学界数十年。他假设猴子与人类的病理机制相同，得出了三个错误的结论：脊髓灰质炎会猛烈攻击神经系统，病毒通过鼻腔而非消化道进入人体，病毒通过神经系统最终到达脊髓和大脑底面。这些假设导致疫苗研制走入了死胡同：既然病毒是通过神经系统而非血液传播，那么人体就不存在启动免疫机制的机会。按照这种理解，研制疫苗是不可能的事。

局面在 1948 年出现了转机。当时约翰·恩德斯（John Enders）、托马斯·韦勒（Thomas Weller）和弗雷德里克·罗宾斯（Frederick Robbins）发现脊髓灰质炎病毒可以在非神经性人体组织中进行体外培养，这一发现使他们共同荣获诺贝尔奖，重燃人们对疫苗的希望。脊髓灰质炎病毒的研究成本因此迅速降低，研究人员发现病毒以鼻腔为入侵人体的主要通道，抗体能够在血液中攻击病毒，还发现除了三种脊髓灰质炎病毒血清型之外，存在各自的多种毒株。这些发现为疫苗生产提供了指导，两种疫苗迅速进入生产阶段。一种疫苗是乔纳斯·索尔克研发的福尔马林灭活脊髓灰质炎病毒疫苗（IPV），该疫苗于 1954 年通过测试，1955 年 4 月被正式宣告有效，此后立即在美国得到推广，被大量注射给儿童。另一种是阿尔伯特·沙宾研发的口服脊髓灰质炎疫苗（OPV），该疫苗于 1959—1960 年通过了诸多测试，并于 1962 年获得生产批准。

人们十分相信新疫苗能在全球范围内根除脊髓灰质炎，科学界和公众缺乏理智分析，他们对彻底消灭该疾病的笃定近乎信仰。人们的消灭脊髓灰质炎的狂热实际上反映出该疾病曾引发过何等"冰冷的恐怖"。结果索尔克疫苗实验"安全有效"的新闻引发了人们对索尔克的狂热崇拜。他宣布证明了自己的假设，即"血液循环中的中和抗体是减少脊髓灰质炎病毒感染的有效屏障"。[5]

1955 年 4 月 12 日，这是公共卫生历史上绝无仅有的日子。所有人都揪心地等待着医学试验的结果。当天，负责评估索尔克疫苗的密歇根州安阿伯市脊髓灰质炎疫苗评估中心发布了调查结果。中心主任托马斯·弗朗西斯（Thomas Francis）发表了报告。他在电视上说，索尔克的疫苗"安全、有效、强有力"，疫苗的成功率为 80%—90%，统计学上没有发现显著的副作用。

报纸上登出了"可怕的疾病终结""全球为索尔克的成功欢呼""脊髓灰质炎被征服""教会为疫苗赐福祷告""索尔克医生：美国总统的可能候选人""战胜小儿麻痹症"等一系列报道，宣告了这一科学结论。就连一向谨慎的《纽约先驱论坛报》也下了结论：脊髓灰质炎的时代已经终结，普通感冒、心脏病和癌症都将成为"下一个"被终结者。[6]艾森豪威尔政府通过《美国之音》向全世界播报了这一伟大的美国科学成就。就连股市也在制药公司的带动下反响热烈，股价一路飙升。

沙宾同样也对脊髓灰质炎的行将消亡充满信心。在索尔克疫苗测试时，沙宾强调说他们拥有共同的目标，即"彻底消除"脊髓灰质炎，但他认为只有自己的活疫苗才能实现这一目标。他从 1960 年的试验中总结得出，那些接种了 OPV 的人接种的病毒毒力较弱，能够使免疫效果扩散到整个社区，提高人群的群体免疫力，甚至还能（免费地）保护那些未接种的人。沙宾解释说："人们努力快速生产出大量抗病毒药物，使病毒没有生存空间。"[7]

关于是"沙宾药剂"还是"索尔克针剂"更有效的问题，病毒学家之间出现了分歧。他们很快发现，索尔克疫苗无法根除脊髓灰质炎，尽管IPV可以刺激人体产生抗体，但疫苗毕竟是已经灭活的病毒，不会像沙宾的活疫苗那样产生肠道黏膜免疫力。此外，"索尔克针剂"在实际注射操作中也颇受诟病。实施疫苗注射的医护人员需符合特定条件，这加大了注射工作的难度，使疫苗注射在全球范围内推广的代价过于高昂。以美国为例，20世纪60年代的索尔克疫苗注射费用为25—30美元，"沙宾药剂"的口服方糖疫苗仅需3—5美元，况且索尔克疫苗还需要后续注射。

1960年，疾病预防控制中心流行病学主任亚历山大·朗缪尔的总结提到，尽管索尔克的IPV为抗击疫情做出了前所未有的努力，防治范围也相当可观，取得了相对积极的成果，但是该疫苗使美国陷入了防疫僵局。自1955年以来，已有9300万美国人接种了灭活病毒疫苗。美国卫生局局长勒罗伊·伯尼（Leroy Burney）称抗疫成果具有"里程碑式的意义"，在医学史上无与伦比。随着美国脊髓灰质炎发病率大幅下降，索尔克疫苗的作用也日益凸显。（表3）另外，失去活性的脊髓灰质炎病毒不会恢复毒力，因此可以安全地用于免疫功能低下的患者及与其密切接触的家人。

表3　美国报告的脊髓灰质炎病例 (1955—1961)

年份	病例数	病例数（每10万人）
1955	28 985	17.6
1956	15 140	9.1
1957	5894	3.5
1958	5787	3.3
1959	8425	4.8

年份	病例数	病例数（每 10 万人）
1960	3190	1.8
1961	1327	0.7

资料来源：美国小儿麻痹症基金会，《脊髓灰质炎、先天性缺陷和关节炎的统计数据评论》（1962 年 6 月，N.p.）

　　然而，美国脊髓灰质炎发病率的下行趋势逐渐滞缓，甚至一度在 1959 年呈逆向上升趋势，媒体报道称脊髓灰质炎"卷土重来"，一种变异、更具毒力的新型病毒开始流行。事实证明，索尔克疫苗的大规模注射改变了脊髓灰质炎的年度流行特征，在疫苗的控制下，脊髓灰质炎转而去攻击那些尚无法接种疫苗的易感人群。"新型脊髓灰质炎"不再多发于生活环境舒适卫生的人群，而是集中攻击穷人、少数族裔和反对接种疫苗的宗教团体（例如荷兰归正教会）。

　　当时美国尚未建立覆盖全体民众的保障机制，这导致一部分人无法接种疫苗，而另一部分人拒绝接种。《纽约时报》报道称，在内陆城市的非裔美国人和保留地的印第安人那里，脊髓灰质炎发病率是全国平均水平的四到六倍。脊髓灰质炎并未消失，相反，它撤退到美国境内相对不发达的"第三世界"地区。因此，铁杆根除主义者朗缪尔也在 1960 年转向怀疑论调，他改口称根除脊髓灰质炎的目标不切实际：

　　　　五年半之前索尔克疫苗问世的时候，现任发言人在内的许多流行病学家都希望迅速根除这种疾病。疫苗的成功研发和顺利使用确实降低了发病率，但彻底根除脊髓灰质炎似乎还遥不可及，我们梦想的目标至今尚未实现。实际上，就连许多医学生都在质疑，用灭活疫苗彻底根除脊髓灰质炎在科学上是否可行。

　　朗缪尔不无遗憾地感慨，目前人们"高估了疫苗接种的普及程度，大多数人仍未接受疫苗接种……那些未接种疫苗的'孤岛'依然存在——例如住在城市贫民窟、偏远地区、多种族社区和某些农村地区的人群"。

因此他认为，由于"灭活病毒疫苗尚未触及大量的美国非免疫人群"，我们还需要"一些新的方法"。[8]

卡特事件

1955 年，"卡特事件"的重大灾难使民众对疫苗的信任度降至冰点，给根除脊髓灰质炎的事业造成重大挫折。位于加州伯克利的卡特实验室是美国六大制药公司之一（其他五大公司为：联合实验室、礼来制药公司、默克公司、派克·戴维斯药厂和美国家庭用品公司），该公司签订了为根除脊髓灰质炎生产疫苗的合同。仅保持了两个星期的乐观情绪，第一批争先恐后接受疫苗注射的人就被政府宣告的噩耗惊呆了。4 月 27 日，伊利诺伊州公共卫生主管罗兰德·克罗斯（Roland Cross）发表声明称，卡特实验室生产的疫苗"可能存在不安全因素"，警告医疗行业停用其产品，除非另行通知。同时，公共卫生署迅速采取应急措施，立即禁运了所有卡特实验室的疫苗。5 月 8 日，美国卫生局局长伦纳德·谢勒（Leonard A. Scheele）叫停了整个疫苗接种计划，同时宣布政府介入调查。

根据《新英格兰医学杂志》的文章，疾病预防控制中心发现：

> 卡特实验室研制疫苗的两个生产池（约 12 万剂）中均含有活的脊髓灰质炎病毒。在接种这两个生产池疫苗的儿童群体中，顿挫型脊髓灰质炎（出现头痛、脖子僵硬、发烧和肌肉无力等症状）的人数上升至 4 万，其中 51 人永久瘫痪，5 人死亡。卡特疫苗同时诱发了脊髓灰质炎的流行：患病儿童的家庭或社区中有 113 人瘫痪，5 人死亡。这是美国历史上最严重的医药灾难之一。[9]

尽管疾病预防控制中心针对卡特事件报道说，疫苗受污染的"确切原因"尚在调查中，但文章作者认为有三个因素带来了最大的危害。其一，公共卫生署疏于职守，未能及时制定疫苗生产的规范细则，且默许制药公司自主确定安全措施。参议员韦恩·莫尔斯（Wayne Morse）对公共卫生署做出了尖酸刻薄的评价："联邦政府对屠宰场猪肉进行的检查都要比对脊髓灰质炎疫苗的监管仔细得多。"[10] 其二，在这种放任自流的大环境中，卡特实验室承受着短期内赶制大批量疫苗的压力。卡特实验室急于满足订单要求，在安全性方面就有所松懈。具体来说，他们未能充分灭活病毒，导致六批疫苗被活病毒感染，进而导致接种这些疫苗的人感染。其三，这家制药巨头在最终的产品检测环节中，忽略了检测活病毒的安全保障措施。

"卡特事件"汇集了联邦政府疏于监管、制药公司利欲熏心、人间悲剧不幸酿成等各种桥段，迅速成为各大媒体的热门话题。而此前发生的卡特实验室涉嫌违规操作的事件则使民众对疫苗更加心存戒备。卡特实验室被指控曾在 1949 年违反过产品安全条例，还曾在 1955 年涉嫌疫苗合同的欺诈和价格垄断。这些八卦消息进一步加剧了公众的不信任感。卡特事件发生的第二年，即 1956 年，全美 1/5 的家庭表示对接种疫苗的恐惧超过了对疾病的恐惧，因此拒绝接种 IPV。此外，卡特事件的悲剧导致儿童感染、残疾或死亡的连锁效应不仅限于 1955 年和 1956 年，它引发的怀疑情绪持续了许多年。结果就是美国儿童持续受到感染的威胁，脊髓灰质炎的根除则遥遥无期。

推进全球性根除

继沮丧情绪之后，两项在医学理论和实践操作领域的新发现再次激发了根除主义的乐观情绪。沙宾的口服疫苗在一系列大规模试验中取得成功，成为根除脊髓灰质炎的突破口。1954 年至 1957 年间，俄亥俄州奇利科西的联邦惩教中心对志愿者展开疫苗试验。1958 年至 1960 年间，辛辛那提和纽约罗切斯特再次进行国内大规模试验，此后，苏联、匈牙利、捷克斯洛伐克、新加坡和墨西哥也纷纷展开试验工作。这些试验表明，"沙宾药剂"不仅安全有效，而且比索尔克的针剂疫苗更加简单易行。

在实际操作中，推广沙宾疫苗的新模式可以使疫苗发挥最大效力，那就是在社区范围内开展接种日活动，即美国人所称的"沙宾口服礼拜日"（SOS）和国际社会所说的"国家免疫日"（NIDs）。这种方式提供了为大众普遍接种疫苗的机制，将朗缪尔所说的拒绝接种疫苗的人群纳入接种范围。免疫日的做法不局限于儿童，也不需要去家庭医生那里接种，而是直接把疫苗带向大众。

1962年，古巴率先采用这种策略。菲德尔·卡斯特罗（Fidel Castro）革命中的基层组织"保卫革命委员会"进行了逐户调查，他们的调查覆盖了岛上的所有儿童。根据调查结果，委员会工作人员开展回访工作，由接受过半小时培训的疫苗接种工作人员为小朋友分发带有减毒活脊髓灰质炎病毒的糖果。其目的是确保古巴的每一个易感儿童都能接种疫苗。

卡斯特罗的免疫日策略与沙宾疫苗相结合，快速斩断了病毒传播的链条，使古巴成为世界上第一个消灭脊髓灰质炎的国家。这一成功引发了国际社会的思考，是否可以在非共产主义国家使用相同策略，而美国率先提供了正面的范例。在图森和凤凰城所在的亚利桑那州，马里科帕县和皮马县开始推广沙宾口服礼拜日活动，为全国树立了榜样。在图森，活动并非由"保卫革命委员会"领导，而是由马里科帕县医学协会和当地的儿科协会进行组织。这些人与当地的药剂师、县卫生部门官员、护士、童子军、教师、神职人员、媒体和房东一起，自愿地为社区提供服务。这种方法的实际操作过程也与古巴有所不同，人们把儿童带到设立在学校的固定疫苗接种中心，而不是让他们在家等待疫苗接种者。

这项措施的成果被媒体描述为史无前例：仅在1962年的1—2月，全市就有超过60万居民在每个指定周日参加免疫日接种活动，约占城市人口的75%以上。图森市民受到童子军和PTA志愿者的热情接待，排队购买25美分的方糖，孩子们更为踊跃，因为沙宾的方糖使他们免去了面对注射针头的恐惧。那些无力支付的人则能够免费获取免疫方糖，因为免疫日的原则就是不拒绝任何人。沙宾本人也认为，把防疫药品当作布匹粮油明码定价是一种不道德的行为。在各地医学协会的支持下，沙宾口服礼拜日活动在全美得到推广。

20世纪60年代，人们在根除流行病方面的努力受到了强有力的鼓舞：天花疫苗同样开始了大规模应用。20世纪60年代中期，全球更加急不可待地想要实现根除天花的目标，技术上的创新也使其更加可行。到 1959 年，世卫组织开始在全球范围内推行根除天花的运动。1977 年，世界上仅剩最后一例天花病例，这标志着天花作为流行病被彻底铲除。

天花作为第一种被人类主动根除的疾病，激发了人们对根除脊髓灰质炎的信心，其中需要考虑三个关键因素：（1）与天花一样，脊髓灰质炎没有人类以外的传染源；（2）有效且易于管理的疫苗已经问世，能够阻止传播；（3）现代诊断工具可以检测感染。到 1997 年，根除脊髓灰质炎的三项条件均已具备。同年，柏林主办了"达勒姆根除流行病工作坊"，讨论确立了根除传染病的标准，而非像以前那样满足于控制疫情或消除一时的流行趋势。

来自美国的好消息更加鼓舞了根除主义的士气。沙宾疫苗及沙宾口服礼拜日成功地使困扰朗缪尔的未接种疫苗人群获得了免疫力。美国在 20 世纪 60 年代结束之前终于实现了控制疫情扩散的目标，这为始于索尔克疫苗受挫的悲观十年画上了圆满句号。

随着美国根除脊髓灰质炎、全球战胜天花，全球范围内根除脊髓灰质炎的行动被提上日程。1984 年至 1988 年间，国际社会主要采取了三项预备措施。第一项措施，1984 年 3 月，乔纳斯·索尔克和前国防部长罗伯特·麦克纳马拉（Robert McNamara）倡导联合国儿童基金会、世卫组织、世界银行和联合国开发计划署成立"儿童生存特别小组"。负责人呼吁开展一场针对脊髓灰质炎的根除运动，以拯救儿童为工作重心。

第二项措施源自沙宾的建议，他敦促当时的盖茨基金会（扶轮国际）成立咨询委员会，为全球根除运动提供赞助。该委员会于 1984 年正式成立，致力于倡导全球儿童的疫苗接种，委员会以"脊髓灰质炎附加项目"（PolioPlus）命名。他们把 2005 年作为根除脊髓灰质炎的目标年份，这份承诺至关重要。扶轮国际是一个涉足商业、金融和多专业领域的全球性团体，拥有可部署的多种资源与资金，下设多达 3.2 万个分支机构和 120 万名会员，与政府、卫生部及其他慈善机构交流密切。

最后一项措施开始于 1988 年 3 月，新成立的儿童生存特别小组在法国塔卢瓦尔召开了一次会议，发表了最终决议《塔卢瓦尔宣言》。该宣言具有决定性的意义，明确地将 2000 年定为根除脊髓灰质炎的目标期限。两个月后，第四十一届世界卫生大会同样讨论了该决议，166 个成员国全体通过决议，同意将根除脊髓灰质炎作为世卫组织的行动目标。他们由此发起了一场公共卫生历史上最雄心勃勃的运动——全球根除脊髓灰质炎行动（GPEI）。

从 1988 年初开始，GPEI 结合了沙宾疫苗与古巴社区实行的免疫日措施，为最易感人群发放至少两次口服疫苗药剂，范围涉及初生儿至六岁儿童。每年免疫日分两轮进行，每轮持续时间 1—2 天，彼此间隔 4—6 周。如果某国家或地区认为 GPEI 的覆盖范围不足，则可以通过国家层面以下的区域性免疫接种活动进行补充，尤其是针对无法获得救助或高感染风险地区的人群。工作人员使用当地方言进行宣传，吸收社区领导人参与行动策划及实施，部署疫苗接种小组，效仿古巴的方法进行逐户排查。这项工作的核心在于社区的积极参与、全民动员，充分调动了教堂、女性团体、非政府组织和当地知名人士的积极性。

GPEI 还从天花防疫中吸取了经验教训，即实验室的监测在掌控传播情况中发挥了重要作用。为了在资源匮乏的地方进行监测，世卫组织建立了全球脊髓灰质炎实验室网络（GPLN），由 145 个实验室组成，负责分析检测所有麻痹型脊髓灰质炎疑似病例的直肠拭子。如此一来，世卫组织就能够了解病毒传播的动态，以便在持续传播的地区和国家组织逐户"清扫"活动。

以上措施共同组成了世卫组织"四管齐下的方法论"，即常规免疫、补充性大规模免疫、脊髓灰质炎病毒检测和快速暴发反应机制。与沙宾疫苗的早期试验一样，以上措施均使用减毒的活毒株代替毒力、传染性较强的野生型脊髓灰质炎病毒。这种减毒的毒株虽然保留了感染力，但丧失了毒力。这种方法旨在使未接种人群产生免疫力。其原理是，接种疫苗的人群传播了不具毒力的病毒，使整个社区散布轻度感染，人群因此在避免麻痹症的同时，产生了免疫力。

为了确保任务顺利完成，GPEI 建立了庞大的执行系统，由扶轮国际提供资金，同时得到各国政府和联合国儿童基金会的资助。这次运动使用国际实验室生产的沙宾疫苗株，通过冷链技术发放给各地方社区。在世卫组织和疾病预防控制中心的技术和后勤支持下，疫苗覆盖了偏远地区的人群；GPEI 通过世卫组织日内瓦办事处，以及各类国际机构、各国政府和社区领导人在全球各处进行防疫宣传；此外，GPEI 还部署了一支疫苗接种部队。由于国家免疫日项目的劳动强度过大，该执行体系必须确保至少有1000 万人参与其中。例如在印度，他们要在一天之内为 9000 多万名儿童进行疫苗接种，在为如此庞大的人群接种疫苗时，GPEI 充分发挥了沙宾疫苗的简便性：口服疫苗的接种不需要熟练的医护人员和注射器，工作人员只要会数 1 和 2，知道滴入人口中的是两滴疫苗，就能确保任务顺利完成。

从根除脊髓灰质炎运动发起到 2003 年为止，尽管没有实现在 2000 年根除这种疾病的目标，抗疫战争还是取得了迅速而惊人的进展。1988 年，世卫组织估计全球有 125 个国家处于脊髓灰质炎流行期，共有 35 万例麻痹型脊髓灰质炎（或称急性迟缓性瘫痪）病例。然而，GPEI 在成立的第一年就成功阻止了疫情在欧洲的传播。到 1991 年，GPEI 已在美洲大陆取得成功；到 1997 年，太平洋地区也已确保安全。2001 年，世卫组织宣布，脊髓灰质炎仅剩 4 个流行国家（阿富汗、巴基斯坦、印度和尼日利亚），全世界确诊病例为 483 例，创历史新低。2002 年，虽然确诊病例又增加到 1918 例，但世卫组织报告称 2 型脊髓灰质炎病毒已被根除，这也值得欣慰。全世界似乎已经为最终胜利做好了准备。

2003—2009，再次遇挫

2003 年至 2009 年间，GPEI 遭受了一系列重大挫折，引发了新的悲观情绪，也使人们产生了这样的疑问：天花的根除是否只是一个具有误导性的特例，而不是可靠的先例？朗缪尔所描述的 1960 年美国局部疫情状况与 2003 年的全球整体疫情状况之间隐藏着相似性。前者，美国疫情减退之后，脊髓灰质炎曾残留在内陆城市和农村贫困地区的少数族裔群体中。而 2003 年，全球整体疫情同样在发达地区减退，同时根深蒂固地残留在一些卫生条件差、经济落后、局势动荡的地区，例如阿富汗某些受战争摧残的偏远的地区、尼日利亚北部穆斯林聚居州、巴基斯坦北部的信德省，以及印度的比哈尔邦和北方邦。

尼日利亚北部各州，尤其是卡诺的确诊病例数居高不下。由于当地政治和宗教环境复杂，从 2003 年开始，运动被迫暂停了 13 个月。结果，脊髓灰质炎在三年之内死灰复燃，截至 2006 年，该地区已经出现了 5000 多例瘫痪患者。疫情从尼日利亚向各地区传播，在 18 个国家（主要是西非和中非地区）造成许多瘫痪病例，而世卫组织此前曾宣布这些地区和国家已根除脊髓灰质炎。此前取得的成就似乎不堪一击。

2003 年至 2009 年的疫情反复是多种因素共同作用的结果，而尼日利亚疫情暴发的关键则是宗教和政治冲突。在西方国家对阿富汗和伊拉克发动战争之后，卡诺的穆斯林领导人因质疑根除脊髓灰质炎运动的用意而停止了抗疫措施，并宣称沙宾疫苗根本不是一种公共防疫手段，而是阴谋的体现，旨在用生殖毒素毒害穆斯林孩童。另外，西方国家的防疫动机显得隐秘难解，在其他国家和地区的防疫需求更加紧迫之际，国际社会为什么偏偏最关注尼日利亚的抗疫进程？尼日利亚人质疑这项运动的合理性，比起抗击脊髓灰质炎，他们更加关心饮水安全、消除贫困和应对其他更流行的疾病，诸如疟疾、结核病、艾滋病等。另外，尼日利亚人也十分怀疑所谓脊髓灰质炎疫苗为什么是免费的。

此外，卡诺的酋长认为基督教国家都不怀好意，因为其他人都在使用索尔克的灭活注射疫苗，尼日利亚穆斯林却在使用沙宾的活病毒药剂，带有恢复毒力的风险。实际上，尼日利亚的几例"疫苗源性脊髓灰质炎"病例更加凸显了这种危害。最终，越来越多的当地人忧心忡忡，发起宗教和政治方面的反对运动，抵制疫苗接种。

尼日利亚卫生部代表了享有特权的南部各基督教州主导的联邦政府的意见，最终卫生部就成为贫穷的北部各州在地区、政治和宗教上发泄不满的众矢之的。

结果，2003 年到 2004 年反抗疫运动爆发，直到西方国家给出一系列承诺，运动方才停止。由印度穆斯林运营的实验室分析了西方国家提供给卡诺的脊髓灰质炎疫苗，得出了疫苗无害的结论；同样，由印度尼西亚穆斯林领导的制药实验室同意向尼日利亚北部提供其所需的沙宾疫苗运输；世界各地的穆斯林领袖纷纷敦促尼日利亚同胞支持国际抗疫运动。

然而，2004 年，国际抗疫运动还是遭受了重大的打击，且影响持久。世卫组织难以确定穆斯林群体何时才能改变主意，允许疫苗接种者入境，许多卫生官员甚至怀疑脊髓灰质炎病毒蔓延到尼日利亚境外的趋势已无法逆转。事实证明，麻痹型脊髓灰质炎的病例激增，从 2001 年历史最低的 56 例增长到 2003 年的 355 例，2005 年的 831 例，2006 年的 1143 例。2009 年初，世界卫生大会报告称，尼日利亚的抗疫现状不容乐观。尼日利亚在疫苗普及覆盖率上仍然存在缺口，高达 60% 的儿童没有得到充分的疫苗接种。此外，在尼日利亚北部，所有三种脊髓灰质炎病毒始终顽固存在，而且已经传播到贝宁、布基纳法索、乍得、科特迪瓦、加纳、马里、尼日尔和多哥。幸运的是，疫情的反复只是暂时的，GPEI 对此付出了加倍的努力。最终，从 2006 年到 2016 年，全球确诊总人数呈下降趋势，抗疫行动取得了鼓舞人心的进展：

年份	病例数
2006	2233
2007	1527
2008	1903
2009	1947
2010	1377
2011	758
2012	319
2013	505
2014	458
2015	114
2016	46

　　然而，印度脊髓灰质炎疫情中心，即北方邦和比哈尔邦却出现了令人不安的情况，当地相对封闭、防疫措施落后、情绪恐慌的穆斯林极有可能成为易感人群。生物学上的发现加深了人们的忧虑，在热带环境下根除疾病在科学上是否根本行不通呢？这正是阿尔伯特·沙宾半个世纪前提出的"干扰"问题。继20世纪50年代人类发现柯萨奇病毒和埃可病毒之后，人们还发现，三种脊髓灰质炎病毒属于在人类消化道中繁殖的肠道病毒的大家族。沙宾担心，在卫生条件较差的热带环境下，肠道病毒的菌群可能非常密集和多变，导致疫苗中所含的脊髓灰质炎病毒无法成功感染人体。疫苗受到"干扰"，将使免疫接种失去效力。

　　印度的情况证实了沙宾的担忧，一些已经接种过10次疫苗的儿童仍未产生任何保护性免疫力；"干扰"问题同样引起了人们对于儿童服用过量的脊髓灰质炎疫苗药剂的担忧。抗疫运动最初并未预设需多次接种疫苗的情况，但是，在印度由于常规疫苗接种、国家地区免疫日和地毯式排查的叠加，一些儿童在5岁之前就已接受过多达25次的疫苗接种。

　　2003年到2009年的动荡岁月中还出现了其他问题。减毒的沙宾脊髓灰质炎病毒毒株依然是活病毒，始终具备突变恢复毒力和侵蚀神经的可能，进而导致"疫苗相关麻痹型脊髓灰质炎"。疫苗诱发流行病的可能性并不只存在于理论中——菲律宾（2001）、马达加斯加（2002）、中国（2004）和印度尼西亚（2005）均出现了疫苗相关的脊髓灰质炎。这种疾病的暴发阻碍了防治进程，使防疫工作遭受嘲讽：不使用OPV就无法根除脊髓灰质炎，但使用了OPV呢？结果还是无法根除脊髓灰质炎。疫苗相关的脊髓灰质炎同时还意味着抗疫运动陷入逻辑上的死循环：抗疫本身就要求对人群投以病毒刺激免疫以达到预防疾病的效果。对于本身就有免疫缺陷疾病的人群而言，问题变得更加棘手，他们可能在长达数十年的时间内都无法接种疫苗。等到抗疫运动停止之后，这些未接种疫苗的易感人群积累起来又会引发毁灭性的流行病大暴发。

　　2018年年中，刚果民主共和国境内发生了疫苗相关的脊髓灰质炎的紧急事件。在沙宾疫苗接种运动之后，当地出现了2型病毒恢复毒力的案例，在三个相距遥远的省份中，共造成30人瘫痪。令人担忧的是，遗传分析揭示出这三省的疫情分别由不同的病毒毒株引起，这些毒株曾销声匿迹数年。

刚果民主共和国的疫苗事件引起了国际社会的担忧，主要集中在四个方面：首先，单独毒株的存在，表明疫苗相关的 2 型病毒已在该国大片地区广泛传播，但未受到重视；其次，一个疫区是与乌干达接壤的边界，这使得疫情可能蔓延到全球；再次，疫情重返刚果民主共和国的局势非常棘手，因为当地治安混乱、交通不便，疾病检测、病例追踪和疫苗管理的工作都难以顺利进行；最后，最具讽刺意味的是，遏制疫情扩散的唯一办法是给民众注射 2 型脊髓灰质炎单价疫苗，但疫苗相关的脊髓灰质炎又会反过来恶化疫情。

因此，全球反脊髓灰质炎运动的负责人米歇尔·扎夫兰（Michel Zaffran）评估认为，刚果民主共和国疫情的反扑"绝对"对根除脊髓灰质炎的努力造成了空前的阻力，远比在阿富汗、巴基斯坦和尼日利亚等地区流行的野生型脊髓灰质炎病毒更为严重。他认为，刚果民主共和国疫情的暴发会使全球战疫陷入长期胶着状态，甚至面临彻底失败的危险。[11]

即使人类在刚果民主共和国和其他国家取得明显的胜利，脊髓灰质炎也将给人类留下长期的不确定前景。世卫组织宣布，判断脊髓灰质炎被根除与否的唯一标志就是全球持续无病例。然而，这臭名昭著的流行病魔却依然悄无声息地四处游荡着，绝大多数感染者要么完全无症状，要么表现出轻微的流感样症状。脊髓灰质炎与天花有着根本性的区别，人类之所以能够根除天花，部分因为天花患者的症状使病例易于追踪，但在脊髓灰质炎患者中，只有不到 1% 的感染者会发展为中枢神经系统受损和麻痹症状。因此，即使连续数年都没有发现病例，也无法有力地证明流行已告终结。像阿尔巴尼亚那样，提前宣布战疫结束未免太过简单，继上一例病例后十年，当地突然再次出现脊髓灰质炎病例，与此同时，每一例确诊病例往往意味着至少会有 100 名无症状感染者。

弛缓性瘫痪可由多种非感染性疾病引起，如格林-巴利综合征、外伤性神经炎、急性横贯性脊髓炎和肿瘤等，这十分令人苦恼。此外，正如沙宾所言，与麻痹型脊髓灰质炎临床症状相似的疾病可能是由其他 17 种肠胃病毒引起的。换言之，根除脊髓灰质炎的复杂性就在于：病毒可以长时间停留在人体内而不会产生麻痹症状，而麻痹症状又可能在被其他非脊髓灰质炎病毒感染的情况下出现。

GPEI 的历史经验表明，与天花相比，人类在与脊髓灰质炎抗争的过程中不幸过于自信，过于乐观。天花疫情很容易根除。天花没有动物宿主，没有不同的血清型引起交叉免疫问题。天花患者通常是轻症，易于发现，幸存者很容易获得强大持久的免疫力，况且，天花疫苗在给药后持续有效，而不会因疫苗再度引发疾病的大流行。

相比之下，脊髓灰质炎是一个更强大的敌人，让我们不禁感慨早先那种根除主义的虚幻缥缈。人类只能偶然地为战胜某种疾病而欢欣鼓舞，想要稳步抵达幻想中摆脱细菌的伊甸园，却还为时过早。征服脊髓灰质炎的最终胜利，似乎那么接近，又那么难以企及。即便有朝一日取得成功，脊髓灰质炎也不过是人类彻底根除的第二种流行病。无论前景未明的根除脊髓灰质炎运动将走向何方，它面临的重重困难已经向我们表明：充足的设备、大量的资金、精心的组织、持续的努力，以及天赐的好运，都是根除流行病必不可少的条件。

19

艾滋病 I

导论与南非病例

艾滋病的起源

原本只对猴子和猿致病的猴免疫缺陷病毒发生突变的时候，艾滋病大流行便开始了。这种突变使病毒变得人畜共侵，跨越了动物与人类之间的物种屏障。目前，我们尚不清楚这一重大事件是何时首次发生的，但基于现有的假设，早在 20 世纪 30 年代零星的病例就出现了，一开始未引起重视。至少在 20 世纪 50 年代初就出现了稳定的人际传播现象，新出现的人类免疫缺陷病毒（HIV）就这样进入了现代社会。

免疫缺陷病毒在非洲的两种不同环境中越过了物种屏障，衍生出了两种不同的艾滋病病毒生物型。在中非的布隆迪、卢旺达和刚果民主共和国的交界地区，艾滋病病毒发展壮大，逐渐成为一种持续折磨人类的顽疾。这就是 HIV-1，一种更具毒力的艾滋病病毒生物型，也是现代艾滋病大流行的主要原因。大约在同一时间，西非出现了 HIV-2，但其传播速度较慢，且传染性较小。

病毒是如何跨越物种屏障，从猿猴走向人类的呢？这一问题仍是未解之谜。爱德华·胡珀（Edward Hooper）在其 1999 年的著作《河流：追溯艾滋病病毒与艾滋病的起源》中提出了一种疾病流行理论。他认为，1958 年非洲国家大规模测试口服脊髓灰质炎疫苗为艾滋病的传播与流行提供了契机。胡珀质疑了在第三世界国家进行的有悖科学伦理的生物研究，并批评研究人员为争抢诺贝尔奖，为艾滋病的发展创造了可能条件。为证实这个结论，胡珀进行了广泛的流行病学研究，沿用了约翰·斯诺在霍乱早期的研究模式，但他所提供的均为间接证据。另一种流行的理论认为，艾滋病是由人类食用野生动物（有可能是中非的黑猩猩或西非的猴子）引发的跨物种传播。

艾滋病病毒与人体

科学界针对病毒是否应被归类为生命体始终存在着专门的争论。毕竟，HIV 结构极其简单，由核糖核酸（RNA）遗传物质双链组成，总共只有 10 个基因，被包裹在表面嵌有两个糖蛋白的类脂包膜中。与之相比，细菌却有 5000 到 1 万个基因。HIV 无法独立地移动、代谢、生长或繁殖，只能通过侵入宿主细胞，将其转化为自身的繁殖工具。从这个意义上讲，HIV 完全是寄生性的，只能通过转化活细胞为其所用来完成基本的生命活动。

一旦进入人类血液，微生物表面的糖蛋白 Gp21 便开始靶向侵入某些细胞，尤其是一种叫作 CD4 细胞（或辅助 T 细胞）的白细胞。这些白细胞在检测到入侵的微生物后，会激活人体的免疫系统进行免疫调节。在感染了 HIV 的宿主 CD4 细胞中，逆转录酶会把病毒 RNA 转化为 DNA。20 世纪 70 年代，霍华德·马丁·特明（Howard Martin Temin）和大卫·巴尔的摩（David Baltimore）分别发现了这种逆转录过程，他们和其他学者一起获得了 1975 年的诺贝尔生理学或医学奖。此后，HIV 也被称为"逆转录病毒"。直到 1970 年，进化生物学界的科学家还一直坚信 DNA 产生 RNA，而逆转录过程的发现，即以 RNA 为模板合成 DNA，帮助人们开启了对 HIV 的生物学原理的理解。

逆转录的重要性首先体现在它对感染者身体的影响上。新转化成的 DNA 进入宿主细胞的基因组，使入侵的病毒得以控制细胞活动，将其转变为产生新病毒、破坏细胞自身的工具。作为免疫系统的监管者的 CD4 细胞也沦为"病毒工厂"，产生 HIV。这些病毒返回到血液中，进一步侵入 CD4 细胞，重复这种循环。CD4 细胞受损，破坏了触发人体防御信号的网络，为艾滋病免疫抑制提供了基础，也成为引起许多其他机会性感染的关键。此外，除了对患者本人身体的影响，逆转录过程对于艾滋病的流行病学发展也起着至关重要的作用。逆转录过程极易出错，出现频繁的变异，从而产生艾滋病病毒变种或"进化分支"，这容易使病毒产生耐药性。

病毒入侵人体血液后，潜伏期通常为 6 到 8 周，"感染急性期"病程持续一个月左右。一般来说，感染急性期很少出现症状，因而在一定程度上难以确诊。但患者体内的血清转换仍在持续，当其体内的 HIV 抗体达到可检测水平，检测结果即变为 HIV 阳性。但是，也有许多患者会出现类似于流感或单核细胞增多症的症状，如发烧、身体酸痛、疲劳、淋巴结肿大、头痛、咽喉肿痛、腹泻等，有时还会出现皮疹。从感染开始算起，12 周之后，症状消失。

即使患者症状得到缓解，艾滋病也依然会在长达数年的潜伏期中缓慢发展。HIV 的生命周期包括以下环节：不断入侵 CD4 细胞、复制 HIV、破坏宿主淋巴细胞，以及返回血液开启新的循环。在此过程中，HIV 会逐渐降低 CD4 细胞的数量，同时增加"病毒载量"（即每毫升血液中的病毒数量），HIV 每天破坏血液中约 5% 的 CD4 细胞，同时以相对缓慢的速度取而代之。最终，病毒和 T 细胞之间的平衡不可逆转地倾向于病毒。

与此同时，艾滋病的潜伏期在流行病学研究中有着举足轻重的作用。HIV 作为一种慢性病毒，在人体内活动非常缓慢。漫长的潜伏期意味着感染者通常意识不到自己的病情，他们能够在数年之久的时间内保持健康，并且进行正常的性活动。

按照世卫组织的标准，艾滋病病程可以分为四阶段，每阶段以 CD4 计数（每毫升血液中 CD4 细胞的数量）为标准。（有些卫生机构可能采用另一套将艾滋病病程划分为三阶段的标准。）CD4 计数在 800—1200 之间为正常。在最初的感染之后，患者将经历第一、二阶段的潜伏期。随着 CD4 数量减少，患者的身体会变得越来越容易受到机会性感染的影响。在第三、四阶段，往往并不是因为艾滋病病毒本身，而是因为这些感染，患者会出现各种典型症状，它们也就是艾滋病期。当然，具体病情因人而异。

第一阶段：CD4 计数介于 500—1000 之间。部分病人在此期间没有任何症状，但有时会出现淋巴结肿大。

第二阶段：CD4 计数介于 350—500 之间。处于这一免疫抑制阶段时，艾滋病病毒感染者的临床症状各有不同，通常情况下，症状非常轻微，不足以确诊为艾滋病。潜伏期的持续时间和严重的机会性感染的发生不仅取决于病情进展，还取决于患者的整体健康状况。合理营养的膳食，规律的运动，远离毒品、酒精和香烟可以延缓进入艾滋病期。然而，感染者在此期间经常会出现无缘由的体重减轻、真菌指甲感染、咽痛、咳嗽、反复发作的口腔溃疡，以及呼吸道感染（如支气管炎、鼻窦炎）。

第三阶段：CD4 计数介于 200—350 之间。进一步的免疫抑制标志着患者进入艾滋病期。常见的体征和症状有体重大幅减轻、伴有盗汗的间歇性或持续性发热、舌头出现双侧斑块、牙齿松动、慢性腹泻、口腔念珠菌感染、牙龈炎、肺结核和其他细菌感染（包括肺炎、脑膜炎）。

第四阶段：CD4 计数少于 200。感染者此期间出现严重的临床症状，包括干咳、进行性呼吸急促、胸痛、吞咽困难、视网膜炎、头痛、肺结核、卡氏肺孢子菌肺炎、卡波西肉瘤、弓形虫病、认知或运动功能障碍和脑膜炎等。在全球范围内，艾滋病的并发症主要为肺结核，这是大多数感染者的直接死亡原因。处于第四阶段的感染者如果未能及时得到妥善治疗，通常会在三年内死亡。

传　播

性传播

艾滋病感染者在以上四阶段都具有传染性，而且病毒存在于患者的各种体液中，汗液、泪液和唾液中的含量较少，精液和阴道分泌液中含量很高，血液中含量最大。纵观艾滋病的历史，我们不难发现，其主要传播途径是性传播。研究表明，迄今为止有 3/4 以上的病例是通过性交感染的。

最初人类对艾滋病的了解是从美国艾滋病流行的过程中推断而来的。

在艾滋病流行之初的几十年中，美国人中的多数感染者为男同性恋者，这种现象最先引发了人们的警觉。男同性恋者的确面临着多方面的威胁，例如肛交提高了皮肤擦伤的可能性，为病毒直接进入血液提供了最理想的途径。此外，大批男同性恋者迁居到旧金山和纽约等市中心，在这些地方发展出一种有利于性传播疾病的文化，因而成为易感人群。更加不幸的是，若这些人患有疱疹、梅毒和软性下疳，那么他们身上破损的皮肤会令艾滋病的传播情况雪上加霜。更为危险的不是同性恋人群，而是那些有很多不固定性伴侣的人群。在艾滋病大流行中心的非洲地区，有 2/3 的新感染者因与多个性伴侣发生性行为而遭受感染。

纵观全球艾滋病流行趋势，异性恋性交已经成为主要传播方式，而且女性比男性更容易受到感染。女性异常高的易感性有生物学、文化和社会经济多方面的原因。从生物学角度来说，女性比男性更容易受到感染是因为带有艾滋病病毒的精液能够在阴道中停留较长时间。而且部分女性可能遭遇暴力式或虐待式性交而导致擦伤，从而陷入男同性恋者所面临的同样困境。此外，患有性病的女性的阴道往往存在溃疡，在这种情况下病毒就容易绕过人体的第一道防线，即皮肤。

在许多社会中，女性的初次性行为要比男性早得多。比起男性，这些女性的受教育机会也较少，而这正是所有性传播疾病的一个主要危险诱因。目前，就全球女性而言，未完成小学教育的女性感染艾滋病的风险是受过较高等教育的女性的两倍。同时，性别不平等也在艾滋病传播中发挥着重要作用，因为它经常导致女性无法要求伴侣采取安全措施或者拒绝她们不想要的性行为。大体而言，这些女性的性伴侣通常年龄比她们大、体格比她们强壮、受教育程度比她们高，而且比她们更多地掌握经济大权。此外，女性更有可能陷入贫困，贫困驱动了性产业，在这产业中女性的比例异常的高，因此她们面临的艾滋病病毒 / 艾滋病风险也异常的高。

一些文化中流行的男权主义也威胁着女性的健康。例如许多男性认为，拥有多个性伴侣是身为男人的光荣，而使用避孕套或被性伴侣拒绝则是种耻辱。这些想法剥夺了女性在决定性行为方面的平等权利，使她们更容易感染艾滋病。

母婴垂直传播

虽然目前为止性传播仍是艾滋病的主要传播途径，但其他传播途径也不应被忽视，即便其危害尚无法被量化估计。艾滋病病毒检测呈阳性的母亲可以通过胎盘、分娩或母乳喂养将艾滋病病毒传给胎儿或婴儿。在所有情况下，某些抗艾滋病病毒药物（如奈韦拉平）可以大大降低感染的风险水平。

血液传播

HIV 可通过血液传播，具体传播途径有多种。输血等侵入性医疗措施增加了艾滋病通过血液传播的机会，这种感染在安全条件未达标的情况下极易发生，例如过于依赖有偿献血或血液存储缺乏严格监管的情况。在以上情况下，血友病患者面临的感染风险格外高。

血液传播还会在共用针头的静脉注射吸毒人群中发生。每当社会动荡、时局不安（例如苏联解体之后的东欧国家的情况），这种风险就会加剧。随着政局混乱，民众自暴自弃，绝望情绪蔓延，吸毒者也会激增，使艾滋病的魔爪伸向更多受害者。此外，较高的监禁率也会使问题更加严重，因为监狱中参与危险行为的人数很多。酗酒也容易使人丧失理性的判断力，诱发无保护措施的性行为，这也有利于艾滋病的传播。随着针头交换项目的发展，脱离流行病学基本事实的道德主义又使问题复杂化，制造了一些信仰方面的阻碍，不利于有效预防感染。

针头问题还使医院、牙科诊所和卫生所的医护人员面临感染风险，他们有些人因工作疏忽、过度劳累或使用注射器不当而被针头刺伤，意外被艾滋病病毒感染。在缺少资源的地方，医护人员没有受到充分的消毒和安全培训，这也助长了艾滋病的传播。

治疗与预防

目前尚无针对艾滋病感染者的良药。自从人类在 1987 年发现第一种抗逆转录病毒药物齐多夫定（叠氮胸苷，简称 AZT）以来，艾滋病的治疗始终依赖抗逆转录病毒疗法。抗逆转录病毒疗法无法治愈感染者，但可以大幅减少病毒载量，从而减缓人体免疫系统崩溃的速度，将艾滋病转变为慢性疾病，延长感染者的生命。

抗逆转录病毒疗法在降低感染者病毒载量的同时，也能大大减弱 HIV 的传染性，因而可以作为一种疾控预防手段。艾滋病病毒呈阳性的母亲在分娩之前接受医疗干预，可以大大降低母婴垂直传播的概率。同样地，性传播的风险也可以被这种疗法降低。抗逆转录病毒疗法以这种方式打破了预防和治疗的界限，将两者密切地结合起来。

在齐多夫定取得突破性进展之后，目前已有六类逆转录病毒药物问世，每类药物又包含不同品种，为临床医生的治疗与预防工作增加了更多选择。每类药物分别针对病毒生命周期中不同的阶段。在临床上，多类药物结合的做法使医护工作人员得以根据各种因素（如副作用、耐药性、妊娠、合并症及并发症等情况）调整药物的选择与组合。

然而，抗逆转录病毒疗法功效相对有限。首先，目前可用的所有抗逆转录病毒药物均带有毒性，其副作用包括皮疹、腹泻、贫血、易疲劳、骨质疏松症，以及药物对肝、肾和胰腺的损害。其次，患者必须终身服用这些抗逆转录病毒药物，治疗方案复杂多变，药物又十分昂贵。流浪汉、认知障碍者、嗜酒者、吸毒者，以及那些因为贫困、未受教育、新近移民而未参加医保的患者会出现严重的依从性问题，难以严格执行医嘱。

贫穷落后的国家缺乏相应的经济实力，无法为所有感染者提供抗逆转录病毒药物。药物的供不应求引发了社会不平等、资源使用优先权，以及医疗健康行业的伦理原则等种种问题。此外，抗逆转录病毒疗法虽然延长了艾滋病病毒呈阳性患者的寿命，但同时也增加了他们进行性生活的次数，尽管他们的传染性较低，可能的传染时间却变得更长。于是，预防艾滋病的成果被传播可能性的增加部分地抵消了。

抗逆转录病毒治疗的问题由于迅速出现的耐药性而变得更加复杂。为了克服病毒的耐药性，医生开始尝试三种不同药物的联合治疗方案，各国的制药实验室不得不与病毒持续竞赛。每当一种药物出现耐药性，他们就要考虑：能否研发出替代它的新药？或者，是否需要担心，抗逆转录病毒治疗会有不再奏效的一天？

应对艾滋病的另一种用药策略是暴露前预防（简称 PrEP），这种方法适用于性伴侣为艾滋病阳性而自身尚未感染的人群。他们需要每天服用一粒药片，这种药片包含两种防病毒感染的药物，并且需要与避孕套配合使用。美国疾病预防控制中心认为，暴露前预防的方法在一定程度上是有效的，但该方法仅适用于特定人群，而且同样存在严重的依从性问题。

同时，疫苗研究仍在继续，目前预防工作的主要努力集中在行为矫正方面，包括针头交换项目、安全的性行为（使用避孕套）、承认老年人的性需求和赋予女性权利等。

南非大流行

艾滋病在 20 世纪中期跨越物种屏障之后，开始沿着两种截然不同的流行路线发展：一方面，艾滋病在非洲（非洲是艾滋病发源地）大陆传播扩散；另一方面，其他工业化国家也出现了感染者。非洲的艾滋病感染主要通过异性性行为传播，而工业化国家的艾滋病则发展为一种"聚集性"流行病，处于社会或经济边缘地位的人群（如男同性恋者、静脉注射吸毒者和少数族裔）往往是易感人群。目前的研究显示，南非艾滋病病毒感染者人数最多，在 4800 万人口中，有 700 万南非人为艾滋病阳性，患病率达 12.9%，如果不考虑儿童人数，患病率甚至高达 18%。

南非共和国的艾滋病大流行是一个独特而重要的案例。在遭受艾滋病侵袭的国家之中，南非是唯一拥有强大的工业基础和民主政治体制的国家。与撒哈拉以南非洲的其他国家相比，它拥有最丰富的资源来应对艾滋病大流行。因此，其他非洲国家在应对艾滋病危机时，往往将南非视为抗疫领袖，向其寻求指引。正如《纽约时报》所说，南非是"抗击非洲艾滋病过程中当之无愧的领导者"。[1] 因此，2000 年，第十三届国际艾滋病大会在南非德班召开，这是该会议第一次在发展中国家举行。

自从 20 世纪中期首次出现之后，艾滋病在南非迅速传播。在最初的几十年中，它的存在并未引起人们的注意。这有多方面的原因：去殖民化、种族隔离和美苏冷战带来了持续的政治紧张局势；非洲国家普遍缺乏针对黑人群体的医疗保健体系，也没有相应的公共卫生监督机制；此外，其他高发的疾病转移了人们对这种未知入侵者的关注。1983 年，南非诊断出首例艾滋病病例，同年官方公布了首例死亡病例。然而到 20 世纪 80 年代末，撒哈拉以南的非洲已经有 4.1 万人感染，迅速成为艾滋病流行的中心疫区。相比之下，北美感染者人数为 1.8 万人，欧洲和拉丁美洲则均为 1000 人。

　　与美国一样，南非最早的确诊病例均为同性恋者、血友病患者和静脉注射吸毒者。但到了 1989 年，南非异性恋者之间的艾滋病病毒传播已经超过了"聚集性"人群，男同性恋患者人数趋于平稳，总感染者人数却呈指数级增长。这种现象首先出现在市中心，随后也出现在乡村地区。此外，女性感染者超过了男性。从那时起，非洲艾滋病就踏上了一条与美国截然不同的发展道路。

殖民主义与种族隔离的遗产

　　南非人极易感染艾滋病的原因之一在于殖民主义和种族隔离。艾滋病病毒最初在城市同性恋者之间传播，随后沿着种族差异分布的地理路线图继续传播，最终席卷了撒哈拉以南非洲的大众群体。2005 年，当地产前诊断门诊的数据表明，只有 0.6% 的白人和 1.9% 的印度人呈艾滋病阳性，而黑人阳性率却高达 13.3%。苏珊·亨特（Susan Hunter）在 2003 年的书中用讽刺的标题"黑死：非洲艾滋"描绘了艾滋病的种族分布模式。

　　种族隔离对非洲黑人家庭的影响十分显著。1948 年，秉持白人至上论的南非国民党开始执政，提出针对不同种族群体的"分别发展"的目标。英国首相亚历克·道格拉斯-霍姆（Alec Douglas-Home）在 1971 年的一次新闻发布会上将这一目标描述为"各自平行发展、互不阻碍的自决原则"。该目标主要体现在两项法案之中：1950 年的《种族分区隔离法》和 1966 年的《种族分区隔离法修正案》。这两部法案推行了种族隔离的社会工程，旨在剥夺非白人居民的一切不动产权，以及禁止他们在指定区域之外生活。这个国家的剩余部分，尤其是大城市的中心区域，只属于白人。此外，种族隔离不仅限于地理方面，还体现在就业方面，即所谓"职业预留"。根据1956年《工业调解法》的规定，每个种族只限从事一定种类的职业，而技术型的高薪工作理应为白人"预留"。

为了在居住和就业两方面划清种族界限，南非国民党采取了强制搬迁的措施，这项措施最终影响了350万人的生活。首先，当局将非洲人、印度人和其他有色人种的居所夷为平地，命令军队把这些人强行迁移到两种指定区域。一种区域由"安置区"或小镇组成，与大城市相邻，例如约翰内斯堡附近的索韦托、德班附近的乌姆拉齐和肯普顿公园附近的滕比萨。这些黑人小镇面对突然涌来的大量人口毫无准备，变得拥挤不堪，密布棚户区，缺水断电。污水系统、交通运输和住房卫生条件也样样缺乏。另一种指定区域则是那些被称作"家园"的狭小零碎、资源匮乏的"聚居区"，即班图斯坦。总体而言，这些"家园"占据南非14%的国土面积，却需要容纳75%的人口。迁移至此的人们被排除在国家体系之外，失去了参与政治和竞争就业的机会。南非国民党政权将驱逐的逻辑发挥到了极致，按照这些非洲人的种族划分了他们所属的"家园"：祖鲁人、科萨人、梭托人、茨瓦纳人和斯威士人都被分配到了不同地区。

非洲黑人一旦被重新安置，被内部通行证政策剥夺了行动自由，也就被剥夺了公民身份，只能生活在所谓"家园"之中。换言之，这些人在自己的国家里沦为外来者。最终，南非国民党煞有其事地宣称，班图斯坦将会演变为"独立"的国家。但实际上各个班图斯坦由于国土面积太小、边界模糊不清、经济资源匮乏，不得不在国家事务的各方面受到南非共和国的操控。

我们可以理解，在南非黑人的眼中，国民党强加的政权当然不具合法性。等到种族隔离政策引发社会暴乱、旧制度走向没落的时刻，负责签发通行证、落实"流入人口控制"政策的班图事务部成为第一批被攻击目标，这也是顺理成章的事。"家园"的黑人管理者所在的建筑物被人们讥讽为"汤姆叔叔的小屋"。啤酒馆成为暴乱群众经常攻击的对象，因为它们的经营由政府垄断，它们的收益全用于管理"家园"。

国民党领袖波塔（P. W. Botha，1916—2006）曾清晰地描绘过种族隔离政策的幻景，正是这种幻景催生了各种复杂的制度结构：

> 我……相信没有永久的家园或任何久居之地，即使在白人统治的
> 南非班图亦是如此。这就意味着，南非白人必须逐步扼杀黑人无产
> 阶级掌握未来经济命脉的可能性，否则完成城市化的黑人无产阶级
> 将取而代之，通过与"有色人种"融合，他们将夺取整个南非共和
> 国的权力。[2]

为了在聚居区中生存，非洲家庭被迫长期分离，男性在全白人的城
市、农场和矿场中寻找工作机会，黑人女性、儿童，以及年长或残疾的男
性则被放逐到班图斯坦，这里就像是白人倾倒无用废物的垃圾场。在南非
矿场中劳作的黑人，其生存状况则是种族隔离制度运作的最好例子。由于
被剥夺了其他就业机会，矿工只能背井离乡，沦为外来劳工。他们每年要
在集体大院里生活 11 个月，其间只能回一次"家"。

大规模的安置使"家园"的生活环境迅速恶化。1955 年至 1969 年间，
各班图斯坦的人口密度从每平方英里 60 人增加到 100 人，越来越多的农
村家庭在家园经济中丧失土地，年轻人被迫迁移到乡镇、矿场或白人经营
的农场。20 世纪 70 年代初期，每年约有 8.5 万非洲人涌入劳动力市场，
其中有 4 万人来自班图斯坦，这表明了问题的严重性。

这种人口布局与安置方式使传播性病的行为方式大幅增加。男性居
住在集体大院或贫民窟，女性困居在"家园"，或从"安置区"迁移到白
人城市从事家政服务，他们都经常与多人发生性关系。而且在多数情况
下，这些关系带有交易的性质，或干脆就是赤裸裸的商业活动。

《种族分区隔离法》构想的居住制度具有强制性，对公共卫生产生了
很大的威胁。随着时间的推移，种族隔离进一步产生了病态的后果。其中
之一就是，非洲年轻男性摆脱了传统家庭与旧的角色模式，在男性聚居的
大院、城市帮派和监狱里发展了一套男性气质的行为守则，结果导致"男
权"性文化的出现，激发了男性对于权力的欲望。在这些人眼中，性征服
是地位的标志，使用暴力则是男性气质的体现。种族主义政权压制自由，

使民众生活在暴力环境中，也进一步强化了这种趋势。

正因如此，在种族隔离期及其后，南非已经成为全球人均强奸率最高的国家。据估计，南非每年有 170 万件强奸案发生，性暴力已呈"正常化"态势。2015 年，经南非法院审理的案件中，有 50% 以上是性侵犯案件，其中大多数还涉及轮奸。普姆拉·迪内诺·古拉（Pumla Dineo Gqola）在 2015 年出版的《强奸：南非的噩梦》及 1999 年的电影《强奸之角》的标题就直白地反映了这一问题。南非医学杂志同样呼吁政府采取行动，应对频繁发生的强奸案件。更重要的是，针对女性的暴力行为极大地加速了艾滋病的传播。此外，种族隔离造成的民众普遍绝望、改变命运的希望渺茫，将许多人引向了酗酒的恶习，也使性犯罪率居高不下。

种族隔离制度的另一个后果就是许多男性长时间独自待在乡镇和大院中，这诱使他们与其他男性发生性关系。在富有侵略性的"男性气质"的社会环境中，民众对同性恋关系的污名化甚至人身攻击的倾向，导致多数人隐瞒同性伴侣关系。结果，艾滋病患者无法得到医疗救助，或至少无法在早期得到干预治疗。同性恋的确是艾滋病传播的危险因素之一，但与异性之间的性行为相比，它对艾滋病流行只起到次要作用。

对女性的健康而言，种族隔离的影响尤其不利。被禁锢在家园和乡镇的非洲女性面临着贫穷、低学历和难以获得医疗救助的困境，也正因如此，她们更无法获取安全性行为所需的信息。此外，女性在两性关系的博弈中处于极其不利的地位。因此不难想象，南非的艾滋病患者中女性人数多于男性，而且女性在青少年时期染病的概率很高，女性平均比同龄男性早五年染病。南非政府在 2014 年的报告中指出，15—19 岁女孩的艾滋阳性率是同龄男孩的 8 倍，女孩与男孩的患病率分别为 5.6% 和 0.7%。

城市化与贫困

大城市成为流行病学研究的重点区域，这种现象是艾滋病大流行的标志之一。城市中的性传染病一直更猖獗，因为都市人群拥有复杂的社交网络，其中年轻人居多，加之逃避主义文化盛行，人们往往依赖毒品和酒精寻求解脱。因此在某种程度上，南非国家经济发展，以及随之而来的外来劳动力流入，加速了艾滋病在南非的扩散。

种族隔离在城市化进程中发挥着双重作用。一方面，人们无法在自己的家园获取稳定的经济收入，这些劳动力便持续地流入城市。另一方面，对人口流动的限制将人们限制在那些需要劳动力的地区，从事工业和家政服务业的低薪工作。

1994 年白人霸权的终结，改变了这一局势，非洲人重获行动自由。然而讽刺的是，在就业受限的情况下，突如其来的大规模人口流动导致艾滋病病毒迅猛扩散。随着大量人口涌入城市中心，疫情以溃坝之势加速发展，势不可当。2015 年，合作管理与传统事务部副部长安德烈斯·内尔（Andries Nel）评论说：

> 南非的城市化进程飞速发展。联合国预测，到 2030 年，将有 71.3% 的南非人生活在城市地区……南非城市人口越来越多，也越来越年轻化，全国 2/3 的年轻人生活在城市地区……城市与农村在人员、自然资源和经济资源方面存在着动态联系。随着交通、通信和移民状况的改善，城市与农村的一体化程度将得到加强。[3]

随着城乡交流频繁、人员自由流动，艾滋病病毒从乡村向城市蔓延，并在塔博·姆贝基（Thabo Mbeki）上任之后进一步加速传播，因为他采取了忽略医学对公共卫生的影响的错误策略。

但艾滋病在南非乡镇盛行的原因，不仅是种族隔离、性别不平等、快速城市化，以及交通运输现代化这么简单。尽管南非在国际社会被列为中等收入国家，但国内大规模的贫困仍然在加剧艾滋流行，贫困影响了数百万人的饮食健康，降低了人们对艾滋的免疫力。这些问题的根源在于资源分配不均、失业率高，而不是资源的绝对匮乏。教育方面也存在着严重的不平等，这种不平等剥夺了大批人学习自我防护的必备知识的机会。种族隔离制度崩溃后不久，1995 年的调查显示，以月收入低于 352 兰特（南非货币）为基准，南非黑人中贫困人口占 61%，有色人种中贫困人口占 38%，印度人中只有 5%，白人则只有 1%。与其他中等收入国家相比（智利、墨西哥、印度尼西亚的贫困率为 15%，牙买加、马来西亚和突尼斯的贫困率为 5%），评论者称这种黑人贫困率"令人震惊"。[4]

民主政府"一人一选票"的原则并没有减轻贫困问题。非洲人国民大会（ANC）在 1994 年总统竞选时提出了《重建与发展计划》，旨在消除贫困和经济不平等。该计划宣称，政府要在社会福利和基础设施方面进行大规模投入，实现"所有人生活更好"的愿景。然而，在国际商业界和当地精英的施压下，国民大会党面临经济困境，最终放弃了该计划，关闭了相关办事处。纳尔逊·曼德拉（Nelson Mandela，1918—2013）的政府代之以一项完全不同的战略计划，即"增长、就业与再分配"，主张财政保守主义，控制通货膨胀，推行市场导向的新自由主义并节约政府开支。重新分配财富和减少贫困则不再是执政党要解决的重点问题。

正因如此，根据南非统计局 2011 年的测算，南非的贫困水平仍处于极值，这主要是因为许多普通家庭无力获得"生存所需的最低收入"。贫困水平是由最低标准定义的，即维持生存所需的最低标准，可称之为"食物贫困线"（每天购买含有 2100 千卡热量的食物的能力）。按照该标准，21.7%（约 1200 万）的人口仍无法获得维持健康所需的食物。[5]

在这种情况下，有 23% 的 6 岁以下儿童不可避免地由于营养不良而发育迟缓，农村地区占比更高。2011 年的调查显示，半数以上的南非黑人认为他们缺乏足够的食物，无法满足日常的需求，该调查得出结论："由种族隔离带来的种族不平等"已经缓解，而"市场不平等"的问题又日渐凸显。[6]自从 20 世纪 80 年代艾滋病流行以来，南非先后经历的种族隔离、市场分配不均，给艾滋病传播提供了物质方面的前提条件，因为营养不良削弱了人们的免疫系统。此外，贫困也令南非的艾滋病感染者的生活更加艰难，他们负担不起抗逆转录病毒治疗的费用，从病毒阳性期迅速进入发病期。这是一个艾滋病与贫困互为因果的恶性循环，有人将其称为"贫困—艾滋病循环"。

南非政府：从漠视到否认

随着疫情从最初的城市男同性恋者群体逐步向外蔓延，南非政府领导层却只关注着其他无关痛痒的事务，政治上的不作为导致了致命的错误。南非的悲剧也源于运气不佳，20世纪80年代的艾滋病暴发遇上了波塔领导的国民党政权。波塔是著名的冷战分子，信奉白人至上主义，也是维护社会秩序的铁腕统治者。他被共产主义的幽灵（俄罗斯、古巴和中国）困扰，这些共产主义者与被孤立的非洲黑人结成联盟，组成了波塔声称的"黑人无产阶级"。

为了应对这两种威胁，波塔竭力与北约建立紧密关系，大幅增加南非的军费开支，以确保军队能够镇压本国及整个非洲南部的反抗运动。他坚信苏联将对南非政权发动"全面猛攻"，末日式的大决战迫在眉睫。白人的统治岌岌可危，因为苏联在其全球"宏伟计划"中已经设计了推翻南非政府的行动。

面对这样的挑战，这位南非白人领袖对种族隔离改革的呼声做出了表面上的尊重姿态。在"小种族隔离"的次要问题上，波塔考虑到它既使非洲人大为恼怒，又对白人的至上地位并不重要，因此愿意做出妥协，以便缓解紧张的社会矛盾。他的做法甚至令他的拥护者震惊不已，他以前所未有的积极态度，推进与黑人领袖的对话，废除公共的隔离设施，还取消了针对跨种族性行为的刑罚。

但波塔捍卫白人的政治、经济垄断地位的态度依然坚决。随着不断增多的罢工和示威游行，紧张局势一再升级，波塔借此宣布国家进入紧急状态。在20世纪80年代的大多数时间，南非都处于这种紧急状态，禁令、逮捕和暴力镇压接连不断。种族隔离政策的支柱《种族区域法》和白人政治代表权的垄断，都通过波塔的暴力镇压得到了维护。

面对政治层面的生死斗争，南非国民党政权丝毫提不起兴趣来关注公共卫生问题。对波塔们而言，艾滋病疫情发展到何种程度，并不是当务之急。他还认为艾滋病是上帝愤怒的表现，折磨的对象仅限于两大群体：首先是同性恋者、吸毒者和性工作者等"离经叛道的人"，其次就是被视作外来者的黑人。出于这种考虑，政府在教育公众、宣传安全性行为、研究新型治疗方案，以及照料感染者方面，没有采取任何紧急措施。

波塔政权不仅没有推行遏制艾滋病传播的措施，反而借此机会谴责同性恋者，并将同性恋性行为定为犯罪。1985年，波塔敦促总统委员会审订并实施了《背德法案》，这项法案旨在审判同性恋的罪行。委员会因此无视艾滋疫情，全力以赴地打击同性恋，协同相关部门扩大查禁范围，将女同性恋者也包括在内。同时，在对待非洲黑人方面，波塔表现出对"外国人"的彻底不负责任。按照种族隔离的逻辑，波塔提出一项针对感染艾滋病的黑人矿工的解决方案：如果他们因病无法继续工作，就将被遣返黑人家园。在波塔看来，南非的当务之急是保护白人的健康，使其免受外来移民和道德败坏者的污染。在整个 20 世纪 80 年代期间，南非政府对有关艾滋病的警告充耳不闻。国民党只有在总统弗雷德里克·威廉·德克勒克（F. W. de Klerk）任职的最后几年里，由于面临崩溃的危险，才开始寻求变革的可能性，试图扭转自身的执政道路。但这为时已晚，1994 年，腐朽的旧秩序就被时代的潮流彻底冲垮。

纳尔逊·曼德拉领导的非洲人国民大会坚持反对南非国民党，承诺制订防控艾滋的国家级战略计划。1990 年，当时还是地下组织的非洲人国民大会参加了莫桑比克国际会议，共同起草了《马普托宣言》。这份宣言强调南非疫情形势的严峻：当时南非的艾滋病感染者已达 6 万人，且感染人数每八个月就会翻一番。宣言进而谴责南非政府对本国艾滋疫情"严重失职"，批评他们拒绝学习社区组织的抗疫经验，并呼吁各界共同制定更强有力的公共卫生政策。

会议宣布，艾滋病作为一种社会性传染病，需要国家与地方各级政府采取多种举措。他们呼吁南非政府改善与艾滋病传播相关的社会环境，包括贫困、劳动力流动、人口重新安置、无家可归、被迫迁移、失业、教育缺乏和住房条件恶劣等问题。此外，会议还呼吁政府培养公众的抗疫意识，建立一视同仁、无歧视的医保体系，废除针对同性恋者和性工作者的压迫性法条，以及大规模地分发安全套。

与此同时，《马普托宣言》也呼吁民间机构采取行动。那些代表工人、年轻人和女性的社区组织，以及各种宗教机构应当努力改变人们的行为习惯，使性行为更加安全、自愿。最后，参会的签署国还决定成立国家任务局，专门监控艾滋病疫情，落实保障民众健康权利的政策。

尽管拥有完善的理论，非洲人国民大会的抗疫决心在防控艾滋运动伊始就日益疲软。1994 年，南非进行了第一次彻底的民主选举，自由运动和曼德拉赢得权力。曼德拉上任之时，艾滋病在南非公众群体中的患病率已有 1%，达到国际公认的"普遍和严重流行病"的阈值。非洲人国民大会虽然声称部署了强大的抗击艾滋项目，将其作为政策重点，但实际掌权之后，并没有兑现承诺。直到 1997 年，曼德拉都未曾发表过与艾滋病有关的演讲，就连他第一次谈及此事，也是在国际访问途中。南非宪法法院法官埃德温·卡梅伦（Edwin Cameron），作为饱受艾滋折磨的患者之一，回顾曼德拉当选后的十年，感到十分失望。卡梅伦认为，曼德拉在防控艾滋方面的决心早已让位于其他更优先的考虑，他未能对艾滋病采取行动：

> 他有许许多多更加要紧的事务，远比防控艾滋更加重要。尽管持种族主义的白人有所减少，但他们对政权的影响力依然强大，曼德拉在军事和政治稳定方面，依然受制于他们……
>
> 他要解决经济政策问题，在共产党、非洲人国民大会和南非工会大会组成的联盟政府中，摸索平衡各方利益的经济政策。
>
> 他还要弥合白人温和派与黑人温和派之间的裂痕，这两派已经对立了 300 年之久。更重要的是，他要处理复杂棘手的国际关系。最近的三十多年间，南非都是国际世界的烫手山芋，如今曼德拉必须重建南非的形象……
>
> 对于曼德拉，我要说的恐怕比大多数人的难听得多：毫无疑问，曼德拉面对来自国际社会的谄媚，面对纷至沓来的刺激和诱惑，失去了抵抗力。还记得辣妹组合来南非访问那次吗？恐怕我要不客气地说，他花在这些辣妹身上的时间，可比花在艾滋病上的时间多得多！ [7]

曼德拉亲自选择的继任者塔博·姆贝基于 1999 年就职，他的立场比曼德拉倒退了一大步。姆贝基不相信科学，他仅仅是个空想家，一门心思扑在"非洲复兴"的美梦上。打着复兴的旗号，南非医学界开始放弃外来"殖民者"的医学，固守本土疗法。在防控艾滋方面，姆贝基从加州大学伯克利分校彼得·杜斯伯格（Peter Duesberg）的观点中获得启发。杜斯伯格反对国际科学界对艾滋病的共识。最令姆贝基感兴趣的是杜斯伯格关于西方医学阴谋论的观点。杜斯伯格认为，由国际阴谋集团操控的生物医学，一直不遗余力地排斥所有独立、非正统的观点。杜斯伯格虽然承认艾滋病的存在，却认为病因不在于 HIV，艾滋病根本不是病毒性疾病，而是由营养不良和药物滥用引发的免疫系统疾病。他写道："艾滋病没有传染性，HIV 只是一种过客病毒。"[8]基于此，杜斯伯格声称，西方医学在预防和治疗方面均没有效果，甚至可能致命。正因为 HIV 不是元凶，安全的性行为和使用安全套根本无助于预防，抗逆转录病毒药物同样无助于治疗，反而有毒。姆贝基在医学知识方面只有互联网搜索的水平，竟将杜斯伯格的伪科学定为政府的官方政策——悲剧已经难以避免！

这种政策的恶果之一就是南非丧失了在第三世界抗艾运动中所谓"当之无愧的领导者"地位。原本可以为国际科学界提供希望、引领抗艾潮流的南非，现在却落得贻笑大方，国际地位一落千丈。世界顶级科学家们一度扬言抵制德班国际艾滋病会议。最后，他们虽然参加会议，却发布了由 5000 人共同起草的《德班宣言》，谴责"HIV 否认主义"。他们痛斥"HIV 否认主义"是一种反科学的谬论，导致了无数人的死亡。

姆贝基政府的作为对南非人民的影响更加深远。2000 年，600 万南非人（占总人口的 1/8）是艾滋病毒阳性感染者，同时每天还会新增1700 人。面对如此危急的情况，姆贝基政府依然坚持认为抗击艾滋是次要问题，不给抗击艾滋运动提供任何领导和支持。2001 年，这位南非总统甚至在福特哈尔大学的演讲中宣称，艾滋病是欧洲中心论的种族主义者散播的神话，他们希望将非洲人污名化为"细菌携带者、激情高于理性的低级种族"。[9]姆贝基这样打"种族牌"是为了博取利益，他在 2000 年 4月写给美国前总统克林顿等人的五页信中，指责西方领导人在进行一种类似于"种族隔离暴政"的"知识恐吓和恐怖主义活动"。[10]

姆贝基公然无视所有证据，声称从未见过死于艾滋病的人，他还谴责验尸官签发关于艾滋致死的死亡证明。基于这一立场，南非政府拒绝使用抗逆转录病毒药物，坚持认为性教育与预防无关。此外，由于政府扣留防疫资金，公立医院和诊所被迫拒绝艾滋病患者，对此提出异议的卫生部官员也遭到"不忠诚"的指控并被开除公职。

在伦理层面，儿童艾滋病令人心痛，成为引发争议的关键问题。21世纪以来，南非每年有 5 万名婴儿因母亲分娩或母乳喂养而感染艾滋。抗逆转录病毒药物能够从根本上降低母亲们的病毒载量，使母婴垂直传播的风险减半，每年可以拯救 2.5 万名新生儿。然而，姆贝基政府却坚决拒绝向艾滋病病毒阳性的孕妇分发抗逆转录病毒药物。

南非因此成为世界上唯一拒绝向孕妇分发抗逆转录病毒药物的国家，而且并非由于供应不足，只是由于政府原则问题。这引起了各方的强烈不满。当时的南非医学研究理事会主管马莱加普鲁·马克戈巴（Malegapuru Makgoba）谴责姆贝基总统的做法不啻"种族灭绝"；赞比亚前总统肯尼思·卡翁达（Kenneth Kaunda）则表示，姆贝基的举动如同肆无忌惮地在民众中投下"软性核弹"。[11] 国际艾滋病学会主席马克·魏因贝格（Mark Wainberg）同样坚决反对姆贝基："那些认为艾滋病不是由 HIV 引发的人，应该负起刑事责任，他们对公共卫生造成了严重威胁，理当入狱。就因为世界上有一个彼得·杜斯伯格，多少人失去了宝贵的生命。"[12]

2005 年开始，反对姆贝基的浪潮日益高涨。曼德拉在独子死于艾滋病后，也在公共卫生问题上与姆贝基分道扬镳，他表示："我们应该宣传而非掩盖艾滋病疫情。"[13] 自此，时年 93 岁的曼德拉将余生投入积极抗击艾滋的斗争，以其至高无上的权威推动非洲人国民大会积极参与抗艾事业。

同时，社区中的积极分子组织起来，敦促非洲人国民大会制定防治战略，共同战疫。其中比较重要的措施包括制定《南非国家防治艾滋病公约》和推行"治疗行动运动"。结果，非洲人国民大会内部出现了前所未有的景象，围绕艾滋病相关的医学议题，也即抗逆转录病毒疗法是否有效，政治议题的辩论也如火如荼地展开了。

疾病本身的险恶也对各方施加压力。2008 年联合国艾滋病联合规划署（UNAIDS）悲观地评估道："2007 年估计有 570 万南非人感染了艾滋病病毒，使这场流行病成为世界上最大的艾滋病大流行。从 1997 年至

2007 年，南非总死亡人数（包括各种死亡原因）增长了 87%；同期，年龄为 20—39 岁的女性的死亡率增至三倍以上，30—44 岁的男性的死亡率则增至两倍以上。"[14]

最可怕的是 2006 年，艾滋病流行在这一年达到顶峰，有 345 185 名南非人死于艾滋相关疾病，占所有死亡原因造成的总死亡率的将近一半（49.2%），男性预期寿命下降到 52.3 岁，女性预期寿命下降到 54.7 岁。而 1998 年的总人口预期寿命曾经是 68.2 岁。根据回顾统计可知，受到"HIV 否定主义"政策的影响，南非可能共有 50 万人死亡。

经历了几十年的消极应对，以及否认之后，由卡莱马·莫特兰蒂（Kgalema Motlanthe）领导的新政权终于在 2008 年改变了南非政府对艾滋病的态度。卫生部部长芭芭拉·霍根（Barbara Hogan）明确表示："否认主义时代在南非已彻底终结。"[15] 2016 年，国际艾滋病大会再次在德班举行。南非艾滋防控情况出现了根本性的变化。截至会议之前，南非已发起全面的抗击艾滋病运动，推动了世界上规模最大的治疗项目，使 340 万人接受抗逆转录病毒药物治疗，也开展了广泛的性教育活动。

虽然如此，2017 年的数据表明，艾滋病的肆虐尚未终结。706 万南非人（占南非总人口的 12.6%）为艾滋病病毒阳性感染者。的确，这一流行病正在消退。2017 年，5650 万人口中有 126 755 人死于艾滋病相关原因，占总死亡率的 25.03%。男性预期寿命增长到 61.2 岁，女性达 66.7 岁。当地艾滋病新增感染人数从 2005 年的 50 万人下降到 2010 年的 38 万人，再到 2016 年的 27 万人。每 1000 人中艾滋病的发病人数，从 2005 年的 11.78 下降至 2010 年的 8.37，再到 2016 年的 5.58。目前，南非的艾滋病流行得到了有效遏制，却尚未被彻底击败，其前景还取决于南非政府能否继续兑现承诺。

20

艾滋病 II

美国经验

南非艾滋病是"普及化"流行病的一个极端案例。本章节，我们将把视角转到美国，一同探讨"集中性"艾滋病的典型案例。美国艾滋疫情始于 20 世纪 80 年代的边缘化和高风险人群，包括白人男同性恋者、静脉注射吸毒者和血友病患者。美国案例特别重要的原因，部分在于美国率先发现了艾滋病，而且阐明了它的病因学、流行病学、症状学和治疗方面的机制。

美国艾滋的起源

美国艾滋病流行始于 1981 年，同年，艾滋病首次被识别并被命名。但我们几乎可以确定，艾滋病病毒从 1976 年起就已经存在，可能从 20 世纪 60 年代起就在悄悄传播。那段时间里，艾滋病夺走了无数人的生命，但他们的死亡通常被归结为其他原因。

北美地区的艾滋病暴发来自非洲中西部的传播。全球化导致美、非两大洲的医疗事件紧密相关。卡尔·马克思在《共产党宣言》（1848）中预言"由于不断扩大产品销路的需要"，资产阶级"必须到处落户，到处开发，到处建立联系"。这就意味着："旧的、靠本国产品来满足的需要，被新的、靠极其遥远的国家和气候悬殊地带的产品来满足的需要所代替。

过去那种地方的与民族的自给自足和闭关自守状态，被各民族的各方面的互相往来和各方面的互相依赖所代替。"[1] 马克思认为未来的全球化将会带来出人意料的结果，有些将超出控制。马克思对先进的工业世界有种隐喻式的描绘，"这个曾经创造了如此庞大的生产资料和交换手段的社会"，现在成了一个"不能再支配自己用法术呼唤出来的魔鬼"的魔法师。[2] 飞机和游轮的发明进一步实现了马克思的设想。

1960 年比属刚果摆脱殖民、走向独立之后，中非与美洲之间便建立了密切的联系，成千上万的海地专业人员奔赴刚果（金）寻找工作。随着时间流逝，其中许多人被遣返，一些人的血液中就携带着新型病毒。海地与美国也有密切的联系，数千难民为逃脱绰号"医生爸爸"的弗朗索瓦·杜瓦利埃的残酷独裁统治和他臭名昭著的准军事组织通顿马库特，奔赴美国寻求政治庇护。1957 年，杜瓦利埃夺取政权，之后其子绰号"小医生"的让-克洛德·杜瓦利埃继任，同样施行残暴的统治。在杜瓦利埃统治海地的近三十年中，每年有 7000 名海地人永久性地移民到美国，2万多名海地人持有美国的临时签证，还有不计其数的绝望抵达佛罗里达州海岸的偷渡者。与此同时，热爱度假的美国人又纷纷前往海地首都太子港，那里因"性爱旅游"而声名狼藉。刚果（金）、海地与美国三方之间的人口流动，都为当时不为人知的致命的性传播疾病提供了完美传播途径。

美国长期以来流行着一种"零号病人"的神话，据说第一个艾滋病人是名叫盖尔坦·杜加（Gaëtan Dugas）的法裔加拿大空乘人员。杜加的异常夸张的生活方式引起了人们的注意，他服务的航班穿梭于整个大陆上空，因此他吹嘘说自己每年有数百名性伴侣。卫生官员警告他因恶意传播疾病而对他人健康及公共健康安全构成严重风险时，他却毫不羞愧地辩称："该死的！这不关你们的事！"他认为自己有权随意使用自己的身体，做自己想做的事情。杜加确实在艾滋流行中发挥着一定作用，但他的影响被严重夸大了，在不断蔓延的疫情中他只发挥了很小的作用。

首例确诊病例

一般认为，美国艾滋病流行的开始日期是 1981 年 6 月 5 日，当时疾病预防控制中心在《发病率和死亡率周报》上发表了一份令人不安的通告，公布了一组机会性感染的病例，这种感染通常只发生在罕见的免疫抑制患者的肺孢子菌肺炎和卡波西肉瘤病例中。令人震惊的是，这两种情况均发生在洛杉矶一个由 5 名男同性恋青年构成的社交圈子中。不久之后，纽约市和旧金山也传出了类似的消息。当年 7 月，纽约市与旧金山同性恋社区中共出现 40 例卡波西肉瘤，到了年底，已致 121 名男性死亡。

按照保守的估计，20 世纪 50 年代起艾滋病病毒就已经在非洲出现了，而几乎可以肯定地说，美国在 20 世纪 70 年代就出现了艾滋感染。1981 年的《发病率和死亡率周报》首次正式承认了艾滋病的存在及其对公共卫生的潜在破坏性。《发病率和死亡率周报》提出的流行病学模式立即让公共卫生官员（如疾病预防控制中心的流行病学家唐·弗朗西斯）认识到，正是一种免疫抑制病毒导致肺孢子菌肺炎和卡波西肉瘤聚集发生，他们还担心将会爆发一场公共卫生灾难。唐·弗朗西斯（Don Francis）当时正在研发一种肝炎疫苗，他对逆转录病毒的研究一直十分感兴趣，刚一读到《发病率和死亡率周报》的文章，他就立刻意识到这意味着什么：这些病例均是因免疫抑制而遭受罕见癌症和机会性感染的折磨，元凶很可能就是一种未知的逆转录病毒。事实上，就在上一年，美国国家癌症研究所的罗伯特·加洛（Robert Gallo）博士已经证明，一种他称之为"人类 T 细胞淋巴细胞病毒"（HTLV）的逆转录病毒可以导致一种日本常见的白血病。这种 HTLV 具有传染性，并且潜伏期长得可怕。弗朗西斯立即呼吁展开研究，对病原体进行分离。

与此同时，同性恋社区的成员也听到相关消息，感到大事不妙。纽约的两名患者迈克尔·卡伦（Michael Callen）和理查德·伯科威茨（Richard Berkowitz）曾在 1982 年出版一本手册，名为《流行病期间的安全性行为：一种方法》。这本提倡使用安全套的手册，被认为是最早发出的提倡安全性行为的声音。

生物医学技术

异常讽刺的是，艾滋病在美国蔓延的另一个原因其实是生物医学技术的发展，病毒通过皮下注射针头、血库和侵入性外科手术感染了许多人。丹麦外科医生格蕾特·拉斯克（Grethe Rask）是最早被追溯为艾滋病患者的病例之一。1964年她去了刚果（金），在一家缺乏医用手套的乡村医院工作了多年，在无保护的状态下徒手做了许多台手术。1976年她病倒了，被紧急遣返回国。1977年，她死于卡氏肺孢子菌肺炎。据她的朋友回忆，拉斯克除了做手术之外，没有其他感染途径，因为她一直单身，一心扑在工作上。

引发艾滋感染的另一医源性途径（通过医疗救治或医疗程序传播艾滋病）是未经妥善管理的血库。血友病患者是最早被报告感染艾滋的人群之一，因为他们需要凝血因子Ⅷ来预防出血。而每一份凝血因子Ⅷ都需要从多份供体血液中浓缩制取，其中一些供体血液来自商业捐赠，未经筛查。因此，截至1984年，全美半数以上的血友病患者呈艾滋病阳性。

第三种途径是静脉注射吸毒，医用注射器这种现代医学工具从医院和诊所流入街头，供静脉注射吸毒者使用，于是这批人很快就成了艾滋病高危人群。

早期测试与命名

大多数民众对于唐·弗朗西斯发出的警报置若罔闻，不过也有一些科学家对此给予关注，特别是美国国家癌症研究所的罗伯特·加洛。他确信弗朗西斯是对的，并将实验转向寻找新的病原体。同时，法国的巴斯德研究所的吕克·蒙塔尼（Luc Montagnier）和旧金山的杰伊·利维（Jay Levy）也开始尝试从那些神秘的免疫抑制患者身上分离病毒。

第一次突破性进展几乎同时出现在两个互相独立的实验室。1984年，罗伯特·加洛和吕克·蒙塔尼几乎同时宣布确定了致病病毒。次年，两人申请了检测艾滋病病毒的"酶联免疫吸附试验"（ELISA）的专利。结果，加洛和蒙塔尼重演了科学与民族的竞争，这种竞争曾经出现在巴斯德与科赫、罗纳德·罗斯与乔瓦尼·巴蒂斯塔·格拉西之间。1987 年，一项协议将两人表彰为共同发现者，分配了专利使用费。然而，2008 年，只有蒙塔尼独自获得诺贝尔奖。

加洛和蒙塔尼开创的 ELISA 检测法是首个通过检测抗体来确定艾滋病病毒的诊断方法，时至今日，它仍然是筛查艾滋感染的最常用手段。ELISA 检测法的研发是抗击艾滋病历史中的里程碑式的事件，它使医生和卫生官员能够筛查高危人群，从中发现染病患者。人们拥有这种识别病毒携带者及其密切接触者的工具之后，就可以阻断艾滋病的传播，控制艾滋病灾难的影响范围。ELISA 检测法还可以筛查献血者，防止艾滋病被传染给血友病患者和其他使用血液的患者，以此达到保障血库安全的目的。

另一种检测方法是 CD4 细胞计数，这种方法能帮助医生跟进病情的发展过程。正如上一章所说，艾滋病病毒会破坏血液中的 CD4 细胞。研究人员发现，可以通过监测 CD4 细胞计数，观察 CD4 细胞受破坏的情况，来跟踪病情进展。CD4 计数低于每毫升 200 时，患者就会出现免疫缺陷，无法抵抗机会性感染。

1982 年，艾滋病被命名为"同性恋相关的免疫缺陷"（GRID），又被许多人讥讽为"同性恋瘟疫"。这两个名称显然都有失偏颇，纵观艾滋病在非洲的流行模式，它已经在普通人群中流行，而且主要是在异性之间传播。即便是在美国，卫生当局也已经了解到近乎半数的患者不是同性恋。由于艾滋病在北美主要感染血友病患者、海洛因吸食者、海地移民和同性恋者，他们的名称都以"H"开头，所以人们又将艾滋病称为"4H 病"。1984 年，该疾病的病原体被命名为 HIV——人类免疫缺陷病毒。

污　名

北美的艾滋病流行有两个并不明显却至关重要的特征。其一，疾病污名化非常严重。我们不该忘记 20 世纪中期弥漫整个社会的偏见和压迫。在世界范围内，纳粹德国代表了压迫同性恋的极端例子。在纳粹德国，同性恋者被强迫佩戴粉红色倒三角形臂章（纳粹集中营用不同臂章区别犯人身份），与犹太人、共产主义者、残疾人和吉卜赛人一起被送到集中营遭受迫害。在英国，艾伦·图灵（Alan Turing）遭遇的惨案是另一个典型例子，提醒着我们恐同思想的流行有多么可怕。图灵是一位数学天才，曾在第二次世界大战期间破解了纳粹恩尼格玛密码机，拯救了无数盟军士兵的生命。但他没有得到祖国的尊重，反而在 1952 年遭到逮捕和审判，被定为"公然猥亵罪"，受到英国反同性恋法律的折磨。1954 年，图灵结束了自己的生命。

出于这种忧虑，各大城市警方的缉捕队与红色缉捕队携手合作，大规模诱捕男同性恋者；同时，美国各州也纷纷出台反同性恋的法律。通常，被捕人员不会坐牢，却要面对公开的羞辱和失业的惩罚。联邦政府以类似的方式清洗同性恋者，将他们从官僚体系中驱逐出去。同性恋者不再享有移民美国的自由，一旦身份被曝光，还可能遭到公众的暴力攻击。

在这种危险的环境下，同性恋者通常选择移居到能接纳或容忍他们的地方，特别是隐藏在大城市。于是，同性恋社区在纽约、华盛顿特区和旧金山大批出现。作家兰迪·希尔茨（Randy Shilts）写道："对自由的憧憬导致淘金热以来最大规模的移民潮，他们大量涌入旧金山。在 1969 年到 1973 年间，至少有 9000 名男同性恋者移居旧金山，在随后的 1974 年到 1978 年间，又有 2 万多人随之而至。截至 1980 年，每年金门海峡都会迎来约 5000 名男同性恋者。这股移民潮造就了今日的旧金山市，其中2/5 的成年男性都是公开的同性恋者。"[3]

在这些聚居地，同性恋群体拥有活跃的社交圈与团结的政治立场。新的同性恋移民满怀激情地出柜，使同性恋教堂、酒吧、公共浴室、社区中心、医疗诊所和唱诗班发展得欣欣向荣。1977 年，哈维·米尔克（Harvey Milk）赢得了旧金山市政管理委员会的选举，成为加州首位获得公职的公开同性恋者。但他最终死于非命，在市政厅被怀恨在心的同僚丹·怀特（Dan White）所刺杀。

传　播

与此同时，城市同性恋文化为性传播疾病提供了通衢大道。男同性恋者早已习惯于隐姓埋名地满足性欲。对许多人来说，公共浴室为他们创造了性自由的空间。滥交也增加了个体被感染的风险，包括乙型肝炎、贾第虫病、淋病、梅毒和如今的艾滋病。实际上，此前存在的性传播疾病也增加了人们在性交过程中感染艾滋的可能性，这些病变破坏了人体最外层的防御系统，使艾滋病病毒更容易进入感染者伴侣的血液。

兰迪·希尔茨在 1987 年的著作《世纪的哭泣：政治、人民和艾滋病流行》中概括了艾滋病在美国传播的又一个特征。他意识到，要解释美国艾滋的流行病学，人们必须承认，1981 年确认艾滋病病毒之前，美国人口中就已存在艾滋病感染者。他认为，1976 年 7 月，美国建国 200 周年的庆祝活动为该病创造了一次绝佳的传播机会。巨轮从世界各地驶抵纽约，疯狂的人群会聚于此，纵情欢庆。公共卫生研究后来表明，美国第一批先天性艾滋感染婴儿正是出生在 9 个月之后。

总之，20 世纪 80 年代艾滋病流行的先决条件包括全球化、侵入性现代医疗技术和恐同思潮。除此之外，正如南非一样，美国政治领导人长期拒绝面对日益严重的公共卫生紧急情况，这助长了艾滋病疫情的扩散发展。

“上帝之怒”与艾滋病教育

在艾滋病被发现的早期，它就被定性为一种“同性恋瘟疫”，只在同性恋群体中蔓延。这又促使人们将艾滋病视为一种罪，而不是一种疾病。许多保守的新教福音派教徒和天主教徒在艾滋病污名化过程中发挥了主导作用，他们将同性恋等同于叛国，等同于精神失常，并因此支持美国所有州对同性性行为定罪。对于那些因冷战惊魂甫定的政客而言，同性恋者与共产主义之间的隐秘亲缘关系是真实存在的威胁。同性恋者可能会策划把国家出卖给苏联的阴谋，他们往往站在共产主义一方，企图推翻当前政权的统治。

在此背景下，所谓"同性恋瘟疫"的暴发使人们想起了对流行病的最古老解释：艾滋病是"罪的代价"，即愤怒的上帝降下的惩罚。保守派宗教领袖援引《圣经》中对"鸡奸"之恶的谴责，率先提出艾滋病的惩罚论。基督教右翼组织"道德多数派"的创始人杰里·福尔韦尔宣称，艾滋病不仅是上帝对同性恋者的惩罚，也是对容忍同性恋的整个社会的惩罚。他立刻因恐同而声名狼藉。牧师葛培理（Billy Graham）和基督教广播网的主持人帕特·罗伯逊（Pat Robertson）也赞同这一观点。

20世纪80年代，极端主义宗教作品开始流行。它们无视科学和人类的同情心，指责艾滋病患者，将他们的痛苦解释为神灵的惩罚。安东尼·佩特罗（Anthony Petro）在2015年出版的《上帝愤怒之后：艾滋病、性和美国宗教》一书中写道，这些基督徒作者们认为生物医学界对艾滋病的病毒学解释违背了他们的个人信仰，转而相信艾滋病是道德沦陷的恶果。从这种观点衍生出了另一种思想，即目前应对艾滋流行的公共卫生措施治标不治本。为了真正战胜艾滋病，就要落实那些作者们提倡的道德准则：婚前禁欲，婚后在异性恋和一夫一妻的关系中保持忠诚。

但基督教内部也有另一种观点。在旧金山、洛杉矶、芝加哥和纽约等艾滋最初大量传染的地区，神职人员出于基督徒的义务，为艾滋病人提供救助与帮扶。他们所秉持的是施舍与同情的疾病观，新教徒牧师威廉·斯隆·科芬（William Sloane Coffin）是这种观点的著名倡导者。然而，这些努力过于微不足道，在艾滋病流行的最初几年，基督教主流的持续缄默和基督教右派对艾滋病人的充满偏见的极端做法，使人们渐渐接受了"艾滋病人违背宗教和伦理"的说法。

20世纪80年代初，艾滋病在美国站稳了脚跟。随着越来越多的人认为艾滋病是一种道德疾病，罗纳德·里根总统领导下的共和党对于采取强势公共卫生措施应对艾滋紧急情况兴味索然，也就不足为奇了。一方面，美国总统里根与南非总统波塔一样，满心只想赢得冷战，保护美国人不受苏联"邪恶帝国"的侵犯，在他看来，艾滋病只会影响到受人忽视的边缘群体，对此他并不关心。另一方面，按"罪行致病"的逻辑能推导出这样一种结论：控制行为比医疗救助更加有效。人们认为必须让"鸡奸犯"重拾美国正义的价值观，只有使他们行动起来，才有可能结束艾滋流行。里根政府也认为道德选择比科学的公共卫生统筹更加重要和有效，公共卫生科学无法从根本上解决问题。

1987 年的《赫尔姆斯修正案》凸显了生物医学与道德派对艾滋病的不同解释之间的冲突。参议员杰西·赫尔姆斯（Jesse Helms）读到了一本关于男性安全性行为的漫画书，他在参议院发言时说："这个话题太淫秽、太令人反感，让我很难在大庭广众之下谈论……我可能会恶心得想吐。我可不是自命清高的假正经，我已经活得够久，见惯了奇人怪事……但作为一名基督徒，伦理教义召唤着我，必须行动起来。恕我直言，变态始终是变态。"[4] 随后，赫尔姆斯发起了一项修正案，禁止联邦基金用于艾滋病预防与疾病宣传教育，理由是宣传"安全性行为"和使用避孕套意味着对同性恋的支持。他认为这违背了反同性恋法，也违背了道德观。此举阻止了联邦政府为保护公众健康采取行动。

1981 年，美国艾滋病疫情正式暴发，与里根就任总统的时间刚好吻合。此后六年，人们始终对这种致命的疾病保持沉默。在急需强势领导遏制公共卫生危机之际，疾病预防控制中心与同性恋权利组织不断敦促里根政府采取防疫措施，里根却选择了无视。他非但没有采取有力的抗艾措施，反而大幅削减了联邦医疗预算。直到 1987 年 5 月 31 日，20 849 名美国人死于艾滋病，艾滋病扩散到美国的 50 个州、波多黎各和维尔京群岛，里根才第一次公开谈及艾滋病。在巨大的压力下，他要求卫生局局长埃弗雷特·库普（C. Everett Koop）准备一份关于艾滋病的报告。

里根没有料到，库普准备了一份详尽透彻、明确客观的流行病分析报告。库普决定将这本名为《了解艾滋病》（1988）的手册寄给美国所有 1.07 亿户家庭，这是美国有史以来最大规模的公共卫生邮件，它极大地促进了公众对艾滋危机的理解。有传闻说，手册邮寄的过程中，里根始终被蒙在鼓里，直到他自己也收到一份手册。

不幸的是，此后库普被政府禁言。他曾敦促疾病预防控制中心和美国卫生与公众服务部制作疾病宣传教育资料，明确解说艾滋病病毒的传播；他还曾主张明确强调高感染风险行为（如肛交）和可降低感染风险的行为（如使用避孕套）。但库普有一个官僚主义的上司，也是他的死对头，教育部部长威廉·班奈特（William J. Bennett）。班奈特执意将这一重要的公共卫生问题看成意识形态问题。他认为，政府不应该制作明确提及婚外同性性行为和避孕套的材料，这些手段太过粗俗直白，将会助长不良行为的合法化，降低人们的道德水平。根据 1987 年以同性恋身份出柜的众议员巴尼·弗兰克（Barney Frank）的分析，班奈特"和其他一些人"，似乎只是在灌输"班奈特先生个人的价值观"，他们阻挠艾滋病教育，因为他们认为"一切班奈特先生不赞成的行为都是错的"。[5]

如此一来，联邦政府制作的防治艾滋病资料根本不完整，故意含糊其词，充满误导性，也就对抗艾行动毫无帮助。1987 年，在美国国会听证会上，有人提出像"私密性行为"和"体液交换"这样含糊的警告，完全无法帮助民众"区分风险较高的肛交、阴道性交与相对安全的性行为，例如相互手淫"。[6]所谓"肮脏"的词汇和行为，资料中甚至连提都不能提。

在艾滋病流行早期，公共教育运动尤其重要。（图 20.1）正如 1987 年春季美国国家科学院所记录的那样，人们目前既没有预防艾滋病的疫苗，也缺少治疗艾滋病的特效药，唯一能阻止大流行的就是公共卫生教育，以及通过教育来改变人们的行为。不幸的是，"目前与艾滋病相关的教育严重不足，宣传教育的范围必须迅速扩展、多样化，以填补联邦政府的防艾空白"。[7]正如美国国家科学院的一位发言人所强调的那样：

> 我们应该创造一个自由谈论性行为的环境……讨论阻止艾滋病传播的行为。我认为联邦政府可以肩负这种领导职责……
>
> 我们不能禁止某些活动，也不能抛弃某些人，但我们必须对所有高危人群进行教育，让他们认识到性行为和性取向之间的差异。我们必须帮助和服务民众……而非谴责某些行为。[8]

应对疫情不及时不仅发生在国家和执政党层面。在纽约市，同性恋活动家拉里·克雷默（Larry Kramer）是戏剧《平常的心》的作者，也是

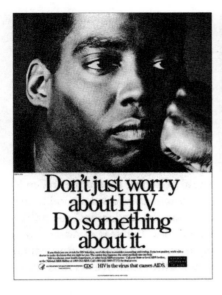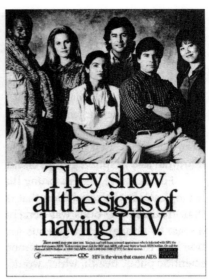

"艾滋病患者联合起来发挥力量"（"行动起来"，ACT UP）的创始人。他曾多次斥责市长爱德华·科赫（Edward Koch）所属的民主党政府拒绝在当地组织公共卫生运动。在克雷默看来，科赫毫无作为的动机与里根、福尔韦尔、赫尔姆斯不同，他是同性恋恐惧症的受害者。也就是说，科赫有可能是未出柜的同性恋者，如果他坚决为同性恋人群辩护的话，他就会因自我厌恶和担惊受怕而崩溃。尽管科赫在许多事情上都表现得比较激进，最终还是选择保持沉默，无所作为。他这种做法在艾滋疫情中心纽约引发了悲剧。

斯沃斯莫尔学院院长、医学研究所成员大卫·弗雷泽（David Fraser）认为，旧金山是唯一采取了适当措施来教育公众的城市，在合适情况下，他们推进公众改变行为习惯，采纳使用避孕套和减少性伴侣数量的措施。然而，这些都不是联邦政府的功劳。这场如火如荼的公众教育运动的参与者有：由市长黛安娜·范斯坦（Dianne Feinstein）领导的市政管理委员会，为抗艾提供资助的加利福尼亚州立法机关，红十字会等非政府组织，以及该市组织严密的同性恋团体。

在缺乏高层的政治领导的情况下，后来的两起令人痛心的媒体事件

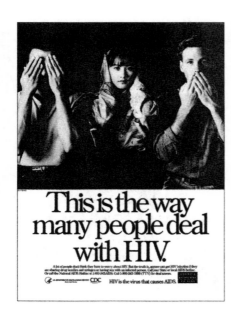

图 20.1　1987 年到 1996 年间美国抗击艾滋病运动使用海报的形式向民众宣传，艾滋感染者不仅是白人同性恋男性和静脉注射吸毒者，抗击艾滋人人有责，疾病教育与预防也同等重要。（美国疾病控制中心出版，美国国家医学图书馆藏）

引发了全国性大讨论。1985 年 7 月 25 日，电影明星洛克·赫德森（Rock Hudson）的经纪人宣布赫德森感染了艾滋——赫德森是好莱坞最著名的浪漫电影男主角之一，这条新闻引起了轩然大波。仅仅两个多月后，也就是同年 10 月初，赫德森去世，年仅 59 岁。他是首位经媒体曝光、死于艾滋的名人。赫德森的去世使媒体和公众出于心痛重新审视艾滋病的含义，也重新思考围绕艾滋病的污名的本质。里根是赫德森的朋友，他后来承认，正是赫德森之死迫使他反思了对同性恋的道德谴责。

　　1991 年，美国体育明星、有史以来最优秀的篮球运动员之一、绰号"魔术师"的埃尔文·约翰逊（Earvin Johnson）宣称自己艾滋检测呈阳性。约翰逊在美国职业篮球联赛（NBA）中为洛杉矶湖人队打控球后卫，曾荣获 12 次 NBA 全明星球员奖、3 次 NBA 最有价值球员奖。他还是 1992 年为美国赢得奥运金牌的"梦之队"的队员，2002 年入选篮球名人堂。1991 年 11 月 7 日，约翰逊在全国电视新闻发布会及多个公共场合的表态，使美国新闻界和公众大为震惊。

　　2004 年，时代华纳旗下有线体育频道将约翰逊的感染声明认定为 25 年来最具影响力的七大媒体事件之一。他的话颠覆了民众对艾滋病的认识：他是彻头彻尾的异性恋，也从未接触过静脉注射毒品。约翰逊是非裔美国人，这也打破了人们对艾滋病是白人同性恋男性特有疾病的刻板印象。他反复强调道："厄运可能降临在任何人身上，包括我。"至关重要的是，在消息宣布后，约翰逊勇敢地发声，让人们听到了针对艾滋病的另一种观点。

复杂的流行病

联邦政府和纽约市在艾滋感染初期的关键时期选择以不作为和沉默的方式应对，与此同时，艾滋病的流行病学模式也发生了巨大的变化。20世纪80年代初期，艾滋病作为"集中性"流行病在高危边缘化社会群体中传播，而20世纪80年代中期，艾滋病的第一种流行模式被第二种流行模式所取代：它转而在大批非裔美国人异性恋者中间传播。随着20世纪80年代的疫情发展，美国经历了一场"复杂"的流行病，呈现出两种不同的流行病学模式：一种是高危社会群体内的"集中性流行"；另一种是少数族裔人群中的"普及化流行"，涉及所有非裔美国人、拉美裔美国人和印第安人。

到1993年，非裔美国人的集中性感染有了清晰的数字记录：自从艾滋病开始流行以来，累计报告约36万例艾滋病例，其中32%是非裔美国人，而非裔美国人只占总人口的12%。非裔美国女性的艾滋发病率是白人女性的15倍，非裔男性发病率是白人的5倍。此外，随着艾滋疫情发展势头不断增强，非裔在感染者中所占的比例越来越大。2002年，共计4.2万美国人被确诊为艾滋病，其中2.1万（占总数的50%）是非裔美国人。鉴于非裔美国人的人口分布特征，艾滋流行也在地理上呈现相应规律：美国东北部、南部和西海岸城市更加多发。

按照2003年的标准，某疾病的流行率达1%即可定义为"普遍的严重流行病"，而当年非裔美国人之中的艾滋病流行率高达5%，与撒哈拉以南非洲的感染水平相当。

艾滋病在黑人和白人之间的传播差异有何原因？公共卫生官员给出

了答案。正如疾病预防控制中心哥伦比亚特区办事处副主任所说："虽然我们都知道种族和民族本身不是艾滋病传播的危险因素，但这些因素确实是影响健康的潜在社会、经济和文化因素。"[9] 那么这些因素究竟指什么呢？

贫　困

疾病预防控制中心在 2003 年的报告中提到："研究发现，艾滋病的高发病率与低收入之间存在直接关系。贫困及直接或间接相关的各种社会经济问题增加了艾滋感染风险，包括减少高质量医疗保障和艾滋防控教育的机会。"[10] 经济条件较差是非裔美国人的主要特征。根据疾病预防控制中心的报告，全国 1/4 的非裔人群生活在贫困中，这一特征是造成艾滋病在非裔人群中传播的主要驱动因素。贫困不仅使他们面临因营养不良而导致的抵抗力下降，还会增加他们感染性传播疾病的风险。疾病预防控制中心在 2009 年的报告中总结道："城市贫困地区的艾滋病的流行率与家庭年收入成反比：收入越低，艾滋病的流行率越高。在所有社会经济地位指标（SES，包括教育、家庭年收入、贫困水平、就业和无家可归状况）中，我们都能观察到艾滋病的流行率与社会经济地位之间的反比关系。"[11]

贫穷还发挥着更加不易觉察的作用。在纽约和旧金山，白人同性恋团体的重要特点是受教育程度高、拥有财富和组织严密，因此，那些代表他们利益的组织能够成功地推动白人同性恋者的医疗意识与性教育，减缓艾滋病的传播速度。相比之下，非裔美国人团体相对贫穷、受教育水平低且缺少组织。在美国国会调查艾滋病疫情时，非裔美国人团体的代表一再声明，他们的教会、国会议员和权威人士总是对艾滋病保持沉默。

最后，贫穷不仅增加了艾滋病的感染风险，还会导致艾滋病病毒阳性感染者迅速地发展为艾滋病活跃期患者。在那些感染不超过三年的艾滋病活跃期患者之中，社会经济水平低下的非裔美国人比例非常高。

家庭瓦解

奴隶制给非裔人口留下了长久而不可磨灭的影响，即非裔美国人的家庭结构不稳定，亲人经常被迫分离，遭到贩卖，失去联系。因此，历史上的黑人家庭倾向于由女性主导，黑奴解放以来的几代人依然保持了这种传统。更糟的是，移民、失业和监禁加剧了家庭的分崩离析，令黑人男性的状态更加不稳定。艾滋病疫情暴发之时，有 1/3 养育着孩子的非裔美国家庭完全由母亲独自支撑。

　　其中影响最大的因素是监禁。"禁毒运动"发挥着决定性的作用。严格的刑事政策要求对涉毒人员判处强制监禁。这种"严惩犯罪"的政策使美国监狱的囚犯人数迅速增长，从 1980 年到 2008 年竟翻了不止两番，从 50 万人增加到 230 万人。美国也因此成为世界上最著名的监狱之国——人口不到全球总人口的 5%，囚犯人数却占了全球的 25%。

　　在大规模的逮捕行动中，非裔美国人受影响的比例异常的高。非裔美国人只占美国总人口数的 12%，却占了涉毒犯罪被捕人数的 48%。被监禁的非裔囚犯人数是白人的 6 倍之多，全国 230 万名囚犯中有 100 万名非裔囚犯。根据美国全国有色人种协进会的说法："如果这种趋势持续下去，刚出生的非裔美国男婴里，将有 1/3 的人无法逃脱锒铛入狱的命运。"[12] 非裔美国人因毒品被监禁的概率是白人的 10 倍，并且刑期通常更久，因此禁毒运动就极大地拉大了不同种族与民族之间的差距。

　　就艾滋疫情本身而言，如此奇怪的高比例监禁率带来了严重的后果。其中最明显的是，监狱中的大量年轻男性更容易与多人发生性关系，这种现象迅速蔓延，对所有参与其中的人造成威胁。多个性伙伴的现象也增加了其他性传播疾病（STDs，如下疳、淋病、疱疹和梅毒）的传播风险，这些疾病在非裔美国人群中更加常见，它们导致的擦伤使艾滋感染更易发生，间接加剧了艾滋病的传播。2003 年，疾病预防控制中心报告称：

> 非裔美国人……全国性病发病率最高。与白人相比，非裔美国人患淋病的概率是白人的 24 倍，患梅毒的概率是白人的 8 倍……某些性病的存在会使感染艾滋的概率增加 3 至 5 倍。同样，由于艾滋病病毒和其他性病共同感染可导致艾滋病病毒传播增加，共同感染者有更大的概率将病毒传播给他人。[13]

此外，监狱中的非裔美国男性更有可能发生同性恋行为，他们还会共用针头或其他尖锐物品进行毒品注射、文身。监狱里的性行为向来不安全，因为管理者带着同性恋行为不道德的宗教偏见，根本就不发放避孕套。最终，在这种恶性循环中，监禁导致了家庭关系加速瓦解，也加剧了黑人团体中本来已经十分严重的贫穷、失业问题。

家庭解体的最后一个阶段是有些人沦落到无家可归的境地。所有生活在城市中心的非裔美国人都面临着这个严峻的问题。无家可归者的艾滋病感染率很高，因为他们的生活伴随着各种高风险行为：以性交易换取住所、毒品或食物；缺乏性教育；难以获得医疗机会；营养不良；自我麻醉，沉迷吸毒、酗酒，之后进行危险的性行为。

文化因素

在非裔美国人易受艾滋病病毒感染的各方面因素中，文化发挥着重要作用。由于长期的压迫和社会层面的漠视，非裔美国人对美国疾病预防控制中心和美国卫生与公众服务部的信息缺乏信任。联邦、州和地方官员突然关注他们健康状况的动机，也令他们十分怀疑。1999 年的调查表明，半数非裔美国人认为，政府"倾向于"或者"可能"故意保持艾滋病流行的趋势，借此解决使其头痛已久的人口过剩问题。非裔群体中接受社会福利救济者和吸毒者将会成为牺牲品。1972 年至 1992 年的塔斯基吉梅毒实验滥用贫困的黑人梅毒患者的信任，成为一桩丑闻，加剧了非裔群体的不信任，使政府阴谋论更加深入人心。

此外，疾病宣传教育与政府政策的含糊措辞常常令非裔群体无法理解，甚至造成严重的误解。22 岁的非裔美国妇女拉克尔·惠廷（Raquel Whiting）曾在美国国家儿童艾滋病资源中心担任政策分析师。1993 年，她在向国会提交的报告中仔细阐述了这一点。根据与非裔美国青年共事的经验，惠廷了解到这些人在性生活中不采取任何保护措施，其中一个原因就是疾病教育材料的误导性信息。海报、杂志文章、小册子、电视广告都在暗示，艾滋病是中产阶级白人同性恋者和静脉注射毒品者的专属疾病。用惠廷的话说，尽管艾滋病已经给很多非裔人群带来巨大痛苦，"媒体与社会舆论却继续将艾滋感染者描绘成白人同性恋的形象"。[14]非裔年轻人因此而误以为他们没有感染风险。

惠廷在报告中还指出了一个问题，艾滋病教育主要依赖恐吓，使用谴责性的口号，例如"你放纵，你愚蠢，你就得艾滋"。然而，在城市中心的非裔美国人社区，帮派暴力、毒品和枪击是家常便饭，这些道德口号显得苍白无力，招来嘲讽，无法影响人们的行为。

惠廷还分析说，抗击艾滋运动在整个非裔群体之中的失败，也是因为防艾信息的发布过度依赖学校系统。风险最高的非裔青年无法通过学校获取信息——在辍学和缺勤人数颇高的社区，这种方法往往不能把信息传达到那些最需要的人手中。她直言不讳道："预防疾病的信息根本没有抵达目标群体。"惠廷与费城市中心的女性帮派成员的接触经验，使她更充分地意识到防艾信息宣传有多么薄弱。在费城，女性帮派成员们通常认为与艾滋阳性的男性帮派头目发生关系，是可供炫耀的经历，能够证明最强大、最健康的年轻妇女对艾滋病免疫，同龄人也会因此尊敬她们。惠廷认为，除非人们调整防艾信息的内容、宣传手段和宣传地点，否则，"这些非裔美国青年将不会采取保护措施"。[15]

结　论

2018 年 6 月 15 日，《科学》杂志对美国艾滋病流行状况进行了评估，以"远未结束"为标题总结了艾滋疫情。随着越来越多的非裔、拉美裔美国人感染艾滋，美国艾滋病流行也出现了不同的地理分布模式，其中疫情最严重的地区是美国南部和哥伦比亚特区，最令人担忧的则是佛罗里达州。据《科学》杂志报道，佛罗里达州出现了"高得惊人的艾滋感染率"，迈阿密则成为"美国艾滋流行病的疫情中心，新感染率达到 0.47‰，居美国所有城市之首……是旧金山、纽约或洛杉矶的两倍"。[16]

迈阿密、劳德代尔堡、杰克逊维尔、奥兰多和其他各州的城市中心，向抗艾人士呈现了当代美国艾滋流行的所有诱因：无数移民持续涌入；大量非裔美国人无法获取医疗服务，无法通过抗逆转录病毒疗法被治愈；性旅游业蓬勃发展；大量贫民流落街头；社会不平等普遍存在，下层阶级的人数日益膨胀；艾滋病污名广为流传，使最危险的群体不肯接受诊断，不了解自身艾滋感染状况；州立法机构陷入对艾滋的"捐助疲劳"状态，更关注其他健康问题；吸毒成瘾现象触目惊心；而且按疾病预防控制中心的说法，在基督教保守派主导的"圣经带"，泛滥着一种文化，其中"充斥着同性恋恐惧症、跨性别恐惧症、种族主义和公开讨论性行为的禁忌"。[17]在唐纳德·特朗普总统执政期间，联邦政府在艾滋病问题上也没有发挥领导作用，而且拒绝制定抗艾政策，拒绝为现有抗艾项目提供资金。

21

新发疾病与再发疾病

傲慢时代

在人类与微生物漫长的历史角逐中，20世纪中叶到1992年可以说是一个标志性时代，在这段令人欣喜若狂的岁月里，人类达成共识，认为与微生物一决胜负的时机已经到来，击退流行病、赢得最终胜利已经指日可待。1948年，美国国务卿乔治·马歇尔宣称，人类已经具备从地球上消除流行病的能力，新时代似乎已然来临。马歇尔的看法绝非特例。战后初期，一些人认为人类可能首先在一种疾病上面取得了胜利。疟疾学似乎实现了人类的这种夙愿，洛克菲勒基金会科学家弗雷德·索珀与保罗·罗素自认为发现了 DDT 这种强大的武器，就能帮助全人类彻底摆脱疟疾这种古老祸患。1955年，罗素抱着过于轻率的信心，出版了《人类对疟疾的掌控》一书。这本书设想了一场全球喷洒运动，致力于帮助人类迅速摆脱疟疾，代价低廉，简单易行。世卫组织受到罗素乐观主义的感染，以 DDT 为首选武器，发起了一项全球疟疾根除项目。项目的负责人埃米利奥·潘帕纳提出了一项通用的疟疾根除计划，包含四个示范步骤（"准备、攻击、巩固和维持"）。意大利战后抗疫运动的负责人阿尔贝托·密西罗里（Alberto Missiroli）和定量流行病学创始人乔治·麦克唐纳德（George Macdonald）是罗素的拥护者，他们认为灭杀蚊子的成功如此振奋人心，应该很容易推广到所有由其他病媒传播的热带疾病，从而使人类迈入密西罗里所说的"没有传染病的伊甸园"——在那里，医学能保障人类的健康与幸福。

疟疾学家主导了国际公共卫生领域，他们提出的人类征服传染病的构想，迅速发展为一种流行的正统观念。胸科专家也开始坚信，结合卡介苗和"灵丹妙药"（如链霉素、异烟肼）两项技术创新能够根除结核病。这些专家甚至为美国和全球分别设定了 2010 年和 2025 年的根除期限。田纳西河谷管理局的首席疟疾学家兼世卫组织疟疾专家委员会成员辛曼（E. Harold Hinman），在 1996 年出版了《全球传染病的根除》。这是一本颇具影响力的著作，辛曼在其中将人类抗击疟疾的胜利推广到所有传染病方面。

艾丹·科伯恩是约翰·霍普金斯大学杰出的流行病学家，也是世卫组织的顾问。他在题为《进化与消灭传染病》（1963）的著作中详细解释了这一新信条。科伯恩指出："人类追求'根除'传染病的公共卫生理念，只有不过短短二十年的历史，但它已经取代了'控制'传染病的旧目标。"[1] 尽管在 20 世纪 60 年代早期科伯恩撰写该书时，人类尚未征服任何一种疾病，但他依然相信根除疾病的目标是"完全可行的"，该目标不仅针对个别疾病，还能够囊括所有传染病。事实上，他论证说："这种预期似乎是合理的，在一定时间内，例如 100 年后，所有主要传染病都将会消失。"[2] 他继续写道，那时候流行病只会出现"在教科书里，或是作为标本"保留在博物馆中。"随着科技的迅猛发展，"他认为，"流行病的终结一定会到来，如今我们要关心的就是如何行动，以及何时开始采取必要的行动。"[3]

在有些人看来，科伯恩所设想的 2060 年全面根除流行病的时间表还太过保守。仅仅十年后，1973 年，澳大利亚病毒学家、诺贝尔奖获得者弗兰克·麦克法兰·伯内特（Frank Macfarlane Burnet）与他的同事大卫·怀特（David White）一起声明，"至少富裕的西方国家"已经实现了这一宏伟目标。伯内特在报告中主张，"人类生存的古老危害之一已经消失"，因为"如今严重的流行病差不多已经销声匿迹"。[4] 世卫组织也认为全人类可以在 20 世纪末迈进一个新时代。1978 年，世界卫生大会在哈萨克斯坦的阿拉木图举行，会议设立了"2000 年，人人都能享有健康"的目标。

人类到底为什么对凭借科学、技术和文明的力量战胜流行病怀有如此盲目的信心呢？首先是历史原因。19世纪下半叶开始，西方工业国家传染病的死亡率和发病率大幅下跌，这在很大程度上是"社会进步"（薪酬提高、住房条件改善、饮食均衡，以及人民普遍受教育）的结果。同时，发达国家建造了各种坚固的卫生和公共卫生堡垒，包括修建下水道、污水管系统，采用泥沙过滤技术和水氯化处理，预防霍乱和伤寒；建立卫生警戒线，采取隔离措施，预防鼠疫；注射天花疫苗；首次使用奎宁对抗疟疾。同时，食品加工技术也不断提升，巴氏杀菌法、罐头消毒、海鲜生产的卫生措施等技术得到广泛应用，这些技术帮助人类在抵御牛结核、肉毒杆菌中毒和各种食源性疾病方面取得了重大进展。

因此，到20世纪初，过去许多可怕的流行病呈衰退趋势。究其原因，主要是人类抗疫经验的积累，而非科学技术的应用。但科学的进步很快就开始为人类提供强大的新武器。路易斯·巴斯德和罗伯特·科赫建立的疾病的生物医学模型，极大地促进了人类对疾病的了解，引发了一系列科学发现，并且催生了许多新的附属专业（微生物学、免疫学、寄生虫学和热带医学）。与此同时，人类迎来了抗生素时代的曙光，青霉素、链霉素的发现，为梅毒、葡萄球菌感染和结核病提供了治疗方法。疫苗接种也大大降低了天花、百日咳、白喉、破伤风、风疹、麻疹、腮腺炎和脊髓灰质炎的发病率。此外，DDT的研发，似乎提供了彻底消灭疟疾和其他昆虫传播疾病的病原体的可能方法。所以到了20世纪50年代，科学的进步已经为人类抗击肆虐的流行病提供了许多有效工具。面对如此巨大的技术飞跃，许多人自然会认为，人类可以逐一攻克所有的传染病，直到取得最终的胜利。的确，全球抗击天花运动就是很好的案例，世卫组织在1979年宣布，天花已成为有史以来人类战胜的第一种传染病。

在那些主张根除传染病的人看来，微生物世界基本是静止不变的，或者顶多是在缓慢进化。因此，几乎没有人担心，人类在消灭流行疾病时，会因缺乏准备、免疫不足而感染新型流行病。很不幸，这些人遗忘了沉痛的历史教训：在过去的500年中，西方国家经常遭受灾难性的新流行病的侵扰，如1347年的鼠疫、14世纪90年代的梅毒、1830年的霍乱和

1918—1919 年的西班牙流感。

伯内特就是其中典型。作为进化医学的奠基人，他在理论上承认病毒或细菌突变可能产生新的疾病。但实际上，他认为这种情况几乎不会出现，根本不需要担心。伯内特写道："也许会有某种危险的传染病突然出现，但五十年来，没有任何迹象表明这种事会发生。"[5] "微生物种群固定性"这一概念认为，人类只会被已知的细菌和病毒感染。1969 年，《国际卫生条例》（IHR）以它为理论基础，明确规定 19 世纪三大致死流行病（鼠疫、黄热病和霍乱）是唯一需要"通报"的疾病。按照法律要求，当有人被确诊为这三种疾病时，有关机构应通报给国家与国际公共卫生组织。这种以三种已知疾病列表为根据的通报制度，没有考虑如有未知的致命微生物传播需要以怎样的措施应对。

如果说微生物世界相对稳定的理论是根除主义者的信念源泉之一，那么进化理论也发挥着强烈的误导作用。进化理论认为，自然界本质上是良性的，随着时间的推移，所有传染性疾病会因为自然选择而往低毒力方向发展，原则上来说，致死率高的传染病往往会过早杀死宿主，因而无法继续传播到其他宿主身上。因此，支持者断言，于长期而言病毒将朝着与人类共存、保持稳态的方向发展。新型流行病虽然最初毒力较强，但经过一段时间的适应后，它们将逐渐发展为轻症疾病，最终演变为轻而易举就可治愈的小疾，例如天花从大天花演化为如今的小天花，梅毒从 16 世纪的暴发型梅毒转变为如今的慢性病，古典型霍乱现在也转变为温和的埃尔托型霍乱。

同样地，进化理论还认为，在人类疟疾家族的四种常见类型中，最致命的恶性疟原虫疟疾是新产生的，其他三种致命性较弱的间日疟原虫疟疾、卵形疟原虫疟疾和三日疟原虫疟疾则已进化得更易与人类共存。在此背景下，1974 年版的《哈里森内科学（第 7 版）》成为根除主义时代的标准内科教科书，该书称传染病的特点在于"比其他疾病更容易防治"。[6]

约翰霍普金斯大学流行病学教授阿布德尔·欧姆兰提出了新时代最详尽、最广受引用的"流行病学转型"（或称"健康转型"）理论。欧姆兰与同事在 1971 年至 1983 年间出版了一系列富有影响力的著作，分析了人类社会在现代与疾病的遭遇。根据他们及期刊《健康转型评论》的说法，人类已经历了健康与疾病的三个现代纪元。尽管欧姆兰对于第一个纪元（"瘟疫与饥荒时代"）的精确时间范围尚无明确界定，但很明显，这一时代在西方一直持续到 18 世纪，以马尔萨斯人口理论中流行病、饥荒和战争的现实性抑制为标志。

随之而来的是"流行病消退时代"，在西方发达国家由 18 世纪中叶开始，直到 20 世纪早期，在非西方国家则持续得更久。在此期间，传染病死亡率逐渐下降，典型例子就是结核病。

两次世界大战之后，人类终于迈入"退行性与人为疾病时代"。在病程早期，社会经济地位在健康与感染风险方面起着主导作用，而到了病程后期，医疗科技水平则更为重要。在这种情况下，传染病死亡率与发病率降低，其他死亡原因变得更加常见，如退行性疾病（心血管疾病、癌症、糖尿病、代谢性疾病）、人为疾病（职业病和环境性疾病）和意外事故。美国卫生局局长朱利叶斯·里士满（Julius B. Richmond）在 1979 年采用"健康转型"理论说明，传染病只是退行性疾病的"前辈"，最终会被形式简单、单向发展的退行性疾病取代。[7]

公共卫生与科学的力量使过渡理论的支持者陷入盲目的自信，而这种自信又因遗忘历史而愈加膨胀。卫生局局长威廉·斯图尔德在 1969 年曾宣称，人类已经到了"抛开传染病书籍"的时候，这一观念显然带有欧洲中心主义的色彩。尽管欧洲和北美的医学专家纷纷鼓吹人类的胜利，传染病在全球范围内，尤其是在非洲、亚洲和拉丁美洲最贫穷、医疗体系最脆弱的国家，仍然是最主要的死亡原因。结核病给人类敲响了警钟。虽然结核疗养院在发达的北半球纷纷关闭，但结核病却在南半球持续肆虐，也徘徊在北半球的边缘化地区，不断荼毒着无家可归者、囚犯、静脉注射吸毒者、移民和少数族裔等人群。保罗·法默（Paul Farmer）在 2001 年出版的《传染与不平等：现代瘟疫》一书中指出，结核病根本没有消失。人们所认为的结核病消失，仅仅是一种因为它影响的人群过于遥远而产生的幻觉。实际上，根据世卫组织的保守估计，2014 年结核病确诊人数与历史上任何时期相差无几。世卫组织报告还指出，2016 年的结核病患者有

1040 万人，其中死亡的有 170 万人，结核病依然是全球第九大主要死亡原因，也是致死人数最多的传染病，超过了艾滋病。

敲响警钟

20 世纪 90 年代初期，根除主义者的观点已经站不住脚了。西方工业国家没能如期迅速地利用科技消除传染病，相反，他们发现，在面临传染病暴发时，西方国家依然很脆弱，而且脆弱程度令人难以想象。1981 年，艾滋病被人类发现并确定为新的疾病类型，这一决定性事件标志了根除主义的失败。20 世纪 80 年代末期，艾滋病为根除主义者展现了一系列不可思议的事实：艾滋是无法治愈的新型传染病，无论是工业化国家还是发展中国家，都有它肆虐的身影；机会性感染的一系列途径错综复杂；从死亡率、痛苦程度及其对社会、经济和公共安全的影响来看，艾滋极有可能成为历史上最严重的大流行病。

20 世纪 80 年代，来自艾滋病斗争前线的声音越来越多，为这一全新威胁拉响了紧急警报。其中，最著名的事件是美国卫生局局长埃弗雷特·库普在 1988 年把《了解艾滋病》邮寄给了美国每户家庭。联合国艾滋病联合规划署负责人彼得·皮奥特（Peter Piot）在撒哈拉以南的非洲工作时，曾在 1983 年发出警告：非洲的艾滋病不是"同性恋瘟疫"，而是一种"普及化"流行病，可以通过异性性行为传播，女性感染要比男性更常见。

但是，这些警告仅限于艾滋病本身——它们没有直接挑战根除主义的基石，也没有宣布医学和公共卫生新时代的来临。于是，美国国家科学院医学研究所（IOM）承担了这一任务，里程碑式地出版了一系列关于新发疾病的书籍。1992 年出版的《新发感染：微生物对健康的危害》是其中的第一本。经过国家科学院医学研究所的努力，警报终于在第一时间被更多人听到。美国疾病预防控制中心终于在 1994 年采取应对措施，并创办了这方面的专门期刊《新发传染病》。国家科学技术理事会也在 1995 年加入了抗疫行列。此后，全球 36 家顶级医学期刊同意采取联合行动，发起"新发疾病月"活动，在 1996 年 1 月号期刊上介绍这种新发疾病，每家推出一份相关主题的专刊。同年，比尔·克林顿总统发布了题为"应对新发传染病的威胁"的情况说明书，将艾滋病提升为"国际社会面临的最重大的健康和安全威胁之一"。[8] 美国国会多次举行关于新型感染的听证会议，时任参议院劳动和人力资源委员会主席的南希·卡森鲍姆（Nancy Kassenbaum）评论道："此后新抗疫战略必须首先提高民众的意识：我们必须重新为国家和世界做好战疫准备，消灭那些死灰复燃的疾病。在艾滋病肆虐的 15 年间，我们汲取了许多经验教训，由此可以预见，今后的斗争不会轻易取胜，我们应该做好付出沉重代价、长期作战的准备。"[9] 最后，为了呼吁国际社会加强关注，世卫组织将 1997 年世界卫生日（每年的 4 月 7 日）的主题定为"新发传染病——全球警戒，全球应对"，因为在"地球村"之中，没有一个国家可以从大流行中幸免。

除了科学家、民选官员和公共卫生人员的呼声，新闻界也大力报道了新发疾病所带来的意外挑战与风险，尤其是在 20 世纪 90 年代三件吸引全球目光的大事发生之后。第一个重大事件是亚洲霍乱在中、南美洲的大规模流行。这次霍乱流行始于 1991 年的秘鲁，此后迅速扩散到整片大陆，16 个国家共报告 40 万确诊病例和 4000 死亡病例（详见第 13 章）。由于美洲大陆已一个多世纪未出现霍乱，这位不速之客的到来突然为世界各国敲响了警钟。人们意识到，公共卫生虽有所进步，但还十分脆弱。霍乱能够通过被粪便污染的食物和水源传播，这使它成了"穷困的标志"，极易在那些被社会漠视的、生活条件差的人群中暴发。也正因如此，20 世纪后期，霍乱在西方国家的暴发引发了公众的震惊，也使人们突然意识到自身的脆弱性。实际上，《纽约时报》也报道过"拉丁美洲的狄更斯式贫民窟"——在利马等城市中，居民直接从"充满污水的里马河"与其他受污染的水源抽取饮用水。[10]

第二个广受媒体关注的重大事件是 1994 年 9、10 月在印度古吉拉特邦和马哈拉施特拉邦暴发的鼠疫。据报道，这次鼠疫共出现 700 个确诊病例和 56 个死亡病例。尽管代价并不惨痛，但这次鼠疫是以腺鼠疫和肺鼠疫两种形式同时暴发的。这一消息导致工业城市苏拉特的居民产生恐慌情绪，成千上万人逃离本城，场景宛如《圣经》描绘的《出埃及记》。这次疫情给印度造成了 18 亿美元的贸易和旅游业损失，并连带引发了全球恐慌。《纽约时报》试图解释人群的过度恐慌：因为"鼠疫"是个能够唤起强烈情绪的词语，带着独特而挥之不去的历史记忆。黑死病曾抹去了欧洲 1/4 的人口，在随后的 500 年中仍持续不断地祸害人间。印度鼠疫的暴发"及时提醒人们，那些貌似被人类征服的流行病，依然可能随时随地发起猝不及防的进攻"。[11]

第三个重大流行病事件是 1995 年在扎伊尔共和国（现为刚果民主共和国）的基奎特市暴发的埃博拉出血热（或简称埃博拉）。这次疫情并未大规模流行，在 1 月至 7 月之间仅感染了 318 人。然而，它却以另外的方式引发了恐慌，因为它戏剧性地暴露了国际社会对潜在的全球卫生紧急情况缺乏应对措施，也唤醒了西方人对丛林和大自然的原始恐惧，滋养了关于撒哈拉以南非洲的种族主义焦虑。基奎特疫情引发了被《传染病杂志》称为"非同寻常"和"史无前例"的大批新闻报道，有时这些新闻报道简直是对人类悲剧的商业性"开发"，怀着浓浓的"民族执念"。[12] 世界各地的小报夸张地描述着，在奎卢河畔，伐木人、丛林猎手接触到染病的猴子，导致埃博拉病毒走出非洲丛林，成为西方国家当前的巨大威胁。澳大利亚悉尼的《每日电讯报》也刊登了题为"来自丛林的怪物"的醒目文章。然而，深思熟虑的调查人员不安地发现，埃博拉病毒在 1 月 6 日就首次致人死亡，直到 4 月 1 日才被通报国际社会，这期间除了传播过程中留下的一些危重、濒死患者聚集的线索，有长达十二周的时间完全逃离了公共卫生系统的监控。疫情监控体系的漏洞，可能导致埃博拉病毒从基奎特传到金沙萨，然后经扎伊尔首都洲际机场蔓延到全世界。正如《纽约每日新闻》的标题所说，埃博拉病毒就像一枚"滴答作响的机载定时炸弹"，可能被运输到世界各地。

基奎特疫情暴发之所以引发广泛关注，是因为埃博拉病毒的毒力极强，对人体的破坏程度与鼠疫不相上下，发作时令患者极其痛苦、不成人形，病状十分悲惨。作家理查德·普雷斯顿（Richard Preston）在描述自己观察到的扎伊尔情景时，表现出了极度的焦虑。在通过电视节目解释了埃博拉病死率高达 90%，尚未发现有效的治疗或预防措施之后，普雷斯顿表示：

> 感染者的生物系统全面崩溃……埃博拉病毒能够使人大量出血，通常伴随发抖或癫痫发作。最终病人会出现休克，七窍流血而死。非洲正处于疫情的持续暴发中，那里的医疗条件不是很好。根据一些医生的可靠报告……人们确实在浴血奋战，病人躺在血液、黑色呕吐物和番茄汤状的带血排泄物之中，他们知道自己即将死去。[13]

继科学家宣布全人类都会暴露在这些新流行病的危险面前的消息之后，拉丁美洲、印度和扎伊尔的事件进一步为轰动性新闻添砖加瓦，相关报道的标题往往耸人听闻，如"在逃杀人狂""毒虫大战""末日病毒恐慌""热带发烧症""微生物的复仇"等。人们不禁在脑海中勾画出一幅幅世界末日的景象，人类文明仿佛栖息在即将喷发的火山口，西方国家被隐形的敌人围困绞杀，大自然开始对人类的放肆展开报复。福雷斯特·索耶（Forrest Sawyer）在 1995 年 2 月的美国广播公司新闻报道中称，西方世界曾认为文明能够让人类免受此类隐形杀手的荼毒，但如今看来，西方文明在寄生虫、细菌和埃博拉这样的病毒面前，"依旧脆弱不堪"。

此外，大流行病灾难主题的电影和书籍呈井喷之势。电影方面，有沃尔夫冈·彼得森（Wolfgang Petersen）的惊悚片《极度恐慌》（1995），拉斯·冯·提尔（Lars von Trier）的恐怖片《瘟疫》（1987）和史蒂文·索德伯格（Steven Soderbergh）后期的电影《传染病》（2011）；书籍方面，有理查德·普雷斯顿的畅销书《血疫：埃博拉的故事》（1994），劳里·加勒特（Laurie Garrett）的非虚构作品《逼近的瘟疫：世界失衡中的新发疾病》（1994），以及外科医生威廉·克洛斯（William T. Close）在 1995 年发表的报告《埃博拉：身在扎伊尔的医生的档案小说》。按照美国疾病预防控制中心主任大卫·萨彻（David Satcher）的说法，这就是所谓"CNN 效应"——公众意识到自身处于危险中，这比实际危险的大小更重要。

高危时代

在这种焦虑的氛围中，诺贝尔生理学或医学奖得主乔舒亚·莱德伯格（Joshua Lederberg）提出了"新发疾病和再发疾病"的说法，标志着一个新时代的到来。他写道："新发传染病是指具有传染性的、在过去二十年内发病率有所增加或未来有可能继续增加的疾病。"[14] 他提出，新发疾病（如艾滋病、埃博拉）是人类此前未知的疾病，而再发疾病（如霍乱、鼠疫）则是发病率正逐渐上升或感染地域不断扩大的已知疾病。

莱德伯格提出这种新疾病分类的目的是提醒人们：根除主义的狂热时代已经结束。他宣称，传染病并未退缩至消失，"仍然是世界范围内最主要的死亡原因，绝对无法在我们有生之年被征服……而且我们可以确定，新发疾病仍会不断挑战人类，尽管我们目前无法预测它们会在什么时间、地点出现"。[15] 的确，人类与微生物之间的竞争是一场达尔文式的生存斗争，微生物始终占上风。美国国家科学院医学研究所说出了残酷的真相：美国和西方国家正面对着史上最严峻的流行病威胁，远未获得安全。

造成这种脆弱局面的一个重要原因正是根除主义。此前，根除主义者认为，人类可以抛开传染病相关的书籍了，这导致了批评者所称的"扬扬得意""乐观""过分自信"和"傲慢"的流行气氛。西方工业国家过于迷信胜利即将来临，因此过早地、单方面地卸去了防疫的盔甲；主流的医疗权威部门都以五十年来的经验，向公众保证传染病的风险已经结束；美国联邦政府与州政府都取消了应对传染病的公共卫生计划，并削减相关预算；研发新疫苗和抗生素的私营企业遇到投资枯竭的窘境；医疗保健人员缺乏训练，未能及时掌握防疫所需的新知识；疫苗的研发和生产被有限的几所实验室垄断；传染病学科不再吸引研究资金和优秀人才。1992 年是防疫的低谷，美国联邦政府在传染病监控上仅花费了 7400 万美元，相比之下，他们在毒品控制上花费了 117 亿美元，在环境保护上花费了 66.7 亿美元。还有许许多多被公共卫生官员优先考虑的问题，例如慢性病、吸烟、老年病和环境问题等。出于这些原因，美国应对新时代的挑战时，准备不足，令人失望。美国疾病预防控制中心曾在 1994 年这样评论：

这个国家的公共卫生基础设施尚不足以应对世界范围内瞬息万变的新发疾病。当前，针对国内外传染病的监测系统依然存在漏洞，无法充分应对新发疾病的挑战。许多食源性、水源性疾病的暴发无法被发现，或发现得太晚。抗菌药物耐药性问题的严重程度还难以确知。全球监测系统仍然支离破碎。[16]

明尼苏达州的流行病学家迈克尔·奥斯特霍姆（Michael Osterholm）在 1996 年更加直言不讳地向国会表示："我有个不幸的消息，要给你们泼一盆冷水——现在美国发现和监测传染病的能力，应对健康威胁的能力，正处于极端危险的境地……12 个州和领地都缺少专门检测食源或水源性传播疾病的人员。哪怕泰坦尼克号在他们后院沉没，他们都不会发现一滴水。"[17]

莱德伯格和其他提出新发与再发疾病理论的科学家并不止于批评人们缺乏警惕，他们还要深入地批判根除主义者的狂妄自大。这些科学家们认为，自二战以来，社会已发生了重大变化，实际上助推了流行病的传播，根除主义者却对此视而不见。全球化的影响众所周知，商品和人口大规模、迅速地流动。威廉·麦克尼尔（William McNeill）在《瘟疫与人》（1976）一书中提到，人类历史上的人口迁移一直是影响微生物与人类之间平衡的动态因素。人类在长期斗争之下创造的社会与生态条件，对寄生性微生物施加了强大的进化压力。全球化通过混合基因库，为微生物提供了大量的无免疫力的宿主人群（通常在微生物蓬勃发展的条件下），使微生物占据了强大的优势。

20 世纪最后几十年中，全球化的速度和规模实现了飞跃性的发展，仅每年乘坐航班的旅客就超过了 20 亿人，且自主选择航班旅行的人群只占全球化人口流动的一小部分。此外还有无数被迫迁徙的移民，以及因战争、饥荒、宗教、种族或政治迫害而逃亡的流离失所的人群。对莱德伯格和美国国家科学院医学研究所来说，这些快速流动的人口使微生物占据有利地位，"现代人类与 100 年前相比是完全不同的物种，如今的我们拥有一套完全不同的技术和许许多多防御措施（如疫苗、抗生素、诊断工具等），但人类实际上比以前更加脆弱，至少在大流行病和传染病面前是这样的"。[18]

仅次于全球化的第二大影响因素是人口增长，尤其是因为人口增长通常发生在适合微生物与昆虫传播疾病的地区。两次世界大战结束后，世界上最贫穷、最脆弱的地区经历了人口数量的飙升，但这些地区的城市往往缺乏容纳大规模外来人口的基础设施。目前，全球城市人口的增长速度是农村地区的四倍，形成了许多人口超过千万但基础设施与服务欠缺的特大城市。截至 2017 年，全球共有 47 个这样的特大城市，如印度的孟买、非洲的拉各斯和开罗，以及巴基斯坦的卡拉奇。它们的典型特征是拥挤的城区或郊区贫民窟、糟糕的卫生状况、低下的教育水平，以及不充足的食品供应。

在这样的地方，数百万人缺少排污管道、下水道、安全的饮用水和适当的垃圾管理，为疾病的传播创造了温床。正如我们从历史中所见，19 世纪的欧洲与北美在混乱的城市化进程中，经历了可怕的流行病盛行期。20 世纪后半叶与 21 世纪最初几十年，全球范围内发生了更大规模的城市化进程，重现了相似而可怕的卫生条件，利马、墨西哥城、里约热内卢和孟买等城市的棚户区依然肮脏不堪。

登革热与霍乱的教训

1950 年，城市中的极端贫困现象为全球登革热大流行提供了社会条件，这场大流行导致每年 25 亿人处于高危风险中，其中有 5000 万至 1 亿人被感染。登革热是典型的新发疾病，由虫媒病毒引起，通过高度城市化、日间吸血、接近人群的埃及伊蚊传播，主要流行地区为热带与亚热带人口密集、有积水的贫民窟。蚊子会充分利用人们对卫生条件的忽视，以及病媒控制项目的缺失停滞，在排水沟、敞开的水箱、废弃的轮胎、死水坑和有水的塑料容器中大量繁殖。

对于新发疾病的理论而言，登革热的流行显得尤为重要，它揭示了进化理论教条的空洞，证明传染病未必会向着适宜共生、毒力减弱的方向进化。登革病毒可分为四种血清型。自 18 世纪以来，四种血清型均感染过人类，但 1950 年之前的登革热感染都是由某地区的单一血清型引起的。这种单一血清型感染的"古典型"登革热表现出极其痛苦的临床症状，患者会出现发烧、皮疹、眼后头痛、呕吐、腹泻、虚脱和关节痛等，为登革热赢得了"断骨热"的称号。但是古典型登革热是一种终生免疫的自限性疾病。

然而，全球人口流动使这四种血清型在世界各地肆无忌惮地传播，不仅扩大了高危地区范围，还引发了多种血清型交叉作用的新型登革热。由于跨血清型的免疫力并不存在，从古典型登革热中痊愈的个体依然可能受到其他一种或多种血清型登革热的感染。人类对这一机制尚未完全掌握，但已经发现，古典型登革热患者被另一种血清型登革热感染，会导致病毒更具毒力。在这种情况下，登革热不仅没有变得无害，反而成为日益严重的全球威胁，甚至引发了更严重疾病的突然流行，也就是所谓"登革出血热"（DHF）及其致死并发症"登革休克综合征"（DSS）。

1983 年，古巴暴发了美洲第一场多血清型登革热流行病，这次疫情共导致 34.4 万人感染，其中 2.4 万例被确诊为登革出血热，1 万例被确诊为登革休克综合征。此外，由于美国也存在登革热的病媒埃及伊蚊和白纹伊蚊，美国国家过敏与传染病研究所主管安东尼·福奇（Anthony S. Fauci）与科学家同事们预测，登革热与登革出血热将席卷整个美国，并进一步蔓延到全世界。

登革热以此给进化理论带了重要的教益：（1）不依赖宿主移动传播的传染性疾病（例如通过病媒、水源或食物传播的类型）并不会被自然选择推向低毒力的方向；（2）城市或郊区人口密度过大的贫民窟为微生物及虫媒传播提供了理想栖息地；（3）现代交通运输，以及游客、移民、难民和朝圣者的大规模流动，加速了微生物与病媒在生态系统中的扩散。

正如本书第 13 章所述，有关亚洲霍乱的最新研究为针对微生物毒力的辩论增添了新的维度。一方面，表面看来，霍乱弧菌从高毒力的"古典型"向埃尔托 O1 生物型的进化过程似乎更加支持乐观派的观点：微生物具有向着共生方向进化的天然趋势。古典型霍乱弧菌感染表现出更高的病死率，临床症状危重，而埃尔托型霍乱弧菌的病死率有所下降，且症状相对温和。但另一方面，随后的历史和进化过程又证明了埃尔托型霍乱弧菌存在突变恢复毒力的可能，进而导致严重的大流行，远远超出乐观派的估计。2010年，海地、巴基斯坦和孟加拉国分别暴发了异常严重的流行病，有人据此怀疑埃尔托型霍乱弧菌可能已经适应了水库的自然环境，能够持续存活并且长期复制繁衍。也就是说，微生物的生存与繁殖不再依赖于人际传播，因为人际传播条件苛刻，只会在特别有利的气候与社会条件下才会偶然性地大流行。一旦病原体适应了非人类、非生物环境，驱使它降低对人类毒力的进化压力就变得无关紧要。因此，未来霍乱的暴发可能会更加凶猛而难以预料。

院内感染和微生物耐药性

现代医学的辉煌成就帮助人类抵御病毒的侵袭，却也为新发感染铺平了道路。医学手段固然能延长人类寿命，但也带来了不断增加的、免疫低下的老龄人口。越来越多的人较早接受医学干预，但也因此而变得免疫力低下——如糖尿病患者、癌症患者、做过移植手术的人，以及接受抗逆转录病毒治疗的慢性艾滋患者。而且，这些免疫力低下的人更容易聚集在人群及微生物密集的环境中，造成传播和感染，如医院、养老机构和监狱。侵入性治疗手段也增加了这些微生物感染人体的机会，导致不为人知的医院感染（住院病人在医院内受到的感染），这一现象已经成为公共卫生所面临的主要问题，也造成了日益增长的经济负担。在这些感染中，最重要、最常见的要数金黄色葡萄球菌感染，这种超级细菌感染会引发肺炎、手术部位感染和医院血源性感染。最近，一项研究指出，按照2008年的标准，美国"每年大约有200万例住院治疗引发的医院感染。针对一家大型教学医院的危重病人进行的研究表明，医院细菌感染引发的疾病使重症监护时间增加了8天，住院时间增加了14天，死亡率增加了35%。此前，也有研究发现，术后伤口感染使病人的住院时间平均增加了7.4天"。[19]

医学进步的另一个副产品是层出不穷的抗菌素耐药性。亚历山大·弗莱明在 1945 年诺贝尔奖获奖感言中曾经做出预测，他建议人们慎重使用青霉素，因为对青霉素敏感的细菌可能会产生耐药性。青霉素面对自然选择施加的强大压力将会造成不可挽回的后果。

研究新发疾病的科学家们响应了弗莱明的警告，认为抗生素是一种"不可再生资源"，其使用期限受到生物学规律的限制。到 20 世纪后期，这种预测已经几乎成为现实。同时，随着新型抗生素研发速度变缓、周期延长，制药公司纷纷减少低利润率药物的生产，使医药市场的增长接近停滞。市场竞争、对昂贵的大型临床试验的严厉法规，以及对监管机构风险的低容忍度使问题更加严峻。

尽管抗菌药物的研发停滞不前，但微生物已经产生了广泛的耐药性，全球有可能因此而进入后抗生素时代。其中，让人深感不安的耐药菌株包括对所有合成抗疟药都耐药的疟原虫、对青霉素和甲氧西林均耐药的金黄色葡萄球菌，以及对一、二线药物均耐药的结核分枝杆菌菌株。抗菌素耐药性可能引发全球危机，许多科学家预计，未来将出现对任何可用疗法都不敏感的艾滋病病毒、结核杆菌、金黄色葡萄球菌和疟疾菌株。

抗菌素耐药性出现的部分原因是物竞天择、适者生存的进化论。目前，人类已经发现有上万种病毒和 30 万种细菌能够感染人类，其中许多病毒能够在短短一代人的时间中复制并进化数十亿次。在这种情况下，进化压力使人类长期处于不利地位。人类的挥霍无度又大大加快了这一进程：农民在农作物上喷洒农药；在果树上喷洒抗生素；在动物饲料中添加低剂量的抗生素以减少家畜的疾病，促进其生长繁殖。事实上，按吨位来算，世界上一半的抗菌素均被用于农业。

同时，人们有种对抗生素的普遍迷信，认为微生物会屈服于化学药剂的猛攻。这种迷信导致日常家庭医疗中滥用抗生素，哪怕是在没有必要持续使用抗生素的时候。医生在诊疗过程中，为满足患者期望，不得不优先考虑患者眼前的风险，而忽略人类种族的长期利益。他们往往会给患者开处方药，在不必要时通过给予抗生素进行治疗。其中典型案例是 20 世纪 90 年代中耳感染的儿科治疗：尽管 2/3 以上的儿童都未从中受益，但绝大多数医生还是给他们开了抗生素。在药品法规缺乏的国家，人们可以在互联网上不受管制地获取药物，用药物自我治疗的可能性更高。然而，对于需要长期复杂治疗方案的疾病，如疟疾和结核病，一些患者在症状缓解后会自行中断治疗，无法坚持到根除疾病——抗生素在这种案例中未被滥用，反而使用不足。

流行病新时期还向人类抛出了另一个问题：根除主义者对疾病的认知过于僵化，他们对慢性病和传染病之间的区分太过绝对。从 20 世纪 90 年代开始，人们逐渐意识到传染病是一种更宽泛的疾病类别，许多长期以来被认为是非传染性的疾病实际上都存在传染源。澳大利亚诺贝尔奖获得者巴里·马歇尔（Barry J. Marshall）和罗宾·沃伦（Robin Warren）在 20 世纪 80 年代关于消化性溃疡的研究，有力地证明了这些因果关系。

消化性溃疡的病程痛苦、治疗费用高，甚至存在致死的可能，1/10 的美国人在一生中总会感染消化性溃疡。每年有超过 100 万人因溃疡住院，6000 人因此死亡。但是马歇尔和沃伦的研究问世之前，人们一直认为消化性溃疡是一种慢性病。用马歇尔的话来说："人们对溃疡病的医学理解几乎停留在宗教信仰层面，没有任何逻辑推理能改变人们的迷信想法：溃疡是由压力、不良饮食、吸烟、饮酒或易感基因引起的，细菌感染则被认为十分荒谬。"[20] 马歇尔和沃伦通过实验证明，幽门螺杆菌恰恰是消化性溃疡的感染原因，而适当地使用抗生素远比调整饮食习惯、改变生活方式和手术治疗更加有效。马歇尔与沃伦的发现简直就是医学领域的分水岭。

这一重大发现让人们意识到，许多其他非急性疾病（如某些癌症、慢性肝病和神经系统疾病）都源于细菌或病毒感染。例如人乳头瘤病毒的持续感染可引发宫颈癌，而乙型、丙型肝炎病毒则是慢性肝病的罪魁祸首，空肠弯曲菌可导致格林-巴利综合征，某些大肠杆菌也能诱发肾脏疾病。此外，还有迹象表明，动脉粥样硬化和关节炎的重要诱因也源于细菌或病毒感染。而且人们越来越多地意识到，流行病和随之而来的恐惧会给他们留下心理上的后遗症，如创伤后压力心理障碍，这些都是被人们称为"非传染性疾病的传染性"的最新认知。

科学界提出"新发疾病与再发疾病"的概念，旨在提高人们对最重要的威胁的认识——威胁人类健康的疾病数量正在以前所未有的速度增加。自 1970 年以来，前所未知的新发疾病种类已超过 40 种，平均每年新增 1 种以上。这些新发疾病组成了一份长长的清单：艾滋病、拉沙热、马尔堡热、军团菌病、丙型肝炎、莱姆病、裂谷热、SARS、疯牛病、禽流感、埃博拉，以及立白病毒、汉坦病毒、西尼罗病毒、基孔肯雅病毒、诺如病毒和 A 族乙型溶血性链球菌（一种肉食性细菌）引起的疾病。也有怀疑论者认为，疾病加速进化的印象是有误导性的，正是由于人类的检测和诊断技术不断进步，疾病才更多地暴露在公众视野中。对此，世卫组织做出了驳斥：就像人们所期望的战后世界迅速改善了社会与经济条件那样，疾病也的确在以前所未有的速度不断涌现，而且，仅仅在 2002 年到 2007 年间，它们就在全球范围内引发了 1100 次流行病"大事件"。2008 年，《自然》杂志对这一话题进行了详细讨论，涉及 1940 年到 2004 年间的 335 起新发传染病（EID）事件的相关研究。这些研究通过更有效的诊断方法和监控体系努力确保事件报告的可靠性，最终得出这样的结论："自 1940 年以来，新发传染病事件的发生率一直在上升，80 年代达到峰值……事件的数量与时间呈高度相关性，这些最新的数据分析证明了人们之前的推测，新发传染病对全球人类健康的威胁的确在增加。"[21]

公共卫生界得出结论，如果我们保持理性思考，就不应寄望于未来的新发疾病不会像艾滋病和 1918—1919 年的西班牙大流感那样，兼具致命的毒力与传染性。因此，国际社会的关注点发生了明显变化，从新疾病"是否"会出现或旧疾病"是否"会重现，迅速转向担心"它们一旦出现"，国际社会应该如何应对。美国国防部犀利地指出："21 世纪的历史学家或许会发现，20 世纪最大的谬误在于人们坚信传染病正在消失，而由此引发的自满情绪，实际上增加了传染病对人类的威胁。"[22]

22

SARS 与埃博拉

21 世纪的彩排

重整旗鼓

随着微生物被公认为国家安全与国际秩序的重大威胁，各国纷纷对新发疾病与再发疾病做出官方应对。公共卫生部门、情报机构和一贯保守作风的国家智囊团首次达成一致，将传染病列为国家与全球安全所面临的"非传统威胁"。2000 年是标志性的转折之年，美国中央情报局（CIA）开始集中调查作为重大安全挑战的流行病。

在这份报告的第一部分"可能情况"里，CIA 概述了未来二十年中传染病发展的三种可能情况：（1）从乐观的角度看，人类将在与传染病的斗争中稳步前进；（2）在可预测的僵局中，微生物与人类双方均无显著收益；（3）在最坏的情况下，如果世界人口（尤其是特大城市中的人口）持续增长，拥挤、卫生条件差和不洁饮用水等问题，很有可能将人类置于愈加悲惨的境地。不幸的是，CIA 认为第一种情况实现的概率微乎其微。

在此背景下，该报告的其余部分在"影响"与"意义"的板块下进行了评估，新时代疾病负担的日益增加将导致一系列经济、社会和政治后果。报告还预测，在撒哈拉以南的非洲等世界上疫情最严重的地区，可能出现"经济衰退、社会分裂和政治动荡"的局面。随着事态发展，国际社会将为争夺日益稀缺的资源而冲突不断，随之而来的是犯罪率、流浪人口的飙升与家庭关系的恶化，从而加剧国际紧张局势。发展中国家遭遇传染病之后负担增加，必定会导致其经济发展阻滞；报告还由此预言了民主政体的危机，内战与国家紧急状态将频繁发生，南北之间的紧张局势必将加剧。[1]

三年后，在 CIA 这份报告的影响下，颇具影响力的兰德公司对疾病与安全的交叉领域进行了"迄今为止最全面的囊括疾病与安全问题的分析"。[2] 在新的全球环境中，《新发与再发传染病的全球威胁》期刊提出了比 CIA 更加灰暗的设想。该设想围绕两个主题展开：第一，两次世界大战之后，直接军事威胁对于安全的重要性急剧下降；第二，主要由疾病组成的"非传统挑战"的影响力相应地得到提升。新发疾病与再发疾病时代，意味着传染病将深刻影响国家运行与社会秩序的纪元开启了。

由疾病预防控制中心、美国过敏和传染病研究所和白宫共同制订的应对新发疾病计划的出发点，就在于美国医学研究所描绘的人类与微生物之间达尔文式的物种竞争。但在美国医学研究所的分析中，微生物拥有巨大的优势：它们的数量超过人类 10 亿倍，能够快速变异，复制速度也比人类快 10 亿倍。在进化的适应性方面，微生物的基因更有取胜的优势。乔舒亚·莱德伯格认为："在与微生物基因的对抗赛中，人类主要只能依赖自己的智慧。"[3] 以该分析为出发点，美国对新挑战的应对可以认为是一次在新财政资源支持下，施展人类智慧与微生物对抗的尝试。

1996 年，白宫在应对新发传染病威胁的"事实清单"中明确提醒道："目前，各国与国际传染病监测、预防和应对系统尚不完善，还无法确保美国公民的健康。"为改善这种局面，白宫制定了六项政策目标：

一、加强家庭传染病监测与应对系统，推动私营医疗机构、公共卫生与医学界通力合作，加强联邦、州和各地方的入境港口的监测。

二、运用区域中心与现代通信手段，建立全球传染病监测与应对系统。

三、加强研究，改善诊断、治疗和预防，增进对传染病病原体生物学的认识。

四、公共与私营机构合作，确保药品、疫苗和诊断测试工具储备充足，以备抗击传染病和应对传染病紧急情况所需。

五、拓展任务，树立相关美国政府机构的权威，为全球传染病监测、
预防和应对网络做出贡献。

六、与非政府组织和私营机构合作，提高公众对新发传染病的
认识。[4]

为了实现目标二、三、四，美国国家过敏和传染病研究所制定了研
究议程，开发对抗流行病的新型武器，引发了一场知识大爆炸。1995 年
后的 10 年中，政府对此支出的预算变成了原来的 20 倍，从 1994 年的
5000 万美元增加到 2005 年的 10 亿多美元，同时传染病相关出版物也纷
纷涌现。事实上，研究所负责人安东尼·福奇在 2008 年称，艾滋病已成
为人类历史上研究最广泛的疾病的典型。此外，联邦机构的工作还得到了
私营组织（其中最著名的是比尔和梅琳达·盖茨基金会）及大学、制药工
业实验室的补充。

在美国医学研究所强调基础研究的同时，美国疾病预防控制中心根
据目标一制定了针对新发病原体的防御策略。在 1994 年和 1998 年发表的
两部影响巨大的著作中，疾病预防控制中心概述了四个主要领域的目标：
监测、应用研究、预防控制，以及加强联邦、州、地方与国际诊断实验室
所需的基础设施及人员培训。此外，疾病预防控制中心还加强了与国际公
共卫生界，以及其他监测机构的联系（如食品与药物管理局和国防部），
增强了应对疾病暴发的能力，创办了《新发传染病》杂志，汇集了有关传
染病的信息，主办了一系列有关新发与再发疾病的大型国际会议。

在与国家情报委员会讨论之后，布什总统进一步采取措施，通过了
两个有史以来对单一疾病资助规模最大的项目。第一个是 2003 年总统防
治艾滋病紧急救援计划（PEPFAR）启动，并于 2008 年进行了更新。该
计划由最新成立的国务院全球艾滋病协调员办公室监督，为撒哈拉以南的
12 个非洲国家及越南、海地和圭亚那提供数 10 亿资金，用于预防措施、
抗逆转录病毒治疗、卫生基础设施建设、养育艾滋病孤儿，以及医务人员
培训等方面。在艾滋病协调员的监督下，总统防治艾滋病紧急救援计划带

动了一系列联邦机构的参与：美国国际开发署、卫生和公共服务部、国务院、国防部、商务部、劳工部，以及和平部队。

针对特定流行病的第二个项目是总统防治疟疾行动计划（PMI）。2005 年，布什总统在蒂莫西·齐默（Timothy Ziemer）的指导下建立了 PMI 项目。与总统防治艾滋病紧急救援计划一样，总统防治疟疾行动计划将人道主义与开明的自我利益相结合，以充足的资金帮助撒哈拉以南的非洲对抗肆虐的疟疾，完善卫生基础设施，部署以青蒿素为基础的联合治疗，提供驱虫蚊帐、健康教育、病媒控制等抗疟手段。

在全球范围内，世卫组织同样采取了重要措施，加强国际社会对微生物病原体不断突袭的准备。首先，1996 年，联合国艾滋病联合规划署成立，其职能是提高认识、调动资源和监测大流行疫情。自此，防治艾滋病的资金从 1996 年的 3 亿美元增加到 10 年后的 90 多亿美元。其次，联合国与美国一样，宣布将传染病视为国际安全威胁。为强调这一新的事态，联合国安理会于 2001 年 6 月采取了空前的措施，专门召开了一次有关艾滋病危机的特别会议。这次会议通过了《关于艾滋病的承诺宣言：全球危机与全球行动》，将全球流行病称为"全球紧急情况，对人类生命和尊严最严峻的挑战之一"。[5] 5 年后，2006 年 6 月，联合国大会重申了该承诺，并通过了《2006 年艾滋病政治宣言》，旨在提倡各国开展改善护理和治疗条件的国家项目。

2005 年，新的《国际卫生条例（2005 版）》应运而生，取代了 1969 年的过时版本。1969 年版的卫生条例只规定各国在发生鼠疫、黄热病和霍乱时需要通报，新条例则要求任何值得国际关注的公共卫生紧急情况均需通报，包括未知病原体与新发传染病。2005 版条例明确了值得国际关注的事件的性质，呼吁世卫组织所有 193 个成员国提高疾病监测与应对能力。此外，鉴于微生物传染病的传播无视政治边界，2005 版条例还呼吁在必要时采取有效对策，根据实时流行病学证据遏制疫情暴发，而不能仅仅将精力集中在国际边界防御上。

最后，世卫组织还发展出了快速反应能力。这就是 2000 年建立的全球疫情警报与反应网络（GOARN），旨在确保全球包括资源最匮乏的国家在内的所有国家与地区，及时获取应对流行病紧急情况所需的专家与治疗手段。为此，该网络汇集了 60 个国家的资源，组织了该领域内的 500 名专家，还负责储存药物与疫苗，并在流行病期间监督这些储备物资的分配情况。

严重急性呼吸综合征

2002 年至 2003 年期间，严重急性呼吸综合征（SARS）的大流行是 21 世纪人类面对的首次主要的新发疾病威胁。2002 年 11 月，首例患者在中国广东省确诊。之后，2003 年 3 月，SARS 突然跃升为国际健康威胁，世卫组织收到通报并正式发出全球旅游警报。从 3 月发出通报，到 7 月 5 日疫情得到控制，SARS 共影响了 8098 人，造成 774 人死亡，使整个地区的国际旅行业彻底停摆，仅在亚洲国家就造成了 600 亿美元的总支出和商业损失。

回顾性研究表明，SARS 危机暴露了全球系统的脆弱性。SARS 是一种无病媒、人际传播的呼吸系统疾病，感染后无症状的潜伏期超过一周，与其他疾病症状极易混淆，能够通过航班和国际旅行悄然传播。SARS 的病死率达到 10%，并会给护理人员和医院工作人员造成沉重负担。此外，由于在疫情之初，SARS 病原体（SARS 病毒）对人类而言是未知的，当时既缺乏诊断方法，也没有具体的治疗措施。以上种种因素使美国医学研究所在 1992 年的预测（所有国家都处于比以往任何阶段都易受传染病撼动的状况）不幸成真。SARS 病毒没有显示出对地球上任何地区的偏好，也完全蔑视人类社会的繁荣、教育、技术或医疗保健。事实上，SARS 暴发后，通过国际航班传播到新加坡、中国香港和多伦多等更为发达的城市，感染者多是富裕的旅客及其接触者、医院工作人员、病人与探访者，而不是穷人和城市边缘人群。超过半数的确诊病例发生在装备精良、技术先进的医院之中，如中国香港的威尔斯亲王医院、多伦多的士嘉堡医院和新加坡的陈笃生医院。

在应对危机方面，SARS 的暴发验证了从国家层面到国际层面进行改革的必要性。在疫情暴发之初，中国一度措手不及，各国政府依照 1969 年《国际卫生条例》开展全面合作。世界上设备最齐全的实验室与最优秀的流行病学家，通过互联网进行实时协作，在短短两周内用前所未有的速度成功识别出 SARS 病毒。与此同时，最新建立的全球疫情警报与反应网络，协同加拿大公共卫生署、疾病预防控制中心和世卫组织全球流感监测网络，迅速采取行动，拉响全球警报。这些组织在当地政府独立行动之前，共同监督遏制疫情的措施。高技术水平的诊断监测工作和遏制疫情的政策却都基于传统的方法，这些方法来自 17 世纪对抗鼠疫的公共卫生战略，建立在 19 世纪的流行病学理论的基础上，主要采用追踪、隔离、检疫、取消集会、排查旅客、改善个人卫生状况，以及通过口罩、长袍、手套和护目镜进行自我保护等手段。尽管 SARS 波及五大洲的 29 个国家，但这种遏制行动成功地将疫情限制在了医院和零星的社区感染的程度。到 2003 年 7 月 5 日，世卫组织宣布，SARS 大流行终于结束。

尽管全球卫生防御系统经受住了 SARS 的考验，但人类的疑虑始终挥之不去。SARS 疫情的消退有一定程度的机缘巧合。幸运的是，不像流感和天花等典型的空气传播疾病，SARS 病毒通过飞沫传播，需要长时间接触才可能使人感染。相对来说 SARS 较易控制，因为它不易发生大规模人际传播，除非存在尚未研究清楚的超级传播者案例。大部分的 SARS 患者通过次级接触传染的风险很小。流行病学中有一种较为权威的假说，所有感染者的传染能力大致相同。然而，在 SARS 病例中，少量患者却在大流行中扮演了极其重要的角色，传染了大量的密切接触者，因此被称为超级传播者。这种人际传播只依赖数量有限的感染者，一定程度上也限制了 SARS 疫情的扩散。

SARS 事件暴露的现状表明，即便在资源充足、经济条件好的国家中，医院和医疗保健体系依然缺乏充足的“应急能力”。2003 年的 SARS 事件使人们后怕不已：如果 SARS 像流感那样暴发大流行该怎么办呢？或者，如果 SARS 没有幸运地暴发在那些拥有先进设备、齐全人员的现代医院和公共医疗体系的大都市，而是一开始就突袭了资源匮乏的国家，结果又会如何呢？此外，SARS 事件发生在和平年代，避开了战争或自然灾害造成的社会动乱。回想 1918—1919 年的"西班牙女士（大流感）"，那时正处于一战期间，疫情随着部队的移动而蔓延至各个地区。SARS 作为一种呼吸系统疾病也出现在了东南亚，那里恰好有世卫组织的警报系统，使我们能够及时监测、应对紧急情况。曾在多伦多士嘉堡医院前线抗击 SARS 的保罗·考尔福德（Paul Caulford）医生谈及了这些问题。2003 年 12 月 SARS 的紧急情况解除后，他反思道：

> SARS 之后，我们必须做出永久性的改变，改变我们对待地球的方式，改变我们的医疗保健方式。万一 SARS 再次袭来，我们准备好了吗？这次疫情使全球最好的公共救助医疗系统迅速在几周之内遭遇重挫。让我深感不安的是，如果没有这些资源和技术，SARS 又会对社区造成什么样的影响？如果我们还不在各国及全球范围内对医疗管理方式进行实质性的改革，可能会有数百万人被这种病毒或下一种未知病毒杀死。[6]

因此，战胜 SARS 之后，我们依然面临着重重问题：1992 年以来，人类为抗击流行病所做的努力的确令人印象深刻，但国际社会对新发疾病又有何准备？我们做出"永久性的改变"了吗？

埃博拉的挑战

2013 年 12 月，在一座位于几内亚东南部森林的村庄里，一名叫作埃米尔·奥阿莫诺的儿童死于埃博拉。他的家位于马诺河流域，那里是三个西非国家（几内亚、利比里亚和塞拉利昂）的交界处。几个月后，埃米尔的死亡地点曝光，令国际公共卫生界备感困惑。尽管自 1976 年以来，埃博拉已经出现了一系列小规模暴发，但所有病例都集中在中非，尤其是刚果民主共和国。"埃博拉"的名字也来自 1976 年刚果民主共和国暴发疫情地区的河流。

埃博拉是一种毒力很强的传染病，在疫情初期引发全球恐慌，然而它似乎已进入一种比较稳定的模式。用国际媒体的话来描述，刚果民主共和国和乌干达出现的埃博拉疫情总是突然"从丛林中"冒出来，又突然消退无踪，显得来去匆匆。在 2013 年以前，已知的确诊病例和死亡病例总共有 2427 例和 1597 例。最大规模的疫情发生在 2000 年 10 月至 2001 年 1 月的乌干达，造成 425 人患病，其中 226 人死亡。

全球与当地疫情监测系统只将中非作为重点关注对象，这导致它们面对埃博拉的再次暴发措手不及。埃博拉从几内亚的森林蔓延到整个马诺河流域，实在出人意料。到 2014 年 3 月，埃博拉已成为一种国际性的传染病，在三个国家拥挤的首都和市中心的人群中大规模传播。马里、尼日利亚和塞内加尔等邻国也出现短暂的疫情，少量患者聚集在某些地区，其中塞内加尔的确诊人数最多，达到 20 人。这场埃博拉疫情似乎滑向了失控的方向，持续了两年之久，直到 2016 年 12 月，世卫组织才宣布疫情结束。官方保守的统计数字当然极大地低估了这场疫情的严重程度，但仅看这些数字，我们发现已有 28 652 人确诊，其中 11 325 人死亡（病死率达40%）。

这次突发的公共卫生事件不仅彻底改变了人们对埃博拉病毒的医学和流行病学认识，还考验了 SARS 之后的传染病应急系统的应对能力。正如前文所说，考尔福德医生 2003 年曾在多伦多发表评论：世界需要做出"永久性的改变"。他希望，如果再次发现疫情，国际公共卫生系统不再如此缺乏准备。人们确实已经通过了决议，并准备推行改革。不幸的是，从 2013 年到 2016 年，西非的现状却显示出问题仍然严重。在疾病和健康方面，当地政府依然目光短浅，削减防疫成本。从几内亚、利比里亚和塞拉利昂的情况来看，实际执行的防疫政策唤起了人们对黑死病的可怕回忆，草菅人命的应对措施毫无改变。

症　状

埃博拉病毒是丝状病毒科的一员，由于出血是感染者发病时的主要症状和死因，埃博拉最初被归类为出血热，但随着大规模病例经验的积累，"埃博拉出血热"更名为"埃博拉病毒疾病"。人们发现，感染者发病时常常不出血，或仅少量出血，仅限于牙龈和鼻腔、注射部位、呕吐或腹泻时。此外，这种出血与不良预后无关，很少发展为大出血（除非在免疫特别脆弱的孕妇群体中）。

潜伏期通常为 2—21 天不等，此后进入发病初期，即干期。这一阶段的症状标志着疾病的发作和传染期的开始，但它们与季节性流感引发的发烧、头痛、肌肉疼痛、疲劳和喉咙痛非常相似，颇具误导性。几天后，埃博拉的严重症状开始显现，进入下一病程，即湿期，多伴有呕吐、腹泻，以及身体各处失血，此时体液不停地流失。病人还会受到胸部和腹部疼痛、剧烈呃逆（打嗝）和结膜炎的折磨。多数情况下，病人的体液流失会导致脱水、肾衰竭、呼吸窘迫、窒息、严重心律失常和心力衰竭等多种原因引发的死亡。流失的体液带有病毒，使病人在该病程与病亡后保持较高的传染性。所有确诊病例预后都很差，病死率达 60% 到 90%，主要取决于病毒株和支持性治疗护理的水平。大多数病人会在第七天后陷入昏迷，随后死亡。但少数病人会逐渐好转，疼痛减少，体液流失减缓，体能也逐渐上升。

然而，幸存者也面临着长期的折磨。恢复期很长，病人通常还会患上"埃博拉后综合征"，出现许多使人丧失劳动能力的症状，如关节疼痛、头痛、记忆丧失、听力缺陷、耳鸣、抑郁和创伤后应激障碍，伴有恐慌的梦境和幻觉。其中，最常见的是葡萄膜炎导致的视力模糊、光敏感或永久失明。病毒会在康复者的体内停留数月，他们会持续排出有传染性的体液，如母乳、精液、阴道分泌物、眼泪和脑脊液。综合上述原因，许多埃博拉康复者不仅要忍受身体上的痛苦，还要承受来自惊惶不安的周围人群的歧视，许多人因此陷入失业，被亲朋孤立，或遭到伴侣抛弃。

2014 年至 2016 年，由于缺乏有效的预防或治疗手段，人类一度沉浸在对埃博拉的极度恐惧之中。资源充足的医院会为病人提供"高级生命支持疗法"——呼吸机、血液透析和静脉补液，并辅以药物镇痛和减轻症状。在西非，人们也曾孤注一掷地采用实验性治疗，但结果令人大失所望。这些疗法包括：（1）抗病毒的 ZMapp 和抗逆转录病毒药物（拉米夫定），被用于尝试阻止埃博拉病毒的复制；（2）他汀类药物（立普妥），被用于尝试使感染后的免疫系统恢复"稳定"；（3）抗疟疾类药物阿莫地喹，但药理机制尚不明确；（4）使用康复患者的血浆进行输血治疗，希望捐血者的抗体能增强病人的免疫反应。非常不幸的是，这些策略都无法挽救或延长病人的生命，而且资源供应十分有限，无法用于大规模治疗。

传给人类

目前，人们已经知道埃博拉是一种动物传染病，它的自然宿主是狐蝠科食果蝙蝠。埃博拉病毒在这种蝙蝠体内很容易复制，但不会致其患病。然而，蝙蝠从水源附近混入人类聚居地的情况罕见，这通常取决于人类对林地的开发，以及人类与环境的互动。原则上，当地居民捕猎、屠宰和食用蝙蝠或其他染病动物时，病毒才有可能随着被污染的肉类离开森林。这种传播方式的少数案例已被记录在案。西非的新闻界却流传着一种半殖民地式的传说，内容涉及非洲土著居民的怪异行为，以及他们对烤蝙蝠翅、炖蝙蝠的饮食癖好。甚至连许多遭遇疫情的国家的卫生部门也相信这种关于疫情起源的传言。在最初的几个月中，他们投入了大量的精力和资源推进公共卫生运动，劝说乡村居民改变饮食习惯。人类学家、医生保罗·法默曾在危机期间担任紧急救援人员，他在向美国国会做出的关于医疗紧急情况的陈词中强调道："我们应该非常清楚，埃博拉迅速蔓延并不是因为 1.5 万起食用野生动物的荒诞事件。"[7]

实际上，埃博拉向人类传播，导致埃米尔·奥阿莫诺患病死亡，这件事有一个更复杂的酝酿阶段。我们需要理解整个过程，而不是随意听信失真的西非传说。新闻报道通常使用两个最常用的词语来形容位于"震中"的森林地带——"偏远""不易接近"。这暗示着当地是一片原始森林，与外部世界近乎隔绝。在这种情况下，埃博拉病毒能够传播到几内亚西南部的科纳克里、塞拉利昂的弗里敦和利比里亚的蒙罗维亚等首都城市，就只能被解释为与种族迁移有关。基西族居住在暴发疫情的三国交界处的丛林中，因此成为传言中的罪魁祸首。据说随着不断迁移的基西族村民的"走亲访友"，病毒才得以四处传播。

然而事实并非如此。这三个国家的森林地区实在谈不上"偏远"。相反，20 世纪末的几十年里，这些国家与世界市场的联系已十分密切，当地建立了贸易、投资、采矿、伐木和农产品贸易等密集的商业网络。为了满足国际社会对森林资源的需求，这三个国家大规模地砍伐森林，清理林地。埃博拉病毒在此传播并非偶然。棕榈油产业就是最鲜明的例子。自 20 世纪 90 年代以来，棕榈油产业一直是世界农业中最具活力的部门，当时其产量增加了两倍，主要发展中心正位于西非和中非的森林。根据 2016 年一本书的描述，棕榈油、大豆产业的热潮已成为"一场最新的全球农业革命"。[8]

油棕榈原产于西非，具体来说可能主要是几内亚，它的学名即是几内亚油棕。长期以来，森林中的土著居民使用油棕榈生产当地的药物，油棕榈叶可用于搭造屋顶和围栏，棕榈芯可供食用，还能制成一系列烹饪材料。20 世纪末，人们开始砍伐森林，建立大型油棕榈种植园的项目，该项目由世界银行、非洲开发银行和国际货币基金组织及其"合作伙伴"即三国政府共同提供资金。这些地区的土地本属于自给自足的小农户，他们的土地所有权来自传统习俗继承，并没有法律依据。因此，西非国家靠剥夺农民财产，为油棕榈种植园项目牟取了巨额利润，使其成为重要的"对外经济"项目。这种大规模的圈地运动被一些媒体称为"土地掠夺"，为种植园主提供了廉价的广阔土地。军队在企业家背后为其撑腰，压制当地人抵制大规模掠夺的抗议声浪。农民被迫离开土地，要么选择移民别处，要么选择在收入很低的种植园里工作，因此许多人坚决抵制油棕榈种植园的"开发"热潮。

对当地政府来说，油棕榈极具吸引力。油棕榈作为一种经济作物非常适合出口市场，可以减轻外债、提供外汇。参与其中的公司也创造了可观的利润，并且承诺给那些斡旋交易的官员提供丰厚的回报。此外，在相关的宣传册、任务书和报告中，该产业因促进植树而显得有利环境，因创造就业机会而被认为促进经济，因其技术和管理实践而显得"现代化"。每个值得关注的问题都能在某个公司的文件中找到解决之道，种植园的扩张能创造更多的就业机会，增强基础设施建设，改善职业培训和教育。在行业推动者滔滔不绝的宣传之下，棕榈油成为发展中国家的"液态黄金"。

项目实施的主体通常是大型企业，如 1987 年成立的巨型几内亚棕榈油和橡胶公司即 SOGUIPAH 公司。这家公司有一定的国有成分，总部设在科纳克里。棕榈油之所以能够吸引农工联合企业，是因为它满足了各种工业和消费的需求。棕榈仁油是生物柴油燃料的组成成分，可用于生产化妆品、肥皂、蜡烛、洗涤剂和润滑剂；棕榈果实油可食用，食品工业迫切需要它制造人造黄油、冰激凌、饼干、比萨等一系列加工食品；作为一种食用油，家庭烹饪对棕榈油的需求量也很大——据估计，如今超市中半数以上商品都含有棕榈油成分。剩余的棕榈仁饼则可以作为家畜的高蛋白饲料。

西非有利的政治条件吸引了以 SOGUIPAH 公司为代表的种植者，农工联合企业在资金、劳动力、土地与政府的友好政策下，获得了丰厚的利润。此外，马诺河流域的热带森林为油棕榈的生长提供了最佳的环境条件，在热带森林适宜的温度、湿度、风力与土壤条件下，油棕生长的速度最快、结果最多。如此一来，棕榈油产业对当地森林的破坏程度逐步加深。

棕榈油企业所过之处，以损害当地人的健康与自然环境的方式，彻底改变了地貌。这些企业用火把和推土机将茂盛的原始森林夷为平地之后，建立大型种植园（油棕榈单一品种的种植园）。这种单一作物的种植园对社会、经济和环境都有许多负面影响，已有越来越多的文献对此做出说明。"绿色"非政府组织（如世界雨林运动、忧思科学家联盟，以及绿色和平组织）的反对声浪也此起彼伏。这些非政府组织提出了一些反对理由：单一作物的种植园会破坏生物多样性；砍伐森林则会加剧温室效应和全球变暖，还会使国民流离失所，逼迫越来越多的人沦为薪资微薄、忍受恶劣工作条件的种植园工人，最终导致这些国家在全球市场中长期处于原材料输出国的弱势地位。类似油棕榈这样的作物的多年生特性，也无法应对市场波动。

埃博拉的出现表明：毁坏森林对人类的健康状况也有直接影响。自1976 年以来，中非和西非乱砍滥伐的地区与埃博拉疫区高度吻合。埃博拉与森林毁坏之间的联系在于，非洲森林的破坏使食果蝙蝠失去了栖身之所。在农工联合企业介入之前，蝙蝠通常栖息在林冠高处，远离人类活动。然而，在砍伐森林、建造种植园的过程中，这些"飞狐"（当地人对果蝠的称呼）不得不迁往靠近人类生活区的地方觅食，在人类的庭院里依靠零散的树木和作物生存。1990 年以来，马诺河流域 3/4 以上面积的原始森林遭到破坏，蝙蝠与村民的接触也就日益频繁。一份 2009 年的报告称："这三个国家已经砍伐了 75% 以上的森林，迫使携带埃博拉病毒的蝙蝠与人类狭路相逢。"[9]

正是砍伐西非森林引起的变化，使埃博拉病毒得以从蝙蝠传播到人类。而这给埃米尔·奥阿莫诺这个蹒跚学步的孩子带来了致命的后果。奥阿莫诺只是在家附近的一棵果树的树洞里玩耍，就像发达国家的孩子爬上家门口的苹果树那样稀松平常。不幸的是，这棵长在他们梅连杜村旁边的果树处于"被种植园所改造的土地的重重包围之中"[10]，这里的森林骤变为油棕榈种植园，使得数千只食果蝙蝠躲进了离他家 50 码的树洞里。当奥阿莫诺藏在这个树洞中玩耍时，很可能就是这些蝙蝠的粪便使他染上了埃博拉病毒。

高精度的卫星数据使得人们能够发现 2004 年以来的埃博拉疫情暴发与同时期土地使用方式变化之间的关联。结果表明，埃米尔的不幸只是中非和西非埃博拉疫情暴发的缩影。在 2004 年至 2016 年暴发的 12 次埃博拉疫情中，指示病例总是出现在前两年发生森林破碎化的边缘地带，以及毁林造园的地区，其中 8 例指向森林砍伐的中心地带。除此之外，在 3 个比较明显的异常病例中，一例非常靠近森林破碎化地区，一例与森林偷猎有关。12 个指示病例中，只有一例无法溯源。

森林破碎化带来了明显的后果：与原始林冠层中的蝙蝠种群相比，携带埃博拉病毒的食果蝙蝠在森林破碎化地区的比例过高，而其他不携带埃博拉病毒的食虫类蝙蝠未迁移到这些地区，这可能是毁林破坏了作为其食物的昆虫的栖息地的结果。森林破碎化不仅使人类更频繁地与蝙蝠接触，而且使人类更容易地接触到携带疾病的蝙蝠种类，正如一份 2017 年的报告所说：

> 结果表明，埃博拉病毒从野生动物那里开始跨物种传播，首先发

生在人口相对稠密的森林地区。森林破碎化重塑了被砍伐森林的边界，随着时间推移，随着森林破碎化程度的加深，人类与野生动物接触的机会也在增加……同时，这也可能有利于一些疾病宿主的生存。[11]

人际传播

埃博拉具有极强的人际传染性，但只限于通过直接接触患病者的体液传播。在发病期间，病人所处的环境会有大量病毒存在，包括病人触摸过的物品表面、被褥枕头上、交通工具内部，以及其他个人财物上面。当轻症病人的症状与流感相似时，传染的风险格外大，因为他们可能并未意识到自身的传染性，多数不会卧床休息，反而继续到处活动，与人群接触。此外，在患者康复后的几个月内，性传播和母婴垂直传播依然有可能发生。由于埃博拉具有这些传播模式，2013 年至 2016 年的疫情多数发生在某些地点，其中最重要的三个分别是：家庭、墓地和医院。

在家庭环境中，病人会对亲朋好友、照料者或进入受污染房间的人构成致命危险。因此，埃博拉病毒进一步传播首先集中在与病人共同起居的家庭成员和照料者中间。埃米尔·奥阿莫诺死后不久，他的母亲、祖母、三岁的妹妹、一名乡村护士和一名助产士相继去世。随后，他祖母的照料者，以及葬礼上的哀悼者也相继感染。

同样地，葬礼与墓地成为 2013 年至 2016 年间埃博拉疫情传播的第二种主要场所。（图 22.1）埃博拉病毒感染者死后，其身体释放出的病毒反而比任何时候都多。就在这个时间段，按照非洲人的习俗，亲属和社区工作者会进入污染严重的病房进行善后工作。例如按照几内亚的基西人的传统和宗教习俗，人们需要举行一系列丧葬仪式，这些仪式在埃博拉疫情蔓延期间是非常危险的。

在社区内感染死亡的患者，遗体通常会在家中置留数天，前来悼念的亲朋会通过触摸或亲吻死者额头的方式，表达对死者最后的哀思。悼念结束后，死者的家人会进行后续仪式，清洗遗体，将其裹起，然后在社区成员的陪同下，前往墓地下葬。

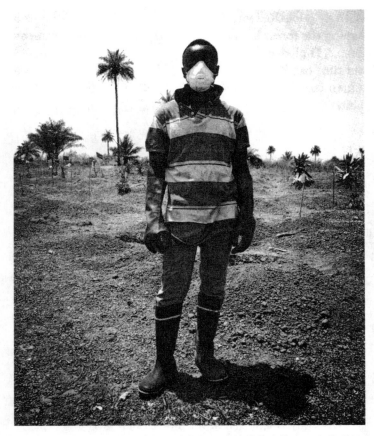

图 22.1　2015 年 3 月，掘墓人赛杜·塔拉瓦里在埃博拉疫情中心塞拉利昂的孟买公墓的照片。感染者死后，其体内的病毒载量达到峰值，因此殡仪工作者和掘墓人面临极高的患病风险。（美国疾病预防控制中心公共卫生图片库，照片由丹尼尔·斯托拍摄）

　　当地人认为，如果违反了这些习俗，死者的灵魂将无法获得平静，也无法往生极乐。那些无法安息的灵魂会留在现世侵扰活人。即使人们知道埃博拉的发病原理，也知道该如何预防，他们依然会因为对死去的亲朋好友的怜悯，或因为对死者鬼魂的恐惧，坚持举行丧葬仪式。实际上，劝导当地人改变丧葬习俗是阻止埃博拉传播的关键任务。正如早期的抗疫医生希尔德·德·克莱克（Hilde de Clerck）所说："仅仅说服一位家属，那还远远不够。为了阻断传播链，我们必须赢得每个感染者家属的信任。这是一项艰巨的任务，也是宗教组织与当地政府需要提高警惕、积极参与的原因。"[12] 因此，人类学家和语言学家作为公共卫生运动的顾问将扮演重要角色。

埃博拉传播的第三个主要地点是治疗中心或医院。西非疫情期间，没有什么人比卫生保健员、护理员和医护工作者面临更大的危险。抗疫前线的工作人员付出了惨痛的代价，患病甚至死亡者不在少数。据估计，马诺河流域的三个国家中有 20% 的埃博拉患者是医护工作人员。那些照料患者的人也深受恐惧、过度劳累和沮丧绝望的折磨。这有许多原因，比如埃博拉恐怖的传染性和致命性。所有与病人的直接接触都有极大的风险。

此外，西非不健全的卫生保健系统也进一步增加了风险。几内亚、利比里亚和塞拉利昂都属于世界上最贫穷的国家。根据《2016 年联合国人类发展报告》的评估，在 188 个成员国中，利比里亚的"人类发展指数"（一项衡量整体经济繁荣程度的指标）排名为 177 位。仅就收入而言，几内亚居民的人均年收入为 1058 美元，利比里亚为 683 美元，塞拉利昂为 1529 美元。据估计，这三个国家生活在"严重的多方面贫困"中的人口比例分别为 49.8%、35.4% 和 43.9%。[13]

严重的贫困极大地影响了西非国家建设公共卫生保健基础设施的能力。而且各国又有不同的优先事务，这导致问题更加复杂。在尼日利亚阿布贾举行的 2001 年非洲卫生部长峰会通过了一项广受欢迎的决议，敦促与会国确保医疗卫生支出占国民生产总值的 15%。然而，2014 年，塞拉利昂、几内亚和利比里亚远远落后于这一目标，医疗卫生支出分别仅为 1.9%、2.7% 和 3.2%。各国的教育、福利、住房和交通支出也很低，只有军队处于资金相对充裕的状态。在普遍贫困的大背景下，虽然几内亚和塞拉利昂通过棕榈油及其他产业的发展，实现了经济增长，获得了可观的财政收入，但是这两个国家非但没有朝着阿布贾峰会目标努力，反而在会议之后的几年中不断削减卫生部门的预算。埃博拉的故事不仅涉及贫困问题，还揭示了资源分配不均现象，质疑了将道德置于事务之前的现实性和可行性。

埃博拉疫情暴发时，这三个国家都缺乏相应的准备。例如各国都缺乏医疗卫生工作者。在世界范围内，西非国家人均拥有的熟练医护人员数量最低。利比里亚每万人拥有 0.1 个医生，塞拉利昂和几内亚的数据分别为 0.2 和 1.0。相比之下，法国每万人拥有 31.9 个医生，美国的数据为 24.5。在加拿大，仅仅一家大型医院的医生数量就比利比里亚全国的医生数量都多。况且，利比里亚医护人员短缺的现象在 21 世纪初又因内战而加剧，大多数医生不得不离开祖国，流落异国他乡。因此，埃博拉疫情暴发时，旅美的利比里亚籍医生比在利比里亚当地的医生还多。当地只有 218 名医生和 5234 名护士，却要为 430 万人口提供医疗服务。这些医护人员又都集中在首都蒙罗维亚，导致其余地区分配不到医疗资源，只能靠传统治疗师勉强应付局面。

医院的境况也好不到哪里去：很少有单独的隔离病房，电力或自来水经常短缺，缺乏有效的诊断设施，缺乏医疗保护措施，还缺乏应对公共卫生紧急情况的专业培训。医院里早就人满为患，即使遇到紧急情况，也无力采取应对措施。在这种情况下，医护人员士气低落，因为恐慌、工资太低和过度劳累，大规模地逃离医院。医护人员要面对民众对医院的普遍不信任，这种不信任让民众把医院看作等死的地方。他们还因感到自身的无能为力，无法为患者提供救助，深陷绝望情绪。按照《纽约时报》的文章所说，在埃博拉疫情面前，这三个国家的医疗系统简直"形同虚设"。[14]

在这种环境下，许多坚守岗位的医护工作者，不可避免地感染了埃博拉。他们没有任何专业的工具、设施、设备，甚至没有受到专业培训，不知该如何保护自己。而医护人员的高感染率又反过来摧毁了本就千疮百孔的医疗系统。

值得注意的是，如果埃博拉病毒还留在森林地区，以上所有危险因素都不会造成疫病大流行。埃博拉大流行的决定因素是西非的森林与城市之间的密切联系。感染梅连杜村的仅有 18 个月大的患儿埃米尔及其家人之后，埃博拉就开始了人际传播，迅速蔓延至几内亚及接近事发地的两个邻国。截至 2013 年，棕榈油产业已经在林区与外部世界之间建立了密切而广泛的联系。被剥夺土地的农民和种植园工人被迫迁移；企业行政人员、政府官员和科纳克里的部队也往来于林区与外部世界之间；河流货运日益频繁，陆地交通网络不断开拓。所有这些因素都促使人员、货物和设备跨越边界，进入城市，并且将马诺河流域纳入全球化网络之中。

　　如今，西非城市与森林的联系已不仅限于棕榈油产业，而是渗透到了各个行业之中。在 2013 年埃博拉暴发之前的几十年中，许多企业进入几内亚、利比里亚和塞拉利昂的森林地区。伐木公司和橡胶种植园主来此寻找土地，矿业公司则被钻石、黄金、铝土矿和铁矿吸引。建筑公司为了满足大规模移民和城市发展对木材日益增长的需求，也大量砍伐树木。这些因素推动着林区城镇、森林及其外界之间的人货流动和贸易发展。《爱尔兰时报》并未听信广为流传的谣言，准确地指出埃博拉的暴发并不是由食用野生动物引起的。正如一名记者的评论所言："事实上，近几十年来森林砍伐的速度大大加快，只保留了上几内亚雨林带的少量区域尚未开发。这对蝙蝠种群造成了严重的干扰，为疫情暴发创造了条件。"[15]

　　爱尔兰病毒学家克里斯托弗·洛格（Christopher Logue）曾抵达森林地区的抗疫前线担任志愿者，他发现林区早已不是他想象中未经破坏的原始状态。相反，四下充斥着繁华热闹的商业活动。他写道："这片区域有一大片亮绿色的植被和橙棕色的土路，后来我们发现，这些土路围绕着森林，将村庄之间互相连通，并连接到河口和河流交通网络。"[16] 矿井是最重要的地方，矿井不断深入丛林，刺激着人们不断迁徙。从矿井走出来的年轻人们总是渴望工作，向往旅行，这就加剧了人口的大规模流动。

　　2013 年 12 月，埃米尔病逝，在此之后的 12 个星期里，埃博拉病毒在缺乏卫生防疫体系的森林地区悄无声息地传播开来。首都的卫生官员虽然注意到了死亡率的上升，但将其归因于本地多发的胃肠炎和霍乱。因此，埃博拉病毒没有被及时诊断出来，反而毫无阻碍地蔓延到科纳克里、蒙罗维亚和弗里敦。回顾性调查显示：2014 年 2 月 1 日，埃博拉在科纳克里市暴发，该市人口达 200 万，距离梅连杜约 250 英里。病毒的传播路径与一位埃米尔家族成员的足迹一致，他在感染病毒后去了首都，这也证明了当地的森林与城市之间的密切联系。不久，贫民窟出现疫情，更糟糕的是，那里缺乏卫生基础设施、充足的空间和各种仪器设备。如果说森林环境的破坏是埃博拉疫情暴发的诱因，那么西非恶劣的城市环境与过度拥挤的住房条件则助长了疫情的快速蔓延。

早期应急响应

2014 年 3 月，科纳克里的第一例确诊病例引发了社会关注，针对埃博拉的应急响应就此启动。最先采取行动的并不是政府部门，而是私营慈善机构"撒圣母玛利亚救援会"与"无国界医生组织"（MSF）。经实验室证实，几内亚卫生部报告的"神秘病例"即埃博拉病毒感染，无国界医生组织立即采取行动。3 月 25 日，这家总部位于巴黎的非政府组织迅速部署了 60 名医护人员，提供了数吨医疗设备和物资支持抗疫。

到埃博拉疫情结束时，无国界医生组织几乎耗尽了手中的资源。早在 2014 年初，该组织就将应对苏丹、叙利亚和中非共和国的人道主义危机列为优先事项。突然之间，他们又要应对埃博拉疫情这样前所未有的公共卫生紧急情况。无国界医生组织迅速投身于西非的四项主要任务：（1）建设和完善由埃博拉治疗中心组成的医疗网络；（2）为此网络配备国外志愿医疗团队；（3）积极治疗埃博拉感染者；（4）控制疫情蔓延，同时发出警报，敦促世卫组织与各国政府积极响应。但由于感染者人数众多，无国界医生组织在仲夏之前不得不采取另一项大规模行动。他们认为缺少医院是西非"最紧急的情况"，因此只能用木棚和围栏帐篷等紧急搭建了大量的治疗中心，在志愿者的帮助下，运营接待和分诊部门、诊断实验室、隔离病房、康复室。

随即，无国界医生组织意识到疫情正逐渐走向失控。这种传染病不仅致病率高，而且没有特效治疗方案。在蔓延到西非三个国家的首都后，埃博拉带来的危险已经迫在眉睫。它离开最初肆虐的国家，随时可能沿着国际航线传播到全非洲，甚至传播到全球。无国界医生组织从未设想过独自面对如此紧急的事件，也深知眼下的灾难已超出自己的资源供给能力，超出了先前的所有经验。从官网上我们能看到，无国界医生组织成立于 1971 年，目的是"向那些受到武装冲突、流行病、医保匮乏、自然和人为灾害影响的人提供紧急援助"，任务是在人道主义危机中率先做出反应，推动地方政府、世卫组织和第一世界国家采取行动。

如今西非的情况十分特殊。无国界医生组织曾发表过一篇题为"突破极限"的报告，讲述他们第一年在马诺河流域应对埃博拉疫情时的困境。到任务结束时，该组织共治疗了超过 5000 名埃博拉患者，占世卫组织报告确诊人数的 1/4。但他们总是落入一贯的困境，被深深卷入危机之中，却找不到可行的"退出策略"。这主要由于国际社会对他们发出的警报反应迟缓，不够重视，缺少组织。

理论上，世卫组织有责任领导这场遏制与消灭埃博拉的运动。但在实践层面，世卫组织却未能负起应有的责任。2014 年 3 月 31 日，也就是疫情暴发三个月后，无国界医生组织宣布，西非正面临着"前所未有的紧急情况"，需要各国相互协调，共同做出国际努力。令人失望的是，世卫组织非但没有扮演全球抗疫的领导者，反而与无国界医生组织发生了一场口舌之争，仅仅是因为无国界医生组织报道了令其不快的资讯。世卫组织发言人格雷戈里·哈特尔（Gregory Hartl）低估了疫情。他反驳无国界医生组织的评估和所有专家的观点，安全地坐在位于瑞士的办公桌旁宣称道："我们很幸运，埃博拉不易传播，除非触摸确诊病人。对大多数人来说，埃博拉的危害相当之小。"[17] 此外，世卫组织不顾所有证据，在 5 月下旬报告称，塞拉利昂的城市没有出现埃博拉疫情，因此也没有理由为其提供国际援助或派遣医护工作者。

哈特尔非同寻常的评论与随后的无所作为，都表现出世卫组织尚未从 SARS 事件中吸取教训。世卫组织站在工业国家的立场上，不再重视传染病事务，大幅削减了监测和应对的预算，解雇了该领域经验丰富的专家。这导致世卫组织在埃博拉疫情面前缺乏应对能力、人员和抗疫的积极意愿。此外，世卫组织的日内瓦总部和刚果共和国的布拉柴维尔非洲区域办事处之间还存在官僚主义的地盘之争，这也令其应对迟缓无力。与瑞士总部一样，非洲区域办事处也削减了流行病防控预算，从 2010—2011 财年的 2600 万美元减少到 2014—2015 财年的 1100 万美元，不到原来的 1/2。布拉柴维尔的官员们现在缺少经验丰富的专家，便选择了一种自欺欺人的乐观说法：西非疫情毕竟不会比刚果民主共和国的疫情更严重，而且很快就会自行消退。面对这种说法，日内瓦方面没有调查，全盘听信。

　　西非三个国家的死亡病例增加了数千，疫情进一步扩散，但双方的对峙仍在持续。2014 年 6 月，无国界医生组织宣告埃博拉进入"失控"状态，指出全球已出现 60 多个疫区，并再次像 3 月那样谴责"全球共同的不作为"[18]。作为回应，世卫组织在加纳首都阿克拉组织了一次西非卫生部长会议，做出了一些无关痛痒的保证。在没有任何证据支撑的情况下，倒霉的联合国发言人必须硬着头皮表态："这不是特殊情况，我们之前也面临过很多次类似的情况，所以我很有信心，我们能处理好这件事。"[19]消息传出，无国界医生组织表示震惊。其运营主管布里斯·德拉维涅（Brice de la Vigne）医生表示难以接受"国际社会近乎为零的抗疫响应"。[20]各界呼吁积极抗疫的声浪也开始高涨。例如在 7、8 月埃博拉疫情恶化之后，《纽约时报》严厉批评了世卫组织的"领导层"。文章指出，世卫组织"袖手旁观地打了好几个月的盹儿"，它的应急反应"慢得可耻"，而且非洲区域办事处"效率低下，钩心斗角，工作人员缺乏组织性，一点儿也不称职"。[21]

　　受灾地区与国外的政府都不够积极。当局政府虽然得到了世卫组织的保证，也目睹了刚果民主共和国埃博拉疫情的教训，但他们依然从经济而非科学或民众健康的角度考虑问题。这些人的忧虑在于，西非暴发的疫情将使投资者重新考虑正准备实施的发展规划，国际航班也会被取消，甚至断航，旅游业会遭遇重创。与此同时，矿业与农业企业丰厚的利润也将随之蒸发。疫情还会给疫区国家带来发展落后和部落陋习的污名。因此，当局选择了推诿和隐瞒的政策。

　　在上述原则的指导下，为了避免矿业和棕榈油企业产生恐慌，几内亚总统阿尔法·孔戴（Alpha Condé）选择了粉饰太平，只上报了少数确诊与疑似病例。政府则一味地鼓励村民改变饮食习惯，禁止出售和食用野生动物。这一系列行动降低了公众对疫情紧急情况的关注，也使追踪密切接触者的有效公共卫生策略受到阻碍。此外，孔戴不仅没有及时协调各方，为医院和治疗中心提供人力支援；还在疫情暴发的最初几个月中采取了相反的做法：病毒没有被强制隔离，发布相关报道的记者却被强制隔离了。全国的警察审查并警告那些如实描述医疗现状的人。孔戴与世卫组织表现出了同样盲目的乐观主义。4月底，无国界医生组织已经宣布全球进入紧急状态，孔戴却在访问日内瓦时向媒体表露出了漠不关心的态度。他宣称："情况尽在掌握，我们可以期待不会有更多确诊病例。"[22]

在遥远的发达国家，医疗当局和政治领导人们采取了听之任之的政策。欧盟、俄罗斯面对不断攀升的感染人数、前线医生的疾呼求助，只是维持着袖手旁观的姿态。世界各地的政治家们纷纷把目光投向美国，它是唯一还有可能提供帮助的超级大国，它拥有的丰富资源能满足马诺河流域的需求，而且亚特兰大的美国疾病预防控制中心总部还为所有医学监测和流行病应急响应的机构制定了国际标准。

在公共卫生孤立主义的影响下，美国政府选择了不作为。美国关心的是这种西非流行病能否穿越大西洋为其国民带来直接威胁，它关心的不是蒙罗维亚人或科纳克里人，而是纽约、休斯敦和洛杉矶的美国人。直到2014年7月，美国人一直认为西非疫情不会给他们带来任何致命的直接影响。疫情监测系统加强了检查力度，排查西非机场往来人员；国内医护人员数量充足，足可高枕无忧；公共卫生基础设施的完备，使美国人有种百毒不侵的错觉。大卫·奎曼（David Quammen）在《纽约时报》上发表了一篇文章，名为"埃博拉不会是下一场大流行病"，这篇文章投合了那些躲在美国的现代科学和文明堡垒后面自觉安全的人。虽然奎曼知道埃博拉病毒是非常可怕、令人痛苦的，但他相信这与美国没有多大关系。奎曼直白地宣称，埃博拉只是一种罕见疾病，它的源头是少数非洲人因为"当地严酷与艰辛的生存环境"，"限于饮食条件，不得不食用蝙蝠、类人猿和其他野生动物，哪怕这些动物已经死去"。[23]

舆论的拐点出现在2014年的7月。有两名美国医疗志愿者肯特·布兰特利（Kent Brantly）和南希·莱特博尔（Nancy Writebol）感染了埃博拉病毒。这一事件颠覆了美国人对埃博拉事不关己的态度，打破了他们与非洲疾病保持距离的自信。两人是首批感染埃博拉病毒的外国人，被转送至亚特兰大的埃默里大学医院，接受"先进支持疗法"的治疗（这种治疗方案只有在技术设备齐全的医疗中心才能使用）。他们还接受了快速审批且仍处在试验期的药物和对症治疗，缓解了发热、疼痛、呕吐和腹泻的症状。最终，两人都活了下来，但他们的病况引发了国际社会的高度关注。正是布兰特利和莱特博尔将埃博拉带到了美国，而且证明了白人对这种致死的疾病也十分易感。

布兰特利与莱特博尔的经历引发了一场政治变革，恐惧蔓延到美国各地，人人都感受到了埃博拉的威胁。正如无国界医生组织的国际主席廖满嫦（Joanne Liu）医生所说："有外国人感染的事实引起了很多关注。突然间，人们都在说：'天哪，病毒来到了我们身边！'突然间，人们开始关注疫情。"[24] 同年 8 月中旬进行的民意调查显示，人们对埃博拉的态度发生了巨大的变化。截至此时，有 39% 的受访美国人确信美国会暴发大规模疫情，而有 25% 的人认为自己或家庭成员会感染埃博拉。当年夏天与秋天的情况，进一步加强了人们的担忧：9 月到 10 月，又有 8 名在西非从事医疗救护工作的美国志愿者感染了埃博拉。然而，9 月，美国人最担心的事情发生了。利比里亚人托马斯·埃里克·邓肯是一名从西非飞往达拉斯的旅客，他从未接触过患者，但还是染上了埃博拉病毒。他最初被误诊为鼻窦炎，不久就从得克萨斯州卫生长老会医院出院。后来，他再次入院，并于 10 月 8 日死亡。他只感染了两名治疗他的护士（目前这两名护士已康复）。此外，还有 30 名欧洲医疗志愿者被感染，他们分别被送往西班牙、英国、法国、德国和意大利接受治疗。

疾病预防控制中心主任托马斯·弗里登（Thomas Frieden）也在支持干预的舆论浪潮中扮演了关键角色。8 月底，他对利比里亚进行了实地调查，以评估当时的局势。结果他发现这是一场毁灭性的灾难。他宣称，利比里亚已处于彻头彻尾的紧急状态，只有大规模且迅速的援助才能阻止灾难蔓延。

外来援助

埃博拉暴发 8 个月后，2014 年 8 月出现了好转迹象。8 月 1 日，时任世卫组织总干事的陈冯富珍（Margaret Chan）与几内亚、利比里亚和塞拉利昂的总统举行了会议。她告诫这些领导人，埃博拉的传播速度比控制疫情的进展快得多，并警告说会产生"灾难性"后果。此后，世卫组织有史以来第三次发布《国际公共卫生紧急事件通报》（PHEIC），也是最高级别的警报和行动呼吁。经过长达 6 周的准备，联合国埃博拉紧急响应特派团成立，负责协调各国政策、统管抗疫运动。这一次，至少从官方层面，世卫组织承担起了主要责任。

其他国家也纷纷采取行动。西非疫区国的三位总统同样转变了态度，宣布进入国家紧急状态，并开始请求国际援助。利比里亚总统埃伦·约翰逊·瑟利夫（Ellen Johnson Sirleaf）恳求奥巴马总统提供帮助。总统面对着国会和新闻界的批评声浪，面对"没有方向感""准备不充分"的诸多指责，不能继续无动于衷。[25]《华盛顿邮报》在 9 月初谴责了美国"软弱"和"不负责任"的抗疫响应，认为美国出于道德义务必须采取行动，因为全球只有美国拥有足够的资源和组织能力立即发起有效的应对运动。[26]

与此同时，奥巴马总统确信，埃博拉流行对美国构成了风险。首先是医疗方面的威胁，它可能而且确实已在美国海岸地区暴发。此外，奥巴马还意识到，疫情可能导致三个西非国家政局崩溃，甚至可能诱发邻国的政治动乱。在这种情况下，严重的外交、医疗和安全问题迫在眉睫。埃博拉不再只是遥远地区的人道主义危机，而是国家安全大事。9 月的第一周结束时，奥巴马宣布疫情为国家安全危机，并指示国防部向利比里亚派遣 3000 名美国士兵，参与工程和后勤保障工作，这一任务被称为"联合援助行动"。美国军队将确保疫区医疗用品的运送，而且将建设一些大型的治疗配套设施。

疾病预防控制中心在亚拉巴马州开设培训班，指导志愿医务人员正确使用个人防护装备（PPE），包括手套、护目镜、面罩、橡胶衣、生物危害工作服和橡胶靴。这套防护装备就是从前的黑死病防疫服装的现代升级版。（图 22.2）这套特殊的服装穿戴十分困难，穿戴过程需经过严格的指导。医学志愿者、疾病预防控制中心官员王凯伦（Karen Wong）将使用防护设备比作潜水，同样需要仔细的预先计划，以正确的方式穿脱装备并遵循固定的顺序，这对防止暴露在病毒环境中至关重要。此外，穿上这套衣服的医护工作者将面临高温考验，一旦出现脱水、虚脱和缺氧，将处于极其危险的状态，安全的穿戴时长只有 15 分钟。他们面临的另一项挑战是声音传播不便，医护工作者与患者、同事之间的沟通，以及避免碰撞设备就变得十分困难。疾病预防控制中心的课程也为埃博拉患者的诊断和治疗提供指导。

世界银行、国际货币基金组织和联合国儿童基金会也拨出资金支持救灾工作。比起国防部的大张旗鼓，疾病预防控制中心的行动悄然而迅速，它在西非发起了有史以来最大规模的抗疫运动：迅速部署应急工作组，建立诊断和监测设施，为流行病学家收集数据，为医疗和公共卫生人员提供防疫培训。此外，他们还提供后勤支持，负责西非机场的出境检疫。

其他国家也采取了类似的干预措施。法国在几内亚部署了响应小组，英国向塞拉利昂派遣小组，加拿大捐赠物资、派遣医疗人员，古巴、埃塞俄比亚和中国也派出了医疗团队。西方国家的援助显然考虑了殖民地关系和当今国家利益。美国选择帮助利比里亚，是因为这个国家主要由被解放的美国黑奴建立。英国的援助目标集中在前殖民地塞拉利昂。法国也选择了相似的做法，在其前殖民地几内亚进行干预救助。古巴作为一个资源贫乏的国家却表现出不分国界的援助精神，它与大国并肩作战，派遣了

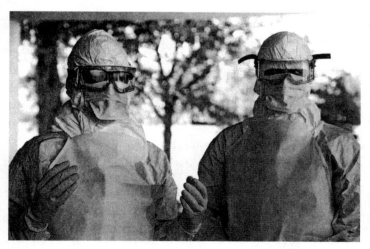

图 22.2　疾病预防控制中心对医护人员进行培训，帮助他们使用与埃博拉患者安全接触所需的个人防护设备。（美国疾病预防控制中心公共卫生图片库，照片由医学博士纳希德·巴德利拍摄）

4651 名训练有素的医生和护士。到 2015 年初，共有 176 个组织参与了国际救援行动。

国际援助不仅姗姗来迟，而且其分配受大国操控。华盛顿、伦敦、日内瓦和巴黎的优先利益决定了援助的进程，却并未与西非当地的疫情状况协调，这一问题引来了广泛的批评。无国界医生组织在对抗埃博拉方面拥有最丰富的经验，该组织认为，美国的干预是自上而下的，很少考虑本组织医生的专业知识，也难以满足埃博拉流行各个阶段的需求。例如2014 年春天，无国界医生组织最担心的就是西非不完善的医疗系统，以及它可能会在疫情高压下崩溃。事实上，无国界医生组织当时甚至亲手建造了临时医院，包括利比里亚疫情中心附近的凯拉洪埃博拉治疗中心。

但到了当年夏秋，无国界医生组织的工作重点已经发生转移。这时最值得警惕的问题在于，疫情多发地已经扩散到多个地区。根据无国界医生组织的调查，由于距离远、不信任和通信不畅，病人往往根本没有前往医疗点，或者只在病情严重时才寻求医疗救助，而他们将在途中传染更多的人。因此，无国界医生组织认为，不必继续在类似凯拉洪的大型医疗中心建设上浪费资源。相反，有必要组建多个与先进的诊断实验室保持密切联系的应急医疗分队。这些分队能够在疾病暴发、形成二次传播之前，提供消灭病灶的最佳手段。因此，无国界医生组织对美国的干预措施不满。美国没有针对疫区不断变化的局势及时反应并调整策略。即便到了 10 月，美国进行的干预措施依然落后于疫情发展。

抗击埃博拉运动

西非各国政府不可避免地承担起抗击埃博拉运动的实质责任，在秋天采取了大规模动作。三个疫区国的抗疫运动发展轨迹颇为相似。影响它们应急反应能力的重要决定因素就是现有设施的质量与利用率。三个疫区国都部署了通信方面的资源。几内亚、利比里亚和塞拉利昂政府均利用无线电、新闻、广告牌、传单、广播与扩音喇叭，在人群聚集的市场与城市街头宣传抗疫信息。在春天时，通过这些方式传递的信息通常过于简单粗暴、夸夸其谈，传递着第一世界的观点与看法，与西非的现实格格不入。

　　早期的抗疫信息重在强调，埃博拉病毒真实存在，且十分危险。然而，不幸的是，这种宣传散播了恐慌情绪。早期的标语牌上写着："埃博拉传播很快，还会致死！"这引发了人们对埃博拉的极度恐惧，这种恐惧对抗疫运动毫无帮助，反而使人们不愿配合检疫，病而不医，逃避治疗。此外，它还给患者、康复后的患者，以及医护人员增添了污名。政府的公告向民众宣传放弃食用丛林中猎获的野味，却几乎没有提供任何真正有用的信息。居民们只得自己尝试各种防疫措施，像是避免握手、出门戴手套，以及随身携带小瓶消毒剂等。

　　政府不重视医疗系统，却将军队看作化解危机的最可靠工具。因此，我们也就不必对抗疫运动一开始就被彻底军事化感到惊奇。许多强制手段让人回想起欧洲早期为抵御黑死病而采取的措施，比如特别行政权、卫生警戒、隔离、宵禁和封锁城市。被军队团团围住的强制治疗点与检疫站惊人地相似。丹尼尔·笛福若是看到这些景象，恐怕会觉得似曾相识。

　　令人在意的是，几内亚总统阿尔法·孔戴、利比里亚总统约翰逊·瑟利夫和塞拉利昂总统欧内斯特·巴伊·科罗马（Ernest Bai Koroma）所推行的这些措施，既违背了本国国家卫生部的建议，也不符合埃博拉专家已达成的共识。正如鼠疫和霍乱时代医生们提出过的看法一样，各国的卫生部长，以及有埃博拉抗疫经验的医生们普遍认为，强制措施反而会以如下方式促进流行病的传播：（1）这些措施切断民众与国家之间的沟通，人们将为了保护家人而隐瞒病史；（2）迫使民众逃离；（3）引发国家内乱和暴动；（4）破坏社区与医疗行业之间的信任。然而，对于陷入困境的国家领导人来说，这种威胁的特殊性质反而为其采取强制性对策提供了正当性，使一切看似依然在掌控之中。也有人无可厚非地怀疑是否还有其他办法，不过将军们向总统保证，他们有办法控制局势。《纽约时报》驻塞拉利昂记者说道："这里的政府只会采取唯一的手段——胁迫。"[27]

　　8 月初陈冯富珍发出令人恐惧的警告，世卫组织也发表了《国际公共卫生紧急事件通报》，其后不久，利比里亚总统约翰逊·瑟利夫率先部署了行动力量。PHEIC 通报令人困惑的首字母缩略词，进一步加剧了人们的担忧，因为很少有人知道，除了宣布紧急情况之外，这串字母还有什么含义。在这种暗示下，瑟利夫宣布国家进入全面紧急状态，并部署了全副武装的警察和军队。随后，她限制公民自由，关闭学校，禁止集会，实行每周三天工作制，控制舆论，并宣布封锁利比里亚的陆地边界。这只是她"行动计划"的开端，正如两名记者所说，"这是西非政府为阻止有史以来最严重的埃博拉疫情而采取的最严厉措施"。[28]

利比里亚随后采取了著名的措施，隔离了具有战略意义的城市社区，特别是因为位于砂质半岛上而被重视的蒙罗维亚贫民窟社区"西点"。埃博拉病毒在当地 7 万居民中大面积传播，这些人住在拥挤的瓦楞金属夹板棚屋里，缺少生活必需的卫生设施，如自来水、冲水马桶，他们每天都要面对布满各种垃圾的泥土街道。

"西点"恰好也是反对约翰逊·瑟利夫政党的据点。8 月 20 日，政府在"西点"部署军事警戒线，派遣海岸警卫队在这片海域巡逻，并切断了该地区与外界的联系。这一系列措施引发了民众的恐慌，激起了抵抗运动。在一些人眼中，此举带有强烈的政治清算意义，但它带来的影响却波及所有人，它导致资源短缺，生活必需品价格飙升，以及民众的饥饿。总统办公室宣布这条警戒线将持续 90 天，这使情况更加糟糕。隔离进行的过程中，一所面向蒙罗维亚其他地区的病人的"拘留营"——实际上是传染病院——的开设，使紧张的局势达到沸点。人们认为，这证明"西点"已被当成了抗疫行动中的牺牲品。腐败使局势更为紧张，许多居民通过贿赂或托关系越过了隔离防线。

这些情况使我们不禁想起鼠疫和霍乱暴发时的相似情景。19 世纪末和 20 世纪初，印度的公共卫生军事措施同样引发了暴力冲突。从莫斯科到那不勒斯，无论哪个地区和国家，在抗击霍乱的过程中都发生过大规模动乱。因此，2014 年夏天发生在"西点"的暴力事件也就不足为奇，被军事防线重重包围之后，整天担惊受怕、忍饥挨饿的居民终于忍无可忍。

"西点"的应急食品由军队卡车负责运送，各个分发区的暴动最为激烈。人群在高温下聚集，相互推搡，心急如焚，为了拿到食物，奋力向前，生怕供应耗尽。与此同时，他们也担心彼此密切接触可能会增加无形而潜在的疾病风险。人们突然发现大米的价格已经悄悄上涨了三倍，从每袋 0.3 美元涨到了 0.9 美元时，顿时人心惶惶——这预示着这种珍贵的必需品已经供不应求、濒临短缺。于是人群开始向士兵投掷石块和瓶子，枪声随之响起。战斗中，年轻人愤怒地冲向他们眼中那些折磨了自己、枪击了自己的士兵，用能找到的任何武器与他们拼命。人们还冲进收容营，释放病人，毁坏设备，分发暴乱中抢来的床垫、亚麻布毛毯和工具，然而这些物品早就被污染了。通过这种方式，埃博拉获得了新的传播途径。安全部队用警棍、催泪瓦斯和来复枪重新控制住了局面，但地面上已经躺满受伤流血的民众。

局势紧张并不限于"西点"和整个蒙罗维亚。与无国界医生组织的忧虑相似，政府也担心疫区不断扩大，于是下定决心快刀斩乱麻，隔离了许多未经确认的疑似病人。为了实施这项计划，瑟利夫宣布从 9 月 19 日开始，在全国范围内实行宵禁和封锁。大批军队分散在全国各地，设置路障和检查站，拦下路人，为他们测量体温，任何体温高于 37℃ 的人都要被强制隔离。武装集团在街上来回巡逻，将所有违反封锁令的人送进拘留所。随后，7000 名卫生官员和社区工作者组成的团队——公众戏称为"健康敏感者"开始履行使命。在警察的陪同下，他们挨家挨户地搜捕那些隐藏行迹、隐瞒病史的病人。同时，军方还在治疗中心派驻警卫，防止病人逃跑。

与蒙罗维亚贫民窟的暴乱相比，农村地区的抵抗规模较小，因此新闻报道也较少，但其破坏程度却丝毫不逊色。国际媒体常常把这些暴乱的原因描述成未受教育的民众对现代医学和科学的反动抵抗，以及他们对古代仪式和部落习俗的世代依恋。然而首都派出武装士兵针对的却是圈地引发的紧张局势。鉴于长期以来与官方人员的不愉快经历，以及对近期国内冲突的强烈记忆，民众对外来者（尤其是持有武器的外来人口）深感怀疑。与"西点"一样，农村地区也有特别容易爆发动乱的场合，其中最为重要的是殡葬仪式。国家最新发布的法令粗暴地要求对死者进行消毒，装进双层收尸袋，由官方指定的佩戴防护设备的掘墓人将其迅速埋葬在（通常是没有标记的）坟墓中。这项新规定禁止家庭成员和朋友为亲人送葬，也阻止了他们举行宗教仪式。因此，一旦有搜索小组发现尸体，暴力冲突就会一触即发，正如 1897 年至 1898 年在饱受鼠疫侵袭的孟买，一条小小的法令也导致了一系列武装暴力冲突。

这种紧张的气氛被各式阴谋论激化。一名加拿大记者在报道中称，人们"向我讲述各种故事，像是巫术、发射埃博拉病毒的枪、发了疯的护士向邻居注射埃博拉病毒，以及政府的阴谋"[29]。据说还有专门传播瘟疫的人，正如亚历山德罗·曼佐尼描述的黑死病时期一样。甚至有人认为医疗工作者割取人体器官去黑市贩卖，或者干脆认为他们是食人族；还有谣言称，国家已经开启清除穷人的秘密计划；埃博拉并不是一种疾病，而是一种神秘又致命的化学物质；又或者，这些都只是掠夺土地的新方法；也许白人正在策划着杀死所有的非洲黑人；也许矿主在附近发现了一个好矿，需要清理周围地区的人口。

在这种大背景下，农村社区发起了各种形式的游击战——而非西方式的阵地战。村民们竖起障碍物阻止军车前进，向所有企图入侵的人开枪。在农村以外的地区，惊慌失措的农民手持砍刀突袭治疗中心，带走他们的亲属，打杀工作人员和所有阻止他们的人。在其他一些地方，人们害怕隔离胜过害怕鬼魂，他们把尸体弃置在街上，以免被追踪到与死者的关系。许多村庄的居民袭击殡葬队，强迫他们放下尸袋并把他们赶走。各处的人们为了不被拘留，避免就医，隐瞒病史。大量证据表明，民众的反抗在两个方面占了上风。首先，很明显，国家并没有从"行动计划"中更好地了解埃博拉疫情的真实情况。其次，该行动计划没有能够按期执行 90天，而是在 10 月份被搁置，因为它被认为无济于事，甚至适得其反。胁迫的手段有可能使任务更复杂，而且在遏制流行病方面没有明显的用处。9 月和 10 月，埃博拉疫情并未消退，反而一度达到高峰，死亡率和发病率急剧上升。

更有说服力的是，10 月之后胁迫的手段不再有任何意义。国际社会为支持和替代已经崩溃的地方卫生系统做出的努力有些迟缓，但这种大规模的支持依然及时发挥了作用。8 月和 9 月，评估西非埃博拉疫情的各机构达成共识，疫情已达到一个临界点，随时可能升级到失控的程度，造成严重的全球大流行。人满为患的治疗中心不得不将受感染的病人拒之门外。廖满嫦评论说："我们不可能跟上人群感染的速度。塞拉利昂的街头散落着具有传染危险的尸体，我们在利比里亚不得不建造的不是护理中心，而是火葬场。"[30]

训练有素的医务人员、齐全的诊断设施、防护设备与供应充足、人员齐备的治疗中心突然从外部介入，改变了疫情局面。10 月份，人们终于能够放弃胁迫的手段，转而采用基于科学的快速诊断、接触追踪和隔离的策略。事实证明，说服社区允许疫情特别管理小组接管殡葬仪式，提供"安全、有尊严的埋葬活动"非常重要。工作人员会穿戴个人防护装备，对尸体进行消毒和装袋。尽管无国界医生组织从一开始就履行了这些职责，但其资源曾经不足以应付紧急情况。

效果立竿见影。到 2015 年 11 月，国际社会的努力终于开始打破病毒的传播链。新病例发病率首次呈下降趋势，死亡率也随之下降，此后，发病率与死亡率持续下降。2015 年春天，抗疫行动的目标主要是消灭剩余的疫源地，而不是进一步遏制疫情。5 月，利比里亚称自己是第一个埃博拉病例清零的西非国家，但随后出现零星病例表明宣布疫情结束还为时过早，疫情直到年底才真正消除。2016 年 1 月 4 日，利比里亚宣布抗疫胜利，其他两个国家紧随其后。塞拉利昂于 3 月 7 日宣布胜利，几内亚于 6 月宣布胜利。继世卫组织在 3 月 29 日宣布国际公共卫生紧急事件之后，一个里程碑式的时刻到来了。联合国于 2016 年 12 月正式宣布全球疫情结束。

埃博拉流行的影响

从 1976 年到 2014 年，埃博拉已出现在西非和中非的各地区。（图 22.3）但 2014 年的大流行为西非的三个国家带来了格外重大的打击，带来了不可胜数的死亡、痛苦和损失。幸存的感染者往往还要承受后遗症的持久影响，成千上万的人失去了他们的丈夫、妻子、父母和其他家人。疫情摧毁了三个国家本就捉襟见肘的医疗体系，而间接的医疗损失可能比人们想象的更为高昂。

埃博拉在马诺河流域暴发时，迫使医院和诊所关闭，使该地区本就

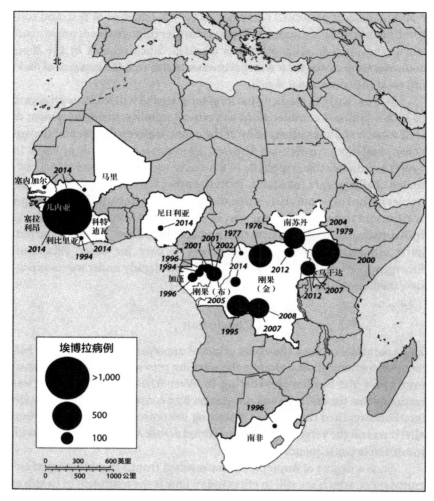

图 22.3　非洲埃博拉疫情，1976—2014 年。（由比尔·纳尔逊改绘）

稀少的训练有素的医护人员数量急剧下降，而且占据了医护人员全部的时间和精力。因此，除了专门应对埃博拉的门诊，其他所有医疗服务都被迫暂停。儿童无法接种疫苗，而数学模型表明可能有多达 1.6 万名儿童因此染病身亡。与此同时，交通事故与生产事故中受伤的人无法得到医治；孕妇在产前、产后无法得到适当的护理；对抗其他传染病（特别是疟疾、结核病和艾滋病）的抗疫活动也被迫停止。在埃博拉疫情暴发的两年里，那些已经在西非大肆流行的传染病再次激增。疾病和防疫强制性措施引发的社会动荡，给农业发展带来了沉重打击，疫情中最贫穷的三个国家实际工资大幅下降。随之而来的饥饿和营养不良致使人们的免疫系统严重受损，也使儿童正常的生长发育受到影响。卫生官员一致认为疫情造成的这些损失不可估量，数倍于抗击疫情所付出的代价。仅仅由于缺乏医疗干预造成的孕产妇死亡，就比埃博拉直接造成的死亡高出几倍。

很显然，这些代价不全是医疗代价，疫情造成的经济影响也很深远。经济学家估计，2013 年至 2016 年期间，控制疫情耗费的直接成本约为43 亿美元，这个数字还不包括一些重要的次级影响。一些行业因疫情受到重创，比如旅游业。在疫情期间，包括英国航空公司、阿联酋航空公司和肯尼亚航空公司在内的许多航空公司纷纷停航，游客因响应政府的抗疫宣传而尽量远离机场。同样，投资枯竭，对就业、增长和外汇产生了重大影响。企业为了保护员工而被迫关闭，零售商业失去了顾客。农业遭受重创，2015 年生产水平减半，失业率飙升，贫困和不平等现象处处可见。由于已有的医疗基础设施遭受重创，各国还面临重建医院、培训新的医务人员（以顶替在疫情中死去和逃离的人员）的重担，以应对人口贫困、营养不良和感染疾病等需求。此外，这三个国家的学校关闭了一年，政府面临着严重的教育损失。

疫情会对政治稳定、社会发展、国内动荡和传染病挑战等方面带来怎样的长期影响？此时下结论恐怕还为时过早。2018 年，埃博拉疫情的再次暴发提醒人们，资源匮乏的国家难免面临持续挑战。事实上，2013年至 2016 年的危机中最具讽刺意味的是，抗击疫情的费用大约是正常建设和维持卫生基础设施费用的三倍，而这些基础设施或许本来可以完全防止疫情暴发，同时为其他疾病提供治疗。目前采用的控制疫情扩散的应急措施不仅昂贵、低效，而且并不人道。

结 论

尽管 SARS 已在此前发出了预警，埃博拉依然以一种痛苦的方式再次暴露了全球各国流行病应急系统的缺陷。但是，无论西非的苦难多么沉重，世界各国都该庆幸灾难没有变得更严重。各方都认识到：埃博拉疫情的严重程度已经抵达了失控和全球大流行的临界点，倘若它突破临界点，席卷整个非洲并向其他地区传播，必将带来不可估量的后果。

在埃博拉疫情面前，如此严重的准备不足是一系列状况的共同后果，这些状况至今仍在发挥作用。首先，健康成为一种商品而非人权，早在埃博拉暴发之前，市场规律就决定了西非应对紧急情况的无能为力。制药公司为了盈利，把治疗工业化国家的慢性病放在优先地位，而疏于为贫困人口开发治疗传染病的药物和疫苗。因此，抗击埃博拉的必备措施的优先级甚至不如输油管道。

2013 年至 2016 年，以健康为代价换取经济利润的进一步的恶果血淋淋地摆在了人们面前。由于缺乏有效的面向大众的保健系统与疾病监测手段，埃博拉病毒在西非悄无声息地传播了数月。公共卫生基础设施及其有效利用是发出警报、及时提供信息、隔离感染病例和进行管理治疗的必要渠道。而几内亚、利比里亚和塞拉利昂恰恰毫无防备，这导致猖獗数月的埃博拉病毒自由传播，却未被发现。

健康被视为商品，这就意味着影响数百万人生活和健康的决策权掌握在政客手中，而他们的决策依赖于生产发展、贸易和利润考虑。理论上，西非各国支持人人享有健康的崇高目标（如 2000 年的千年发展目标），它们在 2001 年阿布贾会议上做出承诺，要建设卫生基础设施。这些目标对公共卫生、医疗和人道利益的代言人而言都非常重要，然而，对于政治领导人来说，更重要的是世界银行、国际货币基金组织和八国集团国家信奉着的截然不同的原则：经济增长、私有化和不受限制的市场，而非公共开支。因此，公共卫生在实践中遭到了忽略。军费开支拉响警报，再次强化了资源的倾斜，使西非无法建设强有力的医疗基础设施，从而陷入危险脆弱的境地。

最后，埃博拉之所以能够流行，是因为人们普遍认为国界在全球化的医疗环境中依然发挥着重要作用。当埃博拉在“遥远”的马诺河流域暴发时，发达世界的人们依然沉睡在安全的幻象之中，认为非洲的疾病至多引发人道主义问题，不会直接威胁到世界各地。但是，流行病是人类必须共同面对的社会问题。现代社会人口众多，城市人满为患，城市之间交通便捷，这都为传染病的传播提供了十分便利的条件。西非的公共卫生灾难就植根于人类失败的决策方式，不考虑整个人类种群的可持续性发展，只注重单个国家或地区的利益。为了在流行病的挑战中生存下来，人类必须以国际化的视角来看待问题，承认各个国家与地区之间不可避免的紧密联系。

现有的分析指向一个令人不安的结论。中非和西非热带森林中持续不断的病毒危机揭示了这样的现实：自 1976 年埃博拉病毒出现以来，疫情暴发的次数越来越多，规模也越来越大，并无任何停止或消失的迹象。实际上，直至 2018 年秋季，作者撰写该篇结论之际，刚果民主共和国仍在经历另一波疫情，此次疫情迅速成为该国历史上规模最大的一次暴发，这次暴发始于 2018 年 8 月 1 日，发生在该国与卢旺达、布隆迪和乌干达接壤的东北基伍省。

对埃博拉疫情的紧急抗击中，人们寄希望于试验性疫苗能发挥效用。目前，医护人员和高风险人群正在接种疫苗。然而，除了森林砍伐持续推进、刚果（金）对这种人道主义紧急情况准备不足之外，有效的疫苗研发还面临着其他压倒性的障碍，例如出现在基伍省的 100 万名内乱产生的难民。这个庞大的人群流动性极强，极易感染传染病，远远超出了脆弱不堪、濒临崩溃的医疗系统的监控范围。另外，基伍处于敌对军队之间发生激烈冲突的战区，这使得医疗服务的提供者也陷入危险的境地，而且在战区基本不可能进行医疗救助。疾病预防控制中心认为应急工作人员的安全无法得到保证，必须撤回。出于这些考虑，疾病预防控制中心主任、病毒学家罗伯特·雷德菲尔德（Robert Redfield）在 2018 年底发出警告，指出了两种不可忽视的可能后果：其一，埃博拉可能会脱离控制，在中非成为流行病，而其后果无法预知；其二，这一流行病可能蔓延到刚果（金）以外，造成严重的国际影响。人类抗击埃博拉疫情的战役似乎远未结束。

出于这些原因，埃博拉的经验告诉我们，应当采取三个基础措施，以应对不可避免且更为严峻的下一次挑战，无论这种挑战是源自埃博拉病毒还是其他微生物。首先，应在世界各地建立有效的医疗体系。正如疾病预防控制中心前主任威廉·佛吉所说，公共卫生保护的是所有人的健康，需要社会公正的支持。其次，应确保从国际主义的角度出发，由资金充沛、人员充足、时刻保持警惕的世卫组织指导和协调抗疫工作。西非埃博拉流行表明，这两项措施均落实不到位，因而使世界陷入悲剧和苦难的严重危险之中。

最后，全球国际体系与公共卫生之间的关系也不容忽视。若一个经济体系忽视经济学家口中的"负外部性"，公共卫生方面的成本就将更为高昂。这些外部性因素中最需要注意的是某些发展模式对人类与自然、社会环境之间关系的负面影响。西非和中非建立油棕榈单作物种植园和混乱无序的城市化只是众多例子中的两个。流行病不是随机事件，正如我们在这本书中看到的一样，它们正沿着环境退化、人口过剩和贫困的薄弱地带在人类群体中蔓延。因此，如果我们希望避免灾难性的流行病，就必须改善那些致使公共卫生体系趋于脆弱的经济现状，并督促决策者对公共健康的后续影响负责。在古老的智慧格言中，"公共健康是最高法律"，它必须凌驾于市场的法律之上。

缩略词

AIDS   acquired immune deficiency syndrome   获得性免疫缺陷综合征（艾滋病）

ANC   African National Congress Party   非洲人国民大会（南非执政党）

BCG   bacillus Calmette-Guérin   卡介苗

CDC   Centers for Disease Control and Prevention   疾病预防控制中心

CFR   case fatality rate   病死率

DDT   dichlorodiphenyltrichloroethane   双对氯苯基三氯乙烷（俗称"滴滴涕"）

ERLAAS   Ente Regionale per la Lotta Anti-Anofelica in Sardegna/Regional Agency for the Anti-Anopheline Battle in Sardinia   撒丁岛抗按蚊斗争地区性机构

GPEI   Global Polio Eradication Initiative   全球根除脊髓灰质炎行动

HIV   human immunodeficiency virus   人类免疫缺陷病毒（艾滋病病毒）

IHR   International Health Regulations   国际卫生条例

IOM   Institute of Medicine   美国国家科学院医学研究所

IPV   inactivated polio vaccine   灭活脊髓灰质炎病毒疫苗

NGO   nongovernmental organization   非政府组织

OPV   oral polio vaccine   口服脊髓灰质炎疫苗

SARS   severe acute respiratory syndrome   严重急性呼吸综合征

UNAIDS Joint United Nations Programme on HIV/AIDS 联合国艾滋病
联合规划署

UNRRA United Nations Relief and Rehabilitation Administration 联合
国善后救济总署

WHO World Health Organization 世界卫生组织

注　释

2

体液医学：希波克拉底与盖伦的遗产

1. Homer, *The Iliad*, Book I, trans. Samuel Butler, http://classics.mit.edu/Homer /iliad.1.i.html, accessed September 20, 2017.
2. "The Rev. Jerry Falwell," *Guardian*, May 17, 2007, https://www.theguardian.com /media/2007/may/17/broadcasting.guardianobituaries.
3. "Luther's Table Talk," Bartleby.com, https://www.bartleby.com/library/prose/3311. html, accessed August 16, 2018.
4. Hippocrates, "On the Sacred Disease," trans. Francis Adams, http://classics.mit.edu /Hippocrates/sacred.html, accessed September 17, 2017.
5. Charles-Edward Amory Winslow, *The Conquest of Epidemic Disease: A Chapter in the History of Ideas* (Princeton: Princeton University Press, 1943), 55–56.
6. Vivian Nutton, "Healers and the Healing Act in Classical Greece," *European Review* 7, no. 1 (February 1999): 31.
7. Quoted in Vivian Nutton, "The Fortunes of Galen," in R. J. Hankinson, ed., *The Cambridge Companion to Galen* (Cambridge: Cambridge University Press, 2008), 361.
8. Ibid., 355.

3

三次鼠疫大流行：541—1950

1. Procopius, Medieval Sourcebook: Procopius: The Plague, 542, "History of the Wars, II.xxi–xxxiii" (scanned from *History of the Wars,* trans. H. B. Dewing, Loeb Library of the Greek and Roman Classics [1914]), https://sourcebooks.fordham.edu /source/542procopius-plague.asp, accessed September 20, 2017.
2. William Chester Jordan, *The Great Famine: Northern Europe in the Early Fourteenth Century* (Princeton: Princeton University Press, 1997), 24.
3. Per Lagerås, *Environment, Society and the Black Death: An Interdisciplinary Approach to the Late-Medieval Crisis in Sweden* (Oxford: Oxbow, 2016), 8.
4. Ibid., 7.

4

作为疾病的鼠疫

1. Procopius, Medieval Sourcebook: Procopius: The Plague, 542, "History of the Wars, II.xxi–xxxiii" (scanned from *History of the Wars,* trans. H. B. Dewing, Loeb Library of the Greek and Roman Classics [1914]), https://sourcebooks.fordham.edu /source/542procopius-plague.asp, accessed September 20, 2017.

2. Quoted in Andrew Cunningham and Ole Peter Grell, *The Four Horsemen of the Apocalypse: Religion, War, Famine and Death in Reformation Europe* (Cambridge: Cambridge University Press, 2000), 283.

3. See, for instance, this description in 1903 in Giles F. Goldsbrough, ed., *British Homeopathic Society* 11 (London, 1903), 256; and also in 2012, Theresa J. Ochoa and Miguel O'Ryan, "Etiologic Agents of Infectious Diseases," in *Principles and Practice of Pediatric Infectious Diseases,* 4th ed. (Elsevier, 2012) (see ScienceDirect, "Bubo," https://www.sciencedirect.com/topics/medicine-and-dentistry/bubo, accessed August 17, 2018).

4. Jane L. Stevens Crawshaw, *Plague Hospitals: Public Health for the City in Early Modern Venice* (Farnham: Ashgate, 2012), 143.

5. Rodrigo J. Gonzalez and Virginia L. Miller, "A Deadly Path: Bacterial Spread during Bubonic Plague," *Trends in Microbiology* 24, no. 4 (April 2016): 239–241, https://doi.org /10.1016/j.tim.2016.01.010.

6. Rachel C. Abbott and Tonie E. Rocke, *Plague,* U.S. Geological Survey Circular 1372, National Wildlife Health Center 2012, p. 7, https://pubs.usgs.gov/circ/1372/, last modified November 23, 2016.

7. Michael of Piazza quoted in Susan Scott and Christopher J. Duncan, *Return of the Black Death: The World's Greatest Serial Killer* (Chichester: Wiley, 2004), 14–15.

8. Roger D. Pechous, Vijay Sivaraman, Nikolas M. Stasulli, and William E. Goldman, "Pneumonic Plague: The Darker Side of Yersinia pestis," *Trends in Microbiology* 24, no. 3 (March 2016): 194, 196.

9. M. Drancourt, "Finally Plague Is Plague," *Clinical Microbiology and Infection* 18, no. 2 (February 2012): 105.

10. Giovanni Boccaccio, Medieval Sourcebook: Boccaccio: The Decameron—Introduction (scanned from *The Decameron,* trans. M. Rigg [London, 1921]), https://sourcebooks .fordham.edu/source/boccacio2.asp, accessed August 18, 2018.

5

鼠疫的应对

1. Daniel Defoe, *Journal of the Plague Year* (Cambridge: Chadwyck-Healey, 1996), 111–112.

2. Prayer from late-medieval primers quoted in Rosemary Horrox, ed., *The Black Death* (Manchester: Manchester University Press, 1994), 125.

6

爱德华·詹纳之前的天花

1. Quoted in Michael B. A. Oldstone, *Viruses, Plagues, and History* (Oxford: Oxford University Press, 2000), 8.

2. Donald R. J. Hopkins, *Princes and Peasants: Smallpox in History* (Chicago: University

of Chicago Press, 1983), 3.

3. Quoted in C. W. Dixon, *Smallpox* (London: J. & A. Churchill, 1962), 8–11.

7

天花的历史影响

1. Thomas Babington Macaulay, *The Complete Works of Lord Macaulay,* vol. 8 (Boston: Houghton, Mifflin, 1900), 272.

2. Charles Dickens, *Bleak House* (London: Bradbury and Evans, 1953), 354.

3. William Makepeace Thackeray, *The Works of William Makepeace Thackeray*, vol. 14: *Henry Esmond* (New York: George D. Sproul, 1914), 91.

4. Ibid., 103.

5. Edward Jenner, *On the Origin of the Vaccine Inoculation* (London: D. N. Shury, 1801), 8.

6. Quoted in Sam Kean, "Pox in the City: From Cows to Controversy, the Smallpox Vaccine Triumphs," *Humanities* 34, no. 1 (2013), https://www.neh.gov/humanities /2013/januaryfebruary/feature/pox-in-the-city.

7. United States Congress, Committee on Appropriations, Subcommittee on Departments of Labor, Health and Human Services, Education, and Related Agencies, *Global Eradication of Polio and Measles,* S. Hrg. 105-883, Special Hearing, United States Senate, One Hundred Fifth Congress, Second Session (Washington, DC: US Government Printing Office, 1999), 2.

8

战争与疾病 I：拿破仑、黄热病与海地革命

1. "The Haitian Declaration of Independence: 1804," Duke Office of News & Commu-nications, https://today.duke.edu/showcase/haitideclaration/declarationstext.html, accessed August 21, 2018.

2. *Life and Correspondence of Robert Southey,* vol. 2, 1850, quoted in Flávia Florentino Varella, "New Races, New Diseases: The Possibility of Colonization through Racial Mixing in *History of Brazil (1810–1819)* by Robert Southey," *História, Ciencias, Saúde-Manguinhos* 23, suppl. 1 (2016), http://www.scielo.br/scielo. php?pid=S0104-59702016000900015&script=sci_arttext&tlng=en.

3. Robin Blackburn, "Haiti, Slavery, and the Age of the Democratic Revolution," *William and Mary Quarterly* 63, no. 4 (2006): 647–648.

4. Quoted in Philippe R. Girard, "Caribbean Genocide: Racial War in Haiti, 1802–4," *Patterns of Prejudice* 39, no. 2 (2005): 144.

5. Laurent Dubois, *Avengers of the New World: The Story of the Haitian Revolution* (Cambridge, MA: Harvard University Press, 2004), 113.

6. "Decree of the National Convention of 4 February 1794, Abolishing Slavery in all the Colonies," Liberty, Equality, Fraternity, https://chnm.gmu.edu/revolution/d/291/, accessed August 21, 2018.

7. Quoted in Girard, "Caribbean Genocide," 145–146.

8. Quoted in Philippe R. Girard, "Napoléon Bonaparte and the Emancipation Issue in Saint-Domingue, 1799–1803," *French Historical Studies* 32, no. 4 (Fall 2009): 604.

9. John S. Marr and John T. Cathey, "The 1802 Saint-Domingue Yellow Fever Epidemic and the Louisiana Purchase," *Journal of Public Health Management Practice* 19, no. 1 (2013): 79.

10. "History of Haiti, 1492–1805: General Leclerc in Saint-Domingue," https://library .brown.edu/haitihistory/9.html, last updated October 27, 2015.

11. Gilbert, *Histoire médicale de l'armée française en l'an dix; ou mémoire sur la fièvre jaune* (Paris: Guilleminet, 1803), 55.
12. Quoted in Girard, "Napoléon Bonaparte," 614.
13. Philippe R. Girard, *The Slaves Who Defeated Napoleon: Toussaint Louverture and the Haitian War of Independence* (Tuscaloosa: University of Alabama Press, 2011), 165.
14. Quoted in Girard, "Napoléon Bonaparte," 615.
15. Quoted in Girard, *The Slaves Who Defeated Napoleon*, 272.

9
战争与疾病 II：拿破仑、俄国的痢疾与斑疹伤寒

1. Eugene Tarle, *Napoleon's Invasion of Russia, 1812* (New York: Oxford University Press, 1942), 3.
2. Quoted in ibid., 54.
3. Quoted in ibid., 46–47.
4. Quoted in J. Christopher Herold, ed., *The Mind of Napoleon: A Selection of His Written and Spoken Words* (New York: Columbia University Press, 1955), 270.
5. Philippe de Ségur, *History of the Expedition to Russia Undertaken by the Emperor Napoleon in the Year 1812*, vol. 1 (London, 1840), 135.
6. Raymond A. P. J. de Fezensac, *A Journal of the Russian Campaign of 1812*, trans. W. Knollys (London, 1852), 38.
7. Ségur, *History of the Expedition*, 258.
8. Carl von Clausewitz, *The Campaign of 1812 in Russia* (London: Greenhill, 1992), 11–12.
9. Fezensac, *Journal*, 39.
10. Ségur, *History of the Expedition*, 258.
11. Ibid., 233.
12. Dominique Jean Larrey, *Memoir of Baron Larrey* (London, 1861), 120.
13. George Ballingall, *Practical Observations on Fever, Dysentery, and Liver Complaints as They Occur among the European Troops in India* (Edinburgh, 1823), 49.
14. Ségur, *History of the Expedition*, 195.
15. Ibid., 184.
16. Stephan Talty, *The Illustrious Dead: The Terrifying Story of How Typhus Killed Napoleon's Greatest Army* (New York: Crown, 2009), 156.
17. Leo Tolstoy, *The Physiology of War: Napoleon and the Russian Campaign*, trans. Huntington Smith (New York, 1888), 41–43.
18. Ségur, *History of the Expedition*, 339.
19. Fezensac, *Journal*, 53.
20. Tarle, *Napoleon's Invasion*, 201.
21. Tolstoy, *Physiology of War*, 56–57.
22. Ségur, *History of the Expedition*, 79.
23. Jean Baptiste François Bourgogne, *Memoirs of Sergeant Bourgogne (1812–1813)*, trans. Paul Cottin and Maurice Henault (London: Constable, 1996), 56–57.
24. Tolstoy, *Physiology of War*, 84.
25. Larrey, *Memoir*, 135.
26. Ségur, *History of the Expedition*, 231.

27. Talty, *Illustrious Dead,* 205.
28. Quoted in Adam Zamoyski, *1812: Napoleon's Fatal March on Moscow* (London: Harper Collins, 2004), 51.
29. Larrey, *Memoir,* 167.
30. D. Campbell, *Observations on the Typhus, or Low Contagious Fever, and on the Means of Preventing the Production and Communication of This Disease* (Lancaster, 1785), 35.
31. Quoted in Talty, *Illustrious Dead,* 167.
32. Rudolf Carl Virchow, *On Famine Fever and Some of the Other Cognate Forms of Typhus* (London, 1868), 9.
33. Fezensac, *Journal,* 88, 126.
34. Ibid., 148–149.
35. Bourgogne, *Memoirs,* 77.
36. Charles Esdaile, *Napoleon's Wars: An International History, 1803–1815* (London: Allen Lane, 2007), 13–14.

10
巴黎医学学派

1. Quoted in Asbury Somerville, "Thomas Sydenham as Epidemiologist," *Canadian Public Health Journal* 24, no. 2 (February 1933), 81.
2. Quoted in Charles-Edward Amory Winslow, *The Conquest of Epidemic Disease: A Chapter in the History of Ideas* (Princeton: Princeton University Press, 1943), 166.
3. George Weisz, "Reconstructing Paris Medicine: Essay Review," *Bulletin of the History of Medicine* 75, no. 1 (2001): 114.
4. Abstract of "Inaugural Lecture at the Paris School of Medicine by M. Gubler, Professor of Therapeutics," *Lancet* 93, no. 2382 (1869): 564–565.
5. Eugène Sue, *The Mysteries of Paris,* vol. 3 (London, 1846), 291–292.

11
卫生运动

1. Edwin Chadwick, *Report on the Sanitary Condition of the Labouring Population of Great Britain,* ed. M. W. Flinn (Edinburgh: Edinburgh University Press, 1965; 1st ed. 1842), 210.
2. Thomas Southwood Smith, *Treatise on Fever* (Philadelphia, 1831), 205, 212.
3. Ibid., 206.
4. Chadwick, *Sanitary Report,* 80.
5. Ibid., 81.
6. Ibid., 84–85.
7. Ibid., 266–267.
8. Ibid., 268.
9. Quoted in Socrates Litsios, "Charles Dickens and the Movement for Sanitary Reform," *Perspectives in Biology and Medicine* 46, no. 2 (Spring 2003): 189.

12
细菌致病理论

1. John Snow, *On the Mode of Communication of Cholera* (1855), available at UCLA Department of Epidemiology, Fielding School of Public Health, "The Pathology of Cholera Indicates the Manner in Which It Is Communicated," http://www.ph.ucla.edu/epi/snow/snowbook.html.
2. Ibid., "Instances of the Communication of Cholera through the Medium of Polluted Water in the Neighborhood of Broad Street, Golden Square," http://www.ph.ucla.edu/epi/snow/snowbook2.html.
3. Quoted in Emily C. Parke, "Flies from Meat and Wasps from Trees: Reevaluating Francesco Redi's Spontaneous Generation Experiments," in *Studies in History and Philosophy of Science, Part C: Studies in History and Philosophy of Biological and Biomedical Sciences* 45 (March 2014): 35.
4. Quoted in Robert Gaynes, *Germ Theory: Medical Pioneers in Infectious Diseases* (Washington, DC: ASM, 2011), 155.
5. Quoted in Nancy Tomes, *The Gospel of Germs: Men, Women, and the Microbe in American Life* (Cambridge, MA: Harvard University Press, 1998), 26–27.
6. Thomas Schlich, "Asepsis and Bacteriology: The Realignment of Surgery and Laboratory Science," *Medical History* 56, no. 3 (July 2012), 308–334. Available at https://www.ncbi.nlm.nih.gov/pmc/articles/PMC3426977/.
7. Quoted in Tomes, *Gospel of Germs*, 184.

13
霍 乱

1. A. J. Wall, *Asiatic Cholera: Its History, Pathology and Modern Treatment* (London, 1893), 39.
2. Frank Snowden, *Naples in the Time of Cholera* (Cambridge: Cambridge University Press, 1995), 17.
3. Mark Twain, *Innocents Abroad* (Hartford, CT, 1869), 316.
4. Axel Munthe, *Letters from a Mourning City,* trans. Maude Valerie White (London: J. Murray, 1887), 35.
5. "The Sanitary Condition of Naples," *London Times*, September 27, 1884.
6. Report on the budget of 1881, July 14, 1881, *Atti del consiglio comunale di Napoli*, 1881, 371.
7. Giuseppe Somma, *Relazione sanitaria sui casi di colera avvenuti in sezione Porto durante la epidemia dell'anno 1884* (Naples, 1884), 4; "Plague Scenes in Naples," *New York Times*, September 14, 1884.
8. "Un mois à Naples pendant l'épidémie cholérique de 1884," *Gazette hebdomadaire des sciences médicales de Montpellier* 7 (1885): 125.
9. "Southern Italy," *London Times,* September 4, 1884.
10. Quoted in Roger Atwood, "Cholera Strikes 1500 a Day in Peru," *Los Angeles Times*, March 24, 1991, p. A8.
11. Quoted in "Peruvian Cholera Epidemic Spreading through Lima Slums," *Globe and Mail*, February 15, 1991, p. A12.
12. Nathaniel C. Nash, "Cholera Brings Frenzy and Improvisation to Model Lima Hospital: Amid Poverty, a Disease Is Growing Fast," *New York Times*, February 17, 1991, p. 3.

13. United States Congress, House Committee on Foreign Affairs, Subcommittee on Western Hemisphere Affairs, *The Cholera Epidemic in Latin America,* Hearing before the Subcommittee on Western Hemisphere Affairs of the Committee on Foreign Affairs, House of Representatives, One Hundred Second Congress, First Session, May 1, 1991 (Washington, DC: US Government Printing Office, 1991).

14. Quoted in Nathaniel C. Nash, "Fujimori in the Time of Cholera: Peru's Free Fall," *New York Times,* February 24, 1991, p. E2.

15. Quoted in Atwood, "Cholera Strikes 1500 a Day in Peru."

16. "Fact Sheet: Cholera," World Health Organization, February 1, 2018, http://www.who.int/en/news-room/fact-sheets/detail/cholera.

17. UN Offices for the Coordination of Humanitarian Affairs, "Haiti: Cholera Figures (as of 27 April 2018)," April 27, 2018, ReliefWeb, https://reliefweb.int/report/haiti/haiti-cholera-figures-27-april-2018.

18. J. Glenn Morris, Jr., "Cholera—Modern Pandemic Disease of Ancient Lineage," *Emerging Infectious Diseases* 17, no. 11 (November 2011): 2099–2104, https://wwwnc.cdc.gov/eid/article/17/11/11-1109_article.

14
作为肺痨的结核病：浪漫主义时代

1. Maurice Fishbert, *Pulmonary Tuberculosis,* 3rd ed. (Philadelphia: Lea & Febiger, 1922), 68.

2. John Bunyan, *The Life and Death of Mr. Badman* (London, 1808).

3. Fishbert, *Pulmonary Tuberculosis,* 72, 92.

4. Ibid., 397.

5. Charles L. Minor, "Symptomatology of Pulmonary Tuberculosis," in Arnold C. Klebs, ed., *Tuberculosis* (London: D. Appleton, 1909), 172.

6. Francis Pottenger, *The Diagnosis and Treatment of Pulmonary Tuberculosis* (New York: William Wood, 1908), 77.

7. Addison P. Dutcher, *Pulmonary Tuberculosis: Its Pathology, Nature, Symptoms, Diagnosis, Prognosis, Causes, Hygiene, and Medical Treatment* (Philadelphia, 1875), 168.

8. Fishbert, *Pulmonary Tuberculosis,* 523.

9. Dutcher, *Pulmonary Tuberculosis,* 293.

10. John Keats, "La Belle Dame sans Merci: A Ballad," available at https://www.poetryfoundation.org/poems/44475/la-belle-dame-sans-merci-a-ballad, accessed August 10, 2018.

11. Carolyn A. Day, *Consumptive Chic: A History of Beauty, Fashion, and Disease* (London: Bloomsbury, 2017), 86.

12. Ibid., 108.

13. Harriet Beecher Stowe, *Uncle Tom's Cabin, or Life among the Lowly* (New York: Penguin, 1981; 1st ed. 1852), 424.

14. Arthur C. Jacobson, *Tuberculosis and the Creative Mind* (Brooklyn, NY: Albert T. Huntington, 1909), 3, 5, 38.

15. Dutcher, *Pulmonary Tuberculosis,* 271.

16. Quoted in Charles S. Johnson, *The Negro in American Civilization* (New York: Holt, 1930), 16.

17. John Keats, "When I Have Fears that I May Cease to Be," available at https://www .poets.org/poetsorg/poem/when-i-have-fears-i-may-cease-be, accessed September 10, 2017.

18. Katherine Ott, *Fevered Lives: Tuberculosis in American Culture since 1870* (Cambridge, MA: Harvard University Press, 1996), 31.

19. Anton Chekov, *The Cherry Orchard*, in Anton Chekov, *Five Plays*, trans. Marina Brodskaya (Stanford: Stanford University Press, 2011), 236.

20. O. Amrein, "The Physiological Principles of the High Altitude Treatment and Their Importance in Tuberculosis," *Transactions of the British Congress on Tuberculosis for the Prevention of Consumption, 1901,* vol. 3 (London: William Clows and Sons, 1902), 72.

15
作为传染病的结核病：非浪漫主义时代

1. André Gide, *The Immoralist*, trans. Richard Howard (New York: Alfred A. Knopf, 1970), 21–22, 24–25.

2. Quoted in Linda Bryder, *Below the Magic Mountain: A Social History of Tuberculosis in Twentieth-Century Britain* (New York: Oxford University Press, 1988), 20.

3. "Disease from Books," *New York Tribune*, February 5, 1906, p. 4.

4. "Vanity, Greed and Hygiene Combine to Banish the Beard," *Atlanta Constitution*, February 23, 1902, p. A4.

5. "Exclusion of Consumptives," *New York Tribune*, December 22, 1901, p. 8.

6. Quotations in the following discussion are from National Tuberculosis Association, *A Directory of Sanatoria, Hospitals, Day Camps and Preventoria for the Treatment of Tuberculosis in the United States,* 9th ed. (New York: Livingston, 1931).

7. Sigard Adolphus Knopf, *Pulmonary Tuberculosis* (Philadelphia, 1899), 35–36.

8. Ibid., 58.

9. Ibid., 213.

10. Charles Reinhardt and David Thomson, *A Handbook of the Open-Air Treatment* (London: John Bale, Sons & Danielsson, 1902), 19.

11. Francis M. Pottenger, *The Diagnosis and Treatment of Pulmonary Tuberculosis* (New York: William Wood, 1908), 216.

12. Thomas Spees Carrington, *Tuberculosis Hospital and Sanatorium Construction* (New York: National Association for the Study and Prevention of Tuberculosis, 1911), 14.

13. Pottenger, *Diagnosis and Treatment*, 216.

14. Knopf, *Pulmonary Tuberculosis,* 211.

15. F. Rufenacht Walters, *Sanatoria for Consumptives in Various Parts of the World* (London, 1899), 2.

16. A. E. Ellis, *The Rack* (Boston: Little Brown, 1958), 342.

17. Ibid., 142.

18. *Tuberculosis Dispensary Method and Procedure* (New York: Vail-Ballou, 1916), 10–11.

19. Quoted in Cynthia Anne Connolly, *Saving Sickly Children: The Tuberculosis Preventorium in American Life, 1909–1970* (New Brunswick: Rutgers University Press, 2008), 27.

20. Quoted in Jeanne E. Abrams, "'Spitting Is Dangerous, Indecent, and against the Law!': Legislating Health Behavior during the American Tuberculosis Crusade," *Journal of the History of Medicine and Allied Sciences* 68, no. 3 (July 2013): 425.

21. Tuberculosis Commission of the State of Maryland, *Report of 1902–1904* (Baltimore: Sun Job Printing Office, 1904), n.p.
22. Quoted in *Transactions of the British Congress on Tuberculosis for the Prevention of Consumption, 1901*, vol. 3 (London: William Clowes and Sons, 1902), 2–4.
23. Quoted in *Tuberculosis Dispensary*, 59.
24. Quoted in Hearing before the Subcommittee on Health and the Environment of the Committee on Energy and Commerce, House of Representatives, One Hundred Third Congress, First Session, "The Tuberculosis Epidemic," March 19, 1993 (3), Serial No. 103-36 (Washington, DC: US Government Printing Office, 1993), 1.
25. Ibid.
26. Quoted in Christian W. McMillen, *Discovering Tuberculosis: A Global History, 1900 to the Present* (New Haven: Yale University Press, 2015), 131.

16
第三次鼠疫大流行：香港和孟买

1. "Concerning Plague in Oporto," *Public Health Reports* 14, no. 39 (September 29, 1899): 1655–1656.
2. Frank G. Carpenter, "The Black Death," *Los Angeles Times*, July 15, 1894.
3. "The 'Black Death' in China," *The Interior* 25, no. 1266 (August 30, 1894): 1095.
4. Ibid.
5. *The Bubonic Plague* (Washington, DC: Government Printing Office, 1900), 10.
6. "The Black Death in China," *New York Tribune*, June 26, 1894, p. 6.
7. "Life in Hong Kong," *Austin Daily Statesman*, October 8, 1894, p. 7.
8. "Black Plague," *St. Louis Post-Dispatch*, July 29, 1894, p. 21.
9. "The Plague in Hong Kong," *British Medical Journal* 2, no. 1758 (September 8, 1894): 539–540.
10. Ibid.
11. Quoted in Christos Lynteris, "A 'Suitable Soil': Plague's Urban Breeding Grounds at the Dawn of the Third Pandemic," *Medical History* 61, no. 3 (July 2017): 348.
12. "Fighting the Black Plague," *Globe*, September 12, 1894, p. 6.
13. "Plague Haunts: Why the Poor Die," *Times of India*, May 1, 1903, p. 4.
14. "British Give Up Fight on Plague," *Chicago Daily Tribune*, November 29, 1903, p. 15.
15. "Plague Commission in Bombay," *Times of India*, February 15, 1899, p. 3.
16. "The Bubonic Plague in India," *Chautauquan*, March 26, 1898, p. 6.
17. "The Report of the Indian Plague Commission," *British Medical Journal* 1, no. 2157 (May 3, 1902): 1093.
18. Ibid., 1094.
19. "A Floating Population: Novel Plague Specific," *Times of India*, June 4, 1903, p. 5.
20. "India's Fearful Famine," *New York Times*, July 1, 1905, p. 5.
21. "India Like a Volcano: Widespread and Threatening Discontent," *New York Tribune*, July 3, 1897, p. 7.
22. "The Recent Riots in Bombay," *Times of India*, June 8, 1898, p. 5.

17

疟疾和撒丁岛：历史的利用与滥用

A version of this chapter appeared in Frank M. Snowden and Richard Bucala, eds., *The Global Challenge of Malaria: Past Lessons and Future Prospects.* It is used here by permission of the publisher. Copyright © 2014 World Scientific Publishing Co. Pte. Ltd.

1. Giovanni Verga, "Malaria," in *Little Novels of Sicily,* trans. D. H. Lawrence (New York: Grove Press, 1953), 73–74.

2. W. L. Hackett, *Malaria in Europe: An Ecological Study* (Oxford: Oxford University Press, 1937), 15–16, 108; "atomic bomb": quoted in Margaret Humphreys, *Malaria: Poverty, Race, and Public Health in the United States* (Baltimore: Johns Hopkins University Press, 2001), 147.

3. John Logan, "Estimates 1949, Malaria," October 25, 1948, Rockefeller Archive Center, Record Group 1.2, Series 700 Europe, box 12, folder 101 "Rockefeller Foundation Health Commission—Typus, Malaria, 1944 (February–October).

4. Eugenia Tognotti, *Per una storia della malaria in Italia: Il caso della Sardegna,* 2nd ed. (Milan: Franco Angeli, 2008), 23.

5. Relazione dell'Ufficio Centrale composto dei senatori Pantaleoni, Moleschott, Verga e Torelli, "Bonificamento delle regioni di malaria lungo le ferrovie d'Italia," *Atti parlamentari: Senato del Regno, sessione del 1880-81-92, documenti, n. 19-A,* Appendix 13 (my translation).

6. Quoted in Tognotti, *Per una storia,* 230–231.

7. "Mosquito Eradication and Malaria Control," excerpt from Trustees' Confidential Report, January 1, 1954, Rockefeller Archive Center, Record Group 1.2, Series 700 Europe, box 12, folder 101, p. 17.

8. Letter of John A. Logan, Sardinia *Anopheles* Eradication Project, August 1948, Rockefeller Archive Center, Record Group 1.2, Series 700 Europe, box 13, folder 113.

9. Letter of Paul Russell to Alberto Missiroli, November 3, 1949, Rockefeller Archive Center, Record Group 1.2, Series 700 Europe, box 14, folder 116.

10. Silvio Sirigu, "Press Digest: UNRRA Assistance to Sardinia," from *Il Nuovo Giornale d'Italia,* December 12, 1946, United Nations Archive, United Nations Relief and Rehabilitation Administration, 1943–1949, PAG-4/3.0.14.0.0.2:1.

11. B. Fantini, "*Unum facere et alterum non omittere:* Antimalarial Strategies in Italy, 1880–1930)," *Parassitologia* 40, nos. 1–2 (1998): 100.

18

脊髓灰质炎及根除问题

1. David Oshinsky, *Polio: An American Story* (New York: Oxford University Press, 2005), 53.

2. Paul De Kruif, "Polio Must Go," *Ladies' Home Journal* 52, no. 7 (July 1, 1935): 22.

3. Jonas E. Salk, "Considerations in the Preparation and Use of Poliomyelitis Virus Vaccine," *Journal of the American Medical Association* 158 (August 6, 1955): 1239–1240.

4. De Kruif, "Polio Must Go," 22.

5. Salk, "Considerations," 1239.

6. "Polio Victory May Spell End of All Virus Diseases," *New York Herald Tribune*, April 17, 1955, p. A2.

7. Bonnie Angelo, "Salk, Sabin Debate How to Fight Polio," *Newsday*, March 18, 1961, p. 7.

8. Alexander Langmuir, "Epidemiological Considerations," US Department of Health, Education, and Welfare, "Symposium on Present Status of Poliomyelitis and Poliomyelitis Immunization," Washington, DC, November 30, 1960, Albert Sabin Archives, Series 7, box 7.5, folder 10.

9. Paul A. Offit, "The Cutter Incident, 50 Years Later," *New England Journal of Medicine* 352 (April 7, 2005): 1411–1412.

10. Quoted in Alison Day, "'An American Tragedy': The Cutter Incident and Its Implications for the Salk Polio Vaccine in New Zealand, 1955–1960," *Health and History* 11, no. 2 (2009): 46.

11. Zaffran quoted in Leslie Roberts, "Alarming Polio Outbreak Spreads in Congo, Threatening Global Eradication Efforts," *Science,* July 2, 2018, http://www .sciencemag.org/news/2018/07/polio-outbreaks-congo-threaten-global-eradication.

19

艾滋病 I：导论与南非病例

1. Suzanne Daley, "AIDS in South Africa: A President Misapprehends a Killer," *New York Times*, May 14, 2000, p. WK4.

2. "Parliamentary Speeches of Mr. P. W. Botha," National Archives, United Kingdom, FCO 45/2369/73, p. 2.

3. "New Figures Show Staggering Rate of Urbanisation in SA," *Rand Daily Mail*, May 26, 2015.

4. Jeremy Seekings, *Policy, Politics and Poverty in South Africa* (London: Palgrave Macmillan, 2015), 2.

5. Greg Nicolson, "South Africa: Where 12 Million Live in Poverty," *Daily Maverick*, February 3, 2015, http://www.dailymaverick.co.za/article/2015-02-03-south-africa -where-12-million-live-in-extreme-poverty/#.V5zS7I5ErV0.

6. Seekings, *Policy, Politics,* 7.

7. Jason M. Breslow, "Nelson Mandela's Mixed Legacy on HIV/AIDS," *Frontline*, December 6, 2013, http://www.pbs.org/wgbh/frontline/article/nelson -mandelas-mixed-legacy-on-hivaids/.

8. Peter Duesberg, Claus Koehnlein, and David Rasnick, "The Chemical Bases of the Various AIDS Epidemics: Recreational Drugs, Anti-Viral Chemotherapy and Malnutrition," *Journal of Biosciences* 28, no. 4 (June 2003): 383.

9. Quoted in Declan Walsh, "Beetroot and Spinach the Cure for AIDS, Say Some in S Africa," *Irish Times*, March 12, 2004, https://www.irishtimes.com/news/ beetroot-and-spinach-the-cure-for-aids-say-some-in-s-africa-1.1135185.

10. The letter is available at Frontline, "Thabo Mbeki's Letter," April 3, 2000, https://www .pbs.org/wgbh/pages/frontline/aids/docs/mbeki.html.

11. Makgoba: Chris McGreal, "How Mbeki Stoked South Africa's Aids Catastrophe," *Guardian*, June 11, 2001, https://www.theguardian.com/world/2001/jun/12/aids .chrismcgreal; Kaunda: André Picard, "AIDS Summit Convenes at Ground Zero," *Globe and Mail*, July 8, 2000, p. A2.

12. Quoted in André Picard, "AIDS Deniers Should Be Jailed: Head of AIDS Body Slams Fringe Movement," *Globe and Mail*, May 1, 2000, p. A3.

13. "Mandela's Only Surviving Son Dies of AIDS," *Irish Times*, January 26, 2005, p. 10.

14. UNAIDS, *Report on the Global AIDS Epidemic 2008*, August 2008, http://www .unaids.org/sites/default/files/media_asset/jc1510_2008globalreport_en_0.pdf.

15. Quoted in Celia W. Dugger, "Study Cites Toll of AIDS Policy in South Africa," *New York Times*, November 25, 2008, https://www.nytimes.com/2008/11/26/world /africa/26aids.html.

20
艾滋病 II：美国经验

I thank Dr. Margaret Snowden for her contributions to this chapter, which is built on the lecture she delivered to the original course at Yale University in 2010.

1. Karl Marx and Frederick Engels, *Manifesto of the Communist Party* (1848), available at https://www.marxists.org/archive/marx/works/download/pdf/Manifesto.pdf, p. 16, accessed June 10, 2016.

2. Ibid.

3. Randy Shilts, *And the Band Played On: Politics, People, and the AIDS Epidemic* (New York: St. Martin's, 1987), 15.

4. Quoted in Marlene Cimons, "Ban on Explicit AIDS Education Materials to End," *Los Angeles Times*, December 15, 1991, http://articles.latimes.com/1991-12-15/news /mn-993_1_aids-educational-materials.

5. *The Federal Response to the AIDS Epidemic: Information and Public Education*, Hearing before a Subcommittee of the Committee on Government Operations, House of Representatives, One Hundredth Congress, First Session, March 16, 1987 (Washington, DC: US Government Printing Office, 1987), 18–19.

6. Ibid., 4.

7. Ibid., 2.

8. Ibid., 16, 19.

9. *Hearing before the Human Resources and Intergovernmental Relations Subcommittee of the Committee on Government Operations of the House of Representatives, One Hundred Third Congress, Second Session*, "AIDS and HIV Infection in the African-American Community," September 16, 1994 (Washington, DC: US Government Printing Office, 1995), 14.

10. Centers for Disease Control and Prevention, "HIV/AIDS among African Americans," 2003, http://permanent.access.gpo.gov/lps63544/afam.pdf.

11. Paul Denning and Elizabeth NiNenno, "Communities in Crisis: Is There a Generalized HIV Epidemic in Impoverished Urban Areas of the United States?," Centers for Disease Control and Prevention, last updated August 28, 2017, https://www.cdc.gov /hiv/group/poverty.html.

12. NAACP, "Criminal Justice Fact Sheet," http://www.naacp.org/pages/criminal-justice -fact-sheet, accessed August 16, 2016.

13. Centers for Disease Control and Prevention, "HIV/AIDS among African Americans."

14. *Hearing before the Human Resources and Intergovernmental Relations Subcommittee*, 75.

15. Ibid., 76, 80.
16. Jon Cohen, "The Sunshine State's Dark Cloud: New Efforts Aim to Curb Florida's Startlingly High HIV Infection Rate," *Science* 360, no. 6394 (June 15, 2018): 1176–1179, http://science.sciencemag.org/content/360/6394/1176.
17. Ibid.

21

新发疾病与再发疾病

This chapter is largely based on my earlier publication, "Emerging and Reemerging Diseases: A Historical Perspective," *Immunological Reviews* 225 (2008): 9–26. Copyright © 2008 The Author.

1. Aidan Cockburn, *The Evolution and Eradication of Infectious Diseases* (Baltimore: Johns Hopkins University Press, 1963), 133.
2. Ibid., 150.
3. A. Cockburn, ed., *Infectious Diseases: Their Evolution and Eradication* (Springfield, IL: C. C. Thomas, 1967), xi–xiii.
4. Frank Macfarlane Burnet, *Natural History of Infectious Disease,* 4th rev. ed. (Cambridge: Cambridge University Press, 1972; 1st ed. 1953), 1.
5. Ibid., 263.
6. Robert G. Petersdorf, "An Approach to Infectious Diseases," in *Harrison's Principles of Internal Medicine,* 7th rev. ed. (New York: McGraw-Hill, 1974), 722.
7. US Department of Health, Education, and Welfare, *Healthy People: The Surgeon General's Report on Health Promotion and Disease Prevention*, 1979 (Washington, DC: US Public Health Service, 1979).
8. The White House, Office of Science and Technology Policy, "Fact Sheet: Addressing the Threat of Emerging Infectious Diseases," June 12, 1996, http://fas.org/irp/offdocs/pdd_ntsc7.htm.
9. United States Congress, Senate Committee on Labor and Human Resources, *Emerging Infections: A Significant Threat to the Nation's Health* (Washington, DC: US Government Printing Office, 1996), 3.
10. J. Brooke, "Feeding on 19th Century Conditions, Cholera Spreads in Latin America," *New York Times*, April 21, 1991, sec. 4, p. 2.
11. L. K. Altman, "A 30-year Respite Ends: Cases of Plague Reported in India's Largest Cities," *New York Times*, October 2, 1994, sec. 4, p. 2.
12. C. J. Peters and J. W. LeDuc, "An Introduction to Ebola: The Virus and the Disease," *Journal of Infectious Diseases* 179, suppl. 1 (1999): x.
13. "Author Richard Preston Discusses the Deadly Outbreak of the Ebola Virus in Zaire," CBS News transcripts, May 15, 1995, *Journal of Infectious Diseases* 179, suppl. 1 (1999): 1.
14. J. R. Davis and J. Lederberg, eds., *Public Health Systems and Emerging Infections: Assessing the Capabilities of the Public and Private Sectors* (Washington, DC: National Academy Press, 2000), 1.
15. Institute of Medicine, *Emerging Infections: Microbial Threats to Health in the United States* (Washington, DC: National Academy Press, 1992), 2.
16. Centers for Disease Control and Prevention, *Addressing Emerging Infectious Disease Threats: A Prevention Strategy for the United States* (Atlanta: CDC, 1994), 3.

17. United States Congress, *Emerging Infections*, 30.

18. Joshua Lederberg, "Infectious Disease as an Evolutionary Paradigm," speech given at the National Conference on Emerging Foodborne Pathogens," Alexandria, VA, March 24–26, 1997; published in *Emerging Infectious Diseases* 3, no. 4 (1997), https://wwwnc.cdc.gov/eid/article/3/4/97-0402_article.

19. R. J. Rubin, C. A. Harrington, A. Poon, K. Dietrich, J. A. Greene, and A. Molduddin, "The Economic Impact of *Staphylococcus aureus* Infection in New York City Hospitals," *Emerging Infectious Diseases* 5, no. 1 (1999), 9.

20. B. J. Marshall, "Helicobacter Connections," Nobel Lecture, December 8, 2005, http://nobelprize.org/nobel_prizes/medicine/laureates/2005/marshall-lecture.html.

21. Kate E. Jones, Nikkita G. Patel, Marc A. Levy, Adam Storeygard, Deborah Balk, John L. Gittleman, and Peter Daszak, "Global Trends in Emerging Infectious Diseases," *Nature* 451 (2008): 990–993.

22. United States Department of Defense, *Addressing Emerging Infectious Disease Threats: A Strategic Plan for the Department of Defense* (Washington, DC: US Government Printing Office, 1998), 1.

22

SARS 与埃博拉：21 世纪的彩排

1. Central Intelligence Agency, "The Global Infectious Disease Threat and Its Implications for the United States," NIE 99-17D, January 2000, http://permanent.access.gpo.gov/websites/www.cia.gov/www.cia.gov/cia/reports/nie/report/nie99-17d.html.

2. Jennifer Brown and Peter Chalk, *The Global Threat of New and Reemerging Infectious Diseases: Reconciling U.S. National Security and Public Health Policy* (Santa Monica: RAND Corporation, 2003).

3. J. Lederberg "Infectious Disease—A Threat to Global Health and Security," *Journal of the American Medical Association* 275, no. 5 (1996): 417–419.

4. The White House, Office of Science and Technology Policy, "Fact Sheet: Addressing the Threat of Emerging Infectious Diseases," June 12, 1996, http:/www.fas.org/irp/offdocs/pdd_ntsc7.htm.

5. United Nations, "Declaration of Commitment on HIV/AIDS: Global Crisis—Global Action," UN Special Session on HIV/AIDS, June 25–27, 2001, http://un.org/ga/aids/conference.html.

6. P. Caulford "SARS: Aftermath of an Outbreak," *Lancet* 362, suppl. 1 (2003): 2.

7. *The Ebola Epidemic: The Keys to Success for the International Response,* Hearing before the Subcommittee on African Affairs of the Committee on Foreign Relations, US Senate, December 10, 2014, S. Hrg. 113-625, p. 13, https://www.foreign.senate.gov/imo/media/doc/121014_Transcript_The%20Ebola%20Epidemic%20the%20Keys%20to%20Success%20for%20the%20International%20Response.pdf.

8. Derek Byerlee, Walter P. Falcon, and Rosamond L. Naylor, *The Many Dimensions of the Tropical Oil Revolution* (Oxford: Oxford University Press, 2016), 2.

9. James Grundvig, 'The Ebola Bats: How Deforestation Unleashed the Deadly Outbreak," *Epoch Times*, October 23, 2014, p. A17.

10. Ibid.

11. Maria Cristina Rulli, Monia Santini, David T. S. Hayman, and Paolo D'Odorico, "The Nexus between Forest Fragmentation in Africa and Ebola Virus Disease

Outbreaks, *Scientific Reports* 7, article no. 71613, February 14, 2017, https://doi.org /10.1038/srep41613.

12. Quoted in Stephan Gregory Bullard, *A Day-by-Day Chronicle of the 2013–2016 Ebola Outbreak* (Cham: Springer International Publishing AG, 2018), 32.

13. United Nations Development Programme, *UN Human Development Report, 2016: Human Development for Everyone*, Table 6, "Multidimensional Poverty Index: Developing Countries," p. 218, http://hdr.undp.org/sites/default/files/2016_human _development_report.pdf.

14. Adam Nossiter, "Epidemic Worsening, Sierra Leone Expands Quarantine Restrictions," *New York Times*, September 26, 2014, p. A10.

15. Alison Healy, "Cost of Treating Ebola Three Times What It Would Cost to Build a Health Service," *Irish Times*, March 26, 2015, p. 11.

16. Christopher Logue, "Everyone Has Underestimated This Outbreak: Ebola Is Not Going Away," *Irish Times*, September 16, 2014, p. B6.

17. Quoted in Adam Nossiter, "Ebola Reaches Guinean Capital, Stirring Fears," *New York Times*, April 2, 2014, p. A4.

18. MSF, "Ebola: Pushed to the Limit and Beyond," March 23, 2015, available at https:// www.msf.org/ebola-pushed-limit-and-beyond.

19. Quoted in Nana Boakye-Yiadom, "UN Seeks to Calm Ebola Fears in West Africa," *Globe and Mail*, July 3, 2014, p. A6.

20. Lisa O'Carroll, "West Blamed for 'Almost Zero' Response to Ebola Outbreak Crisis in West Africa," *Irish Times,* August 20, 2014, 10.

21. Editorial Board, "A Painfully Slow Ebola Response," *New York Times*, August 16, 2014, p. A18.

22. Borneo Post online, "Ebola Outbreak under Control, Says Guinea President," May 1, 2014, http://www.theborneopost.com/2014/05/01/ ebola-outbreak-under-control-says-guinea-president/.

23. David Quammen, "Ebola Is Not the Next Pandemic," *New York Times*, April 10, 2014, p. A25.

24. Quoted in Kelly Grant, "Canadian Doctor Describes Heartbreaking Scene of Ebola Outbreak," *Globe and Mail*, August 20, 2014, last updated May 12, 2018, https://www .theglobeandmail.com/life/health-and-fitness/health/canadian-doctor-describes -heart-breaking-scenes-of-ebola-outbreak/article20148033/.

25. Andrew Siddons, "U.S. and Global Efforts to Contain Ebola Draw Criticism at Congressional Hearing," *New York Times*, August 8, 2014, p. A11.

26. "Ebola Demands Urgent US Action," *Washington Post*, September 5, 2014, p. A20.

27. Adam Nossiter, "Ebola Epidemic Worsening: Sierra Leone Expands Quarantine Restrictions," *New York Times*, September 26, 2014, p. A10.

28. David Lewis and Emma Farge, "Liberia Shuts Schools, Considers Quarantine to Curb Ebola," Reuters, July 30, 2014, https://www.reuters.com/article/us-health -ebola-liberia-idUSKBN0FZ22H20140730.

29. Stephen Douglas, "In Sierra Leone, We've Stopped Shaking Hands," *Globe and Mail*, August 5, 2014, p. A9.

30. Quoted in Bullard, *Day-by-Day Chronicle,* 82.

文　献

总　论

Ackernecht, Erwin H., *History and Geography of the Most Important Diseases* (New York: Hafner, 1965).

Bynum, William F., *Science and the Practice of Medicine in the Nineteenth Century* (Cambridge: Cambridge University Press, 1994).

Creighton, Charles, *A History of Epidemics in Britain* (Cambridge: Cambridge University Press, 1891–1894).

Crosby, Alfred W., *The Columbian Exchange: The Biological and Cultural Consequences of 1492* (Westport, CT: Greenwood, 1972).

Diamond, Jared, *Guns, Germs, and Steel: The Fate of Human Societies* (New York: Norton, 1997).

Ewald, Paul W., *Evolution of Infectious Disease* (New York: Oxford University Press, 1994).

Farmer, Paul, *Infections and Inequalities: The Modern Plagues* (Berkeley: University of California Press, 2001).

Foucault, Michel, *The Birth of the Clinic: An Archaeology of Medical Perception*, trans. A. M. Sheridan Smith (New York: Pantheon, 1973).

——, *Discipline and Punish: The Birth of the Prison*, trans. Alan Sheridan (New York: Vintage, 1995).

Garrett, Laurie, *The Coming Plague: Newly Emerging Diseases in a World Out of Balance* (New York: Penguin, 1994).

Harkness, Deborah E., *The Jewel House: Elizabethan London and the Scientific Revolution* (New Haven: Yale University Press, 2007).

Harrison, Mark, *Climates and Constitutions: Health, Race, Environment and British Imperialism in India, 1600–1850* (New Delhi: Oxford University Press, 1999).

Hays, J. N., *The Burdens of Disease: Epidemics and Human Response in Western History* (New Brunswick: Rutgers University Press, 2009).

Keshavjee, Salmaan, *Blind Spot: How Neoliberalism Infiltrated Global Health* (Oakland: University of California Press, 2014).

Krieger, Nancy, *Epidemiology and the People's Health: Theory and Practice* (New York: Oxford University Press, 2011).

Magner, Lois N., *A History of Infectious Diseases and the Microbial World* (Westport: Praeger, 2009).

McNeill, William H., *Plagues and Peoples* (New York: Anchor, 1998; 1st ed. 1976).

Miller, Arthur, *The Crucible* (New York: Penguin, 1996).

Nelson, Kenrad E., Carolyn Williams, and Neil Graham, *Infectious Disease Epidemiology: Theory and Practice* (Boston: Jones and Bartlett, 2005).

Pati, Bisamoy, and Mark Harrison, *Health, Medicine, and Empire: Perspectives on Colonial India* (Hyderabad: Orient Longman, 2001).

Ranger, Terence, and Paul Slack, eds., *Epidemics and Ideas* (Cambridge: Cambridge University Press, 1992).

Rosenberg, Charles E., *Explaining Epidemics and Other Studies in the History of Medicine* (Cambridge: Cambridge University Press, 1993).

Watts, Sheldon J., *Epidemics and History: Disease, Power and Imperialism* (New Haven: Yale University Press, 1997).

Winslow, Charles-Edward Amory, *The Conquest of Epidemic Disease: A Chapter in the History of Ideas* (Princeton: Princeton University Press, 1943).

Zinsser, Hans, *Rats, Lice and History* (Boston: Little, Brown, 1935).

体液论与古代医学

Bliquez, Lawrence J., *The Tools of Asclepius: Surgical Instruments in Greek and Roman Times* (Leiden: Brill, 2015).

Cavanaugh, T. A., *Hippocrates' Oath and Asclepius' Snake: The Birth of a Medical Profession* (New York: Oxford University Press, 2018).

Edelstein, Ludwig, *Ancient Medicine: Selected Papers* (Baltimore: Johns Hopkins University Press, 1967).

Eijk, Philip J. van der, *Hippocrates in Context: Papers Read at the XIth International Hippocrates Colloquium, University of Newcastle upon Tyne, 27–31 August 2002* (Leiden: Brill, 2005).

Galen, *Selected Works* (Oxford: Oxford University Press, 1997).

Grmek, Mirko D., ed., *Western Medical Thought from Antiquity to the Middle Ages* (Cambridge, MA: Harvard University Press, 1939).

Hankinson, R. J., ed., *The Cambridge Companion to Galen* (Cambridge: Cambridge University Press, 2008).

Hart, Gerald D., *Asclepius, the God of Medicine* (London: Royal Society of Medicine Press, 2000).

Hippocrates, *The Medical Works of Hippocrates* (Oxford: Blackwell, 1950).

Horstmanshoff, Manfred and Cornelius van Tilburg, *Hippocrates and Medical Education: Selected Papers Presented at the XIIth International Hippocrates Colloquium, University of Leiden, 24–26 August 2005* (Leiden: Brill, 2010).

Jouanna, Jacques, *Hippocrates* (Baltimore: Johns Hopkins University Press, 1999).

King, Helen, *Hippocrates' Woman: Reading the Female Body in Ancient Greece* (London: Routledge, 1998).

Langholf, Volker, *Medical Theories in Hippocrates' Early Texts and the "Epidemics"* (Berlin: Walter de Gruyter, 1990).

Levine, Edwin Burton, *Hippocrates* (New York: Twayne, 1971).

Lloyd, Geoffrey Ernest Richard, *In the Grip of Disease: Studies in the Greek Imagination* (Oxford: Oxford University Press, 2003).

——, *Magic, Reason, and Experience: Studies in the Origin and Development of Greek Science* (Cambridge: Cambridge University Press, 1979).

——, *Principles and Practices in Ancient Greek and Chinese Science* (Aldershot: Ashgate, 2006).

Mitchell-Boyask, Robin, *Plague and the Athenian Imagination: Drama, History and the Cult of Asclepius* (Cambridge: Cambridge University Press, 2008).

Nutton, Vivian, *Ancient Medicine* (Milton Park: Routledge, 2013).

——, "The Fatal Embrace: Galen and the History of Ancient Medicine," *Science in Context* 18, no. 1 (March 2005): 111–121.

——, ed., *Galen: Problems and Prospects* (London: Wellcome Institute for the History of Medicine, 1981).

——, "Healers and the Healing Act in Classical Greece," *European Review* 7, no. 1 (February 1999): 27–35.

Oldstone, Michael B. A., *Viruses, Plagues, and History* (Oxford: Oxford University Press, 2000.)

Schiefsky, Mark John, *Hippocrates on Ancient Medicine* (Leiden: Brill, 2005).

Shakespeare, William, *The Taming of the Shrew* (Guilford: Saland, 2011).

Smith, W. D., *The Hippocratic Tradition* (Ithaca, NY: Cornell University Press, 1979).

Temkin, Owsei, *Galenism: Rise and Decline of a Medical Philosophy* (Ithaca: Cornell University Press, 1973).

——, *Hippocrates in a World of Pagans and Christians* (Baltimore: Johns Hopkins University Press, 1991).

——, *Views on Epilepsy in the Hippocratic Period* (Baltimore: Johns Hopkins University Press, 1933).

Thucydides, *The Peloponnesian War* (Oxford: Oxford University Press, 2009).

Tuplin, C. J. and T. E. Rihll, eds., *Science and Mathematics in Ancient Greek Culture* (Oxford: Oxford University Press, 2002).

Wear, Andrew, ed., *Medicine in Society: Historical Essays* (Cambridge: Cambridge University Press, 1992).

鼠　疫

Advisory Committee Appointed by the Secretary of State for India, the Royal Society, and the Lister Institute, "Reports on Plague Investigations in India," *Journal of Hygiene* 11, Plague Suppl. 1, Sixth Report on Plague Investigations in India (December 1911): 1, 7–206.

——, "Reports on Plague Investigations in India," *Journal of Hygiene* 6, no. 4, Reports on Plague Investigations in India (September 1906): 421–536.

——, "Reports on Plague Investigations in India Issued by the Secretary of State for India, the Royal Society, and the Lister Institute," *Journal of Hygiene* 10, no. 3, Reports on Plague Investigations in India (November 1910): 313–568.

Alexander, John T., *Bubonic Plague in Early Modern Russia: Public Health and Urban Disaster* (Baltimore: Johns Hopkins University Press, 1980).

Archaeologica Medica XLVI, "How Our Forefathers Fought the Plague," *British Medical Journal* 2, no. 1969 (September 24, 1898): 903–908.

Arnold, David, *Colonizing the Body: State Medicine and Epidemic Disease in Nineteenth-Century India* (Berkeley: University of California Press, 1993).

Ariès, Philippe, *The Hour of Our Death*, trans. Helen Weaver (New York: Knopf, 1981).

————, *Western Attitudes toward Death from the Middle Ages to the Present*, trans. Patricia M. Ranum (Baltimore: Johns Hopkins University Press, 1974).

Bannerman, W. B., "The Spread of Plague in India," *Journal of Hygiene* 6, no. 2 (April 1906): 179–211.

Barker, Sheila, "Poussin, Plague and Early Modern Medicine," *Art Bulletin* 86, no. 4 (December 2004): 659–689.

Benedictow, O. J., "Morbidity in Historical Plague Epidemics," *Population Studies* 41, no. 3 (November 1987): 401–431.

Bertrand, J. B., *A Historical Relation of the Plague at Marseilles in the Year 1720*, trans. Anne Plumptre (Farnborough: Gregg, 1973; 1st ed. 1721).

Biraben, Jean Noel, *Les hommes et la peste en France et dans les pays européens et méditerranéens*, 2 vols. (Paris: Mouton, 1975).

Blue, Rupert, "Anti-Plague Measures in San Francisco, California, U.S.A.," *Journal of Hygiene* 9, no. 1 (April 1909): 1–8.

Boccaccio, *The Decameron*, trans. M. Rigg (London: David Campbell, 1921). Also available at Medieval Sourcebook: Boccaccio: The Decameron, https://source-books.fordham.edu/source/boccacio2.asp, accessed August 22, 2018.

Boeckl, Christine M., "Giorgio Vassari's *San Rocco Altarpiece*: Tradition and Innovation in Plague Iconography," *Artibus et Historiae* 22, no. 43 (2001): 29–40.

Boelter, W. R., *The Rat Problem* (London: Bale and Danielsson, 1909).

Bonser, W., "Medical Folklore of Venice and Rome," *Folklore* 67, no. 1 (March 1956): 1–15.

Butler, Thomas, "Yersinia Infections: Centennial of the Discovery of the Plague Bacillus," *Clinical Infectious Diseases* 19, no. 4 (October 1994): 655–661.

Calmette, Albert, "The Plague at Oporto," *North American Review* 171, no. 524 (July 1900): 104–111.

Calvi, Giulia, *Histories of a Plague Year: The Social and the Imaginary in Baroque Florence* (Berkeley: University of California Press, 1989).

Camus, Albert, *The Plague*, trans. Stuart Gilbert (New York: Knopf, 1948).

Cantor, Norman F., *In the Wake of the Plague: The Black Death and the World It Made* (New York: Free Press, 2001).

Carmichael, Ann G., *Plague and the Poor in Renaissance Florence* (Cambridge: Cambridge University Press, 1986).

Catanach, I. J., "The 'Globalization' of Disease? India and the Plague," *Journal of World History* 12, no. 1 (Spring 2001): 131–153.

Centers for Disease Control and Prevention, "Human Plague—United States, 1993–1994," *Morbidity and Mortality Weekly Report* 43, no. 13 (April 8, 1994): 242–246.

————, "Plague—United States, 1980," *Morbidity and Mortality Weekly Report* 29, no. 31

(August 1980): 371–372, 377.

———, "Recommendation of the Public Health Service Advisory Committee on Immunization Practices: Plague Vaccine," *Morbidity and Mortality Weekly Repor* 27, no. 29 (July 21, 1978): 255–258.

Chase, Marilyn, *Barbary Plague: The Black Death in Victorian San Francisco* (New York: Random House, 2003).

Cipolla, Carlo M., *Cristofano and the Plague: A Study in the History of Public Health in the Age of Galileo* (Berkeley: University of California Press, 1973).

———, *Faith, Reason, and the Plague in Seventeenth-Century Tuscany* (New York: Norton, 1979).

———, *Fighting the Plague in Seventeenth-Century Italy* (Madison: University of Wisconsin Press, 1981).

Cohn, Samuel Kline, *The Black Death Transformed: Disease and Culture in Early Renaissance Europe* (London: Arnold, 2002).

Condon, J. K., *A History of the Progress of Plague in the Bombay Presidency from June 1896 to June 1899* (Bombay: Education Society's Steam Press, 1900).

Crawford, R. H. P., *Plague and Pestilence in Literature and Art* (Oxford: Clarendon, 1914).

Crawshaw, Jane L. Stevens, *Plague Hospitals: Public Health for the City in Early Modern Venice* (Farnham: Ashgate, 2012).

Creel, Richard H., "Outbreak and Suppression of Plague in Porto Rico: An Account of the Course of the Epidemic and the Measures Employed for Its Suppression by the United States Public Health Service," *Public Health Reports (1896–1970)* 28, no. 22 (May 30, 1913): 1050–1070.

Defoe, Daniel, *Journal of the Plague Year* (Cambridge: Chadwyck-Healey, 1996).

Dols, Michael W., *The Black Death in the Middle East* (Princeton: Princeton University Press, 1977).

Drancourt, Michel, "Finally Plague Is Plague," *Clinical Microbiology and Infection* 18, no. 2 (February 2012): 105–106.

Drancourt, Michel, Gérard Aboudharam, Michel Signoli, Olivier Dutour, and Didier Raoult, "Detection of 400-year-old *Yersinia pestis* DNA in Human Dental Pulp: An Approach to the Diagnosis of Ancient Septicemia," *Proceedings of the National Academy of Sciences of the United States of America* 95, no. 21 (October 13, 1998): 12637–12640.

Echenberg, Myron J., "Pestis Redux: The Initial Years of the Third Bubonic Plague Pandemic, 1894–1901," *Journal of World History* 13, no. 2 (Fall 2002): 429–449.

———, *Plague Ports: The Global Urban Impact of Bubonic Plague, 1894–1901* (New York: New York University Press, 2007).

Ell, Stephen R., "Three Days in October of 1630: Detailed Examination of Mortality during an Early Modern Plague Epidemic in Venice," *Reviews of Infectious Diseases* 11, no. 1 (January–February 1989): 128–139.

Gilman, Ernest B., *Plague Writing in Early Modern England* (Chicago: University of Chicago Press, 2009).

Gonzalez, Rodrigo J., and Virginia L. Miller, "A Deadly Path: Bacterial Spread during Bubonic Plague," *Trends in Microbiology* 24, no. 4 (April 2016): 239–241.

Gregory of Tours, *History of the Franks*, trans. L. Thorpe (Baltimore: Penguin, 1974).

Herlihy, David, *The Black Death and the Transformation of the West* (Cambridge, MA: Harvard University Press, 1997).

Hopkins, Andrew, "Plans and Planning for S. Maria della Salute, Venice," *Art Bulletin* 79, no. 3 (September 1997): 440–465.

Jones, Colin, "Plague and Its Metaphors in Early Modern France," *Representations* 53 (Winter 1996): 97–127.

Kidambi, Prashant, "Housing the Poor in a Colonial City: The Bombay Improvement Trust, 1898–1918," *Studies in History* 17 (2001): 57–79.

Kinyoun, J. J., Walter Wyman, and Brian Dolan, "Plague in San Francisco (1900)," *Public Health Reports (1974–)* 121, suppl. 1, Historical Collection, 1878–2005 (2006): 16–37.

Klein, Ira, "Death in India, 1871–1921," *Journal of Asian Studies* 32, no. 4 (August 1973): 639–659.

———, "Development and Death: Bombay City, 1870–1914," *Modern Asian Studies* 20, no. 4 (1986): 725–754.

———, "Plague, Policy and Popular Unrest in British India," *Modern Asian Studies* 22, no. 4 (1988): 723–755.

Lantz, David E., *The Brown Rat in the United States* (Washington, DC: US Government Printing Office, 1909).

Ledingham, J. C. G., "Reports on Plague Investigations in India," *Journal of Hygiene* 7, no. 3, Reports on Plague Investigations in India (July 1907): 323–476.

Link, Vernon B., "Plague on the High Seas," *Public Health Reports (1896–1970)* 66, no. 45 (November 9, 1951): 1466–1472.

Little, Lester K., ed., *Plague and the End of Antiquity: The Pandemic of 541–750* (Cambridge: Cambridge University Press, 2007).

Lynteris, Christos, "A 'Suitable Soil': Plague's Urban Breeding Grounds at the Dawn of the Third Pandemic," *Medical History* 61, no. 3 (July 2017): 343–357.

Maddicott, J. R., "The Plague in Seventh-Century England," *Past & Present* 156 (August 1997): 7–54.

Manzoni, Alessandro, *The Betrothed*, trans. Bruce Penman (Harmondsworth: Penguin, 1972).

———, *The Column of Infamy*, trans. Kenelm Foster and Jane Grigson (London: Oxford University Press, 1964).

Marshall, Louise, "Manipulating the Sacred: Image and Plague in Renaissance Italy," *Renaissance Quarterly* 47, no. 3 (Autumn 1994): 485–532.

McAlpin, Michelle Burge, "Changing Impact of Crop Failures in Western India, 1870–1920," *Journal of Economic History* 39, no. 1 (March 1979): 143–157.

Meiss, Millard, *Painting in Florence and Siena after the Black Death* (Princeton: Princeton University Press, 1951).

Meyer, K. F., Dan C. Cavanaugh, Peter J. Bartelloni, and John D. Marshall, Jr., "Plague Immunization: I. Past and Present Trends," *Journal of Infectious Diseases* 129, suppl. (May 1974): S13—S18.

Moote, A. Lloyd, and Dorothy C., *The Great Plague: The Story of London's Most Deadly Year* (Baltimore: Johns Hopkins University Press, 2004).

National Institutes of Health, US National Library of Medicine, "Plague," MedlinePlus, http://www.nlm.nih.gov/medlineplus/ency/article/000596.htm, last updated August 14, 2018.

Newman, Kira L. S., "Shutt Up: Bubonic Plague and Quarantine in Early Modern England," *Journal of Social History* 45, no. 3 (Spring 2012): 809–834.

"Observations in the Plague Districts in India," *Public Health Reports (1896–1970)* 15, no. 6 (February 9, 1900): 267–271.

Orent, Wendy, *Plague: The Mysterious Past and Terrifying Future of the World's Most Dangerous Disease* (New York: Free Press, 2004).

Palmer, Darwin L., Alexander L. Kisch, Ralph C. Williams, Jr., and William P. Reed, "Clinical Features of Plague in the United States: The 1969–1970 Epidemic," *Journal of Infectious Diseases* 124, no. 4 (October 1971): 367–371.

Pechous, R. D., V. Sivaraman, N. M. Stasulli, and W. E. Goldman, "Pneumonic Plague: The Darker Side of Yersinia pestis," *Trends in Microbiology* 24, no. 3 (March 2016): 194–196.

Pepys, Samuel, *The Diary of Samuel Pepys*, ed. Robert Latham and William Matthews, 10 vols. (Berkeley: University of California Press, 2000).

Petro, Anthony M., *After the Wrath of God: AIDS, Sexuality, and American Religion* (Oxford: Oxford University Press, 2015).

"The Plague: Special Report on the Plague in Glasgow," *British Medical Journal* 2, no. 2071 (September 8, 1900): 683–688.

Pollitzer, Robert, *Plague* (Geneva: World Health Organization, 1954).

"The Present Pandemic of Plague," *Public Health Reports (1896–1970)* 40, no. 2 (January 9, 1925): 51–54.

The Rat and Its Relation to Public Health (Washington, DC: US Government Printing Office, 1910).

Risse, Guenter B., *Plague, Fear, and Politics in San Francisco's Chinatown* (Baltimore: Johns Hopkins University Press, 2012).

Ruthenberg, Gunther E., "The Austrian Sanitary Cordon, and the Control of the Bubonic Plague, 1710–1871," *Journal of the History of Medicine and the Allied Sciences* 28, no. 1 (January 1973): 15–23.

Scasciamacchia S., L. Serrecchia, L. Giangrossi, G. Garofolo, A. Balestrucci, G. Sammartino et al., "Plague Epidemic in the Kingdom of Naples, 1656–1658," *Emerging Infectious Diseases* 18, no. 1 (January 2012), http://dx.doi.org/10.3201/eid1801.110597.

Shakespeare, William, *Romeo and Juliet* (London: Bloomsbury Arden Shakespeare, 2017).

Shrewsbury, John Findlay Drew, *A History of Bubonic Plague in the British Isles* (Cambridge: Cambridge University Press, 1970).

Slack, Paul, *The Impact of Plague on Tudor and Stuart England* (Oxford: Clarendon, 1985).

Steel, D., "Plague Writing: From Boccaccio to Camus," *Journal of European Studies* 11 (1981): 88–110.

Taylor, Jeremy, *Holy Living and Holy Dying: A Contemporary Version by Marvin D. Hinten* (Nashville, TN: National Baptist Publishing Board, 1990).

Twigg, G., *The Black Death: A Biological Reappraisal* (New York: Schocken, 1985).

Velimirovic, Boris, and Helga Velimirovic, "Plague in Vienna," *Reviews of Infectious Diseases* 11, no. 5 (September–October 1989): 808–826.

Verjbitski, D. T., W. B. Bannerman, and R. T. Kapadia, "Reports on Plague Investigations in India," *Journal of Hygiene* 8, no. 2, Reports on Plague Investigations in India (May 1908): 161–308.

Vincent, Catherine, "Discipline du corps et de l'esprit chez les Flagellants au Moyen Age," *Revue Historique* 302, no. 3 (July–September 2000): 593–614.

Wheeler, Margaret M., "Nursing of Tropical Diseases: Plague," *American Journal of Nursing* 16, no. 6 (March 1916): 489–495.

Wyman, Walter, *The Bubonic Plague* (Washington, DC: US Government Printing Office, 1900).

Ziegler, Philip, *The Black Death* (New York: Harper & Row, 1969).

天　花

Artenstein, Andrew W., "Bifurcated Vaccination Needle," *Vaccine* 32, no. 7 (February 7, 2014): 895.

Basu, Rabindra Nath, *The Eradication of Smallpox from India* (New Delhi: World Health Organization, 1979).

Bazin, H., *The Eradication of Smallpox: Edward Jenner and the First and Only Eradication of a Human Infectious Disease* (San Diego: Academic Press, 2000).

Carrell, Jennifer Lee, *The Speckled Monster: A Historical Tale of Battling Smallpox* (New York: Dutton, 2003).

Dickens, Charles, *Bleak House* (London: Bradbury and Evans, 1953).

Dimsdale, Thomas, *The Present Method of Inoculating of the Small-pox. To Which Are Added Some Experiments, Instituted with a View to Discover the Effects of a Similar Treatment in the Natural Small-pox* (Dublin, 1774).

Fenn, Elizabeth Anne, *Pox Americana: The Great Smallpox Epidemic of 1775–1782* (New York: Hill and Wang, 2001).

Fielding, Henry, *The Adventures of Joseph Andrews* (London, 1857).

———, *The History of Tom Jones, a Foundling* (Oxford: Clarendon, 1974).

Foege, William H., *House on Fire: The Fight to Eradicate Smallpox* (Berkeley: University of California Press, 2011).

Franklin, Benjamin, *Some Account of the Success of Inoculation for the Small-pox in England and America. Together with Plain Instructions, by Which Any Person May Perform the Operation, and Conduct the Patient through the Distemper* (London, 1759).

Glynn, Ian, *The Life and Death of Smallpox* (London: Profile, 2004).

Henderson, Donald A., *Smallpox: The Death of a Disease* (Amherst, NY: Prometheus, 2009).

Herberden, William, *Plain Instructions for Inoculation in the Small-pox; by Which Any Person May Be Enabled to Perform the Operation, and Conduct the Patient through the Distemper* (London, 1769).

Hopkins, Donald R., *The Greatest Killer: Smallpox in History* (Chicago: University of Chicago Press, 2002).

——, *Princes and Peasants: Smallpox in History* (Chicago: University of Chicago Press, 1983).

James, Sydney Price, *Smallpox and Vaccination in British India* (Calcutta: Thacker, Spink, 1909).

Jenner, Edward, *An Inquiry into the Causes and Effects of the Variolae Vaccinae, A Disease Discovered in Some of the Western Counties of England, Particularly Gloucestershire, and Known by the Name of the Cow Pox* (Springfield, MA, 1802; 1st ed. 1799).

——, *On the Origin of the Vaccine Inoculation* (London, 1801).

Koplow, David A., *Smallpox: The Fight to Eradicate a Global Scourge* (Berkeley: University of California Press, 2003).

Langrish, Browne, *Plain Directions in Regard to the Small-pox* (London, 1759).

Mann, Charles C., *1491: New Revelations of the Americas before Columbus* (New York: Knopf, 2005).

——, *1493: Uncovering the New World Columbus Created* (New York: Knopf, 2011).

Ogden, Horace G., *CDC and the Smallpox Crusade* (Atlanta: US Dept. of Health and Human Services, 1987).

Reinhardt, Bob H., *The End of a Global Pox: America and the Eradication of Smallpox in the Cold War Era* (Chapel Hill: University of North Carolina Press, 2015).

Rogers, Leonard, *Small-pox and Climate in India: Forecasting of Epidemics* (London: HMSO, 1926).

Rowbotham, Arnold Horrex, *The "Philosophes" and the Propaganda for Inoculation of Smallpox in Eighteenth-Century France* (Berkeley: University of California Press, 1935).

Rush, Benjamin, *The New Method of Inoculating for the Small-pox* (Philadelphia, 1792).

Schrick, Livia, Clarissa R. Damaso, José Esparza, and Andreas Nitsche, "An Early American Smallpox Vaccine Based on Horsepox," *New England Journal of Medicine* 377 (2017): 1491–1492.

Shuttleton, David E., *Smallpox and the Literary Imagination, 1660–1820* (Cambridge: Cambridge University Press, 2007).

Thakeray, William Makepeace, *The History of Henry Esmond* (New York: Harper, 1950).

Thomson, Adam, *A Discourse on the Preparation of the Body for the Small-pox; And the Manner of Receiving the Infection* (Philadelphia, 1750).

Waterhouse, Benjamin, *A Prospect of Exterminating the Small-pox; Being the History of the Variolae vaccinae, or Kine-Pox, Commonly Called the Cow-Pox, as it Appeared in England; with an Account of a Series of Inoculations Performed for the Kine-pox, in Massachusetts* (Cambridge, MA, 1800).

Winslow, Ola Elizabeth, *A Destroying Angel: The Conquest of Smallpox in Colonial Boston* (Boston: Houghton Mifflin, 1974).

World Health Organization, *The Global Eradication of Smallpox: Final Report of the Global Commission for the Certification of Smallpox Eradication* (Geneva: World Health Organization, 1979).

———, *Handbook for Smallpox Eradication Programmes in Endemic Areas* (Geneva: World Health Organization, 1967).

———, *Smallpox and Its Eradication* (Geneva: World Health Organization, 1988).

拿破仑：黄热病与海地

Blackburn, Robin, "Haiti, Slavery, and the Age of the Democratic Revolution," *William and Mary Quarterly* 63, no. 4 (October 2006): 643–674.

Dubois, Laurent, *Avengers of the New World: The Story of the Haitian Revolution* (Cambridge, MA: Belknap, 2005).

Dunn, Richard S., *Sugar and Slaves* (Chapel Hill: University of North Carolina Press, 1972).

Geggus, David Patrick, *Haitian Revolutionary Studies* (Bloomington: Indiana University Press, 2002).

Gilbert, Nicolas Pierre, *Histoire médicale de l'armée française, à Saint-Domingue, en l'an dix: ou mémoire sur la fièvre jaune, avec un apperçu de la topographie médicale de cette colonie* (Paris, 1803).

Girard, Philippe R., "Caribbean Genocide: Racial War in Haiti, 1802–4," *Patterns of Prejudice* 39, no. 2 (2005): 138–161.

———, "Napoléon Bonaparte and the Emancipation Issue in Saint-Domingue, 1799–1803," *French Historical Studies* 32, no. 4 (September 2009): 587–618.

———, *The Slaves Who Defeated Napoleon: Toussaint Louverture and the Haitian War of Independence* (Tuscaloosa: University of Alabama Press, 2011).

Herold, J. Christopher, ed., *The Mind of Napoleon: A Selection of His Written and Spoken Words* (New York: Columbia University Press, 1955).

James, Cyril Lionel Robert, *Black Jacobins: Toussaint L'Ouverture and the San Domingo Revolution* (New York: Vintage, 1963).

Kastor, Peter J., *Nation's Crucible: The Louisiana Purchase and the Creation of America* (New Haven: Yale University Press, 2004).

Kastor, Peter J., and François Weil, eds., *Empires of the Imagination: Transatlantic Histories and the Louisiana Purchase* (Charlottesville: University of Virginia Press, 2009).

Lee, Debbi, *Slavery and the Romantic Imagination* (Philadelphia: University of Pennsylvania Press, 2002).

Leroy-Dupré, Louis Alexandre Hippolyte, ed., *Memoir of Baron Larrey, Surgeon-in-chief of the Grande Armée* (London, 1862).

Marr, John S., and Cathey, John T., "The 1802 Saint-Domingue Yellow Fever Epidemic and the Louisiana Purchase, *Journal of Public Health Management Practice* 19, no. 1 (January–February 2013): 77–82.

———, "Yellow Fever, Asia and the East African Slave Trade, *Transactions of the Royal Society of Tropical Medicine and Hygiene* 108, no. 5 (May 1, 2014): 252–257.

McNeill, John Robert, *Mosquito Empires: Ecology and War in the Greater Caribbean, 1620–1914* (New York: Cambridge University Press, 2010).

Rush, Benjamin, *An Account of the Bilious Remitting Yellow Fever as It Appeared in the City of Philadelphia, in the Year 1793* (Philadelphia, 1794).

Scott, James, *Weapons of the Weak: Everyday Forms of Peasant Resistance* (New Haven: Yale University Press, 1985).

Sutherland, Donald G., *Chouans: The Social Origins of Popular Counter-Revolution in Upper Brittany, 1770–1796* (Oxford: Oxford University Press, 1982).

Teelock, Vijaya, *Bitter Sugar: Sugar and Slavery in Nineteenth-Century Mauritius* (Moka, Mauritius: Mahatma Gandhi Institute, 1998).

Tilly, Charles, *The Vendée* (Cambridge, MA: Harvard University Press, 1976).

拿破仑：痢疾、斑疹伤寒与俄国

Alekseeva, Galina, "Emerson and Tolstoy's Appraisals of Napoleon," *Tolstoy Studies Journal* 24 (2012): 59–65.

Armstrong, John, *Practical Illustrations of Typhus Fever, of the Common Continued Fever, and of Inflammatory Diseases, &c.* (London, 1819).

Austin, Paul Britten, *1812: Napoleon in Moscow* (South Yorkshire: Frontline, 2012).

Ballingall, George, *Practical Observations on Fever, Dysentery, and Liver Complaints as They Occur among the European Troops in India* (Edinburgh, 1823).

Bell, David Avrom, *The First Total War: Napoleon's Europe and the Birth of Warfare as We Know It* (Boston: Houghton Mifflin, 2007).

Bourgogne, Jean Baptiste François, *Memoirs of Sergeant Bourgogne (1812–1813)*, trans. Paul Cottin and Maurice Henault (London: Constable, 1996).

Burne, John, *A Practical Treatise on the Typhus or Adynamic Fever* (London, 1828).

Campbell, D., *Observations on the Typhus, or Low Contagious Fever, and on the Means of Preventing the Production and Communication of This Disease* (Lancaster, 1785).

Cirillo, Vincent J., "'More Fatal than Powder and Shot': Dysentery in the U.S. Army during the Mexican War, 1846–48," *Perspectives in Biology and Medicine* 52, no. 3 (Summer 2009): 400–413.

Clausewitz, Carl von, *The Campaign of 1812 in Russia* (London: Greenhill, 1992).

———, *On War*, trans. J. J. Graham (New York: Barnes and Noble, 1968).

Collins, Christopher H., and Kennedy, David A., "Gaol and Ship Fevers," *Perspectives in Public Health* 129, no. 4 (July 2009): 163–164.

Esdaile, Charles J., "De-Constructing the French Wars: Napoleon as Anti-Strategist," *Journal of Strategic Studies* 31 (2008): 4, 515–552.

———, *The French Wars, 1792–1815* (London: Routledge, 2001).

———, *Napoleon's Wars: An International History, 1803–1815* (London: Allen Lane, 2007).

Fezensac, Raymond A. P. J. de, *A Journal of the Russian Campaign of 1812*, trans. W. Knollys (London, 1852).

Foord, Edward, *Napoleon's Russian Campaign of 1812* (Boston: Little, Brown, 1915).

Hildenbrand, Johann Val de, *A Treatise on the Nature, Cause, and Treatment of Contagious Typhus*, trans. S. D. Gross (New York, 1829).

Larrey, Dominique Jean, *Memoir of Baron Larrey* (London, 1861).

Maceroni, Francis, and Joachim Murat, *Memoirs of the Life and Adventures of Colonel Maceroni*, 2 vols. (London, 1837).

Palmer, Alonzo B., *Diarrhoea and Dysentery: Modern Views of Their Pathology and Treatment* (Detroit, 1887).

Rose, Achilles, *Napoleon's Campaign in Russia Anno 1812: Medico-Historical* (New York: Published by the author, 1913).

Rothenberg, Gunther E., *The Art of Warfare in the Age of Napoleon* (Bloomington: Indiana University Press, 1978).

Ségur, Philippe de, *History of the Expedition to Russia Undertaken by the Emperor Napoleon in the Year 1812*, vol. 1 (London, 1840).

Talty, Stephan, *The Illustrious Dead: The Terrifying Story of How Typhus Killed Napoleon's Greatest Army* (New York: Crown, 2009).

Tarle, Eugene, *Napoleon's Invasion of Russia, 1812* (New York: Oxford University Press, 1942).

Tolstoy, Leo, *The Physiology of War: Napoleon and the Russian Campaign*, trans. Huntington Smith (New York, 1888).

———, *War and Peace*, trans. Orlando Figes (New York: Viking, 2006).

Virchow, Rudolf Carl, *On Famine Fever and Some of the Other Cognate Forms of Typhus* (London, 1868)

———, "Report on the Typhus Epidemic in Upper Silesia, 1848," *American Journal of Public Health* 96, no. 12 (December 2006): 2102–2105 (excerpt from R. C. Virchow, *Archiv für pathologische Anatomie und Physiologie und für klinische Medicin*, vol. 2 [Berlin, 1848]).

Voltaire, *History of Charles XII, King of Sweden* (Edinburgh, 1776).

Xavier, Nicolas, Hervé Granier, and Patrick Le Guen, "Shigellose ou dysenterie bacillaire," *Presse Médicale* 36, no. 11, pt. 2 (November 2007): 1606–1618.

Zamoyski, Adam, *1812: Napoleon's Fatal March on Moscow* (London: HarperCollins, 2004).

巴黎医学学派

Ackerknecht, Erwin H., *Medicine at the Paris Hospital, 1794–1848* (Baltimore: Johns Hopkins University Press, 1967).

———, "Recurrent Themes in Medical Thought," *Scientific Monthly* 69, no. 2 (August 1949): 80–83.

Cross, John, *Sketches of the Medical Schools of Paris, Including Remarks on the Hospital Practice, Lectures, Anatomical Schools, and Museums, and Exhibiting the Actual State of Medical Instruction in the French Metropolis* (London, 1815).

Foucault, Michel, *The Birth of the Clinic: An Archaeology of Medical Perception*, trans. A. M. Sheridan Smith (New York: Pantheon, 1973).

Hannaway, Caroline, and Ann La Berge, eds., *Constructing Paris Medicine* (Amsterdam: Rodopi, 1998).

Kervran, Roger, *Laennec: His Life and Times* (Oxford: Pergamon, 1960).

Locke, John, *Essay Concerning Human Understanding* (Oxford: Clarendon, 1924).

Paracelsus, Theophrastus, *Four Treatises of Theophrastus von Henheim, Called Paracelsus*, trans. Lilian Temkin, George Rosen, Gregory Zilboorg, and Henry E. Sigerist (Baltimore: Johns Hopkins University Press, 1941).

Shakespeare, William, *All's Well That Ends Well* (Raleigh, NC: Alex Catalogue, 2001).

Somerville, Asbury, "Thomas Sydenham as Epidemiologist," *Canadian Public Health Journal* 24, no. 2 (February 1933): 79–82.

Stensgaard, Richard K., "All's Well That Ends Well and the Gelenico-Paraceslian Controversy," *Renaissance Quarterly* 25, no. 2 (Summer 1972): 173–188.

Sue, Eugène, *Mysteries of Paris* (New York, 1887).

Sydenham, Thomas, *The Works of Thomas Sydenham*, 2 vols., trans. R. G. Latham (London, 1848–1850).

Temkin, Owsei, "The Philosophical Background of Magendie's Physiology," *Bulletin of the History of Medicine* 20, no. 1 (January 1946): 10–36.

Warner, John Harley, *Against the Spirit of System: The French Impulse in Nineteenth-Century Medicine* (Baltimore: Johns Hopkins University Press, 2003).

卫生运动

Barnes, David S., *The Great Stink of Paris and the Nineteenth-Century Struggle against Filth and Germs* (Baltimore: Johns Hopkins University Press, 2006).

Chadwick, Edwin, *Public Health: An Address* (London, 1877).

——, *The Sanitary Condition of the Labouring Population of Great Britain*, ed. M. W. Flinn (Edinburgh: Edinburgh University Press, 1965; 1st ed. 1842).

Chevalier, Louis, *Laboring Classes and Dangerous Classes in Paris during the First Half of the Nineteenth Century*, trans. Frank Jellinek (New York: H. Fertig, 1973).

Cleere, Eileen, *The Sanitary Arts: Aesthetic Culture and the Victorian Cleanliness Campaigns* (Columbus: Ohio State University Press, 2014).

Dickens, Charles, *The Adventures of Oliver Twist* (London: Oxford University Press, 1949).

——, *Dombey and Son* (New York: Heritage, 1957).

——, *Martin Chuzzlewit* (Oxford: Oxford University Press, 2016).

Douglas, Mary, *Purity and Danger: An Analysis of the Concepts of Pollution and Taboo* (London: Routledge & K. Paul, 1966).

Eliot, George, *Middlemarch* (New York: Modern Library, 1984).

Engels, Friederich, *The Condition of the Working Class in England*, trans. Florence Kelly Wischnewetsky (New York, 1887).

Finer, Samuel Edward, *The Life and Times of Sir Edwin Chadwick* (London: Methuen, 1952).

Foucault, Michel, *Discipline and Punish: The Birth of the Prison*, trans. Alan Sheridan (New York: Vintage, 1979).

Frazer, W. A. *A History of English Public Health*, *1834–1939* (London: Baillière, Tindall & Cox, 1950).

Gaskell, Elizabeth Cleghorn, *North and South* (London: Smith, Elder, 1907).

Goodlad, Lauren M. E., "'Is There a Pastor in the House?': Sanitary Reform, Professionalism, and Philanthropy in Dickens's Mid-Century Fiction," *Victorian Literature and Culture* 31, no. 2 (2003): 525–553.

Hamlin, Christopher, "Edwin Chadwick and the Engineers, 1842–1854: Systems and Antisystems in the Pipe-and-Brick Sewers War," *Technology and Culture* 33, no. 4 (1992): 680–709.

——, *Public Health and Social Justice in the Age of Chadwick* (Cambridge: Cambridge University Press, 1998).

Hanley, James Gerald, "All Actions Great and Small: English Sanitary Reform, 1840–1865," PhD diss., Yale University, 1998.

Hoy, Sue Ellen, *Chasing Dirt: The American Pursuit of Cleanliness* (New York: Oxford University Press, 1995).

La Berge, Ann F., "Edwin Chadwick and the French Connection," *Bulletin of the History of Medicine* 62, no. 1 (1988): 23–24.

Lewis, Richard Albert, *Edwin Chadwick and the Public Health Movement, 1832–1954* (London: Longmans, 1952).

Litsios, Socrates, "Charles Dickens and the Movement for Sanitary Reform," *Perspectives in Biology and Medicine* 46, no. 2 (Spring 2003): 183–199.

Mayhew, Henry, *London Labour and the London Poor* (London, 1865).

McKeown, Thomas, *The Modern Rise of Population* (London: Edward Arnold, 1976).

——, *The Role of Medicine: Dream, Mirage or Nemesis?* (Princeton: Princeton University Press, 1976).

Pinkney, David H., *Napoleon III and the Rebuilding of Paris* (Princeton: Princeton University Press, 1958).

Richardson, Benjamin Ward, *Hygeia: A City of Health* (London, 1876).

Rosen, George, *A History of Public Health* (Baltimore: Johns Hopkins University Press, 1993).

Ruskin, John, *Modern Painters*, 5 vols. (London, 1873).

Sivulka, Juliann, "From Domestic to Municipal Housekeeper: The Influence of the Sanitary Reform Movement on Changing Women's Roles in America, 1860–1920," *Journal of American Culture* 22, no. 4 (December 1999): 1–7.

Snowden, Frank, *Naples in the Time of Cholera, 1884–1911* (Cambridge: Cambridge University Press, 1995).

Southwood Smith, Thomas, *A Treatise on Fever* (Philadelphia, 1831).

Tomes, Nancy, *The Gospel of Germs: Men, Women, and the Microbe in American Life* (Cambridge, MA: Harvard University Press, 1988).

细菌理论

Bertucci, Paola, *Artisanal Enlightenment: Science and the Mechanical Arts in Old Regime France* (New Haven: Yale University Press, 2017).

Brock, Thomas D., *Robert Koch: A Life in Medicine and Bacteriology* (Washington, DC: ASM, 1999).

Budd, William, *Typhoid Fever: Its Nature, Mode of Spreading, and Prevention* (London, 1873).

Clark, David P., *How Infectious Diseases Spread* (Upper Saddle River, NJ: FTPress Delivers, 2010).

Conant, James Bryant, *Pasteur's and Tyndall's Study of Spontaneous Generation* (Cambridge, MA: Harvard University Press, 1953).

Dobell, Clifford, *Antony van Leeuwenhoek and His "Little Animals"* (New York: Russell & Russell, 1958).

Dubos, René, *Pasteur and Modern Science* (Garden City, NY: Anchor, 1960).

———, *Pasteur's Study of Fermentation* (Cambridge, MA: Harvard University Press, 1952).

Cheyne, William Watson, *Lister and His Achievement* (London: Longmans, Green, 1925).

Gaynes, Robert P., *Germ Theory: Medical Pioneers in Infectious Diseases* (Washington, DC: ASM, 2011).

Geison, Gerald, *The Private Science of Louis Pasteur* (Princeton: Princeton University Press, 1995).

Guthrie, Douglas, *Lord Lister: His Life and Doctrine* (Edinburgh: Livingstone, 1949).

Harkness, Deborah, *The Jewel House: Elizabethan London and the Scientific Revolution* (New Haven: Yale University Press, 2007).

Kadar, Nicholas, "Rediscovering Ignaz Philipp Semmelweis (1818–1865)," *Journal of Obstetrics and Gynecology* (2018), https://doi.org/10.1016/j.ajog.2018.11.1084.

Knight, David C., *Robert Koch, Father of Bacteriology* (New York: F. Watts, 1961).

Koch, Robert, *Essays of Robert Koch*, trans. K. Codell Carter (New York: Greenwood, 1987).

Laporte, Dominique, *History of Shit* (Cambridge, MA: MIT Press, 2000).

Latour, Bruno, *The Pasteurization of France*, trans. Alan Sheridan and John Law (Cambridge, MA: Harvard University Press, 1988).

Lehoux, Daryn, *Creatures Born of Mud and Slime: The Wonder and Complexity of Spontaneous Generation* (Baltimore: Johns Hopkins University Press, 2017).

Long, Pamela O., *Artisan/Practitioners and the Rise of the New Sciences, 1400–1600* (Corvallis: Oregon State University Press, 2011).

Metchnikoff, Elie, *Founders of Modern Medicine: Pasteur, Koch, Lister* (Delanco, NJ: Gryphon, 2006).

Nakayama, Don K., "Antisepsis and Asepsis and How They Shaped Modern Surgery," *American Surgeon* 84, no. 6 (June 2018): 766–771.

Nuland, Sherwin B., *Doctors: The Biography of Medicine* (New York: Random House, 1988).

———, *The Doctors' Plague: Germs, Childbed Fever, and the Strange Story of Ignác Semmelweis* (New York: W. W. Norton, 2004).

Pasteur, Louis, *Germ Theory and Its Applications to Medicine and Surgery* (Hoboken, NJ: BiblioBytes, n.d.).

———, *Physiological Theory of Fermentation* (Hoboken, NJ: BiblioBytes, n.d.).

Radot, René Vallery, *Louis Pasteur: His Life and Labours,* trans. Lady Claud Hamilton (New York, 1885).

Ruestow, Edward G., *The Microscope in the Dutch Republic: The Shaping of Discovery* (Cambridge: Cambridge University Press, 1996).

Schlich, Thomas, "Asepsis and Bacteriology: A Realignment of Surgery and Laboratory Science," *Medical History* 56, no. 3 (July 2012): 308–334.

Semmelweis, Ignác, *The Etiology, the Concept, and the Prophylaxis of Childbed Fever,* trans. F. P. Murphy (Birmingham, AL: Classics of Medicine Library, 1981).

Smith, Pamela H., *The Body of the Artisan: Art and Experience in the Scientific Revolution* (Chicago: University of Chicago Press, 2004).

Tomes, Nancy, *The Gospel of Germs: Men, Women, and the Microbe in American Life* (Cambridge, MA: Harvard University Press, 1998).

霍　乱

Andrews, Jason R., and Basu Sanjay, "Transmission Dynamics and Control of Cholera in Haiti: An Epidemic Model," *Lancet* 377, no. 9773 (April 2011): 1248–1255.

Belkin, Shimson, and Rita R. Colwell, eds., *Ocean and Health Pathogens in the Marine Environment* (New York: Springer, 2005).

Bilson, Geoffrey, *A Darkened House: Cholera in Nineteenth-Century Canada* (Toronto: University of Toronto, 1980).

Colwell, Rita R., "Global Climate and Infectious Disease: The Cholera Paradigm," *Science* 274, no. 5295 (December 20, 1996): 2025–2031.

Delaporte, François, *Disease and Civilization: The Cholera in Paris, 1832* (Cambridge, MA: MIT Press, 1986).

Durey, Michael, *The Return of the Plague: British Society and the Cholera, 1831–1832* (Dublin: Gill and Macmillan, 1979).

Echenberg, Myron, *Africa in the Time of Cholera: A History of Pandemics from 1817 to the Present* (Cambridge: Cambridge University Press, 2011).

Evans, Richard J., *Death in Hamburg: Society and Politics in the Cholera Years* (New York: Penguin, 2005).

——, "Epidemics and Revolutions: Cholera in Nineteenth-Century Europe," *Past and Present*, no. 120 (August 1988): 123–146.

Eyler, J. M., "The Changing Assessment of John Snow's and William Farr's Cholera Studies," *Soz Praventivmed* 46, no. 4 (2001): 225–232.

Fang, Xiaoping, "The Global Cholera Pandemic Reaches Chinese Villages: Population Mobility, Political Control, and Economic Incentives in Epidemic Prevention, 1962–1964," *Modern Asian Studies* 48, no. 3 (May 2014): 754–790.

Farmer, Paul, *Haiti after the Earthquake* (New York: Public Affairs, 2011).

Fazio, Eugenio, *L'epidemia colerica e le condizioni sanitarie di Napoli* (Naples, 1885).

Giono, Jean, *The Horseman on the Roof*, trans. Jonathan Griffin (New York: Knopf, 1954).

Hamlin, Christopher, *Cholera: The Biography* (Oxford: Oxford University Press, 2009).

Howard-Jones, Norman, "Cholera Therapy in the Nineteenth Century," *Journal of the History of Medicine* 17 (1972): 373–395.

Hu, Dalong, Bin Liu, Liang Feng, Peng Ding, Xi Guo, Min Wang, Boyang Cao, P. R. Reeves, and Lei Want, "Origins of the Current Seventh Cholera Pandemic," *Proceedings of the National Academy of Sciences of the United States of America* 113, no. 48 (2016): E7730–E7739.

Huq, A., S. A. Huq, D. J. Grimes, M. O'Brien, K. H. Chu, J. M. Capuzzo, and R. R. Colwell, "Colonization of the Gut of the Blue Crab (*Callinectes sapidus*) by *Vibrio cholerae*," *Applied Environmental Microbiology* 52 (1986): 586–588.

Ivers, Louise C., "Eliminating Cholera Transmission in Haiti," *New England Journal of Medicine* 376 (January 12, 2017): 101–103.

Jutla, Antarpreet, Rakibul Khan, and Rita Colwell, "Natural Disasters and Cholera Outbreaks: Current Understanding and Future Outlook," *Current Environmental Health Report* 4 (2017): 99–107.

Koch, Robert, *Professor Koch on the Bacteriological Diagnosis of Cholera, Water-Filtration and Cholera, and the Cholera in Germany during the Winter of 1892–93*, trans. George Duncan (Edinburgh, 1894).

Kudlick, Catherine Jean, *Cholera in Post-Revolutionary Paris: A Cultural History* (Berkeley: University of California Press, 1996).

Lam, Connie, Sophie Octavia, Peter Reeves, Lei Wang, and Ruiting Lan, "Evolution of the Seventh Cholera Pandemic and the Origin of the 1991 Epidemic in Latin America," *Emerging Infectious Diseases* 16, no. 7 (July 2010): 1130–1132.

Longmate, Norman, *King Cholera: The Biography of a Disease* (London: H. Hamilton, 1966).

McGrew, Roderick E., *Russia and the Cholera, 1823–1832* (Madison: University of Wisconsin Press, 1965).

Mekalanos, John, *Cholera: A Paradigm for Understanding Emergence, Virulence, and Temporal Patterns of Disease* (London: Henry Stewart Talks, 2009).

Morris, J. Glenn, Jr., "Cholera—Modern Pandemic Disease of Ancient Lineage," *Emerging Infectious Diseases* 17, no. 11 (November 2011): 2099–2104.

Morris, Robert John, *Cholera 1832: The Social Response to an Epidemic* (London: Croom Helm, 1976).

Munthe, Axel, *Letters from a Mourning City*, trans. Maude Valerie White (London, 1887).

Pelling, Margaret, *Cholera, Fever, and English Medicine, 1825–1865* (Oxford: Oxford University Press, 1978).

Pettenkofer, Max von, *Cholera: How to Prevent and Resist It*, trans. Thomas Whiteside Hine (London, 1875).

Piarroux, Renaud, Robert Barrais, Benoît Faucher, Rachel Haus, Martine Piarroux, Jean Gaudart, Roc Magloire, and Didier Raoult, "Understanding the Cholera Epidemic, Haiti," *Emerging Infectious Diseases* 17, no. 7 (July 2011): 1161–1168.

Pollitzer, R., *Cholera* (Geneva: World Health Organization, 1959).

Ramamurthy, T., *Epidemiological and Molecular Aspects of Cholera* (New York: Springer Science and Business, 2011).

Robbins, Anthony, "Lessons from Cholera in Haiti," *Journal of Public Health Policy* 35, no. 2 (May 2014): 135–136.

Rogers, Leonard, *Cholera and Its Treatment* (London: H. Frowde, Oxford University Press, 1911).

Rosenberg, Charles E., *The Cholera Years: The United States in 1832, 1849, and 1866* (Chicago: University of Chicago Press, 1987).

Seas, C., J. Miranda, A. I. Gil, R. Leon-Barua, J. Patz, A. Huq, R. R. Colwell, and R. B. Sack, "New Insights on the Emergence of Cholera in Latin America during 1991: The Peruvian Experience," *American Journal of Tropical Medicine and Hygiene* 62 (2000): 513–517.

Shakespeare, Edward O., *Report on Cholera in Europe and India* (Washington, DC, 1890).

Snow, John, *Snow on Cholera* (New York: The Commonwealth Fund; and London: Oxford University Press, 1936).

Snowden, Frank, *Naples in the Time of Cholera: 1884–1911* (Cambridge: Cambridge University Press, 1995).

Somma, Giuseppe, *Relazione sanitaria sui casi di colera avvenuti nella sezione di Porto durante l'epidemia dell'anno 1884* (Naples, 1884).

Twain, Mark, *Innocents Abroad* (Hartford, CT, 1869).

United States Congress, House Committee on Foreign Affairs, Subcommittee on Western Hemisphere Affairs, *The Cholera Epidemic in Latin America. Hearing before the Subcommittee on Western Hemisphere Affairs of the Committee on Foreign Affairs, House of Representatives, One Hundred Second Congress, First Session, May 1, 1991* (Washington, DC: US Government Printing Office, 1991).

Van Heyningen, William Edward, *Cholera: The American Scientific Experience* (Boulder, CO: Westview, 1983).

Vezzulli, Luigi, Carla Pruzzo, Anwar Huq, and Rita R. Colwell, "Environmental Reservoirs of Vibrio cholerae and Their Role in Cholera," *Environmental Microbiology Reports* 2, no. 1 (2010): 27–35.

Wachsmuth, I. K., P. A. Blake, and Ø. Olsvik, eds., *Vibrio cholerae and Cholera: Molecular to Global Perspectives* (Washington, DC: ASM, 1994).

Wall, A. J., *Asiatic Cholera: Its History, Pathology and Modern Treatment* (London, 1893).

World Health Organization, *Guidelines for Cholera Control* (Geneva: World Health Organization, 1993).

结核病

Abel, Emily K., Rima D. Apple, and Janet Golden, *Tuberculosis and the Politics of Exclusion: A History of Public Health and Migration to Los Angeles* (New Brunswick: Rutgers University Press, 2007).

Barnes, David S., *The Making of a Social Disease: Tuberculosis in Nineteenth-Century France* (Berkeley: University of California Press, 1995).

Bryder, Linda, *Below the Magic Mountain: A Social History of Tuberculosis in Twentieth-Century Britain* (Oxford: Oxford University Press, 1988).

Bulstrode, H. Timbrell, *Report on Sanatoria for Consumption and Certain Other Aspects of the Tuberculosis Question* (London: His Majesty's Stationery Office, 1908).

Bynum, Helen, *Spitting Blood: The History of Tuberculosis* (Oxford: Oxford University Press, 2012).

Carrington, Thomas Spees, *Tuberculosis Hospital and Sanatorium Construction* (New York: National Association for the Study and Prevention of Tuberculosis, 1911).

Chekov, Anton, *Five Plays,* trans. Marina Brodskaya (Stanford, CA: Stanford University Press, 2011).

Comstock, George W., "The International Tuberculosis Campaign: A Pioneering Venture in Mass Vaccination and Research," *Clinical Infectious Diseases* 19, no. 3 (September 1, 1994): 528–540.

Condrau, Flurin, and Michael Worboys, *Tuberculosis Then and Now: Perspectives on the History of an Infectious Disease* (Montreal: McGill–Queen's University Press, 2010).

Connolly, Cynthia Anne, *Saving Sickly Children: The Tuberculosis Preventorium in American Life, 1909–1970* (New Brunswick: Rutgers University Press, 2008).

Crowell, F. Elizabeth, *Tuberculosis Dispensary Method and Procedure* (New York: Vail-Ballou, 1916).

Day, Carolyn A., *Consumptive Chic: A History of Beauty, Fashion, and Disease* (London: Bloomsbury, 2017).

Dubos, René, and Jean Dubos, *The White Plague: Tuberculosis, Man, and Society* (Boston: Little, Brown, 1952).

Dutcher, Addison P., *Pulmonary Tuberculosis: Its Pathology, Nature, Symptoms, Diagnosis, Prognosis, Causes, Hygiene, and Medical Treatment* (Philadelphia, 1875).

Ellis, A. E., *The Rack* (Boston: Little Brown, 1958).

Fishbert, Maurice, *Pulmonary Tuberculosis*, 3rd ed. (Philadelphia: Lea & Febiger, 1922).

Gide, André, *The Immoralist*, trans. Richard Howard (New York: Alfred A. Knopf, 1970).

Goffman, Erving, *Asylums: Essays on the Social Situation of Mental Patients and Other Inmates* (Chicago: Aldine, 1961).

Hearing before the Subcommittee on Health and the Environment of the Committee on Energy and Commerce, House of Representatives, One Hundred Third Congress, First Session, "The Tuberculosis Epidemic," March 9, 1993 (3) (Washington, DC: US Government Printing Office, 1993).

Jacobson, Arthur C., *Tuberculosis and the Creative Mind* (Brooklyn, NY: Albert T. Huntington, 1909).

Johnson, Charles S., *The Negro in American Civilization* (New York: Holt, 1930).

Jones, Thomas Jesse, "Tuberculosis among the Negroes," *American Journal of the Medical Sciences* 132, no. 4 (October 1906): 592–600.

Knopf, Sigard Adolphus, *A History of the National Tuberculosis Association: The Anti-Tuberculosis Movement in the United States* (New York: National Tuberculosis Association, 1922).

———, *Pulmonary Tuberculosis* (Philadelphia, 1899).

Koch, Robert, "Die Atiologie der Tuberkulose," *Berliner Klinische Wochenschrift* 15 (1882): 221–230.

Laennec, René, *A Treatise of the Diseases of the Chest*, trans. John Forbes (London, 1821).

Lawlor, Clark, *Consumption and Literature: The Making of the Romantic Disease* (New York: Palgrave Macmillan, 2006).

Madkour, M. Monir, ed., *Tuberculosis* (Berlin: Springer-Verlag, 2004).

Mann, Thomas, *The Magic Mountain*, trans. H. T. Lowe-Porter (New York: Modern Library, 1992).

McMillen, Christian W., *Discovering Tuberculosis: A Global History, 1900 to the Present* (New Haven: Yale University Press, 2015).

Muthu, C., *Pulmonary Tuberculosis and Sanatorium Treatment: A Record of Ten Years' Observation and Work in Open-Air Sanatoria* (London: Baillière, Tindall and Cox, 1910).

National Tuberculosis Association, *A Directory of Sanatoria, Hospitals, Day Camps and Preventoria for the Treatment of Tuberculosis in the United States,* 9th ed. (New York: Livingston, 1931).

———, "Report of the Committee on Tuberculosis among Negroes" (New York: National Tuberculosis Association, 1937).

———, *Twenty-five Years of the National Tuberculosis Association* (New York: National Tuberculosis Association, 1929).

New York City Department of Health, *What You Should Know about Tuberculosis* (New York: J. W. Pratt, 1910).

Ott, Katherine, *Fevered Lives: Tuberculosis in American Culture since 1870* (Cambridge, MA: Harvard University Press 1996).

Pope, Alton S., "The Role of the Sanatorium in Tuberculosis Control," *Milbank Memorial Fund Quarterly* 16, no. 4 (October 1938): 327–337.

Pottenger, Francis M., *The Diagnosis and Treatment of Pulmonary Tuberculosis* (New York: William Wood, 1908).

Ransome, Arthur, *Researches on Tuberculosis* (London, 1898).

———, "Tuberculosis and Leprosy: A Parallel and a Prophecy," *Lancet* 148, no. 3802 (July 11, 1896): 99–104.

Reinhardt, Charles, and David Thomson, *A Handbook of the Open-Air Treatment* (London: John Bale, Sons & Danielsson, 1902).

Rothman, Sheila M., *Living in the Shadow of Death; Tuberculosis and the Social Experience of Illness in American History* (New York: Basic, 1994).

Sontag, Susan, *Illness as Metaphor* (New York: Vintage, 1979).

Stowe, Harriet Beecher, *Uncle Tom's Cabin, or Life among the Lowly* (New York: Penguin, 1981; 1st ed. 1852).

Trudeau, Edward Livingston, *An Autobiography* (Garden City, NY: Doubleday, Page, 1916).

Tuberculosis Commission of the State of Maryland, *Report of 1902–1904* (Baltimore: Sun Job Printing Office, 1904).

Vickery, Heather Styles, "'How Interesting He Looks in Dying': John Keats and Consumption," *Keats-Shelley Review* 32, no. 1 (2018): 58–63.

Villemin, Jean Antoine, *De la propagation de la phthisie* (Paris, 1869).

———, *Études sur la tuberculose* (Paris, 1868).

Waksman, Selman, *The Conquest of Tuberculosis* (Berkeley: University of California Press, 1964).

Walters, F. Rufenacht, *Sanatoria for Consumptives* (London: Swann Sonnenschein, 1902).

World Health Organization, *Global Tuberculosis Control: WHO Report 2010* (Geneva: World Health Organization, 2010).

———, *Global Tuberculosis Report 2015* (Geneva: World Health Organization, 2015).

疟 疾

Carson, Rachel, *Silent Spring* (Greenwich, CT: Fawcett, 1962).

Clyde, David F., *Malaria in Tanzania* (London: Oxford University Press, 1967).

Cueto, Marcos, *Cold War, Deadly Fevers: Malaria Eradication in Mexico, 1955–1975* (Washington, DC: Woodrow Wilson Center Press, 2007).

Desowitz, Robert S., *The Malaria Capers: Tales of Parasites and People* (New York: W. W. Norton, 1993).

Faid, M. A., "The Malaria Program: From Euphoria to Anarchy," *World Health Forum* 1 (1980): 8–22.

Farley, John A., "Mosquitoes or Malaria? Rockefeller Campaigns in the American South and Sardinia," *Parassitologia* 36 (1994): 165–173.

Hackett, Lewis Wendell, *Malaria in Europe: An Ecological Study* (London: Oxford University Press, 1937).

Harrison, Gordon, *Mosquitoes, Malaria, and Man: A History of the Hostilities since 1880* (New York: E. P. Dutton, 1978).

Humphreys, Margaret, *Malaria: Poverty, Race, and Public Health in the United States* (Baltimore: Johns Hopkins University Press, 2001).

Litsios, Socrates, *The Tomorrow of Malaria* (Karori: Pacific Press, 1996).

Logan, John A., *The Sardinian Project: An Experiment in the Eradication of an Indigenous Malarious Vector* (Baltimore: Johns Hopkins University Press, 1953).

MacDonald, George, *The Epidemiology and Control of Malaria* (London: Oxford University Press, 1957).

Packard, Randall M., *Making of a Tropical Disease: A Short History of Malaria* (Baltimore: Johns Hopkins University Press, 2007).

Pampana Emilio J., *A Textbook of Malaria Eradication* (London: Oxford University Press, 1963).

Ross, Ronald, *Malarial Fever: Its Cause, Prevention and Treatment* (London: Longmans, Green, 1902).

Russell, Paul, *Man's Mastery of Malaria* (London: Oxford University Press, 1955).

Sallares, Robert, *Malaria and Rome: A History of Malaria in Ancient Italy* (Oxford: Oxford University Press, 2012).

Sherman, Irwin W., *Magic Bullets to Conquer Malaria from Quinine to Qinghaosu* (Washington, DC: ASM, 2011).

Slater, Leo B., *War and Disease: Biomedical Research on Malaria in the Twentieth Century* (New Brunswick: Rutgers University Press, 2009).

Snowden, Frank M., *The Conquest of Malaria: Italy, 1900–1962* (New Haven: Yale University Press, 2006).

Soper, Fred L., and D. Bruce Wilson, *Anopheles Gambiae in Brazil, 1930–1943* (New York: Rockefeller Foundation, 1949).

Tognotti, Eugenia, *La malaria in Sardegna: Per una storia del paludismo nel Mezzogiorno, 1880–1950* (Milan: F. Angeli, 1996).

Verga, Giovanni, *Little Novels of Sicily,* trans. D. H. Lawrence (New York: Grove Press, 1953).

Webb, James L. A., Jr., *Humanity's Burden: A Global History of Malaria* (Cambridge: Cambridge University Press, 2009).

脊髓灰质炎

Aylward, R., "Eradicating Polio: Today's Challenges and Tomorrow's Legacy," *Annals of Tropical Medicine & Parasitology* 100, nos. 5/6 (2006): 1275–1277.

Aylward, R., and J. Linkins, "Polio Eradication: Mobilizing and Managing the Human Resources," *Bulletin of the World Health Organization* 83, no. 4 (2005): 268–273.

Aylward, R., and C. Maher, "Interrupting Poliovirus Transmission: New Solutions to an Old Problem," *Biologicals* 34, no. 2 (2006): 133–139.

Closser, Svea, *Chasing Polio in Pakistan: Why the World's Largest Public Health Initiative May Fail* (Nashville, TN: Vanderbilt University Press, 2010).

Flexner, Simon, *Nature, Manner of Conveyance and Means of Prevention of Infantile Paralysis* (New York: Rockefeller Institute for Medical Research, 1916).

"Global Poliomyelitis Eradication Initiative: Status Report," *Journal of Infectious Diseases* 175, suppl. 1 (February 1997).

Jacobs, Charlotte, *Jonas Salk: A Life* (New York: Oxford University Press, 2015).

National Foundation for Infantile Paralysis, *Infantile Paralysis: A Symposium Delivered at Vanderbilt University, April 1941* (New York: National Foundation for Infantile Paralysis, 1941).

New York Department of Health, *Monograph on the Epidemic of Poliomyelitis (Infantile Paralysis) in New York City in 1916* (New York: Department of Health, 1917).

Offit, Paul A., *The Cutter Incident: How America's First Polio Vaccine Led to the Growing Vaccine Crisis* (New Haven: Yale University Press, 2005).

Oshinsky, David M., *Polio: An American Story* (New Haven: Yale University Press, 2005).

Paul, John., *History of Poliomyelitis* (New Haven: Yale University Press, 1971).

Renne, Elisha P., *The Politics of Polio in Northern Nigeria* (Bloomington: Indiana University Press, 2010).

Roberts, Leslie, "Alarming Polio Outbreak Spreads in Congo, Threatening Global Eradication Efforts," *Science* (July 2, 2018), http://www.sciencemag.org/news/2018/07/polio-outbreaks-congo-threaten-global-eradication.

Rogers, Naomi, *Dirt and Disease: Polio before FDR* (New Brunswick: Rutgers University Press, 1992).

Sabin, Albert, "Eradication of Smallpox and Elimination of Poliomyelitis: Contrasts in Strategy," *Japanese Journal of Medical Science and Biology* 34, no. 2 (1981): 111–112.

———, "Field Studiers with Live Poliovirus Vaccine and Their Significance for a Program of Ultimate Eradication of the Disease," *Academy of Medicine of New Jersey Bulletin* 6, no. 3 (1960): 168–183.

———, "Present Status of Field Trials with an Oral, Live Attenuated Poliovirus Vaccine," *JAMA* 171 (1959): 864–868.

Salk, Jonas E., "Considerations in the Preparation and Use of Poliomyelitis Virus Vaccine," *Journal of the American Medical Association* 158 (1955): 1239–1248.

———, *Poliomyelitis Vaccine in the Fall of 1955* (New York: National Foundation for Infantile Paralysis, 1956).

Seytre, Bernard, *The Death of a Disease: A History of the Eradication of Poliomyelitis* (New Brunswick: Rutgers University Press, 2005).

Shell, Marc, *Polio and Its Aftermath: The Paralysis of Culture* (Cambridge, MA: Harvard University Press, 2005).

Wilson, Daniel J., *Living with Polio: The Epidemic and Its Survivors* (Chicago: University of Chicago Press, 2005).

Wilson, James Leroy, *The Use of the Respirator in Poliomyelitis* (New York: National Foundation for Infantile Paralysis, 1940).

World Health Organization, Seventy-First World Health Assembly, "Eradication of Poliomyelitis: Report by the Director-General," March 20, 2018, http://apps.who.int/gb/ebwha/pdf_files/WHA71/A71_26-en.pdf.

艾滋病

Antonio, Gene, *The AIDS Cover-Up? The Real and Alarming Facts about AIDS* (San Francisco: Ignatius Press, 1986).

Baxen, Jean, and Anders Breidlid, eds., *HIV/AIDS in Sub-Saharan Africa: Understanding the Implications of Culture and Context* (Claremont: UCT Press, 2013).

Berkowitz, Richard, *Stayin' Alive: The Invention of Safe Sex, a Personal History* (Boulder, CO: Westview, 2003).

Berkowitz, Richard, and Michael Callen, *How to Have Sex in an Epidemic: One Approach* (New York: News from the Front Publications, 1983).

Bishop, Kristina Monroe, "Anglo American Media Representations, Traditional Medicine, and HIV/AIDS in South Africa: From *Muti* Killings to Garlic Cures," *GeoJournal* 77 (2012): 571–581.

Bonnel, Rene, *Funding Mechanisms for Civil Society: The Experience of the AIDS Response* (Washington, DC: World Bank, 2012).

Buiten, Denise, and Kammila Naidoo, "Framing the Problem of Rape in South Africa: Gender, Race, Class and State Histories," *Current Sociology* 64, no. 4 (2016): 535–550.

Decoteau, Claire Laurier, *Ancestors and Antiretrovirals: The Bio-Politics of HIV/AIDS in Post-Apartheid South Africa* (Chicago: Chicago University Press, 2013).

Dosekun, Simidele, "'We Live in Fear, We Feel Very Unsafe': Imagining and Fearing Rape in South Africa," *Agenda: Empowering Women for Gender Equity*, no. 74 (2007): 89–99.

Duesberg, Peter, Claus Koehnlein, and David Rasnick, "The Chemical Bases of the Various AIDS Epidemics: Recreational Drugs, Anti-Viral Chemotherapy and Malnutrition," *Journal of Biosciences* 28, no. 4 (June 2003): 383–422.

"The Durban Declaration," *Nature* 406, no. 6791 (July 6, 2000): 15–16.

Farmer, Paul, *AIDS and Accusation: Haiti and the Geography of Blame* (Berkeley: University of California Press, 2006).

Fourie, Pieter, *The Political Management of HIV and AIDS in South Africa: One Burden Too Many?* (New York: Palgrave Macmillan, 2006).

Gevisser, Mark, *Thabo Mbeki: The Dream Deferred* (Johannesburg: Jonathan Balo, 2007).

Gqola, Pumla Dineo, *Rape: A South African Nightmare* (Auckland Park: MF Books Joburg, 2015).

Grmek, Mirko, *History of AIDS: Emergence and Origin of a Modern Pandemic* (Princeton: Princeton University Press, 1990).

Gumede, William Mervin, *Thabo Mbeki and the Battle for the Soul of the ANC* (London: Zed Books, 2007).

Holmes, King, *Disease Control Priorities: Major Infectious Diseases* (Washington, DC: World Bank, 2016).

Hunter, Susan, *Black Death: AIDS in Africa* (New York: Palgrave Macmillan, 2003).

Johnson, David K., *The Lavender Scare: The Cold War Persecution of Gays and Lesbians in the Federal Government* (Chicago: University of Chicago Press, 2004).

Karim, S. S. Abdool, and Q. Abdool Karim, *HIV/AIDS in South Africa* (Cambridge: Cambridge University Press, 2010).

Kramer, Larry, *The Normal Heart and the Destiny of Me* (New York: Grove, 2000).

———, *Reports from the Holocaust: The Story of an AIDS Activist* (New York: St. Martin's, 1994).

Koop, C. Everett, *Understanding AIDS* (Rockville, MD: US Department of Health and Human Services, 1988).

Larson, Jonathan, *Rent* (New York: Rob Weisbach Books, William Morrow, 1997).

McIntyre, James, and Glenda Gray, "Preventing Mother-to-Child Transmission of HIV: African Solutions for an African Crisis," *Southern African Journal of HIV Medicine* 1, no. 1 (July 25, 2000): 30–31.

Naidoo, Kammila, "Rape in South Africa—A Call to Action," *South African Medical Journal* 103, no. 4 (April 2013): 210–211.

Patton, Cindy, *Globalizing AIDS* (Minneapolis: University of Minnesota Press, 2002).

Pépin, Jacques, *Origins of AIDS* (Cambridge: Cambridge University Press, 2011).

Piot, Peter, *No Time to Lose: A Life in Pursuit of Deadly Viruses* (New York: W. W. Norton, 2012).

Powers, T., "Institutions, Power and Para-State Alliances: A Critical Reassessment of HIV/AIDS Politics in South Africa, 1999–2008," *Journal of Modern African Studies* 12, no. 4 (December 2013): 605–626.

Rohleder, Poul, *HIV/ADS in South Africa 25 Years On: Psychosocial Perspectives* (New York: Springer-Verlag, 2009).

Sangaramoorthy, Thurka, *Treating AIDS: Politics of Difference, Paradox of Prevention* (New Brunswick: Routledge, 2014).

Shilts, Randy, *And the Band Played On: Politics, People, and the AIDS Epidemic* (New York: St. Martin's, 1987).

Statistics South Africa, "Statistical Release P0302: Mid-Year Population Estimates, 2017," (Pretoria, South Africa, 2017).

UNAIDS, *Global AIDS Update 2016* (Geneva: Joint United Nations Programme on HIV/AIDS, 2016), http://www.unaids.org/sites/default/files/media_asset/global-AIDS-update-2016_en.pdf.

———, *Report on the Global AIDS Epidemic 2008* (Geneva: Joint United Nations Programme on HIV/AIDS, 2008), http://www.unaids.org/sites/default/files /media_asset/jc1510_2008globalreport_en_0.pdf.

———, *UNAIDS Data 2017* (Geneva: Joint United Nations Programme on HIV/AIDS, 2017), http://www.unaids.org/sites/default/files/media_asset/20170720_Data_book_2017 _en.pdf.

Vale, Peter, and Georgina Barrett, "The Curious Career of an African Modernizer: South Africa's Thabo Mbeki," *Contemporary Politics* 15, no. 4 (December 2009): 445–460.

Verghese, Abraham, *My Own Country: A Doctor's Story* (New York: Vintage, 1994).

Weinel, Martin, "Primary Source Knowledge and Technical Decision-Making: Mbeki and the AZT Debate," *Studies in History and Philosophy of Science* 38, no. 4 (2007): 748–760.

Whiteside, Alan, *HIV/AIDS: A Very Short Introduction* (New York: Oxford University Press, 2008).

新发疾病：SARS 与埃博拉

Adams, Lisa V., *Diseases of Poverty: Epidemiology, Infectious Diseases, and Modern Plagues* (Hanover, NH: Dartmouth College Press, 2015).

African Development Fund, Agriculture and Agro-Industry Department, "Republic of Guinea: Completion Report on Diecke Oil Palm and Rubber Project, Phase III, SOGUIPAH III," April 2008, https://www.afdb.org/fileadmin/uploads/afdb /Documents/Project-and-Operations/ADF-BD-IF-2008-123-EN-GUINEA-PCR -SOGUIPAHIII.PDF.

Atlim, George A., and Susan J. Elliott, "The Global Epidemiologic Transition," *Health Education & Behavior* 43, no. 1 suppl. (April 1, 2016): 37S–55S.

Badrun, Muhammad, *Milestone of Change: Developing a Nation through Oil Palm 'PIR'* (Jakarta: Directorate General of Estate Crops, 2011).

Barani, Achmad Mangga, *Palm Oil: A Gold Gift from Indonesia to the World* (Jakarta: Directorate General of Estate Crops, 2009).

Beltz, Lisa A., *Bats and Human Health: Ebola, SARS, Rabies, and Beyond* (Hoboken, NJ: John Wiley & Sons, 2018).

———, *Emerging Infectious Diseases: A Guide to Diseases, Causative Agents, and Surveillance* (San Francisco: Jossey-Bass, 2011).

Brown, J., and P. Chalk, *The Global Threat of New and Reemerging Infectious Diseases: Reconciling U.S. National Security and Public Health Policy* (Santa Monica: Rand, 2003).

Bullard, Stephan Gregory, *A Day-by-Day Chronicle of the 2013–2016 Ebola Outbreak* (Cham: Springer International, 2018).

Burnet, Frank Macfarlane, *Natural History of Infectious Diseases*, 4th rev. ed. (Cambridge: Cambridge University Press, 1972; 1st ed. 1953).

Centers for Disease Control and Prevention, *The Road to Zero: CDC's Response to the West African Ebola Epidemic, 2014–2015* (Atlanta: US Department of Health and Human Services, 2015).

Childs, James E., ed., *Wildlife and Emerging Zoonotic Diseases: The Biology, Circumstances, and Consequences of Cross-Species Transmission* (Heidelberg: Springer-Verlag, 2007).

Close, William T., *Ebola: A Documentary Novel of Its First Explosion* (New York: Ivy Books, 1995).

Cockburn, Aidan, ed., *The Evolution and Eradication of Infectious Diseases* (Baltimore: Johns Hopkins, 1963).

———, ed. *Infectious Diseases: Their Evolution and Eradication* (Springfield, IL: C. C. Thomas, 1967).

Corley, R. H. V. and P. B. H. Tinker, *The Oil Palm,* 5th ed. (Chichester: John Wiley, 2016).

Davis, J. R., and J. Lederberg, eds., *Public Health Systems and Emerging Infections: Assessing the Capabilities of the Public and Private Sectors* (Washington, DC: National Academy Press, 2000).

Evans, Nicholas G., and Tara C. Smith, eds., *Ebola's Message: Public Health and Medicine in the Twenty-First Century* (Cambridge, MA: MIT Press, 2016).

Fidler, David P., *SARS: Governance and the Globalization of Disease* (New York: Palgrave Macmillan, 2004).

Fong, I. W., *Antimicrobial Resistance and Implications for the Twenty-First Century* (Boston: Springer Science and Business Media, 2008).

———, *Emerging Zoonoses: A Worldwide Perspective* (Cham, Switzerland: Springer International, 2017).

Garrett, Laurie, *The Coming Plague: Newly Emerging Diseases in a World Out of Balance* (New York: Hyperion, 2000).

Green, Andrew, "Ebola Outbreak in the DR Congo: Lessons Learned," *Lancet* 391, no. 10135 (May 26, 2018): 2096, https://doi.org/10.1016/S0140-6736(18)31171-1.

Gross, Michael, "Preparing for the Next Ebola Epidemic," *Current Biology* 28, no. 2 (January 22, 2018): R51–R54.

Hinman, E. Harold, *World Eradication of Infectious Diseases* (Springfield, IL: C. C. Thomas, 1966).

Institute of Medicine, *Emerging Infections: Microbial Threats to Health in the United States* (Washington, DC: National Academy Press, 1992).

Knobler, Stacey, Adel Mahmoud, Stanley Lemon, Alison Mack, Laura Sivitz, and Katherine Oberholtzer, eds., *Learning from SARS: Preparing for the Next Disease Outbreak* (Washington, DC: National Academies Press, 2004).

Lo, Terence Q., Barbara J. Marston, Benjamin A. Dahl, and Kevin M. De Cock, "Ebola: Anatomy of an Epidemic," *Annual Review of Medicine* 68 (2017): 359–370.

Loh, Christine, *At the Epicentre: Hong Kong and the SARS Outbreak* (Baltimore: Project MUSE, 2012).

Maconachie, Roy, and Hilson, Gavin, "'The War Whose Bullets You Don't See': Diamond Digging, Resilience and Ebola in Sierra Leone," *Journal of Rural Studies* 61 (July 2018): 110–122, https://doi.org/10.1016/j.jrurstud.2018.03.009.

Malaysian Palm Oil Board, *Going for Liquid Gold: The Achievements of the Malaysian Palm Oil Board* (Kuala Lumpur: Ministry of Plantation Industries and Commodities, 2010).

McLean, Angela, Robert May, John Pattison, and Robin Weiss, eds., *SARS: A Case Study in Emerging Infections* (Oxford: Oxford University Press, 2005).

Médecins Sans Frontières, *Pushed to the Limit and Beyond: A Year into the Largest Ever Ebola Outbreak,* March 23, 2015, https://www.msf.org/ebola-pushed-limit-and-beyond.

Mehlhorn, Heinz, *Arthropods as Vectors of Emerging Diseases* (Berlin: Springer, 2012).

Mol, Hanneke, *The Politics of Palm Oil Harm: A Green Criminological Perspective* (Cham: Springer, 2017).

Monaghan, Karen, *SARS: Down but Still a Threat* (Washington, DC: National Intelligence Council, 2003).

Mooney, Graham, "Infectious Diseases and Epidemiologic Transition in Victorian Britain? Definitely," *Social History of Medicine* 12, no. 3 (December 1, 2007): 595–606.

Nohrstedt, Daniel, and Erik Baekkeskov, "Political Drivers of Epidemic Response: Foreign Healthcare Workers and the 2014 Ebola Outbreak," *Disasters* 42, no. 1 (January 2018): 412–461.

Olsson, Eva-Karin, *SARS from East to West* (Lanham, MD: Lexington Books, 2012).

Omran, Abdel R., "A Century of Epidemiologic Transition in the United States," *Preventive Medicine* 6, no. 1 (March 1977): 30–51.

———, "The Epidemiologic Transition: A Theory of the Epidemiology of Population Change," *Milbank Quarterly* 83, no. 4 (2005): 731–757.

———, "The Epidemiologic Transition Theory: A Preliminary Update," *Journal of Tropical Pediatrics* 29, no. 6 (December 1983): 305–316.

Preston, Richard, *Hot Zone* (New York: Kensington, 1992).

Qureshi, Adnan I., *Ebola Virus Disease* (London: Academic Press, 2016).

Rulli, Maria Cristina, Monia Santini, David T. S. Hayman, and Paolo D'Odorico, "The Nexus between Forest Fragmentation and Ebola Virus Disease Outbreaks," *Scientific Reports* 7, 41613, doi: 10.1038/srep41613 (2017).

Satcher, David, "Emerging Infections: Getting Ahead of the Curve," *Emerging Infectious Diseases* 1, no. 1 (January–March 1995): 1–6.

United Nations Development Programme, Human Development Reports, *2016 Human Development Report,* http://hdr.undp.org/en/2016-report.

United States Congress, Senate Committee on Health, Education, Labor and Pensions and Subcommittee on Labor, Health and Human Services, Education and Related Agencies of the Senate Committee on Appropriations, *Joint Hearing Examining Ebola in West Africa, Focusing on a Global Challenge and Public Health Threat,* September 2014 (Washington DC: US Government Printing Office, 2017).

United States Congress, Senate Committee on Labor and Human Resources, *Emerging Infections: A Significant Threat to the Nation's Health* (Washington, DC: US Government Printing Office, 1996).

United States Department of Defense, *Addressing Emerging Infectious Disease Threats: A Strategic Plan for the Department of Defense* (Washington, DC: US Government Printing Office, 1998).

Wallace, Robert G., and Rodrick Wallace, eds., *Neoliberal Ebola: Modeling Disease Emergence from Finance to Forest and Farm* (Cham, Switzerland: Springer International, 2016).

Washer, Peter, *Emerging Infectious Diseases and Society* (New York: Palgrave Macmillan, 2010).

World Bank, *The Economic Impact of the 2014 Epidemic: Short and Medium Estimates for West Africa* (Washington, DC: World Bank, 2014).

World Rainforest Movement, "Oil Palm and Rubber Plantations in Western and Central Africa: An Overview," WRM Briefing, December 15, 2008, https://wrm.org.uy/wp-content/uploads/2013/01/Western_Central_Africa.pdf.

Zuckerman, Molly, "The Evolution of Disease: Anthropological Perspectives on Epidemiologic Transitions," *Global Health Action* 7 (2014): 1–8.

致　谢

　　因为本书最初源自耶鲁大学的讲座课程，所以我要感谢七年间上过这门课的所有同学，他们提出的问题和建议帮助我澄清了一些观点和解释。我也衷心地感谢英格丽德·沃尔索-恩格尔（Ingrid Walsoe-Engel）教授，她在第一学年和我共同教授这门课程，并帮助我规划了课程的早期内容。我还要感谢旁听课程并提出有价值的建议的李·萨特林博士（Dr. Lee Sateline）、约翰·布斯博士（Dr. John Boos），并感谢我的妻子玛格丽特（Margaret），她从编辑角度给出了精准的评论和建议，还做了一次有关美国艾滋病问题的演讲。最后，我还要感谢耶鲁大学出版社的编辑们耐心明智的建议。我个人则为当前文本可能包含的疏漏全权负责。

出版后记

　　流行病能充当社会的镜子。它能映照人类心灵的深处。它使我们关照生死等终极问题：人类生命的意义是什么？人类面对沉痛的死亡，面对如历次大流行病这样席卷世界的致命灾难，又如何安身立命？耶鲁大学历史学家弗兰克·M.斯诺登长期投身于流行病的研究，思考它如何成为反映社会各方面特征的镜子。他的经典著作《流行病与社会》堪称浓缩了将近四十年研究的心血。

　　斯诺登始终是一位智力超群、卓有建树的学者，很早就因对现代意大利历史的贡献而闻名。自 1991 年来到耶鲁大学任教，他又通过《霍乱时期的那不勒斯》（1995）、《征服疟疾：1900—1962 年的意大利》（2006）为现代意大利流行病史学做出了开创性贡献。这两本书已经表现出融合多学科的学术抱负，巧妙地将疾病的生物医学知识与抗疫手段、社会态度、文化信仰和政治议程紧密结合。斯诺登不断地拓展学术疆域，从现代意大利的政治、社会史研究出发，涉入流行病、公共卫生的比较研究，最终达至对医学史的全面把握。《流行病与社会》就是这种意义上的集大成之作。

　　自 COVID-19 暴发以来，作为安德鲁·唐尼·奥里克历史与医学史荣休教授的斯诺登因其医学史专业知识频频登上《纽约客》《纽约时报》和《华尔街日报》。《流行病与社会》似乎已经提前做出了某种关于现在与未来的预言。任何人都不愿意成为预言灾难的先知，但一场新的全球流行病早已是人所共知的达摩克利斯之剑。遗憾的是，经过新世纪的禽流感、SARS、MERS、马尔堡热和埃博拉病毒的挑战，国际社会依然在COVID-19 面前手足无措。对历史经验教训的总结以及对未来努力方向的探索正是本书的意义所在。

图书在版编目（CIP）数据

流行病与社会 / （美）弗兰克·M. 斯诺登著；
季珊珊，程璇译 . -- 北京：中央编译出版社，2022.5
书名原文：Epidemics and Society
ISBN 978-7-5117-3984-1

Ⅰ . ①流… Ⅱ . ①弗… ②季… ③程… Ⅲ . ①瘟疫—
医学史—世界 Ⅳ . ① R51-091

中国版本图书馆 CIP 数据核字 (2022) 第 039632 号

Epidemics and Society: From the Black Death to the Present
by Frank M. Snowden
Copyright © 2019 by Yale University
Originally published by Yale University Press
Simplified Chinese translation copyright © 2022 by Ginkgo (Beijing) Book Co., Ltd.
Published by arrangement with Yale Representation Limited through Bardon-Chinese Media
Agency
All rights reserved.
本中文简体版版权归属于银杏树下（北京）图书有限责任公司。

版权登记号：图字：01-2022-0434
审　图　号：GS（2021）2010 号

流行病与社会

出版统筹	后浪出版公司
责任编辑	赵可佳
特约编辑	王彦华　刘晨昱
责任印制	刘　慧
出版发行	中央编译出版社
地　　址	北京市海淀区北四环西路 69 号（100080）
电　　话	（010）55627391（总编室）　（010）55627351（编辑室） （010）55627320（发行部）　（010）55627377（新技术部）
经　　销	全国新华书店
印　　刷	文畅阁印刷有限公司
开　　本	655 毫米 ×1000 毫米 1/16
字　　数	490 千字
印　　张	34
版　　次	2022 年 5 月第 1 版
印　　次	2022 年 5 月第 1 次印刷
定　　价	118.00 元

新浪微博：@ 中央编译出版社　　微　　信：中央编译出版社（ID：cctphome）
淘宝店铺：中央编译出版社直销店（http://shop108367160.taobao.com）（010）55627331
本社常年法律顾问： 北京市吴栾赵阎律师事务所律师　闫军　梁勤
凡有印装质量问题，本社负责调换，电话：（010）55626985